Räth / Kamann
Arzneimittel in der Pflegepraxis

AF635444

Räth / Kamann

Arzneimittel in der Pflegepraxis

Sicherer Umgang mit Medikamenten

Dr. Ulrich Räth, Norden
Friedhelm Kamann, Norden

Mit 165 Abbildungen und 104 Tabellen

WVG Wissenschaftliche Verlagsgesellschaft Stuttgart

Zuschriften an
lektorat@dav-medien.de

Anschriften der Autoren

Dr. Ulrich Räth
Heerstraße 7a
26506 Norden

Friedhelm Kamann
Im Thuner 37
26506 Norden

Hinweis: Um die Lesbarkeit des Buches zu verbessern, verzichten wir auf die gleichzeitige Nennung männlicher und weiblicher Sprachformen. Alle personenbezogenen Begriffe beziehen sich unterschiedslos auf Menschen jeden Geschlechts.

Alle Angaben in diesem Werk wurden sorgfältig geprüft. Dennoch können die Autoren und der Verlag keine Gewähr für deren Richtigkeit übernehmen.

Ein Markenzeichen kann markenrechtlich geschützt sein, auch wenn ein Hinweis auf etwa bestehende Schutzrechte fehlt.

Bibliografische Information der Deutschen Nationalbibliothek
Die Deutsche Nationalbibliothek verzeichnet diese Publikation in der Deutschen Nationalbibliografie; detaillierte bibliografische Daten sind im Internet unter https://portal.dnb.de abrufbar.

Jede Verwertung des Werkes außerhalb der Grenzen des Urheberrechtsgesetzes ist unzulässig und strafbar. Das gilt insbesondere für Übersetzungen, Nachdrucke, Mikroverfilmungen oder vergleichbare Verfahren sowie für die Speicherung in Datenverarbeitungsanlagen.

1. Auflage 2023
ISBN 978-3-8047-4205-5
ISBN 978-3-8047-4416-5 (E-Book, PDF)

© 2023 Wissenschaftliche Verlagsgesellschaft mbH
Birkenwaldstraße 44, 70191 Stuttgart
www.deutscher-wissenschaftliche-verlagsgesellschaft.de
Printed in Germany

Satz: primustype Hurler GmbH, Notzingen
Grafik: Grafik Ruth Hammelehle, Bad Boll
Druck und Bindung: Aumüller Druck, Regensburg
Umschlagabbildung: idambeer/stock.adobe.com
Umschlaggestaltung: deblik, Berlin

MIX
Papier aus verantwortungsvollen Quellen
FSC® C017373
www.fsc.org

klimaneutral gedruckt
www.klima-druck.de
ID-Nr. 22129585
bvdm.

Vorwort

Was haben Pflegekräfte mit Arzneimitteln zu tun? „Nichts" war die lapidare Antwort des Leiters der medizinisch-wissenschaftlichen Abteilung eines großen deutschen Arzneimittelherstellers, als wir ihn vergeblich um die Abdruckgenehmigung für Bilder der von seiner Firma hergestellten Präparate baten. Unser Ziel ist, den Pflegenden mit anschaulichen Abbildungen von Medikamenten, die sie täglich in der Hand halten, den Zugang zur Materie zu erleichtern. Denn in der täglichen Berufspraxis ist der Umgang mit Arzneimitteln ein essenzielles Element: Die beruflich Pflegenden richten die Medikamente, verabreichen diese und beobachten die Pflegebedürftigen auf Wirkung und Verträglichkeit. Nicht selten müssen sie sogar in einem ärztlich verordneten Rahmen über den Einsatz von Medikamenten entscheiden.

Anschaulichkeit und dadurch ein erleichterter Zugang zur Materie ist zudem vor dem Hintergrund der veränderten Gesetzeslage der Pflegeberufe besonders wichtig, denn viele Aspekte werden im Gesetz nur recht allgemein beschrieben und bedürfen der Konkretisierung in der Berufspraxis. Dazu will dieses Buch beitragen. Durch das aktuelle Pflegeberufegesetz (PflBG) sind die Ausbildungen der vorher getrennten Pflegeberufe (Altenpflege, Gesundheits- und Krankenpflege sowie der Gesundheits- und Kinderkrankenpflege) zu einer generalistischen Ausbildung mit der Berufsbezeichnung „Pflegefachfrau" bzw. „Pflegefachmann" neu geordnet worden. Für diese Pflegekräfte werden in § 4 PflBG „vorbehaltene Tätigkeiten" beschrieben:

- die Erhebung und Feststellung des individuellen Pflegebedarfs,
- die Organisation, Gestaltung und Steuerung des Pflegeprozesses,
- die Analyse, Evaluation, Sicherung und Entwicklung der Qualität der Pflege.

Dies beinhaltet natürlich auch die fachgerechte Medikamentengabe. Sie muss verlässlich organisiert, gesteuert, durchgeführt und dokumentiert werden. Zur Evaluation gehört die Kontrolle, z. B. ob Medikamente zuverlässig eingenommen werden, ob sie die gewünschte Wirkung zeigen und ob unerwünschte Begleiterscheinungen auftreten. Diese Elemente sind u. a. für die Sicherung der Pflegequalität unerlässlich.

Auch das Arzneimittelgesetz (AMG) erklärt in § 1: „Es ist der Zweck dieses Gesetzes, im Interesse einer ordnungsgemäßen Versorgung der Bevölkerung mit Arzneimitteln für die Sicherheit im Verkehr mit Arzneimitteln, insbesondere für die Qualität, Wirksamkeit und Unbedenklichkeit der Arzneimittel … zu sorgen." Diese Vorgaben gelten für alle, die mit Arzneimitteln zu tun haben – also auch für die beruflich Pflegenden.

Das Arzneimittel als „Ware besonderer Art" soll nicht in unbegrenzter Menge und nicht zur freien Auswahl verfügbar sein und ist daher vielfach an eine ärztliche Verordnung gebunden. Die Arzneimittellogistik verlangt eine sachkundige Handhabung. Zudem muss die Aushändigung an den Patienten – egal ob in der stationären Langzeitpflege, in der ambulanten Pflege oder in der Klinik – immer mit einer speziellen Beratung verbunden sein. Wie wir in diesem Buch zeigen, gehören außerdem dazu: korrekte Lagerung mit Haltbarkeitskontrolle, Beachtung der Temperaturbereiche, schnelle Auffindbarkeit, schnelle Reaktion bei Medikamentenengpässen, Notfalllager, Pharmaökonomie mit Überblick über Generika, Bestellung von Medikamenten, Eingangsüberwachung, Identifizierung von Fälschungen, Kenntnisse über spezielle Medikamente und ihre pharmakologische Wirkung, Wissen über Arzneiformen und ihre Anwendung, besonderer Umgang mit Betäubungsmitteln und vieles mehr.

Darüber hinaus ist durch die konsequente Orientierung an Erkrankungen und Symptomen pflegebedürftiger Menschen für die Pflegekräfte ein Nachschlagewerk für die tägliche Praxis entstanden. Dieses Buch soll zudem die zahlreichen Assistenz- und Helferberufe in der Pflege ansprechen, die trotz unterschiedlicher Ausbildungsinhalte überall in die Medikamentenvergabe eingebunden sind. Sie alle finden hier Grundlagen über die medikamentöse Therapie der von ihnen betreuten Pflegebedürftigen.

Außerdem berücksichtigt dieses Buch die Veränderungen in den Lesegewohnheiten – weg von langen Texten hin zu Inhalten, die vermehrt durch Abbildungen, Schaubilder und Tabellen vermittelt werden.

Wir danken besonders Marlene Bareiß und Luise Keller von der Wissenschaftlichen Verlagsgesellschaft Stuttgart für die engagierte Betreuung des Buchprojekts sowie Julia Steinert für ihre Hilfe bei der Bilderauswahl. Dem Krankenhausapotheker Conrad Engler danken wir für die Lektorierung und die fundierte pharmakologische Kritik. Der Firma ratiopharm danken wir für die spontane Bereitschaft, uns zahlreiche Abbildungen ihrer Präparate für den Abdruck zur Verfügung zu stellen.

Norden,
im Herbst 2022

Dr. Ulrich Räth
Friedhelm Kamann

Inhaltsverzeichnis

Abkürzungsverzeichnis

A

ABDA	Bundesvereinigung Deutscher Apothekerverbände e. V.
ACE	Angiotensin-konvertierendes Enzym (engl. Angiotensin Converting Enzyme)
AMG	Arzneimittelgesetz
AMTS	Arzneimitteltherapiesicherheit
AT_1-Antagonist	Antagonist am Angiotensin-II-Rezeptor Typ 1

B

BfArM	Bundesinstitut für Arzneimittel und Medizinprodukte
BtM	Betäubungsmittel

C

CMR	kanzerogen, mutagen, reproduktionstoxisch
COPD	chronisch obstruktive Lungenerkrankung (engl.: Chronic Obstructive Pulmonary Disease)
COX	Cyclooxygenase

D

DOAK	direkte orale Antikoagulanzien

E

EPMS	extrapyramidalmotorische Symptome

F

FAM	Fertigarzneimittel

G

GABA	γ-Aminobuttersäure
ggf.	gegebenenfalls
GLP-1	Glucagon-like Peptide 1

H

HDL	High Density Lipoprotein
HIV	humanes Immundefizienz-Virus

I

I. E.	internationale Einheit(en)
ICS	inhalative Corticosteroide
INN	Internationaler Freiname (engl.: International Nonproprietary Name)
i. v.	intravenös

K

KHK	koronare Herzkrankheit

L

LABA	lang wirksame Beta-2-Sympathomimetika
LADME	Liberation, Absorption, Distribution, Metabolism, Excretion (beschreibt in der Pharmakokinetik sämtliche Prozesse, die ein Arzneistoff im Organismus durchläuft)
LAMA	lang wirksame Muskarin-rezeptor-Antagonisten
LDL	Low Density Lipoprotein
LTRA	Leukotrienrezeptor-Antagonisten

M

MAO	Monoaminooxidase
MDK	Medizinischer Dienst der Krankenkassen
MDR	EU-Medizinprodukte-verordnung (engl. Medical Device Regulation)
mg	Milligramm
µg	Mikrogramm
µm	Mikrometer
MRSA	Methicillin-resistenter Staphylococcus aureus

N

NaSSA	noradrenerge und spezifisch serotonerge Antidepressiva
NSAR	nichtsteroidale Antirheumatika

P

pAVK	periphere arterielle Verschlusskrankheit
PEG	perkutane endoskopische Gastrostomie
PEI	Paul-Ehrlich-Institut
PEJ	perkutane endoskopische Jejunostomie
PPI	Protonenpumpenhemmer, Protonenpumpeninhibitoren

Q

QMS	Qualitätsmanagementsystem

S

SABA	kurz wirksame Beta-2-Sympathomimetika
SAPV	spezialisierte ambulante Palliativversorgung
s. c.	subkutan
SNRI	Serotonin-Noradrenalin-Wiederaufnahmehemmer
SSRI	selektive Serotonin-Wiederaufnahmehemmer

T

T_3	Triiodthyronin
T_4	Thyroxin
TSH	Thyreoidea-stimulierendes Hormon
TTS	transdermales therapeutisches System
TZA	trizyklische Antidepressiva

V

v. a.	vor allem

W

WHO	Weltgesundheitsorganisation

Z

ZNS	zentrales Nervensystem

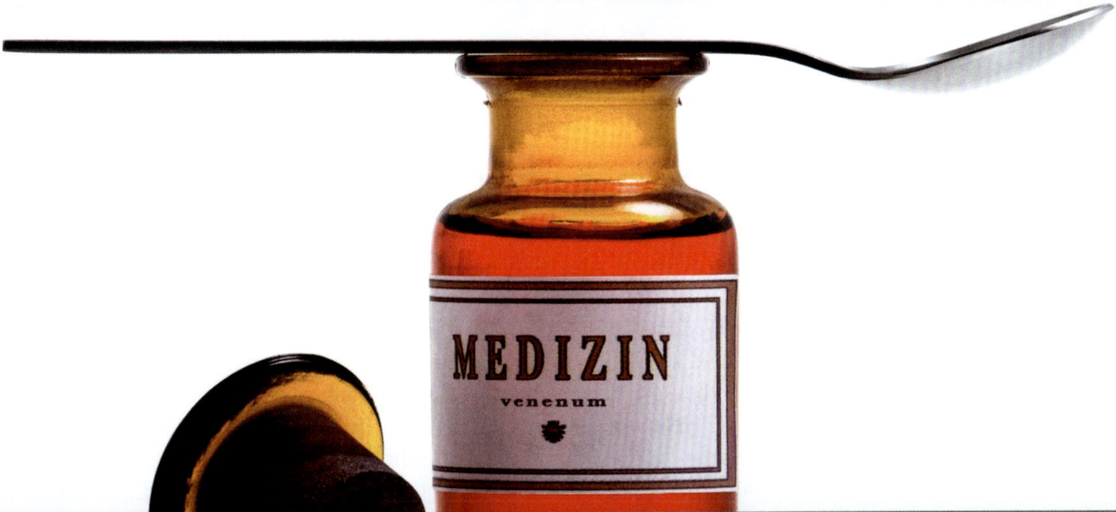

Einführung in die Arzneimitteltherapie 1

Pharmakon (griechisch) = Gift oder Liebestrank oder Medikament: Alle drei Bedeutungen des Begriffs begegnen uns ständig: Pharmakon = **Gift** im Zusammenhang mit Patiententötungen wie in Oldenburg (der Pfleger wurde 2019 wegen hundertfachen Mordes verurteilt), Pharmakon = **Liebestrank** wie bei Viagra oder Pharmakon = **Medikament** wie bei den in diesem Buch besprochenen Arzneimitteln. Dabei ist die Unterscheidung nicht immer eindeutig – vielfach entscheidet die Dosis darüber, wie ein Stoff wirkt.

1.1 Was versteht man unter einem Arzneimittel?

Andere Namen für Arzneimittel sind **Medikament** und **Pharmakon** (Mehrzahl Pharmaka). Das Wort Medikament ist lateinischen Ursprungs und bezeichnet eine mögliche Vorgehensweise des **medicus** (des Arztes). Vom griechischen **pharmakon** leitet sich die Bezeichnung Pharmazie ab, dem Begriff für die Lehre von den Arzneiwissenschaften. Pharmakon war bei den Griechen allerdings nicht nur die Bezeichnung für ein zubereitetes Arzneimittel, sondern auch die Benennung für ein Gift oder einen Liebestrank. Mithilfe dieses Worts lässt sich die enge Verbindung des wissenschaftlich geprüften Arzneimittels mit dem vorwissenschaftlichen oder mystischen Heilstoff zeigen. Auch heute wirken Arzneimittel nicht nur durch wissenschaftlich nachgewiesene Effekte. Im § 2 des Gesetzes über den Verkehr mit Arzneimitteln (AMG) ist der **Arzneimittelbegriff** definiert.

„(1) Arzneimittel im Sinne dieses Gesetzes sind Arzneimittel, die zur Anwendung bei Menschen bestimmt sind. Dies sind Stoffe oder Zubereitungen aus Stoffen,

1. die zur Anwendung im oder am menschlichen Körper bestimmt sind und als Mittel mit Eigenschaften zur Heilung oder Linderung oder zur Verhütung menschlicher Krankheiten oder krankhafter Beschwerden bestimmt sind oder
2. die im oder am menschlichen Körper angewendet oder einem Menschen verabreicht werden können, um entweder
   a) die physiologischen Funktionen durch eine pharmakologische, immunologische oder metabolische Wirkung wiederherzustellen, zu korrigieren oder zu beeinflussen oder
   b) eine medizinische Diagnose zu erstellen."

Somit zählen u. a. zu den Arzneimitteln:

- Diagnostika,
- Substanzen, die im Körper selbst nicht mehr ausreichend gebildet werden (z. B. Insulin) oder Körperflüssigkeiten (z. B. Blut) ersetzen,
- Stoffe, die Krankheitserreger unschädlich machen,
- Substanzen, die Körperfunktionen und psychische Zustände beeinflussen,
- chemische Elemente wie Sauerstoff oder chemische Verbindungen wie Kochsalz,
- Pflanzen oder ihre Bestandteile wie Kamillenblüten oder ätherische Öle,
- Mikroorganismen (z. B. zur Verbesserung der Darmflora),
- menschliche Blutbestanteile,
- Tierkörper wie Blutegel.

Ein Stoff wird also durch seine Zweckbestimmung zum Arzneimittel. Das Bundesinstitut für Arzneimittel und Medizinprodukte (BfArM, ○ Abb. 1.1) und das Paul-Ehrlich-Institut (PEI) sind verantwortlich für die Zulassung von Arzneimitteln, wobei das PEI sich speziell um Sera und Impfstoffe kümmert. Jedes Arzneimittel muss vor seiner Zulassung eine Vielzahl von Anforderungen und Auflagen erfüllen. So muss die Substanz z. B.:

- nachweisbar wirksam sein,
- nur beherrschbare und tolerierbare unerwünschte Arzneiwirkungen haben,
- richtig gekennzeichnet sein,
- sicher hergestellt werden,
- mit einem Beipackzettel versehen sein.

○ **Abb. 1.1** Logo des BfArM

Auf dieser Basis gewährleistet das überwachende Bundesinstitut für Arzneimittel und Medizinprodukte eine ordnungsgemäße Versorgung der Bevölkerung mit wirksamen und unbedenklichen Arzneimitteln und schafft Sicherheit und Übersicht im Arzneimittelwesen.

Je nach Verkehrsfähigkeit werden Arzneimittel eingeteilt in:

- frei verkäufliche Präparate,
- apothekenpflichtige Präparate,
- rezeptpflichtige Präparate,
- Präparate, die aufgrund ihrer Suchtkomponente unter das Betäubungsmittelgesetz (BtMG) fallen.

In manchen Fällen (z. B. bei Cannabidiol-Produkten) deklarieren Hersteller ihre Produkte als Lebensmittel, Nahrungsergänzungsmittel oder Kosmetikum, um sie leichter auf den Markt zu bringen und diesen Auflagen zu entgehen.

Nicht zu den Arzneimitteln zählen diejenigen Medizinprodukte, für die die EU-Medizinprodukteverordnung (MDR) gilt. Diese erreichen ihre Wirkung auf physikalischem Weg. Die Abgrenzung ist nicht immer einfach: So fällt ein transdermales Pflaster mit Buprenorphin unter das AMG, obwohl die kontinuierliche Wirkstofffreigabe durch einen physikalischen Effekt erreicht wird. Die Spritzenpumpe, die ebenfalls dafür sorgt, dass ein Medikament feindosiert in den Körper gelangt, fällt jedoch unter die EU-Medizinprodukteverordnung. Im ersten Fall ist aber der im Pflaster enthaltene Wirkstoff entscheidend für die Einordnung, während die Spritzenpumpe ohne Medikament betrachtet wird (○ Abb. 1.2).

Zudem sind Placebos von den Arzneimitteln abzugrenzen. Dies sind Scheinmedikamente, die die äußere Form eines Arzneimittels haben, jedoch keinerlei Wirkstoff enthalten. Sie werden z. B. bei der klinischen Prüfung von Medikamenten in sog. Doppelblindstudien eingesetzt.

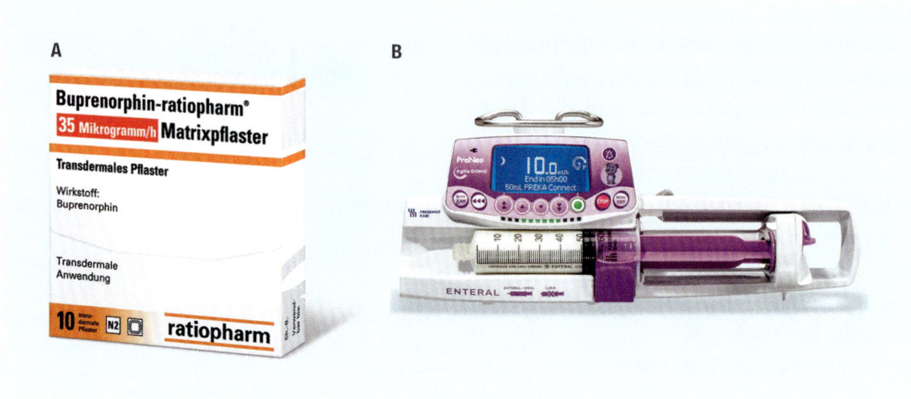

Abb. 1.2 A Das Pflaster mit dem Wirkstoff Buprenorphin ist ein Arzneimittel (BtM). B Das Gerät zur Applikation von Arzneimitteln und Ernährungskomponenten ist ein Medizinprodukt.

1.2 Die Arzneimittelwirkung richtig beschreiben

Die Arzneimittelwirkungslehre wird als **Pharmakologie** bezeichnet. Sie zeigt die Wechselwirkungen zwischen einem Stoff, der in den Körper zu Heilzwecken eingebracht wurde, und dem Organismus auf.

Die Grundfragen sind komplex und können nur mithilfe anderer wissenschaftlicher Disziplinen wie der Medizin, der Pharmazie, der Biologie, der Chemie sowie der Physik gelöst werden.

Die Wirkungen werden durch definierte „pharmakologische" Begriffe beschrieben, wobei zunächst die beiden Fragen im Vordergrund stehen:

1. Was macht der Körper mit dem eingebrachten Arzneistoff (**Pharmakokinetik**)? Wie schnell gelangt er z. B. mit dem Blut in andere Körperteile, um dort wirken zu können?
2. Was macht der eingebrachte Arzneistoff mit dem Körper (**Pharmakodynamik**)? Wirkt er z. B. in der Hauptwirkung blutdrucksenkend? Welche Nebenwirkung hat er neben der Hauptwirkung? Mit welcher Dosis wird eine Wirkung erreicht?

1.2.1 Pharmakokinetik

Um überhaupt eine Arzneimittelwirkung auszulösen, muss ein Arzneimittel im oder am Körper zur Anwendung kommen, man sagt „appliziert" werden. Folgende Vorgänge (die mit englischen Fachbegriffen als **LADME** abgekürzt werden) laufen dann ab:

Invasion: Einbringen eines Arzneimittels in den Körper durch entsprechende Verabreichung (Applikation) – der Schritt der Freisetzung aus der Darreichungsform wird mit dem englischen Wort **Liberation** bezeichnet.

Resorption: Aufnahme eines Arzneistoffs von der Körperoberfläche (**Absorption**), also Haut oder Schleimhaut, v. a. des Magen-Darm-Trakts. Sie ist abhängig vom Arzneistoff

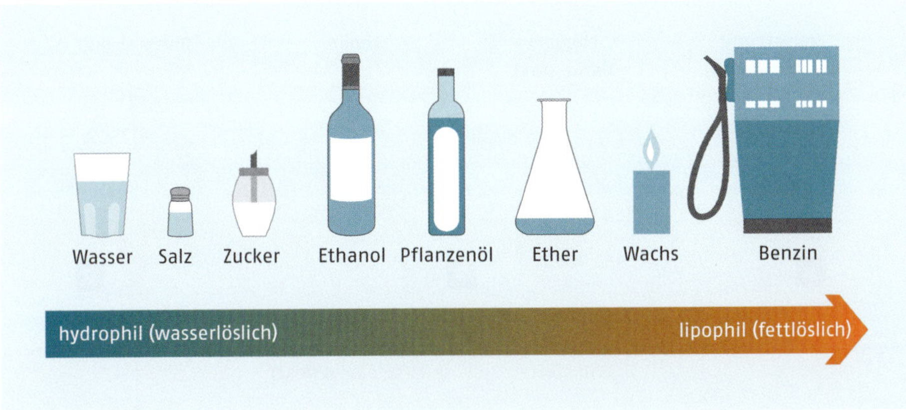

o Abb. 1.3 Beispiele aus dem Alltag für die Löslichkeitstypen hydrophil (wasserlöslich) und lipophil (fettlöslich). Die Übergänge sind fließend, sie verlaufen von Wasser (nur hydrophil) Richtung Benzin (nur lipophil).

und seiner Löslichkeit, seiner Teilchengröße, seiner Arzneiform, den verwendeten Hilfsstoffen, seiner chemischen Reaktion (sauer, basisch), der Durchblutung der zur Resorption vorgesehenen Körperfläche und vom Applikationsort.

Wie o Abb. 1.3 zeigt, haben Arzneimittel verschiedene Löslichkeiten, daher werden sie vom Körper unterschiedlich resorbiert und wirken je nach Aufnahmeort unterschiedlich lang. „Gleiches löst sich in Gleichem“: Wasserlösliche (hydrophile) Wirkstoffe lösen sich besser im wässrigen Teil des Körpers (z. B. im Zellwasser), fettlösliche (lipophile) besser im Körperfett (z. B. im subkutanen Fettgewebe).

Verteilung: Verteilung einer Substanz im Körper (engl. **Distribution**) nach erfolgtem Substanztransport, z. B. mit dem Blut. Der Arzneistoff wird aufgrund des Konzentrationsgefälles – im Blut ist Arzneistoff vorhanden, dagegen in den Extra- und Intrazellulärräumen noch nicht – die Blutbahn verlassen und ins arzneistofffreie Gewebe eindringen.

Biotransformation: Chemische Umwandlung (engl. **Metabolism**) eines Arzneistoffs – (der für den Körper ein Fremdstoff ist) – in eine leichter ausscheidbare Form, wobei Metaboliten (Umwandlungsreaktionsprodukte) erzeugt werden. Diese Reaktion erfolgt vor allem in der Leber durch Enzyme, die den Stoff in erster Linie oxidieren oder reduzieren. Dann wird dieser an aktivierte Säuren (z. B. Glucuronsäure) gebunden und ausgeschieden. Oft werden dabei auch Radikale gebildet (sehr reaktionsreiche Produkte, die den Körper schädigen können).

Hierbei spielt der **First-Pass-Effekt** eine große Rolle. Er gibt die Höhe der chemischen Umwandlung eines Arzneistoffs in eine andere nicht so wirksame Substanz beim ersten Durchgang durch die Leber an. Ist diese Umwandlung hoch, steht weniger wirksamer Arzneistoff zur Verfügung und die Arzneimittelwirkung ist geringer. Bei Leberschäden ist der First-Pass-Effekt jedoch reduziert, es bleibt also mehr von der eigentlichen wirksamen Substanz übrig. Diese wirkt dann stärker als bei einem Menschen mit einer gesunden Leber. Medikamente müssen also entsprechend niedriger dosiert werden.

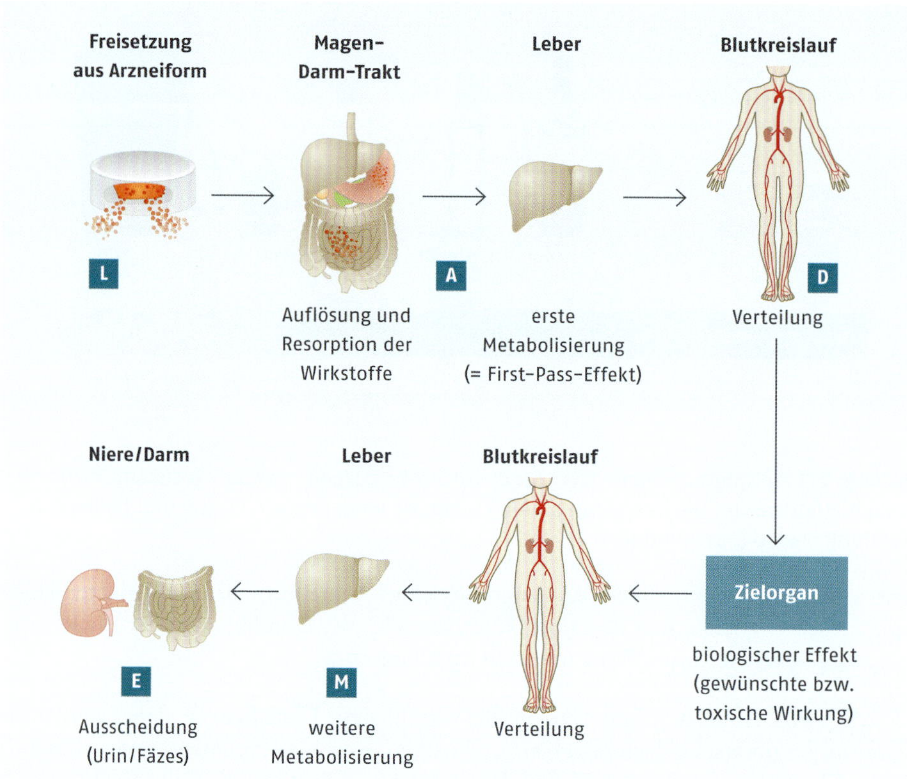

○ **Abb. 1.4** Typischer Weg eines oral eingenommen Wirkstoffs im Organismus: schematische Darstellung der Pharmakokinetik bzw. des LADME-Prozesses

Ausscheidung: Endgültige Entfernung des Arzneistoffs aus dem Körper auf folgenden Wegen (engl. **Excretion**): pulmonal (über die Lunge), renal (über die Nieren), biliär (über die Galle), intestinal (über den Darm). Außerdem ist eine Ausscheidung auch über Muttermilch, Speichel, Schweißdrüsen und Haut möglich (○ Abb. 1.4).

1.2.2 Sind pharmakokinetische Vorgänge messbar?

Bioverfügbarkeit, Bioäquivalenz, Clearance, Eliminationshalbwertszeit, minimale therapeutische und minimale toxische Wirkkonzentration und Kumulation sind Messgrößen, anhand derer man die Pharmakokinetik beschreiben kann.

Bioverfügbarkeit: Ausmaß und Geschwindigkeit, mit der ein therapeutisch wirksamer Bestandteil aus einer Arzneiform freigesetzt und resorbiert wird und damit am Wirkort verfügbar ist. Da dies dort nicht direkt gemessen werden kann, bestimmt man stattdessen die Arzneistoffkonzentrationen im Blut und im Urin. Starke Schwankungen bei unterschiedlichen Handelspräparaten des gleichen Wirkstoffs sind manchmal möglich und zu beachten.

Bioäquivalenz: Sie dient dem Vergleich zweier wirkstoffidentischer Arzneimittel. Diese gelten als bioäquivalent, wenn sie sich bezüglich ihrer Bioverfügbarkeit nicht oder kaum unterscheiden.

Clearance: Die Wirkstoffmenge im Blutplasma, die pro Zeiteinheit gereinigt werden kann. So bedeutet z. B. „hepatische Clearance 0,8", dass 80 % des Wirkstoffs bei einer Leberpassage aus dem Blut extrahiert werden.

Eliminationshalbwertszeit oder Plasmahalbwertszeit ($t_{½}$): Die Zeit, in der die Plasmakonzentration auf die **Hälfte** des maximalen ursprünglichen Werts zurückfällt. Beispielsweise dauert dies bei Paracetamol beim Erwachsenen mittleren Alters 2 Stunden, bei über 60-Jährigen 2,2 Stunden. Bei Diazepam liegt diese Eliminationshalbwertszeit bei Erwachsenen mittleren Alters bei 30 Stunden – bei Senioren jedoch bei 80 Stunden. Arzneistoffe mit kurzen Halbwertszeiten müssen häufiger und manchmal mehrmals täglich gegeben werden.

Minimale therapeutische Wirkstoffkonzentration: Kleinste Blutspiegelkonzentration eines Arzneistoffs, bei dem noch eine arzneiliche Wirkung nachweisbar ist.

Minimale toxische Wirkstoffkonzentration: Kleinste Blutspiegelkonzentration, bei der erste toxische Symptome auftreten.

Kumulation: Zunahme der Wirkstoffkonzentration nach kurz aufeinanderfolgender, wiederholter Gabe. Dabei wird der Wirkstoff schneller zugeführt, als ihn der Körper ausscheiden kann, und reichert sich somit im Körper an. Es kann zu einer toxischen Wirkstoffkonzentration kommen.

Pharmakokinetik und Krankheit: Die Ergebnisse pharmakokinetischer Untersuchungen vermitteln ein Verständnis für die Vorgänge in den Organen. Das pharmakokinetische Verhalten von Arzneimitteln bei Kranken ist ungenügend untersucht, da bei Untersuchungen vor allem die Parameter bei Gesunden erhoben werden. Besonders zu beachten sind Nierenkrankheiten, weil die Elimination dabei verlängert ist/sein kann. Weiter ist zu beachten, dass die Nierenfunktion ab dem 40. Lebensjahr jährlich um 1 % abnimmt. Bei Nierenkrankheiten ist die Dosis bei vielen Medikamenten anzupassen.

1.2.3 Pharmakodynamik

Pharmakodynamik ist die Lehre von der Beeinflussung biologischer Strukturen durch Pharmaka am Wirkort. Gefragt wird nach der Art der Wirkung, dem Ort der Wirkung, der Wirkstärke und der Art der Beeinflussung durch Arzneimittel.

Medikamentöse Beeinflussungsreaktionen lassen sich in nur wenige Wirkmechanismen einteilen, die an folgenden Beispielen verdeutlicht werden sollen.

Rezeptor: Rezeptoren sind „Signalempfänger". Es sind biologisch aktive Stellen, an denen als Signalgeber körpereigene Stoffe (z. B. Hormone oder Neurotransmitter) oder Arzneimittel wirken. Dabei ist die räumliche Struktur von Rezeptor und Botenstoff entscheidend: Passen beide exakt zueinander (Schlüssel-Schloss-Prinzip), können sie sich verbinden und so eine bestimmte Reaktion auslösen. Rezeptorenblocker (auch Antagonisten genannt) dagegen sind Stoffe, die zwar eine ähnliche Molekülstruktur wie der Signalstoff haben, den Rezeptor aber blockieren, sodass keine Reaktion ausgelöst wird.

Rezeptorerregung: Ein Beispiel ist die Erregung der Beta-Rezeptoren durch Beta-Sympathomimetika in Asthmamitteln, es kommt zu einer Erweiterung der Bronchien.

Synapsen: Es handelt sich um Umschaltstellen für die Erregungsübertragung von einer Nervenzelle zur anderen sowie für die Erregungsübertragung auf das jeweilige Ziel- oder Erfolgsorgan.

Öffnen und Schließen von Ionenkanälen: Über Ionenkanäle werden Substanzen in die Zelle hinein oder aus der Zelle heraus geschleust. Nifedipin als Calciumantagonist blockiert z. B. die Calciumkanäle, sodass kein Calcium in die Zelle gelangt. Durch die folgende Gefäßerweiterung sinkt der Blutdruck.

Hemmung von Transportprozessen: Ein Beispiel ist die Hemmung der Wiederaufnahme von Serotonin in die Synapsen bei einigen Antidepressiva. Der Serotoninspiegel im synaptischen Spalt steigt, die depressiven Symptome werden gemildert.

Enzymaktivierung oder -hemmung: Enzyme können als Katalysatoren eine chemische Reaktion beschleunigen. Bestimmte nichtopioide Schmerzmittel können z. B. die Herstellung von Botenstoffen zur Erregung eines Schmerzimpulses unterdrücken.

Agonisten – Antagonisten: Arzneistoffe, die am Rezeptor verstärkend (Agonisten) oder hemmend (Antagonisten) wirken.

Therapeutische Breite: Maß für den Sicherheitsabstand zwischen therapeutischer und toxischer Wirkung. Je größer dieser Abstand ist, desto ungefährlicher ist ein Arzneimittel.

Synergismus: Wirken 2 Substanzen zusammen stärker als die Summe der Einzelwirkungen, so tritt eine überproportionale Wirkungsverstärkung ein („Kurzformel“: 1 + 1 = 3).

Dosierung: Für eine sinnvolle Therapie mit Medikamenten ist die Dosierung ausschlaggebend. Voraussetzung für den gewünschten Effekt ist meist die Berücksichtigung des Körpergewichts, der Körperoberfläche oder der Nieren- oder Leberfunktion. Beim Körpergewicht geht man in der Regel bei Erwachsenen von 70 kg aus. Probleme entstehen jedoch v. a. bei Kindern und Senioren sowie bei Abweichungen von diesem Regelgewicht.

Einzeldosis oder Norm(al)dosis (ED): Unter der üblichen Einzelgabe versteht man eine Einzeldosis (ED), die am Wirkort den gewünschten therapeutischen Effekt auslöst und dazu einen definierten Wirkstoffspiegel erzeugt. Dessen Höhe klingt nach einer bestimmten Zeit ab. Die Dosis muss deshalb in bestimmten Zeitintervallen, z. B. 3-mal täglich, wiederholt werden. Sie darf aber die maximale Tagesdosis (TMD) nicht überschreiten. Bei der Festlegung der Normdosis geht man davon aus, dass eine Durchschnittsmenge erwachsener Probanden auf die vorgesehene Normdosierung charakteristisch anspricht. Je nach Gewicht, Alter und körperlichem Zustand des Patienten unterliegt dieser Wert erheblichen Schwankungen. Deshalb muss eine Pflegekraft die Wirkung jeder Medikamentengabe genau beobachten.

Maximaldosis im Einzelfall und Tagesmaximaldosis (TMD): Die höchste mögliche Einzel- oder Tagesdosis ist in den Fachinformationen zu den jeweiligen Arzneimitteln zu finden.

Tagesdosis (TD): Dosis, die – meist verteilt – innerhalb von 24 Stunden einzunehmen ist.

Letale Dosis: Dosis, die zum Tod führen kann.

Initialdosis: Dosis, mit der eine Therapie begonnen wird. Sie ist manchmal höher, weil erst im Blut ein Spiegel erreicht werden muss.

Erhaltungsdosis: Mit ihr kann die Therapie nach Erreichen des Spiegels im Blut fortgeführt werden.

1.3 Steuerungssysteme des Körpers

1.3.1 Funktionsteile des Nervensystems als zentrale Steuerung

Wir fassen darunter die gesamten Nervenzellen eines Organismus zusammen, die ja miteinander verbunden sind.

Nach den Hauptfunktionen wird unterteilt:

- **Zentralnervensystem** (ZNS): Es besteht aus Gehirn und Rückenmark. Alle Nervenfasern, die zu ihm hinführen, werden als **afferent**, die von ihm wegführenden als **efferent** bezeichnet.
- **Vegetatives oder autonomes Nervensystem**: Es steuert vor allem die Organe wie z. B. die Lunge und den Darm. Diese Funktion erfolgt „automatisch", ist also dem Willen weitgehend entzogen. Es wird unterteilt in einen sympathischen Teil (**Sympathikus**) und einen parasympathischen Teil (**Parasympathikus**), die entgegengesetzte Steuerungswirkungen haben.

1.3.2 Aufgabe der Nerven und Hormone

Je höher ein Lebewesen entwickelt ist, desto dringender bedarf es leistungsfähiger **Informations- und Steuersysteme**. Diese stehen dem menschlichen Organismus zur Verfügung als:

- **Nervensystem** (für schnelle gezielte Steuerung),
- **Hormonsystem** (für länger dauernde, gleichmäßige Steuerung).

Diese Systeme dienen der:

- Reizaufnahme aus der Umwelt,
- Umwandlung dieser Reize in nervöse Erregungen und deren Weiterleitung und Verarbeitung,
- Koordination und Steuerung der Körperfunktionen,
- Gestaltung von geistigen und psychischen Vorgängen, die unser Leben ausmachen.

1.3.3 Bauelemente des Nervensystems

Das Bauelement dieses Systems ist die Nervenzelle, das **Neuron**. Sie wird durch Energie in Form von Licht, Schall oder Schmerz gereizt. Daraufhin kommt es zur Reizantwort. Aus der **Nervenzelle** entspringen mehrere Fortsätze. Der längste wird als **Neurit** bezeichnet, die kurzen als **Dendriten**. Über Neuriten werden Erregungen zu den anderen Zellen geleitet, an den Dendriten werden Erregungen von diesen aufgenommen. Im Körper findet man v. a. im Bereich der Wirbelsäule **Ganglien**. Dies sind Ansammlungen von vielen Nerven-

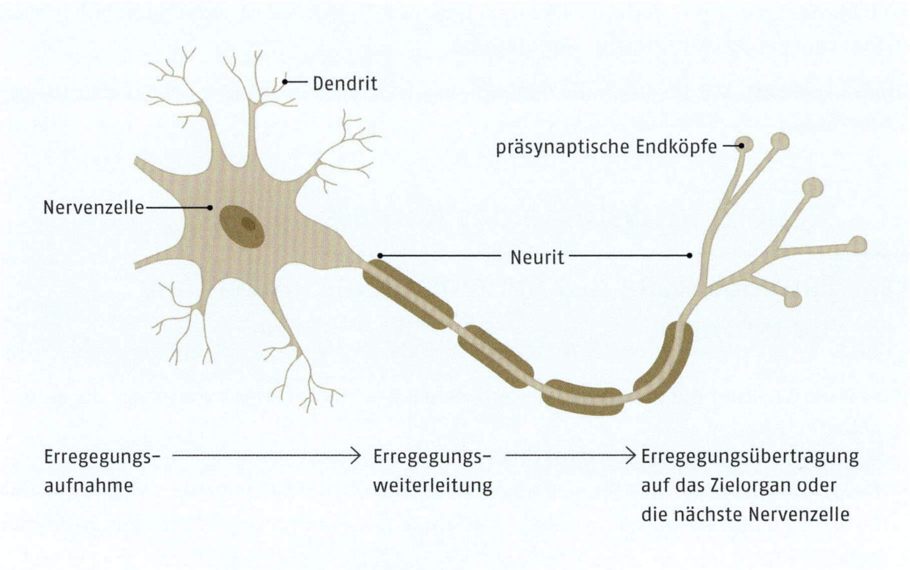

Abb. 1.5 Aufbau einer Nervenzelle (Neuron)

zellkörpern. In diesen Schaltzentralen finden Verarbeitung und Weiterleitung von Signalen statt (Abb. 1.5).

Die Erregungsleitung erfolgt über einen elektrischen Impuls. Verantwortlich dafür ist eine unterschiedliche Konzentration elektrisch geladener Teilchen (Ionen) in der Zelle und in ihrer Umgebung. Daraus ergibt sich eine Potenzialdifferenz (elektrisches Ungleichgewicht), also eine elektrische Spannung, die sogenannte Membranspannung – die auch als Ruhepotenzial bezeichnet wird. Wirkt nun ein physikalischer oder chemischer Reiz (z. B. ein Hormon) auf diese Zelle ein, so wird diese Spannung entladen (Depolarisation) und die Zelle „in Aktion versetzt", die Membranspannung verändert sich. Die Depolarisationswelle (Abnahme des Membranpotenzials) breitet sich innerhalb der Zelle aus. Dies wird als Aktionspotenzial bezeichnet.

Durch das **Aktionspotenzial** werden Signale angestoßen und weitergeleitet. Mithilfe von Ionenpumpen stellt der Körper am Ende eines Aktionspotenzials wieder das Ruhepotenzial her. Dadurch ist die Zelle für eine erneute Erregung bereit.

1.3.4 Bauelemente und chemische Substanzen des Hormonsystems

Wir unterscheiden klassische Hormone und Neurohormone.

Klassische Hormone: Das sind chemische Signalsubstanzen, die in endokrinen Drüsen (z. B. dem Pankreas) gebildet und gespeichert werden (Drüsenhormone). Auf entsprechende Reize hin werden sie ins Blut ausgeschüttet. Das Blut transportiert sie dann zu dem Organ, an dem eine Wirkung erzielt werden soll. Man bezeichnet dieses als „Erfolgsorgan". Am Erfolgsorgan üben Hormone Regulationsfunktionen über spezielle Hormon-

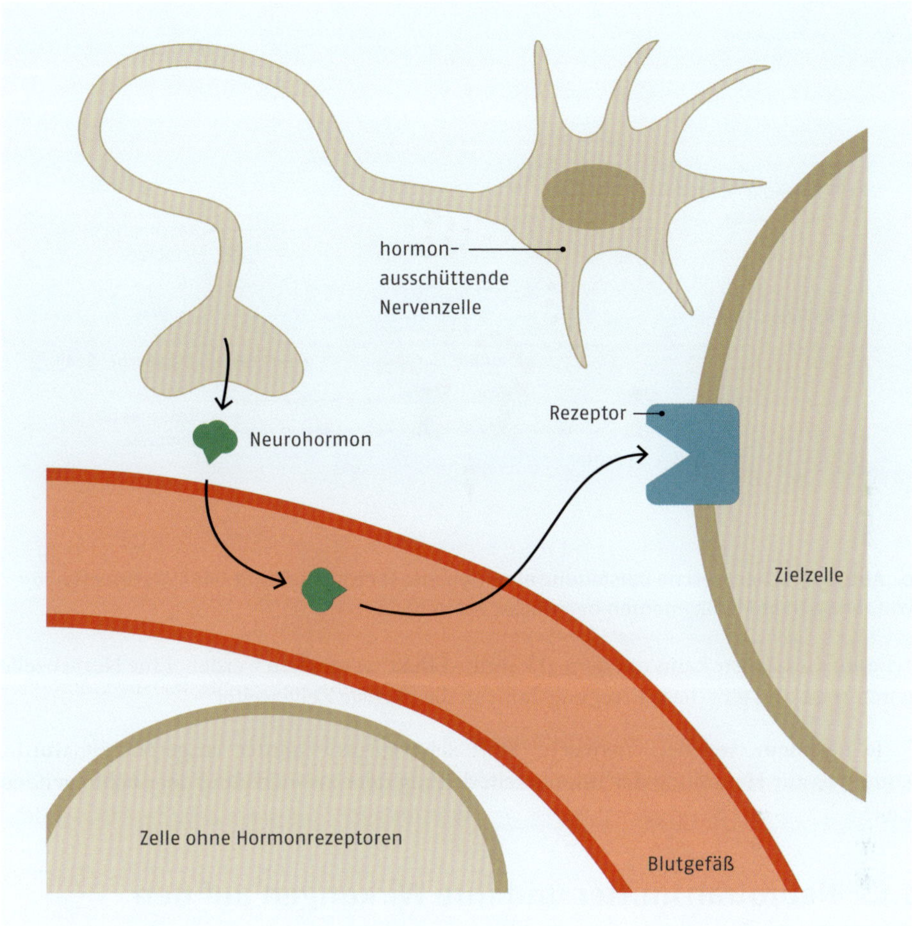

Abb. 1.6 Neurohormone werden vom Neuron abgegeben.

rezeptoren aus. Die Hormone wirken in winzigen Konzentrationen. Bei der Schilddrüse (▸ Kap. 14.2) beispielsweise bewegen sich diese im Bereich von 1 Millionstel Gramm (1 Mikrogramm).

Neurohormone: Diese werden von Neuronen, z. B. des Hypothalamus, in die Blutbahn abgegeben und wirken dann am Zielorgan (Abb. 1.6).

Neurotransmitter: Sie sind ebenfalls chemische Signalstoffe, die in winzigsten Mengen wirken. Sie übertragen an den Synapsen die ankommende Erregung. Synapsen sind der Ort der Erregungsübertragung auf die nächste Nervenzelle, einen Muskel oder eine Drüse. Diese funktioniert folgendermaßen: Erreicht eine Erregung das Ende einer Nervenfaser, das Axonterminal, so kommt es dort zur Freisetzung von Neurotransmittern. Dies sind chemische Überträgersubstanzen aus Depotbläschen. Die Neurotransmitter wandern durch den synaptischen Spalt zur postsynaptischen Membran und reagieren dort mit entsprechenden Rezeptoren (Abb. 1.7). Dadurch wird eine Änderung des Membranpotenzials der nächsten Zelle ausgelöst. Die Weiterleitung von einer Nerven-

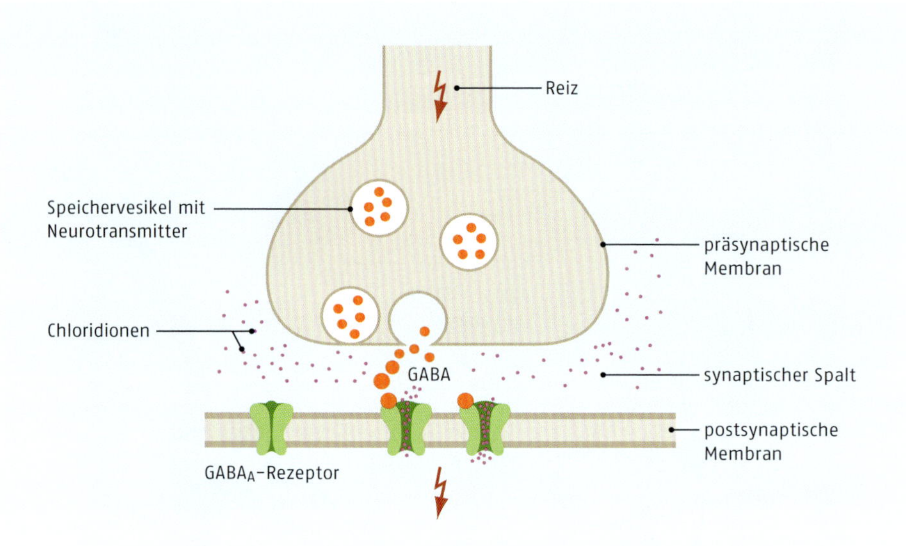

Abb. 1.7 Schematische Darstellung einer Synapse (beispielhaft mit GABA-Rezeptoren, die von zahlreichen Medikamenten beeinflusst werden)

zelle auf die nächste kann mit dem „Domino-Effekt" verglichen werden. Eine Nervenzelle wird erregt und gibt diese Erregung dann an die nächste Zelle weiter.

Je nachdem, welcher chemische Stoff als Neurotransmitter ausgeschüttet wurde, kommt es zur Hemmung der Impulsweiterleitung oder zur Erregung der nachfolgenden Zelle.

1.3.5 Neurotransmitter und ihre Wirkungen auf den Organismus

Das autonome (vegetative) Nervensystem steuert die lebenswichtigen Organfunktionen wie Atmung, Herzschlag oder die Verdauung (Abb. 1.8). Es funktioniert unabhängig vom Willen des Menschen. Dazu braucht es Überträgerstoffe (Signalstoffe, Neurotransmitter). Die wichtigsten sind in Tab. 1.1 aufgelistet.

MERKE
Die Übergänge innerhalb der Gruppe der Botenstoffe sind fließend und man kann sie nicht immer scharf unterscheiden. Es gibt Botenstoffe im Körper, die sowohl Neurohormone als auch Drüsenhormone sind. Noradrenalin beispielsweise wird sowohl von der Nebenniere (Drüsenhormon) als auch von sympathischen Neuronen (Neurohormon) ausgeschieden. Ebenso gibt es Substanzen, die als Neurohormone, aber auch als Neurotransmitter fungieren, beispielsweise Dopamin (▸ Kap. 4.2.4).

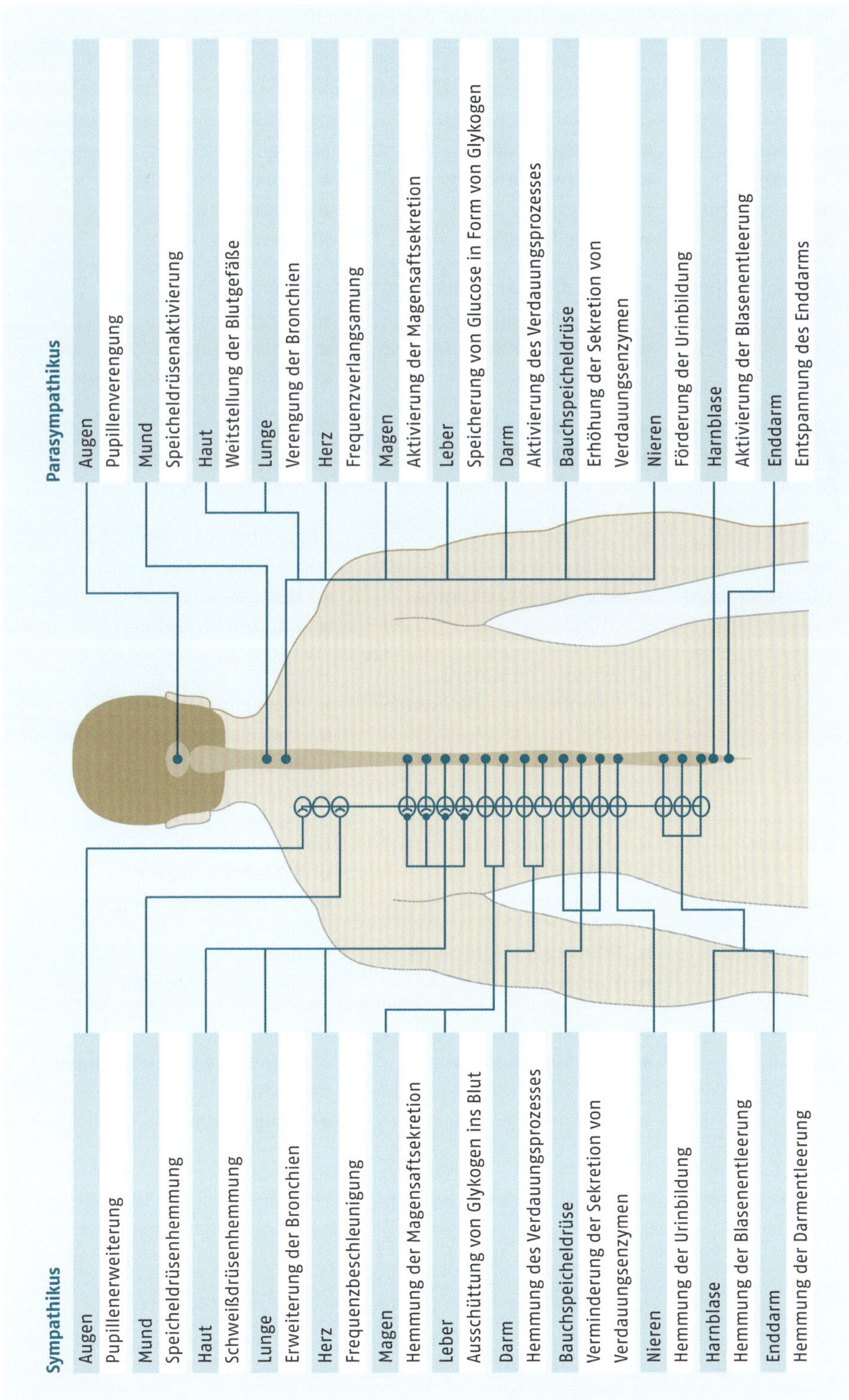

Abb. 1.8 Cholinerge (Parasympathikus) und adrenerge (Sympathikus) Synapsen und ihre Wirkung auf die unterschiedlichen Organe bei Reizung mit den Transmittern Acetylcholin und Noradrenalin

Tab. 1.1 Zusammenfassung wichtiger Neurotransmitter und ihrer Wirkung

Signalstoff	Aufgabe bei der Körperfunktion	Mangel/Überschuss führt zu
Acetylcholin (wichtigster Neurotransmitter)	▪ Muskelfunktion ▪ Gedächtnisbildung ▪ Verdauung ▪ Schweißbildung	Mangel: ▪ Gedächtnisprobleme ▪ Muskelschwäche ▪ Herzrasen
Glutaminsäure	▪ fördert Muskelaufbau und Zellneubildung ▪ Ausgeglichenheit in Stresssituationen	Mangel: ▪ Unruhe ▪ Schlafstörungen ▪ verminderte Wundheilung
Gamma-Aminobuttersäure (GABA)	▪ schlaffördernd ▪ angstlösend	Mangel: ▪ Übererregbarkeit ▪ Schlafstörungen
Noradrenalin, Adrenalin (Stresshormone)	▪ Fluchtbereitschaft ▪ Erhöhung der Herzfrequenz ▪ Bronchienerweiterung	Überschuss: Dauerstimulation von Zielorganen z. B. mit: ▪ Herzrasen ▪ Blutdruckerhöhung
Dopamin	▪ willkürliche Motorik ▪ Beeinflussung der Psyche	Mangel: ▪ Bewegungsarmut ▪ Antriebsstörung Überschuss: ▪ Übererregbarkeit
Histamin	▪ Entzündungsreaktionen ▪ Juckreiz ▪ Schmerz	Überschuss: ▪ Schlafstörungen ▪ bei Intoleranz: Allergien
Endorphine	▪ Schmerzunterdrückung ▪ Euphorie	Mangel: ▪ depressive Verstimmungen
Serotonin	▪ Wachzustand ▪ Stimmungsaufhellung	Mangel: ▪ depressive Verstimmungen Überschuss: ▪ Schlafstörungen

1.3.6 Neurotransmitterwirkung am vegetativen Nervensystem

Das vegetative Nervensystem ist für die Organfunktionen essenziell. Seine Ganglien werden v. a. durch Acetylcholin und Noradrenalin angesprochen.

Sympathikus und Parasympathikus

Das vegetative Nervensystem gliedert sich in zwei funktionelle Teile, die gleichsam als Gegenspieler wirken (⭘ Abb. 1.9).

Der **Sympathikus** wird erregt durch Noradrenalin, erhöht die Fähigkeit zur Arbeit und zu allem, was damit zusammenhängt. Herz, Kreislauf und Atmung werden aktiviert. Dagegen werden Funktionen wie die Verdauung heruntergefahren. Diese sind zur Arbeit nicht erforderlich und binden nur unnötig Ressourcen.

Der **Parasympathikus** wird durch Acetylcholin erregt. Dabei werden alle Vorgänge gestärkt, die der Erholung dienen. Die Tätigkeiten der Verdauungsdrüsen und der Darmmuskulatur nehmen also zu, die Herz-Kreislauf-Funktion und die Atmungstätigkeit nehmen ruhebedingt ab (⭘ Abb. 1.8).

An den Synapsen von Sympathikus und Parasympathikus werden verschiedene Rezeptoren angesprochen. Eine Kenntnis der Rezeptoren des Sympathikus ist für die medikamentöse Therapie wichtig (⭘ Abb. 1.10).

Am Sympathikus wirkende Arzneimittel

Arzneimittel, die den Sympathikus erregen, werden als **Sympathomimetika** bezeichnet. Sie sind chemisch mit dem Adrenalin verwandt. Arzneimittel, die den Sympathikus entspannen oder „blocken", nennt man **Sympatholytika** (◘ Tab. 1.2).

Parasympathikus wirkende Arzneimittel

Analog zu den oben genannten werden Arzneimittel, die den Parasympathikus erregen, als **Parasympathomimetika**, die die Erregung behindern, als **Parasympatholytika** bezeichnet (◘ Tab. 1.3).

A

B

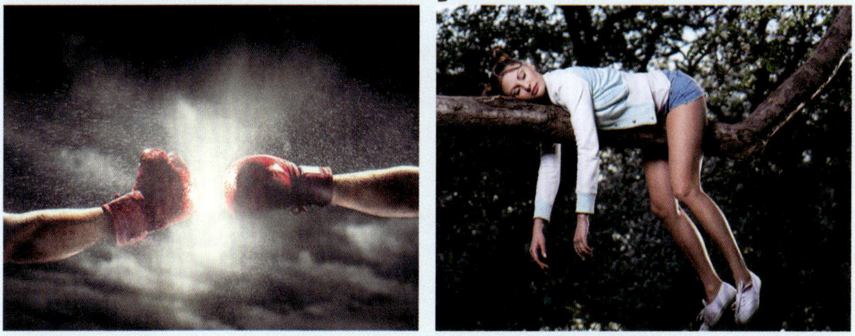

Kämpfen oder Flüchten

Ruhen und Verdauen

⭘ **Abb. 1.9** A sympathische Reaktion, B parasympathische Reaktion

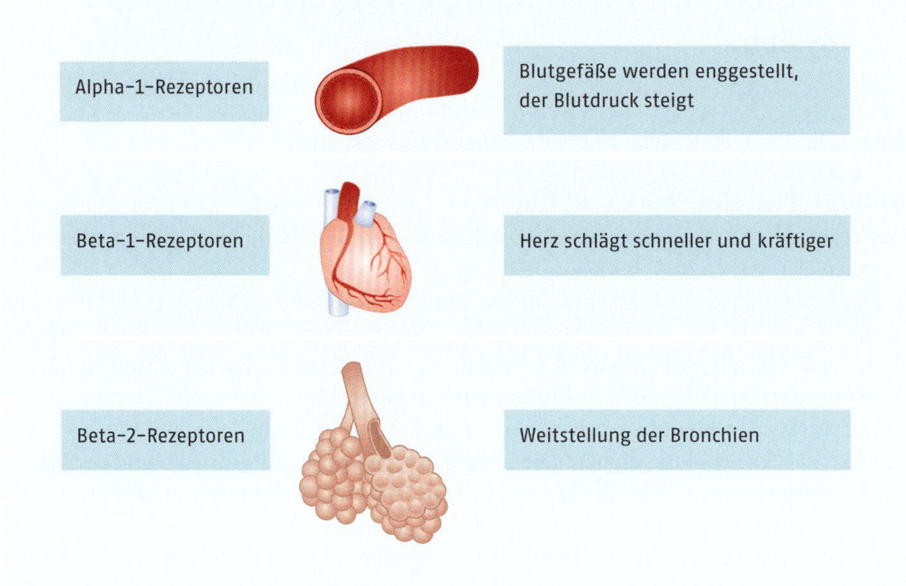

Abb. 1.10 Die wichtigsten Rezeptoren des Sympathikus und ihre Funktion

Tab. 1.2 Überblick über Arzneistoffe, die den Sympathikus beeinflussen

Gruppe	INN, FAM-Beispiel	Wirkung
Sympathomimetika v. a. an Alpha-Rezeptoren	Midodrin (Gutron®), Etilefrin (Effortil®)	Steigerung von Herzfrequenz und Blutdruck
	Xylometazolin (Otriven®, Olynth®)	Gefäßkontraktion in der Schleimhaut (bei Schnupfen)
Sympathomimetika v. a. an Beta-1-Rezeptoren	Adrenalin (Suprarenin®), Noradrenalin (Arterenol®)	starke Blutdrucksteigerung (bei Schockzuständen)
Sympathomimetika an Beta-2-Rezeptoren	Salbutamol (Sultanol®), Fenoterol (Berotec®)	Lösen von Bronchospasmen
Sympatholytika an v. a. Beta-1-Rezeptoren	Metoprolol (Beloc®)	Verlangsamung der Herzfrequenz

Tab. 1.3 Überblick über Arzneistoffe, die den Parasympathikus beeinflussen

Gruppe	INN, FAM-Beispiel	Wirkung
Parasympathomimetika	Pilocarpin (Pilomann® Augentropfen)	Reduktion des Augeninnendrucks
	Distigmin (Ubretid®)	Aktivierung der Darmmotorik
Parasympatholytika	Atropin (Atropinsulfat Amp. Köhler)	Erhöhung der Herzfrequenz
	Butylscopolamin (Buscopan®)	Lösen von Darmspasmen
	Scopolamin (Scopoderm® TTS)	gegen zentrales Erbrechen

1.4 Arzneimittelinformation

1.4.1 Bereiche und Informationsquellen

Die Arzneimittelinformation umfasst die 5 Bereiche:

- **pharmakologische** Informationen (Arzneimittelsicherheit, Pharmakologie, klinische Chemie),
- **technologische** Informationen (pharmazeutische Technologie, also die Galenik, Biopharmazie, Herstellung),
- **ökonomische** Informationen (Kosten-Nutzen-Bewertungen),
- **rechtliche** Informationen (Zulassungsrecht, Kennzeichnung, Verkehrsfähigkeit),
- Informationsmanagement (Dokumentverwaltung, verwendbare Quellen, Informationsaufbereitung, Qualitätssicherung).

Folgende **Informationsquellen** stehen den Pflegekräften zur Verfügung:

- Arzneimittelverzeichnisse (z. B. Rote Liste®), Fachinformationen,
- Medikamentenverpackung,
- Packungsbeilage,
- Apotheke und Arzt,
- Informationsquellen im Internet sowie die Arzneimittelwerbung.

1.4.2 Arzneimittelverzeichnisse

Basis der Arzneimittelverzeichnisse

Arzneimittelverzeichnisse sind Zusammenstellungen oder Kataloge, die alle oder (berufsgruppenbezogen) einen Teil der verfügbaren Medikamente enthalten und Detail-Informationen über diese anbieten.

Für die Pflegeberufe müssen sie leicht zugänglich sein – sollten also möglichst nicht zugangsbeschränkt oder gebührenpflichtig sein. In den letzten Jahren findet eine Verlagerung der Verzeichnisse weg von Print-Werken hin zu elektronischen Datenbanken statt. So sind alle gedruckten Werke inzwischen auch als elektronische Datenbanken verfügbar. Trotzdem müssen allein aus Sicherheitsgründen (Stromausfall, keine Internetverbindung) gedruckte Werke in den Bereichen vorhanden sein. Daher muss sowohl der Umgang mit Büchern als auch der mit elektronischen Dateien eingeübt werden.

Die Grundlage für alle Arzneimittelverzeichnisse ist der ABDA-Datenstamm und die daraus entwickelte Lauer®-Taxe. Für zurzeit über 700 000 Artikel (Artikelstamm) lassen sich darin die Ein- und Verkaufspreise für Apotheken, die Klinikeinkaufspreise, die Herstellerabgabepreise, die Herstellerinformationen, die Pharmazentralnummern, die Packungsgrößen, die Abgabebestimmungen, die Kassenlieferverträge nach Bundesländern, die Rabattverträge sowie die Indikationen recherchieren. und es ist möglich, Importarzneimittel zu finden (▸ Kap. 2.4.1). Außerdem finden sich darin beispielsweise Informationen zu anwendungstechnischen Aspekten (z. B. Teilbarkeit von Tabletten, Einnahme- und Indikationshinweise) und zu speziellen rechtlichen Aspekten (Packungsgrößenermittlung, Betäubungsmittelinformation) von Arzneimitteln. Ferner sind auch Daten und Informationen zu anderen Produktgruppen wie Substanzen, Drogen und Chemikalien für die Rezeptur sowie Kosmetika und Hilfsmittel dort aufgelistet. Auf dieses Werk greift jeder Apotheker zurück und wird bei Bedarf daraus Auskunft geben.

Wegweiser durch die Verzeichnisse

Um in den Verzeichnissen Medikamente zu finden, kann man nach unterschiedlichen Suchkriterien vorgehen. Am einfachsten findet man sicher Informationen über das **alphabetische Verzeichnis der Präparatenamen**. Es ist jedoch auch möglich, Präparate über den **Wirkstoff** oder die **Indikation** (z. B. Migränemittel) zu finden. Zudem ist auch eine Suche über das **Verzeichnis der chemischen Kurzbezeichnungen von Wirkstoffen** oder das **Herstellerverzeichnis** möglich.

Rote Liste®: Sie enthält Kurzinformationen zu einem Teil der in Deutschland vertriebenen Arzneimittel.

Gelbe Liste®: Auch hier sind nicht alle im Handel befindlichen Arzneimittel hinterlegt. Die **Profi-Suche** ist ein sehr praktisches Tool. Es kann nach zusätzlichen Kriterien wie ATC-Code (anatomisch-therapeutisch-chemisches Klassifikationssystem), ICD-Nummern (Diagnoseschlüssel), PZN (Pharmazentralnummern) oder Namensteilen gesucht werden. In der **Identa-Suche** ist auch die Identifizierung von Tabletten und Kapseln anhand ihres Aussehens möglich; als **MMI-Pharmindex** ist dieses Verzeichnis in vielen Kliniken im Intranet für alle Mitarbeiter verfügbar (○ Abb. 1.11).

Apotheken Umschau: Diese bietet im Internetauftritt der Seite „Medikamente“ professionell aufgearbeitet leicht verständliche, umfassende Informationen zu den meisten Medikamenten an.

1.4.3 Arzneimittelverpackung

Bereits auf der **Arzneimittelaußenverpackung** kann man wertvolle Informationen finden, die laut Gesetz vorgeschrieben sind. Die Angaben darauf geben folgende Informationen (○ Abb. 1.12):

1. Name des Fertigarzneimittels: Im Beispiel handelt es sich um ein Generikum, das nur den nicht geschützten Wirkstoffnamen trägt. Mit Warenzeichen geschützt ist hier die Kombination des Wirkstoffnamens mit der Firmenbezeichnung ratiopharm. 500 mg

bedeutet, dass jede Tablette diese Menge an Wirkstoff enthält.
2. Wirkstoffbezeichnung: Hier ist nur der Wirkstoff Paracetamol enthalten, es handelt sich um ein Monopräparat.
3. Inhalt bzw. Stückzahl mit therapiegerechter Packungsgröße: 20 Tbl. (N2) sind in dieser Packung enthalten.
4. Indikation: Anwendung bei Fieber und Schmerzen.
5. Therapiegerechte Packungsgröße. Sie sagt etwas über die Anwendungsdauer aus.
6. Arzneiform und Applikationsart.
7. Hinweis auf Abgabebeschränkung: hier apothekenpflichtig.
8. Wirkstoff mit Stärkeangabe pro Arzneiform.
9. Diese Pflichtangaben muss der Hersteller dem Verbraucher geben, um einen sicheren Arzneimittelumgang zu gewährleisten.
10. Warnhinweis über die Länge der Einnahmedauer
11. Zulassungsnummer (Zul.-Nr.) oder Registrierungsnummer (Reg.-Nr.): Unter dieser Nummer wurde das Präparat vom Bundesinstitut für Arzneimittel (BfArM) zugelassen.
12. Herstellername mit Kurz- und Internetadresse: Diese Angabe bezeichnet die verantwortliche Firma.
13. **P**harma**z**entral**n**ummer (PZN) zur Identifizierung. Mit dieser Nummer kann der Apotheker ein Produkt identifizieren. Der Balkencode dient dem Einscannen, z. B. bei Lagerautomaten oder in Kassensysteme.
14. Chargenbezeichnung (Ch.-B) zur Nachverfolgung z. B. bei Rückrufaktionen.
15. Verfalldatum: Nach Ablauf des Datum darf das Arzneimittel nicht mehr angewendet werden.

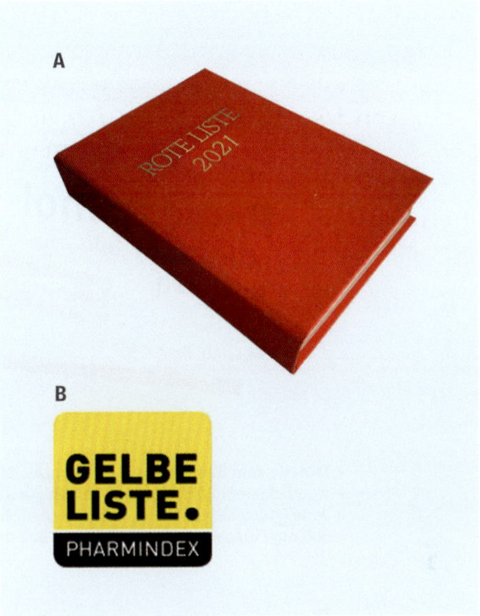

Abb. 1.11 A Rote Liste®, B Gelbe Liste®

1.4.4 Packungsbeilage

Die Packungsbeilage ist die Gebrauchsanweisung für den Anwender eines Arzneimittels. Ihr Inhalt wird im Arzneimittelgesetz vorgeschrieben. So findet man dort die folgenden wichtigen Informationen:

- Zusammensetzung: Wirksame Bestandteile nach Art und Menge, sowie ohne Mengenangabe die verwendeten Hilfsstoffe. Diese letzteren Angaben sollen Allergiker vor eventuellen aus den Hilfsstoffen drohenden Gefahren warnen.
- Anwendungsgebiet: Es dürfen nur Indikationen angegeben werden, die durch die Zulassung bestätigt sind.
- Gegenanzeigen: Sie werden auch als Kontraindikationen bezeichnet und geben Erkrankungen und Umstände an, bei denen das Arzneimittel nicht verwendet werden darf.

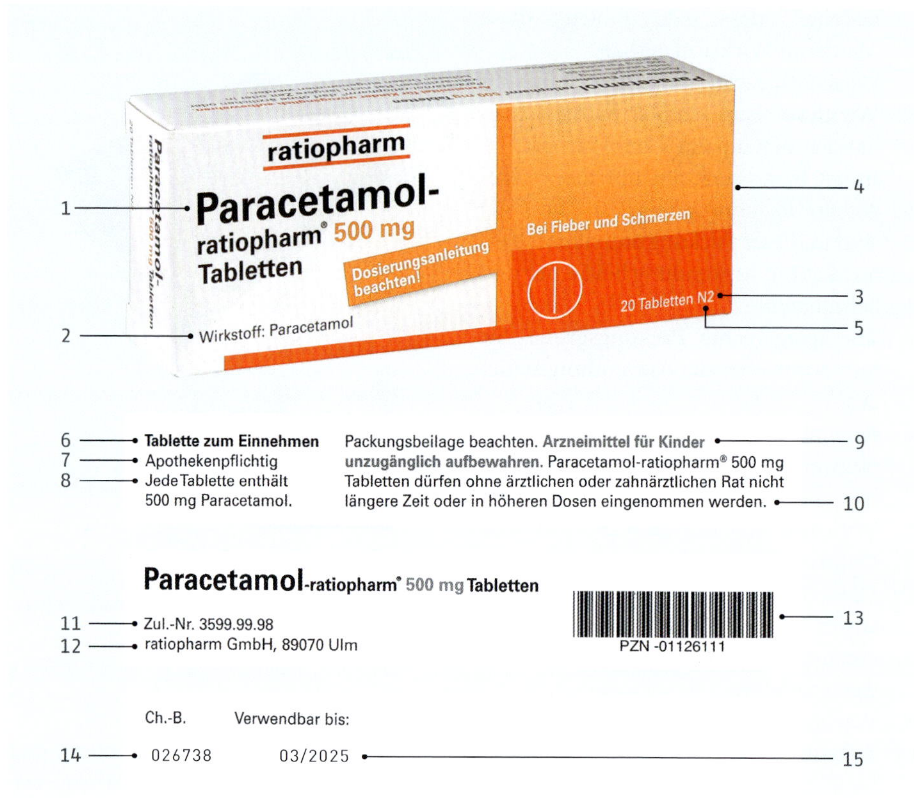

Abb. 1.12 Außenverpackung eines Arzneimittels, Erklärungen siehe Text

- Nebenwirkungen: Aufgelistet sind schädliche oder unbeabsichtigte Reaktionen auf das Arzneimittel, angegeben in der zu erwartenden Häufigkeit.
- Wechselwirkungen mit anderen Mitteln: Treffen verschiedene Arzneimittel im Organismus zusammen, kann es unerwünschte Wechselwirkungen geben. Die gewünschte Arzneimittelwirkung kann z. B. durch ein anderes gleichzeitig gegebenes Mittel aufgehoben oder verstärkt werden, was zu schweren Komplikationen führen kann.
- Dosierungsanleitung: Sie muss die Menge des Arzneimittels angeben, die an einem Tag anzuwenden ist sowie die Höhe der Einzelgaben, z. B. 1-mal täglich 1 Tablette vor dem Schlafengehen. Auf verschiedene Altersstufen ist einzugehen, ebenso auf Gründe, die eine Dosisreduktion erforderlich machen. Auf jeden Fall ist der Zusatz „soweit nicht anders verordnet" hinzuzufügen.
- Art und Dauer der Anwendung: Hier wird auf Besonderheiten der Anwendung hingewiesen, z. B. dass Zäpfchen tief in den After, möglichst nach dem Stuhlgang, einzuführen sind.

1.5 Arzneimittelsicherheit

Die Apotheken haben den Auftrag, die ordnungsgemäße Versorgung der Bevölkerung mit Arzneimitteln sicherzustellen. Die Anforderungen an Apotheke und Apotheker haben sich in den letzten Jahrzehnten allerdings geändert. Das hat zu einem starken Wandel des Berufsbilds des Apothekers und des Erscheinungsbilds der Apotheken geführt. Der Hauptschwerpunkt der Tätigkeit liegt heute nicht mehr auf der Herstellung von Arzneimitteln und der Prüfung der dazu eingekauften Rohstoffe. Er liegt jetzt auf der Qualitätssicherung pharmazeutischer Leistungen und einer umfassenden Versorgungslogistik (▸ Kap. 1.5.2).

In früheren Zeiten erfolgte die Überwachung der Arzneimittelsicherheit lediglich in den Apotheken, da an anderen Stellen keine nennenswerte Herstellung von Medikamenten stattfand. ○ Abb. 1.13 zeigt die heutige Kette (PharmaChain), die an jeder Schnittstelle überwacht wird.

1.5.1 Sichere Entwicklung und Herstellung

Entwicklung von Arzneimitteln

Der medizinische Fortschritt der Neuzeit ist stark von den Errungenschaften der Pharmazie und der rasanten Weiterentwicklung der Arzneimittelwirkungslehre (Pharmakologie) geprägt worden. Beide Wissenschaften müssen zusammenspielen, was sich in den Notwendigkeiten der Pharmaforschung deutlich zeigt. Arzneimittelforschung ist heute Teamarbeit (○ Abb. 1.14).

Die industrielle **Pharmaforschung** hat zwei Ziele:

- Neue Wirkstoffe zu finden und deren Wirksamkeit zu überprüfen: Die geschieht durch chemische Analysen, durch die Erforschung von Pflanzeninhaltsstoffen oder durch

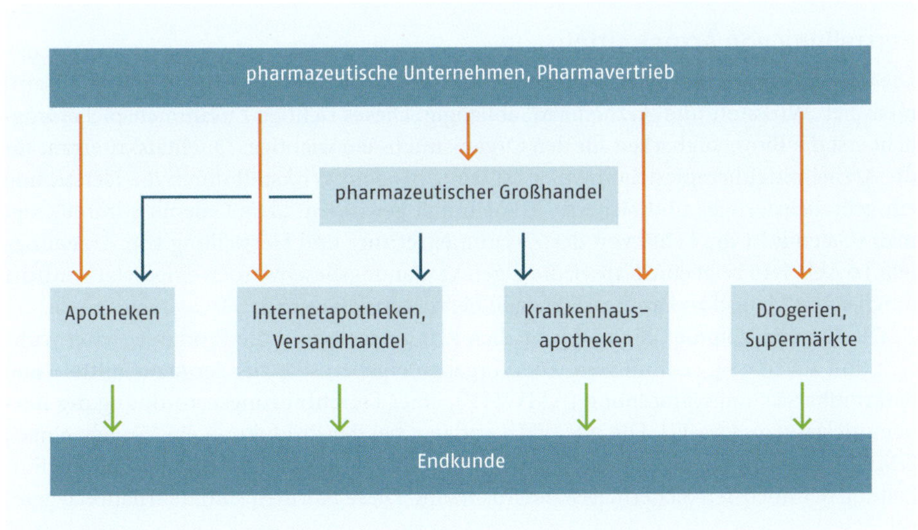

○ **Abb. 1.13** In dieses Herstellungs- und Logistikgeflecht (PharmaChain) ist jedes in Deutschland verkaufte Arzneimittel eingebunden.

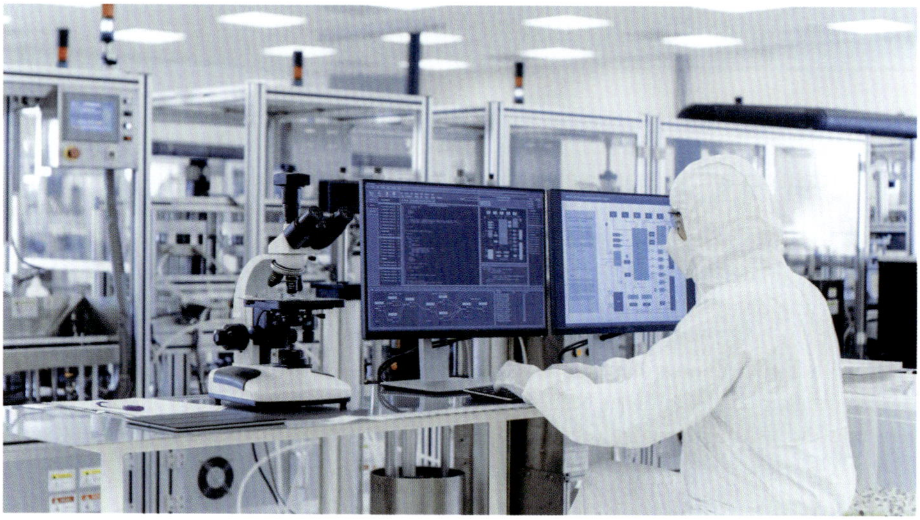

Abb. 1.14 Pharmaforschung ist mit einem großen Aufwand verbunden und deshalb sehr teuer.

Biotechnologie. Die Wirksamkeitsprüfung erfolgt zunächst durch präklinische Prüfungen an Versuchstieren und anschließend in klinischen Prüfungen an Freiwilligen. Dabei muss die passende Arzneiform gefunden werden. Nach erfolgreichen Tests muss der neue Wirkstoff noch die Zulassungsprüfung durch das Bundesinstitut für Arzneimittel und Medizinprodukte (BfArM) bestehen.

- Neue oder bekannte Substanzen in verbesserte Arzneiformen zu bringen: Hierbei ist das Ziel, die Wirksamkeit, die Verträglichkeit, die Handhabung von Präparaten sowie die Arzneimittelsicherheit zu verbessern.

Herstellung von Arzneimitteln

Die tatsächliche Wirksamkeit ist nicht allein vom Wirkstoff, sondern auch vom Zusammenspiel „Wirkstoff und Arzneiform" abhängig. Dieses richtige Zusammenspiel ermöglicht erst die Bioverfügbarkeit für den Organismus – ein wichtiges Qualitätskriterium für die Arzneimitteltherapiesicherheit. So ist dann aus dem Wirkstoff durch die Herstellung ein gebrauchsfertiges und sicheres Arzneimittel geworden. „Die Galenik stimmt", sagt man (Galenik ist die Lehre von der Zusammensetzung und Herstellung von Arzneimitteln.) Abb. 1.15 zeigt eine Kapsel, die gegen Verdauungsbeschwerden eingesetzt wird, die durch einen Mangel an Pankreasenzymen hervorgerufen werden.

Die **Arzneimittelproduktion** ist gesetzlich klar geregelt, weil die Produkte sicher wirksam und zuverlässig sein müssen. Die Vorgaben ergeben sich aus der **Arzneimittel- und Wirkstoffherstellungsverordnung** (AMWHV), einer Durchführungsverordnung des Arzneimittelgesetzes (AMG). Die AMWHV verlangt bei der Produktion ein Vorgehen nach GMP (**G**ood **M**anufacturing **P**ractice), was gute Herstellungspraxis bedeutet und die Einhaltung der höchsten Sicherheitsstandards meint. Diese Normen sind international geregelt.

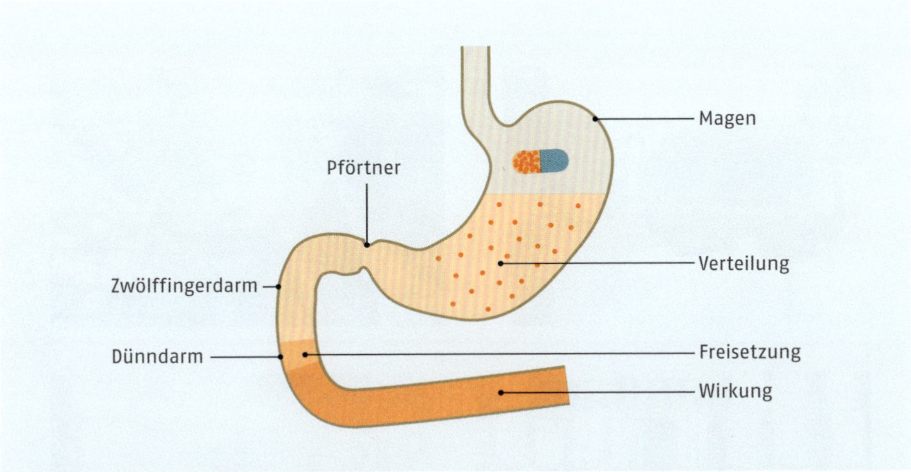

Abb. 1.15 Das zugeführte Enzym ist ein Eiweißkörper, der im Magen verdaut wird. Die Kapsel ist deshalb mit einem magensaftresistenten Überzug versehen. Dadurch wird das Enzym erst im Dünndarm freigesetzt.

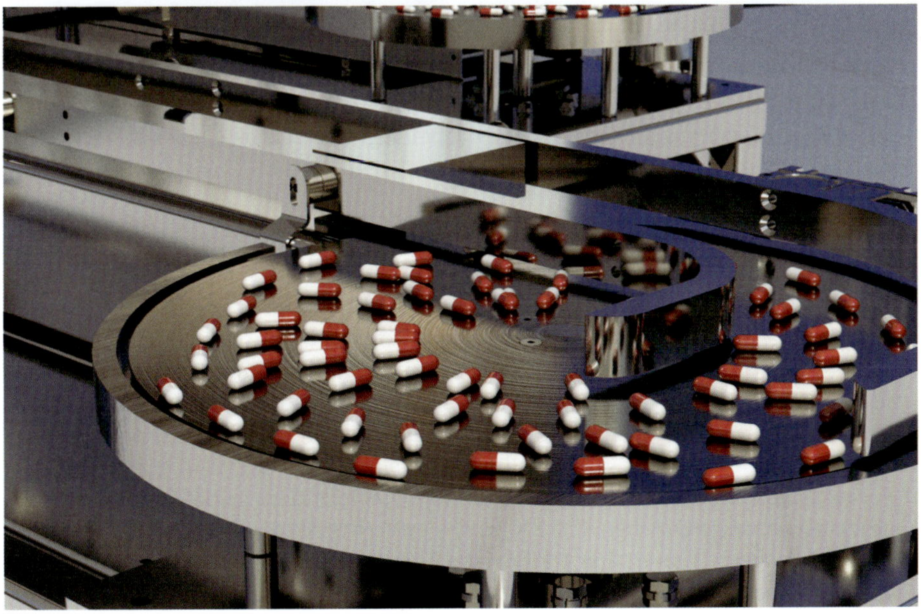

Abb. 1.16 Produktion von Arzneimitteln in Kapselform

Alle Arzneistoffe, egal ob sie von Arzneistoffhändlern als Fertigarzneimittel (Arzneispezialitäten) vertrieben werden oder in Apotheken selbst hergestellt werden, fallen seit 2016 unter diese Verordnung (Abb. 1.16).

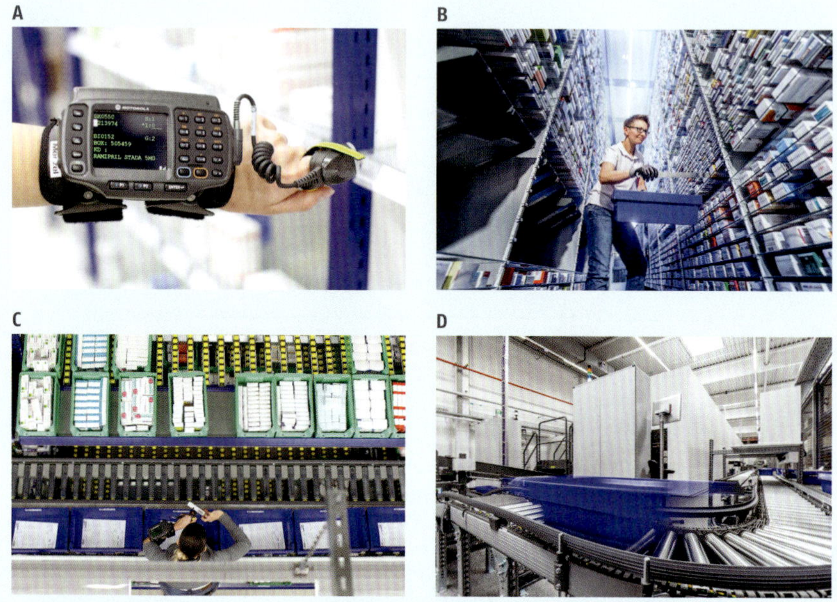

○ Abb. 1.17 Stationen im Pharmagroßhandel am Beispiel NOWEDA: **A** Handy-Kommissionierung, **B** Langsamdreherautomat, **C** Kommissionierung, **D** Förderstrecke

1.5.2 Pharmazeutischer Großhandel: Pharmalogistik

Der Großhandel erhält die Arzneimittel direkt von der Industrie in großen Stückzahlen, lagert sie (**Vorratsfunktion**) und verteilt sie weiter in kleineren Mengen an die Apotheken oder andere nachgeordnete Beteiligte (**Verteilungsaufgabe**, ○ Abb. 1.17). Dadurch wird die Verfügbarkeit von Arzneimitteln in der gesamten Lieferkette sichergestellt und das Fälschungsrisiko deutlich verkleinert. Dabei steht im Mittelpunkt, dass die Qualität des Arzneimittels über die ganze Lieferkette hinweg garantiert sein muss. Man spricht hier von PharmaChain. Um beispielsweise kühlkettenpflichtige Arzneimittel sicher in die Apotheke gelangen zu lassen, sind zweckmäßige Kühlvorrichtungen in der gesamten Lieferkette zwingend vorgeschrieben. Die Kontrolle der Vertriebskette erfolgt auf der Basis der GDP-Leitlinie (**Good Distribution Practice**) der Europäischen Kommission. Dies bedeutet „**gute Vertriebspraxis**" und soll die Qualität und Unversehrtheit von Arzneimitteln sicherstellen.

1.5.3 Apotheken: Pharmalogistik und Beratung

Auch für Apotheken gelten gesetzliche Vorgaben, da sie der Ort sind, an dem Arzneimittel dann verkauft (**abgegeben**) werden. Sie sind die End- und letzte Kontrollstufe vor der Abgabe eines Arzneimittels an den Patienten. Zudem haben sie den staatlichen Auftrag bekommen, die ordnungsgemäße Versorgung der Bevölkerung mit Arzneimitteln sicherzustellen. Daher benötigt ein Apotheker neben dem Staatsexamen eine staatliche Betriebs-

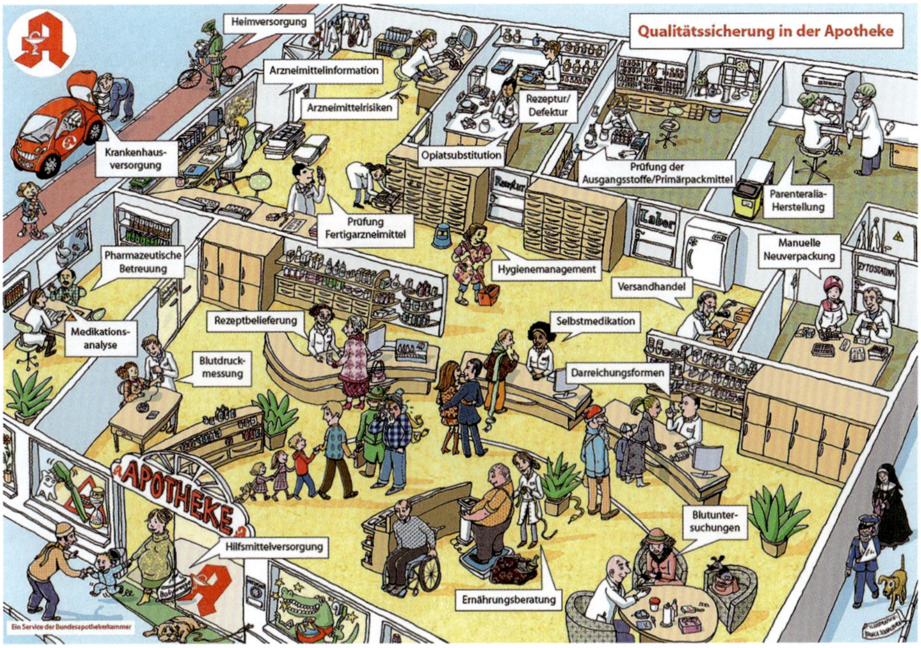

o Abb. 1.18 Es muss mehr getan werden als nur Schubladenziehen. Die verschiedenen Aufgabenbereiche und Arbeitsabläufe einer Apotheke als „Wimmelbild" der Bundesapothekerkammer im Überblick: Jeder Handgriff ist gesetzlich geregelt.

erlaubnis, wenn er eine Apotheke eröffnen will. Die Abläufe in einer Apotheke werden durch behördliche Kontrolle (**Revision**) überwacht.

Neben der **klassischen öffentlichen Apotheke** (ggf. mit angegliederter Zweigapotheke und/oder Krankenhausversorgungsvertrag oder Heimversorgungsvertrag) gibt es weitere Apothekenbetriebstypen mit Spezialaufgaben:

- **Filialapotheken:** Das sind eigenständige Apotheken, die aber wirtschaftlich und verwaltungsmäßig einer Hauptapotheke angeschlossen sind.
- **Krankenhausapotheken:** Sie befinden sich in Krankenhäusern und versorgen diese mit Arzneimitteln und allen typischen Apothekengütern. Sie beliefern direkt die Stationen, den OP, die Ambulanzen und weitere Teileinheiten eines Hauses.
- **Bundeswehrapotheken:** Von der Bundeswehr an bestimmten Standorten betriebene Apotheken. Bei Ihnen überwiegt eine an Katastrophen orientierte Bestückung des Warenlagers.
- **Versandapotheken:** Sie betreiben als Apotheken noch zusätzlich einen Arzneimittelversand, der den gesetzlichen Einschränkungen unterliegt.

Qualität und Abgabesicherheit durch Apotheken

Nach dem Sozialgesetzbuch V sind die Apotheker Leistungserbringer im Gesundheitswesen. Sie sind deshalb zur Sicherung und Weiterentwicklung der Qualität ihrer Leistungen verpflichtet. Die Qualität einer Beratungsleistung beispielsweise, muss dem Stand der wissenschaftlichen Erkenntnisse entsprechen (o Abb. 1.18).

Wie schafft eine Apotheke diese **Qualitätsvorgaben**? Das Regelwerk dazu ist die **Apothekenbetriebsordnung** (ApBetrO). Darin ist ein Qualitätsmanagementsystem (QMS) für

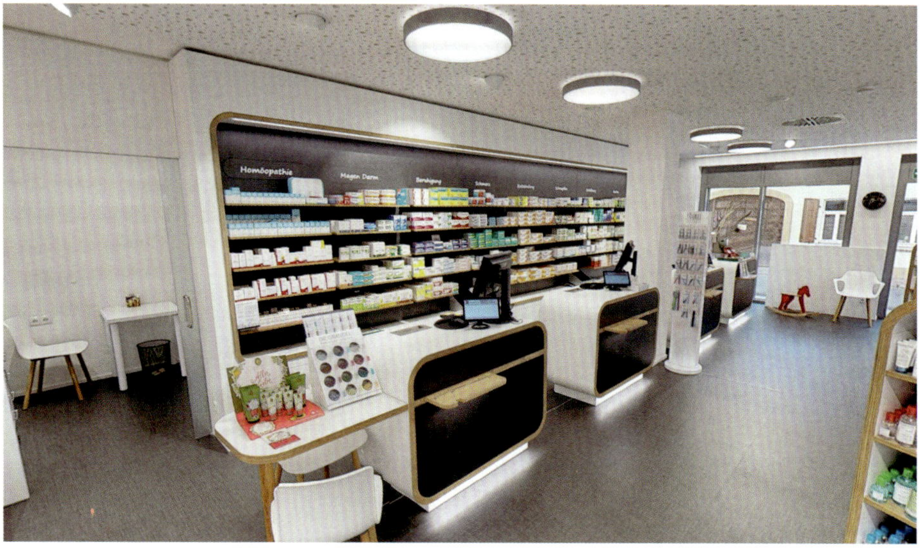

Abb. 1.19 Verkaufsraum einer Apotheke

jede Apotheke verpflichtend vorgeschrieben, das betriebliche Abläufe festlegt und ihre Dokumentation vorschreibt. Das QMS muss beispielsweise gewährleisten, dass:

- in der Apotheke produzierte Arzneimittel nach Stand von Wissenschaft und Technik hergestellt und geprüft werden,
- die Lagerbedingungen sich innerhalb der vorgeschriebenen Temperaturbereiche bewegen, um die Arzneimittelqualität zu erhalten,
- die Lagerung so erfolgt, dass Verwechslungen vermieden werden,
- bei jeder Abgabe von Arzneimitteln eine Beratung erfolgt.

Die Beratung selbst muss nach Leitlinien durchgeführt werden. In diesen sind wichtige Beratungsinhalte, z. B. Therapie von Asthma oder Diabetes, umfassend dargestellt.

1.5.4 Aufgaben der Apotheken

Die Aufgaben des Apothekers und der Apotheke sind in der Zeichnung oben in einem Gang durch eine Apotheke abgebildet. Das Bild nimmt keine Aufgabenwertung nach Häufigkeit und Wichtigkeit vor. Nicht explizit dargestellt wird, was der Apotheke einst ihren Namen gab – „Arzneilagerstätte". Wir unterteilen in die folgenden Tätigkeitsbereiche:

- **Arzneimittelverkaufsbereich**, Arzneimittelübergabe an den Patienten (Abb. 1.19).
- **Vorratshaltung** von Arzneimitteln, Rohstoffen zur Arzneimittelherstellung, Heiltees, medizinischen Kosmetika, Diätetika, Sanitätsartikeln (z. B. Kolostomiebeutel, Inkontinenzbedarf, Kompressionsstrümpfe, Steckbecken) und Verbandmitteln. Der Vorrat muss so groß sein, dass er dem durchschnittlichen Bedarf von 2 Wochen (bei intensivmedizinischen Arzneimitteln sogar 4 Wochen) entspricht (Abb. 1.20).
  Gegen die **Folgen von Vergiftungen** muss ein separater Vorrat angelegt werden. Seltene Mittel müssen aus Notfalldepots, die von den Apothekern unterhalten werden, zudem

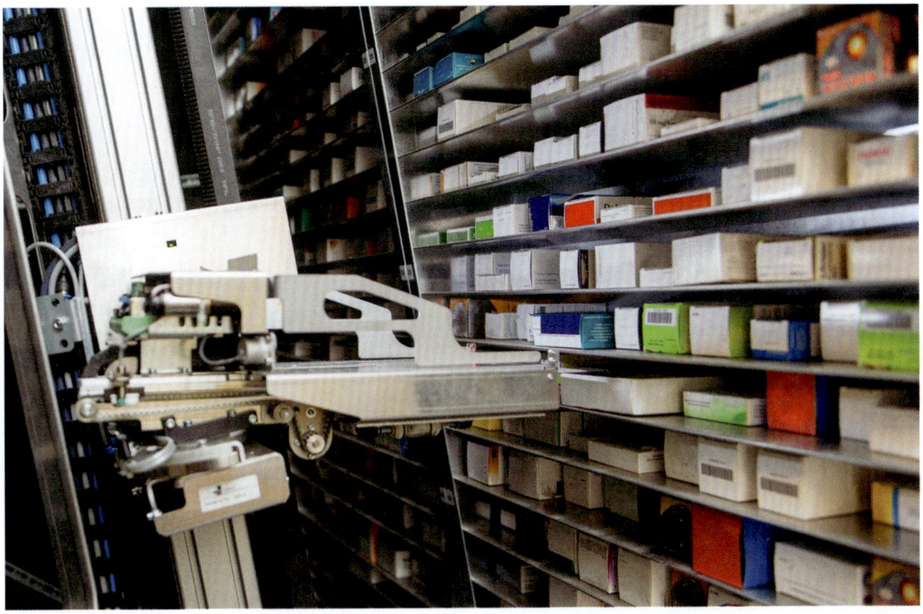

Abb. 1.20 Kommissionierer: moderne Lagerhaltung in der Apotheke

schnell beschafft werden können. In Vergiftungsnotfällen ist die Apotheke oft die erste Auskunftsstelle, da der Apotheker eine breite chemische Ausbildung erfahren hat.

- **Herstellung von Arzneimitteln** im Apothekenlabor (Abb. 1.21).
- **Beratung** zu:
  - Arzneimittelwirkungen,
  - Nebenwirkungen,
  - Wechselwirkungen von Medikamenten.
- **Auskunftsstelle** zu:
  - Arzneiform,
  - Einnahme,
  - Dosierung,
  - Haltbarkeit,
  - Fabrikationsmängeln,
  - Firmenrückrufen,
  - Wirksamkeit von wirkstoffgleichen Medikamenten (sogenannte Äquivalenzfragen),
  - verschiedenen Namen wirkstoffgleicher Medikamente,
  - Preisen sowie Preisberatung und Pharmaökonomie,
  - Rabattpartnern der Krankenkassen,
  - Lieferfähigkeit oder Nichtlieferfähigkeit pharmazeutischer Produkte,
  - Arzneimittelfälschungen,
  - Selbstmedikation (kleine Therapie des Alltags), z. B. bei kleinen Verletzungen oder Erkältungen ohne Fieber.

- **Medikationsanalyse** aller Medikamente, die ein Patient bekommt, inkl. Prüfung auf Neben- und Wechselwirkungen; bei Pflegeheimbewohnern erfolgt dies (wenn ein Liefervertrag vorliegt) routinemäßig im Rahmen der Pharmazeutischen Betreuung.
- **Untersuchungslabor:** Bluttests oder Urinuntersuchungen, Untersuchungen der Wasserqualität, zu Hausstaubmilbenbefall usw.
- **Untersuchung von Arzneimitteln** auf Qualität durch tägliche Musterziehung und Prüfung auf äußerliche Veränderungen sowie der zu verarbeitenden Rohstoffe und Arzneipflanzen.
- **Lieferdienste**, insbesondere für gehbehinderte und schwerkranke Patienten.
- **Bereitschaftsdienste**, nachts, ggf. Samstagnachmittag und an Sonn- und Feiertagen.
- **Schnellbeschaffung** von seltenen Arzneimitteln und Notfallmedikamenten.
- **Versorgung von Krankenhäusern, Heimen und Pflegediensten** sowie deren Beratung und Überwachung im Umgang mit Arzneimitteln.
- **Blisterservice** oder Stellen von Medikamenten um Arzneimittelfehleinnahmen zu minimieren.
- **Umfangreiche Rechnungsdienste** insbesondere für Heimbewohner, Übernahme von Abrechnungen im Umgang mit den Krankenkassen.

MERKE
Die Beratung und die Auskunft ist im Rahmen der Arzneimitteltherapiesicherheit (AMTS) immer wichtiger geworden (▸Kap. 2.3). Sie wird häufig durch Patienten und Angehörige, aber auch durch Ärzte und Pflegekräfte in Anspruch genommen. Apotheken sollten über einen separaten Beratungsplatz mit Internetanschluss verfügen.

1.5.5 Beratungsbeispiel aus der Apotheke

Wie in ▸Kap. 1.5.2 gezeigt, ist die Beratungstätigkeit in der Apotheke verpflichtend geworden und vom Gesetzgeber für Krankenhäuser und Seniorenheime im Rahmen von Versorgungsverträgen vorgeschrieben. Die „Ware der besonderen Art“, mit der die Apotheker umgehen, verlangt eine hohe Beratungsqualität (○Abb. 1.22). Diese ist eminent wichtig für den Erhalt der **Therapietreue**. Nur mit ihr kann die sichere und wirksame Behandlung sichergestellt werden. Therapietreue wird mit den Begriffen „Compliance“ oder „Adhärenz“ bezeichnet.

Compliance: Dieser Begriff ist zu einem Schlüsselbegriff im Umgang mit Medikamenten geworden. Der englische Begriff bedeutet übersetzt „Einwilligung“ oder „Zustimmung“ und meint im Zusammenhang mit der medikamentösen Therapie die „Therapietreue“, also die Bereitschaft, die verordneten Medikamente entsprechend der ärztlichen Anweisung zu nehmen.

Adhärenz: Der relativ neue Fachbegriff (engl. Adherence) hat als Ziel ebenfalls die Therapietreue des Patienten, berücksichtigt dabei aber die Zusammenarbeit zwischen beiden bei der Erstellung des Therapieziels und des Therapieplans. Somit fließen hier in die Therapieplanung die individuellen Bedürfnisse und Lebensumstände des Patienten in vermehrtem Maße mit ein.

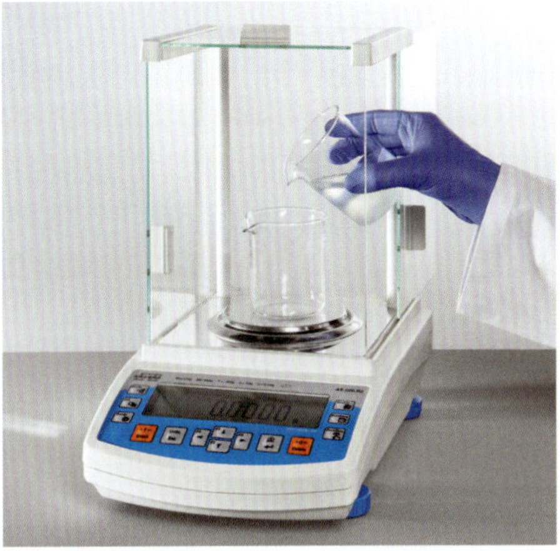

Abb. 1.21 Herstellung von Arzneimitteln in der Apotheke

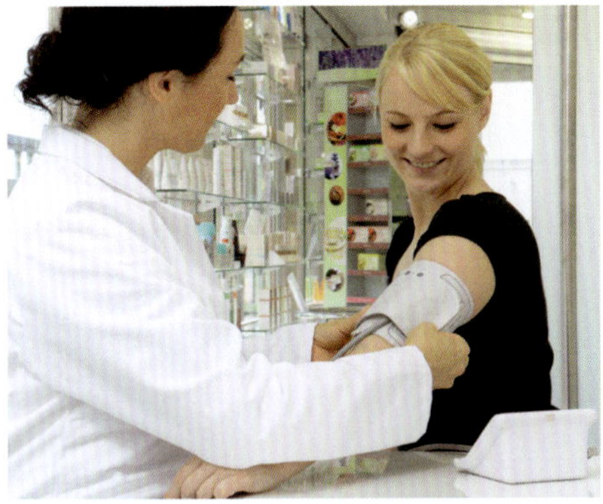

Abb. 1.22 Beratungsplatz einer Apotheke

MERKE
„Wirkungslosigkeit" ist oft „nur" ein Anwendungsproblem, das sich durch Beratung „behandeln" lässt.

Gut lässt sich die notwendige Beratung, die zu Therapietreue und Arzneimitteltherapiesicherheit führt, am Beispiel eines Asthmasprays zeigen. Es ist erwiesen, dass viele Asthmasprays falsch gehandhabt werden und deshalb nicht oder nur ungenügend wirken.

Beispiel 1

Eine 45-jährige Frau hat vom Arzt ein Dosieraerosol gegen ihre Asthmaanfälle verschrieben bekommen und in der Apotheke abgeholt. Am nächsten Tag kommt sie wieder und fragt, ob mit dem Spray etwas nicht in Ordnung sei, sie könne keine Wirkung spüren.

Mittel gegen Asthma werden meist als Dosieraerosol (Spray) verabreicht, damit sie schnell wirken. Die Wirkstoffe werden durch die Inhalation direkt zum Wirkort gebracht und sind so fein gepulvert, dass sie bis in die Bronchiolen gelangen. Gleichzeitig soll eine lang anhaltende Wirkung erzielt werden. Die Patienten müssen über die Anwendung des Dosieraerosols umfassend informiert werden (Abb. 1.23). Wenn der Patient nun auf fehlerhafte Art und Weise z. B.:

- nicht vorher ausatmet,
- das Dosieraerosol falsch herum hält,
- das Schütteln vergisst,

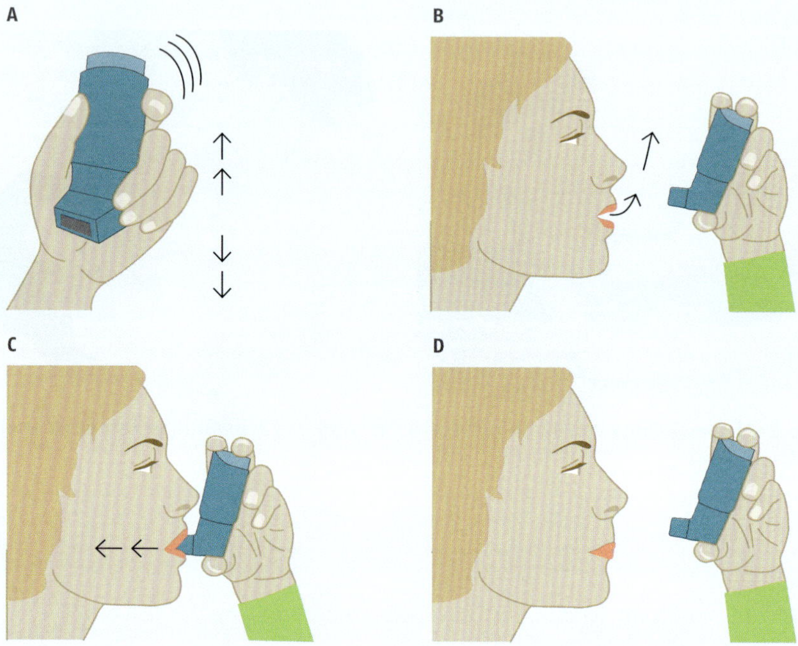

Abb. 1.23 Die wichtigsten Schritte beim Umgang mit einem Dosieraerosol: **A** kräftig schütteln, **B** ausatmen, **C** einatmen und herunterdrücken, **D** Atem anhalten

- durch den Mund oder in das Mundstück des Dosieraerosols hinein ausatmet, statt dies durch die Nase oder mit der „Lippenbremse" zu tun, wird die erwünschte Wirkung nicht eintreten.

Viele Patienten bewerten die Wirkung von Heilpflanzen sehr hoch und misstrauen der „Schulmedizin". Sie wünschen sich eine Selbstmedikation mit Naturmitteln, in erster Linie aus der Phytotherapie. Nicht nur Apotheker und Ärzte werden damit konfrontiert, auch die Pflegekräfte stehen in diesem Spannungsfeld.

Beispiel 2

Ein 60-jähriger Mann kommt in die Apotheke und fragt nach einem pflanzlichen Mittel gegen seine akute Bronchitis. Der Arzt habe ihm ein Antibiotikum verschrieben, doch er halte von der ganzen Chemie nichts und suche nun nach etwas Natürlichem, auch wenn das etwas mehr koste.

Die **Phytotherapie** kann in schweren Fällen sicherlich die Wirkung der Medikamente der Schulmedizin nicht ersetzen – im Beispiel geht es um Amoxicillin. Da Amoxicillin aber den zähen Schleim nicht löst, ist eine phytotherapeutische Ergänzung, z. B. in Form von Hustentee, oft zweckmäßig.

Man muss sich auch immer vergegenwärtigen, dass es rein pflanzliche Produkte gibt, die Eingang in die Schulmedizin gefunden haben, z. B. das Morphium.

1.6 Phytotherapie

1.6.1 Definition der Pflanzenheilkunde

Man versteht darunter die Lehre von der Verwendung von Pflanzen als Arzneimittel. Für die Selbstmedikation werden überwiegend pflanzliche Arzneimittel eingesetzt (◘ Tab. 1.4). Dies ist, wie schon der Werbeaufwand der Industrie zeigt, ein Milliardenmarkt. Bei vielen kleineren Beschwerden des Alltags wie Schnupfen, Husten ohne Fieber, also „grippalen Infekten", sind pflanzliche Arzneimittel von vorzüglicher Wirkung.

◘ **Tab. 1.4** Beispiele für die Verwendung von Pflanzen als Arzneimittel

Phytotherapeutikum	Anwendungsgebiet
Innerliche Einnahme	
Pfefferminztee	krampfartige Magen-Darm-Beschwerden
Kamillentee	krampfartige Magen-Darm-Beschwerden, entzündliche Erkrankungen des Magen-Darm-Trakts
Pflaumen- und Sauerkrautsaft	zum Abführen
Holundersaft	zum Schwitzen
Kümmelöl	Krämpfe, Blähungen
Japanisches Minzöl	Erkältungen
Äußerliche Anwendung	
Auftragen von Ringelblumensalbe	Wundmittel
Auflegen von Heublumensäckchen	Muskelverspannungen, als warme Leibwickel
Inhalation mit Eukalyptusöl	Erkältungen mit Schnupfen und Husten
Mundspülungen mit Myrrhe	Zahnfleischentzündungen
Teil- und Vollbäder mit Lavendelöl	zur Entspannung

MERKE
Das Wissen um die Heilwirkung der Pflanzen hat sich in den vergangenen Jahrtausenden herausgebildet. Deshalb spricht man in der medizinischen Anwendung auch oft von Erfahrungsheilkunde. Auch wenn oft eine Wirkung nicht exakt nachgewiesen werden kann, ist diese doch durch überliefertes Erfahrungswissen belegt. Der Beipackzettel spricht dann von „traditionell angewendet bei …".

1.6.2 Herstellung von Pflanzenauszügen

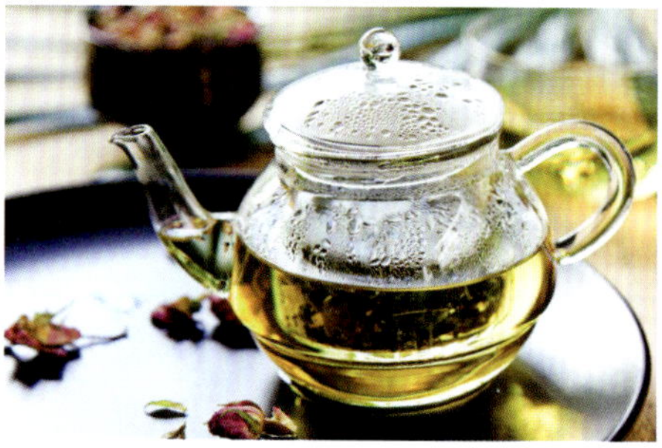

Abb. 1.24 Eine Teezubereitung ist ein wässriger Aufguss.

Zur Anwendung müssen die Arznei- bzw. Heilpflanzen zubereitet werden. Am häufigsten werden dazu Pflanzenauszüge verwendet. Dies bedeutet, dass deren Inhaltsstoffe durch ein Lösungsmittel (v. a. Wasser und Alkohol) herausgelöst werden und für die weitere Verarbeitung verfügbar gemacht werden. Je nach Auszugsmittel und der Wirkstoffkonzentration der Zubereitung spricht man beispielsweise von Aufguss (Tee, Abb. 1.24), Extrakt, Tinktur oder Medizinalwein. Die Wirkstoffkonzentration wird durch die Menge der eingesetzten Pflanze, ihren natürlichen Gehalt an Pflanzeninhaltsstoffen und die Auszugstechnologie bestimmt. Pflanzenpresssäfte erhält man ohne zusätzliches Auszugsmittel.

1.6.3 Pflanzeninhaltsstoffe – Wirkstoffe der Heilpflanzen

Die Wirkstoffe werden nach keinem starren Schema geordnet. Oft kann man die Eigenschaften schmecken und riechen:

- ätherische Öle: flüchtige und stark wirkende Pflanzeninhaltsstoffe mit einem sehr breiten Wirkungsspektrum, häufig verwendet, wirken krampflösend, desinfizierend, hautreizend, z. B. Fenchel, Kamille, Kümmel,
- fette Öle: werden meist aus Pflanzensamen gewonnen. z. B. Olivenöl oder Erdnussöl; sie wirken reizmildernd, erweichen die Haut und sind Trägerstoffe für Arzneistoffe,
- Bitterstoffe: fördern durch ihren bitteren Geschmack die Speichel- und Magensaftabsonderung, werden bei Gallen- und Magenbeschwerden eingesetzt, z. B. Wermut, Enzianwurzel,
- Schleimstoffe (bilden mit Wasser Schleime, die die Haut und Schleimhaut schützen): bei Reizzuständen der Luftwege, z. B. Eibischwurzel, Spitzwegerichblätter,
- Glykoside: Sammelbegriff für unterschiedlich wirkende Inhaltsstoffe mit ähnlicher Chemie, z. B. Digitalisglykoside (stark wirksam und giftig, in Herzmitteln, z. B. Fingerhut; ▸Kap. 7.2.2),
- Gerbstoffe (gerben die Haut, bei Juckreiz verwendet), z. B. Eichenrinde,
- Saponine (reizen die Schleimhäute, in Hustenmitteln), z. B. Primelwurzel,

- Flavonoide (wirken auf die Gefäße, sind harntreibend), z. B. Birkenblätter,
- Alkaloide (stark wirkend und sehr giftig, enthalten Stickstoff, sind alkalisch – daher der Name):
  - z. B. Schlafmohn, enthält Opium, daraus werden Morphium und Codein gewonnen,
  - Tollkirsche, lateinisch Atropa belladonna, daraus wird das Alkaloid Atropin gewonnen.

1.7 Arzneimitteltherapie in unterschiedlichen Lebensphasen

AUF EINEN BLICK

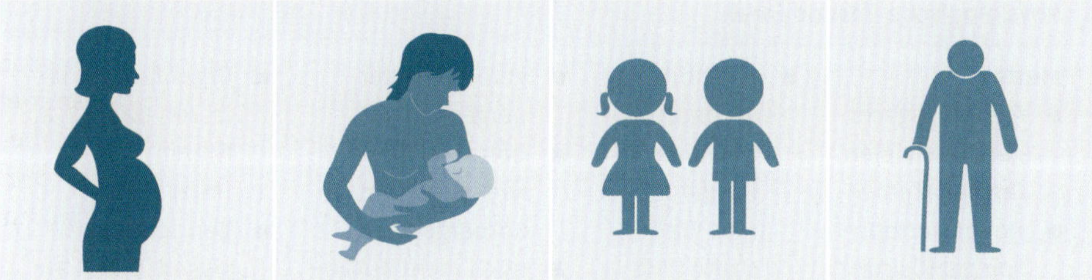

Schwangerschaft | Stillzeit | Kinder | Alte Menschen

Bei der Arzneimitteltherapie sind auch die unterschiedlichen Lebensphasen der Menschen zu berücksichtigen. So können ungeborene Kinder durch in der Schwangerschaft eingenommene Medikamente schwer geschädigt werden. Kinder sind eben keine kleinen Erwachsenen und reagieren auf Medikamente allein aufgrund ihres geringeren Körpergewichts ganz anders. Auch bei Senioren wirken zahlreiche Präparate wesentlich anders als bei Personen mittleren Alters, die aber bei Medikamentenstudien meist das größte Studienklientel stellen (Tab. 1.5).

NOCH MEHR INFOS

Embryotox ist eine wichtige Informationsquelle zur Arzneimittelsicherheit in der Schwangerschaft.

Tab. 1.5 Übersicht über den Einsatz von Arzneimitteln in verschiedenen Lebensphasen

Schwangerschaft	Stillzeit	Kinder	Alte Menschen
Definition			
Zeitraum von der Konzeption bis zum Geburtseintritt	Zeitraum der Milchbildung und -abgabe nach der Geburt	▪ Neugeborenes: < 28. Tag ▪ Säugling: < 1. Lebensjahr ▪ Kleinkind: < 4. Lebensjahr ▪ Kind: < 14. Lebensjahr ▪ Adoleszenz: < 18. Lebensjahr	▪ alte Menschen (> 65 Jahre) ▪ Hochbetagte (> 80 Jahre)
Physiologische Besonderheit			
Mutter: ▪ Anpassungsvorgänge in vielen Organsystemen ▪ hoher Hormonspiegel (Östrogene/Gestagene) mit veränderten Stoffwechselvorgängen ▪ erhöhte Belastung v. a. von Herz-Kreislauf-, Atemsystem, Nierenfunktion, Magen-Darm-Trakt **Kind:** ▪ von der Mutter aufgenommene Substanzen können Plazentaschranke überwinden und das Kind schädigen	▪ Milchbildung verbraucht Energie, Nährstoffe und Vitalstoffe (Vitamine, Mineralstoffe, Spurenelemente) ▪ Inhaltsstoffe können in die Muttermilch übergehen und im Kind wirken	▪ geringeres Körpergewicht ▪ höherer Flüssigkeitsanteil am Körpergewicht ▪ noch nicht ausgereiftes Immunsystem ▪ Nierenfunktion noch nicht ausgereift ▪ diese Besonderheiten werden mit zunehmendem Lebensalter weniger	▪ Organfunktionen lassen nach (v. a. Nieren, Leber, Herz) ▪ geringerer Flüssigkeitsanteil am Körpergewicht ▪ medikamentenbezogene Rezeptoren bzgl. Anzahl/Ansprechbarkeit verändert ▪ Multimorbidität ▪ diese Besonderheiten steigen mit zunehmendem Lebensalter

Tab. 1.5 Übersicht über den Einsatz von Arzneimitteln in verschiedenen Lebensphasen (Fortsetzung)

Schwangerschaft	Stillzeit	Kinder	Alte Menschen
Typische Beschwerden oder Erkrankungen			
Schwangerschafts-spezifische Beschwerden wie: ▪ Ödeme ▪ Übelkeit ▪ Erbrechen	▪ Mineralstoffmangel (v. a. an den Zähnen) ▪ Vitaminmangelerscheinungen	typische Infektionskrankheiten wie: ▪ Scharlach ▪ 3-Tage-Fieber ▪ Hand-Fuß-Krankheit ▪ Otitis media ▪ Tonsillitis	Chronifizierung von Krankheiten: ▪ Herzinsuffizienz ▪ Hypertonie ▪ COPD degenerative Erkrankungen: ▪ Niereninsuffizienz ▪ Arthrose ▪ Polyneuropathie
Probleme bei der Arzneimitteltherapie			
▪ Bestehende Erkrankungen der Schwangeren müssen weiter behandelt werden ▪ über die Plazenta wirken viele Arzneimittel auch im ungeborenen Kind ▪ Arzneimittel können das ungeborene Kind schädigen (teratogene Wirkung)	▪ Arzneimittel können in Muttermilch übergehen und im Kind wirken	▪ kaum spezifische Medikamente für Kinder vorhanden ▪ kaum klinische Studien zur Wirkung von Arzneimitteln	▪ verzögerte Aufnahme von Arzneimitteln aus dem Magen-Darm-Trakt ▪ verzögerter Abbau und verzögerte Ausscheidung von Arzneimitteln (Gefahr Kumulation) Polypharmazie: ▪ 65 Jahre 2–3 Medikamente täglich ▪ 80 Jahre 4–5 Medikamente täglich (in mehr als 49 % der Medikationspläne)

Tab. 1.5 Übersicht über den Einsatz von Arzneimitteln in verschiedenen Lebensphasen (Fortsetzung)

Schwangerschaft	Stillzeit	Kinder	Alte Menschen
Bei der Arzneimitteltherapie zu beachten			
■ Nur wenig Daten über teratogene Wirkungen vorhanden ■ große Unsicherheiten der Schwangeren, großer Beratungsbedarf ■ Informationsportal: embryotox	■ viele Fragen der Stillenden, großer Beratungsbedarf ■ Einzeldosen meist unproblematisch ■ Dauertherapie, z. B. bei Zytostatika, Iod, Lithium, Amiodaron riskant	■ häufig „Off-Label-Use" anhand pädiatrischer Dosistabellen ■ oft Individual-Rezeptur durch Apotheke	■ Wechselwirkungen beachten ■ potenziell inadäquate Medikation für ältere Menschen: Priscus-Liste

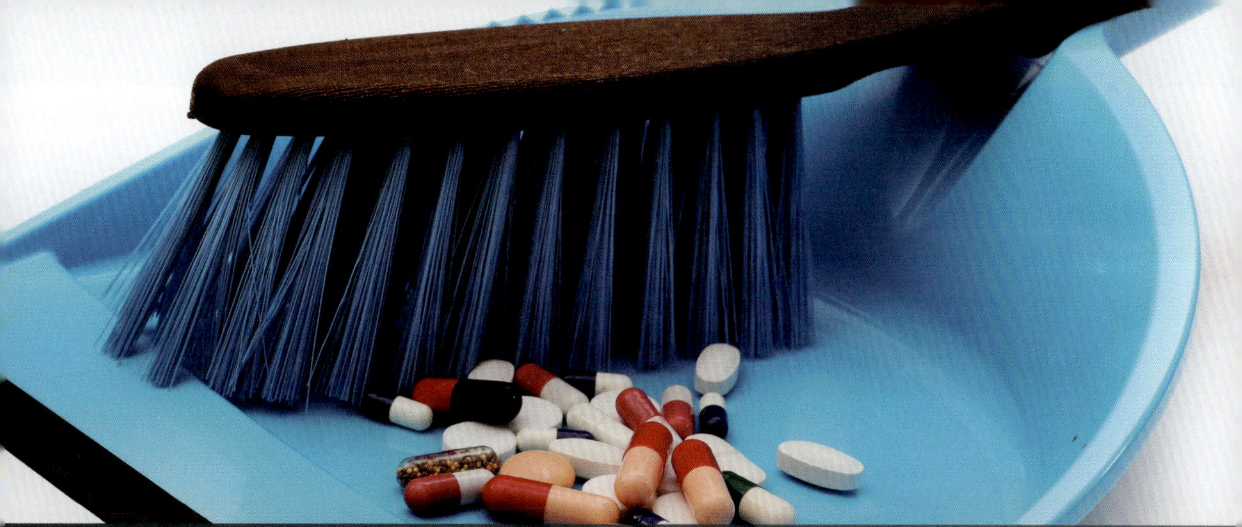

Sicherheit von Arzneimitteln und Arzneimitteltherapiesicherheit 2

So nicht – Arzneimittel wurden vielleicht korrekt hergestellt – aber wie sieht es mit der geordneten Lagerung, der sicheren Verabreichung aus? Woher können Patient oder Pflegekraft etwas über Nebenwirkungen oder Wechselwirkungen erfahren? Wie kann man erkennen, ob ein Arzneimittel noch benutzt werden darf? Wie sieht es also mit der Arzneimittelsicherheit und der Arzneimitteltherapiesicherheit aus?

Das Risiko durch Arzneimittel soll möglichst klein sein, der Nutzen aber möglichst groß. Arzneimittelsicherheit soll dafür sorgen, dass verwendete Arzneimittel keine Fehler aufweisen. Die Arzneimitteltherapiesicherheit soll die sichere medizinische Behandlung mit Arzneimitteln gewährleisten.

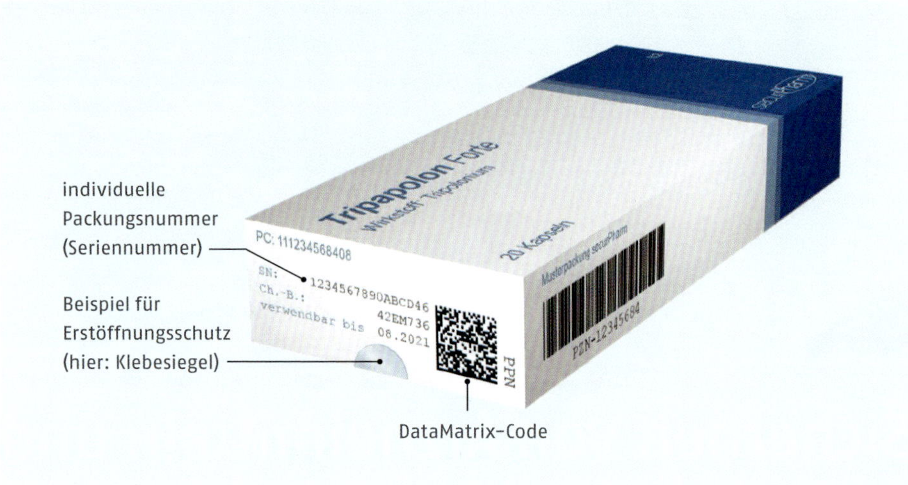

○ Abb. 2.1 Als europaweiter Schutz vor Arzneimittelfälschungen wurde für verschreibungspflichtige Arzneimittel das securPharm-Verfahren mit einem DataMatrix-Code eingeführt.

2.1 Definition

Sicherheit wird als ein Zustand definiert, der frei ist von unvertretbaren Risiken und Gefahren. Dies gilt nicht nur für Menschen und Tiere, sondern auch für Systeme wie z. B. Arbeitssicherheit, IT-Programme, Lieferketten, Herzschrittmacher usw. Auch in Bezug auf Arzneimittel wird eine möglichst geringe Gefährdung angestrebt. Das Risiko durch Medikamente soll möglichst klein sein, der Nutzen aber möglichst groß. Zu diesem Zweck wurden zahlreiche Gesetze erlassen und administrative Maßnahmen verfügt. In ▸Kap. 1 wurde dies für Apotheken, Großhandel, Pharmaindustrie und Transport erläutert. Wie sieht es aber mit dieser Sicherheit in Krankenhäusern, Pflegeheimen, bei Pflegediensten, in Kur- und Rehakliniken oder in der ambulanten Pflege aus? Das ist eine wichtige Frage, denn in und durch diese Einrichtungen wird täglich eine große Arzneimittelmenge verbraucht, die aber nicht vom „endverbrauchenden“ Patienten in Eigenverantwortung verwaltet werden. Darum muss in diesen Einrichtungen eine Logistik aufgebaut sein, die sicherstellt, dass jeder Patient das richtige Medikament in unbeschädigter Qualität erhält. Zudem muss gewährleistet sein, dass er über die Anwendung ausreichend beraten wurde, denn er erhält z. B. keine Beipackzettel. Zu diesem Zweck unterscheidet man:

- **Arzneimittelsicherheit**, also die notwendige Sicherheit für die Qualität des Arzneimittels (○ Abb. 2.1). Dazu gehört einmal die **Produktsicherheit.** Dadurch soll erreicht werden, dass das Medikament z. B. infolge falscher Arzneiformung keine vermeidbaren Schäden verursacht. Weiterhin muss sichergestellt sein, dass ein Arzneimittel unbeschädigt zur Anwendung kommt. Es darf also nicht durch falsche Lagertemperaturen, Nässeeinflüsse usw. geschädigt werden.
- **Arzneimitteltherapiesicherheit,** die sich pharmakologischen Fragen widmet, die für eine gute und ungefährliche Arzneimittelanwendung wichtig sind. Es geht neben Anwendungs- und Einnahmeanweisungen in verständlicher Form für den Patienten auch um die korrekte Verordnung und deren korrekte Umsetzung.

Eine zentrale Rolle spielen dabei die Apotheken als die zentralen Verteilstätten für Arzneimittel. Der Gesetzgeber hat den jeweiligen Apotheken auch einen Beratungsauftrag zum Erhalt der Arzneimitteltherapiesicherheit erteilt. Das ist mit dem Begriff „Versorgen“ gemeint, es geht also nicht nur um das „Liefern“. In Bezug auf die Versorgung eines Krankenhauses mit Arzneimitteln ist z. B. durch das Niedersächsische Krankenhausgesetz vorgeschrieben, dass die Kliniken bis spätestens 2022 verpflichtend und flächendeckend Stationsapotheker einführen müssen, die für die jeweilige Fachrichtung beratend tätig sein sollen. Die Stationsapotheker sollen so zu einer sicheren, zweckmäßigen und wirtschaftlichen Arzneimitteltherapie beitragen.

2.2 Aufbewahrung und Kontrolle

Arzneimittel können nur dann ihre volle Wirkung entfalten, wenn sie qualitativ in Ordnung sind. Zahlreiche äußere Einflüsse wirken sich negativ auf diese Qualität aus. Medikamente müssen deshalb ständig auf mögliche Schädigung überprüft werden. Dazu ist jeder verpflichtet, der mit Medikamenten umgeht, also auch das Pflegepersonal, das diese stellt oder verabreicht. Überprüfungskriterien sind:

- **Zeit**, insbesondere die Lagerzeit (begrenzt durch Aufbrauchfristen oder Verfallsdaten),
- **Lagertemperatur** der Umgebung, meist bezogen auf die Raumtemperatur, aber auch auf die Temperatur im Kühlschrank,
- **Licht**, dies bezieht sich v. a. auf künstliches Licht und Sonnenlicht,
- **Feuchtigkeit**, z. B. bei Medikamentenlagerung im Badezimmer,
- **biologische Schädigung** durch Schimmel, Mikroorganismen oder Ungeziefer,
- **mechanische Beschädigungen,**
- **Chargennummern** bei Rückruf von Medikamenten,
- **abweichende Packungsbilder** z. B. bei Verdacht auf Fälschungen.

2.2.1 Fehlerhafte Medikamente erkennen

Folgende Veränderungen können der Pflegekraft auffallen, die für das Stellen oder Verteilen der Medikamente verantwortlich ist (◻ Tab. 2.1):

- **Verfärbungen**, z. B. von weißen Tabletten, Flecken oder Farbunterschiede bei Tabletten,
- **mechanische Zerstörungen**, z. B. zerbrochene Tabletten, zerbröselte Kanten, Abrieb
- **Aufquellungen**, z. B. von Tablettenblistern,
- **Auskristallisationen**, z. B. von hochkonzentrierten Mannitlösungen,
- **ölige Tropfen** aus einer Tube,
- **Bodensatz** in einer Flasche, der sich nicht mehr aufschütteln lässt,
- **verformte Zäpfchen** durch Hitze (in heißen Sommern bei Regallagerung möglich),
- **mangelhafte Dichtigkeit** von Infusionsflaschen infolge von Haarrissen (dann haftet außen an der Flasche „weißes Pulver“, das nicht Staub ist),
- **Geruchsveränderung**, z. B. bei einer ASS-Tablette, die durchdringend nach Essig riecht,
- **Verfalldatum** oder Aufbrauchfrist ist überschritten,
- **offensichtliche Fälschung**, v. a. bei teuren Medikamenten,
- **Prüfung der Kühlschrankprotokolle** auf Abweichungen von der vorgegebenen Norm (zu den möglichen Schädigungen von Impfstoffen: ▸ Kap. 2.2.3).

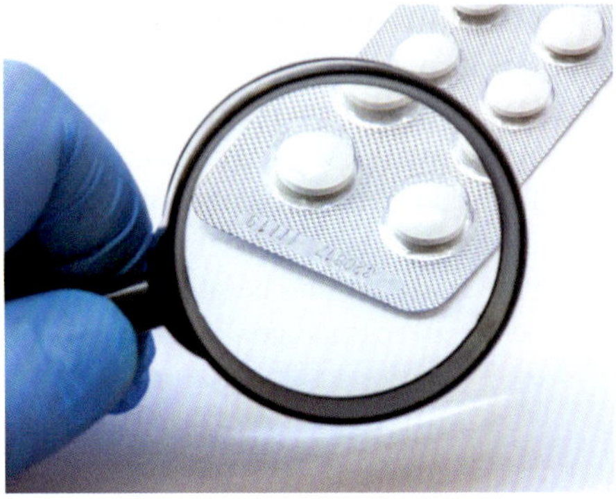

Abb. 2.2 Eine Arzneimittelfälschung ist oft nur schwer zur erkennen.

Im Zweifelsfall hilft immer ein Vergleich mit einem nicht fehlerhaften Präparat (Abb. 2.2).

Tab. 2.1 Übersicht beschädigter Medikamente und mögliche Ursachen

Arzneiform	Schadensbild	Ursache
Tablette	Tablette hart geworden, Quellfähigkeit hat nachgelassen, ungenügender und/oder zu langsamer Zerfall	Verfalldatum überschritten
Tablette	weiße Tabletten farblich unterschiedlich	Tabletten im Dispenser lagen im Sonnenlicht
Creme	Emulsion bricht, Phasentrennung ist eingetreten, Tubeninhalt wurde flüssig	zu warm gelagert (evtl. im Patientenzimmer in Heizungsnähe oder auch im Kühlschrank gelagert)
Creme in der Apotheke gefertigt	Schimmelbildung	ungenügend konservierte Creme-Rezeptur, mangelhafte (unhygienische) Entnahme
Creme	Tubenöffnung verschmiert, Tube verschmutzt und klebrig	Entnahme fand nicht mit Spatel statt
Wasserstoffperoxid	Verschluss sprang mit lautem Knall ab – Zersetzung durch Wärme	zu warm gelagert (im Patientenzimmer in Heizungsnähe)
Zäpfchen	verformt und krümelt	um 30 °C gelagert
Brausetablette	Oberfläche rau	Feuchtigkeitsschaden, versehentlich ausgepackt gestellt

2.2.2 Umgang mit nicht mehr verkehrsfähigen Präparaten

Offensichtlich veränderte Medikamente müssen in einer verschlossenen Tüte oder Box entsprechend beschriftet zurück zur Apotheke gebracht werden. Betäubungsmittel, die nicht mehr in den Umlauf gebracht werden können, sind ebenfalls von der Lieferapotheke zu vernichten, die darüber ein Vernichtungsprotokoll erstellt.

Zytotoxische und zytostatische Arzneimittel (auch Mörserrückstände), die verfallen sind, müssen in bruch- und stichfesten Einwegbehältern zurück zur Apotheke. Diese muss die korrekte Entsorgung nachweisen.

Wenn sich ein begründeter Fälschungsverdacht ergibt, ist die Ware zunächst auszusortieren und der Apotheker ist zu informieren. Dieser entscheidet dann über das weitere Vorgehen.

2.2.3 Aufbewahrung von Medikamenten

Arzneimittel müssen so aufbewahrt werden, dass ein schneller Zugriff auf das richtige Präparat möglich ist und Verwechslungen vermieden werden. Die Lagerung muss den Vorgaben entsprechen, sodass ihre Qualität nicht negativ beeinflusst wird. Eine Entnahme durch Unbefugte muss unmöglich sein, weshalb der Aufbewahrungsraum/-schrank verschlossen sein muss.

Die folgenden Grundsätze einer geordneten Aufbewahrung wurden aus den Hauptauffälligkeiten bei Überprüfung von Stationsapotheken und Aufbewahrungsschränken von Heimen entwickelt.

- **Übersichtlichkeit:**
  - keine überfüllten Schränke und Regale,
  - keine losen halbierten Tabletten,
  - keine Tablettenboxen ohne Beschriftung,
  - keine losen Ampullen,
  - keine offenen Blister mit Tabletten,
  - beim Ordnen die verschiedenen Stärken eines Präparats beachten, z. B. Lormetazepam 1 mg oder Lormetazepam 2 mg, Candesartan 8 mg oder 16 mg,
  - Beachtung von Kombinationspräparaten, z. B. Ramipril und Ramipril mit HCT,
  - Lagerung von Betäubungsmitteln nur im besonderen Schrank mit Schlüsselregelung,
- **gesonderte Aufbewahrung:** räumliche Trennung von anderen Gegenständen gilt vor allem für den Kühlschrank,
- **Beachtung von Aufbewahrungshinweisen:**
  - Packungsangaben beachten,
  - „unter 20 °C lagern“, „nicht über 20 °C lagern“, „kühl lagern“, „zwischen 2 und 8 °C lagern“, „Kühlkettenpflichtig“ (z. B. manche Impfstoffe) muss in den Medikamenten-Kühlschrank,
  - „nicht über 25 °C lagern“ erfordert v. a. in heißen Sommern ein Raumthermometer, das nach einem im jeweiligen QMS festgelegten Rhythmus zu dokumentieren ist, ggf. sind Schlüsse daraus zu ziehen,
  - Lichtschutz beachten,
  - Flaschen stellen, nicht legen,
  - auf dicht schließende Behälter achten (z. B. bei Salben),

  - Alkohol kann brennen,
  - Äther und Wasserstoffperoxid können explodieren,
- **regelmäßige Durchsicht** auf verfallene Medikamente und verdorbene Ware,
- **Hygiene und Sauberkeit**: festes Wischprogramm auch für Flaschen und Etiketten,
- **Einstellung des Medikamentenkühlschranks** auf eine Temperatur von 4–6 °C, die Temperatur ist mit einem Temperaturlogger täglich zu kontrollieren, die Kontrolle wird in einem Kühlprotokoll dokumentiert,
- **Kühlkettenpflichtig** bedeutet, dass das Arzneimittel, z. B ein Impfstoff, immer sofort aus der Kühl-Transport-Box in den korrekt eingestellten Kühlschrank umgepackt werden muss.

Eine **halbjährliche Überprüfung** der Vorräte durch einen Apotheker der Krankenhausapotheke oder der versorgenden Apotheke ist gesetzlich vorgeschrieben.

Die **korrekte Lagerung** der Medikamente in Pflegeheimen nach den oben genannten Kriterien überprüft der MDK gemäß „Prüfbogen A zur Beurteilung der personenbezogenen Versorgung zur Prüfung der in Pflegeeinrichtungen erbrachten Leistungen und deren Qualität nach § 114 SGB XI".

2.3 Arzneimitteltherapiesicherheit

Mängel bei der Arzneimitteltherapiesicherheit (**AMTS**) wurden in Fachkreisen schon seit Längerem wahrgenommen und diskutiert. Gefühlt kam es immer häufiger zu unerwünschten Wirkungen und Risiken mit Arzneimitteln, selbst bei Beachtung der Einnahmeanweisungen des Arztes. Das BfArM brachte deshalb erstmals 2010 einen „Aktionsplan zur Verbesserung der Arzneimitteltherapiesicherheit in Deutschland" auf den Weg, der immer wieder aktualisiert wird.

Dort heißt es: „Unerwünschte Arzneimittelwirkungen sind für etwa 5 % aller Krankenhauseinweisungen in Deutschland verantwortlich. Ein Viertel dieser Fälle wäre vermeidbar, wenn Medikamente richtig dosiert oder eingenommen würden."

Dazu hatte man Fallbeispiele von Arzneimittelzwischenfällen zusammengetragen, hier eine Auswahl:

- Eine Pflegekraft verwechselte ähnlich aussehende Ampullen und injizierte die falsche.
- Infolge der Rabattverträge wurde in einer Apotheke statt dem **retardierten** (nicht rabattierten) Doxazosin das (rabattierte) **Nichtretardpräparat** gegeben. Es kam zur Synkope.
- Sturz und Krankenhausaufenthalt eines Pflegeheimbewohners wegen falscher Dosierung eines Schmerzpflasters.
- An einem Tag wurden auf 117 Intensivstationen in 25 Ländern bei 441 von 1328 Patienten Fehler in der Medikamentengabe festgestellt.

2.3.1 Was ist Arzneimitteltherapiesicherheit?

Unter Arzneimitteltherapiesicherheit versteht man alle Maßnahmen zur Gewährleistung des bestimmungsgemäßen Gebrauchs eines Arzneimittels. Man will damit nicht nur erreichen, dass das richtige Arzneimittel richtig und zur richtigen Zeit (entsprechend der Angaben in der Produktinformation) gegeben wird. Dazu gehören auch Maßnahmen zur

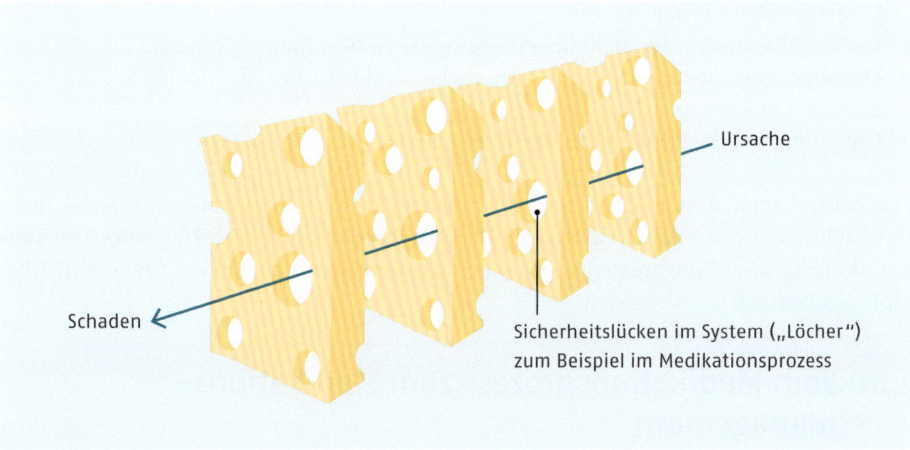

Abb. 2.3 Swiss-Cheese-Modell: Sicherheitsbarrieren und -lücken im Medikationsprozess

Entdeckung, Erfassung, Bewertung und Vorbeugung von Nebenwirkungen (▸ Kap. 1.5.3). Dazu gehört als wesentlicher Baustein die Beobachtung der Patienten durch die Pflegekräfte. Dadurch kann man z. B. die schlechte Magenverträglichkeit eines Medikaments bei manchen Patienten erkennen. Das lässt sich dann oft durch eine Veränderung des Einnahmezeitpunkts vermeiden.

Weiter fällt unter die Maßnahmen zur Erhöhung der Arzneimitteltherapiesicherheit die Aufklärung unerwünschter Arzneimittelereignisse als Folgen von Medikationsfehlern. Das sind Fehler im Zusammenhang mit Verordnung, Zubereitung, Abgabe oder Verabreichung eines Arzneimittels. Um Medikationsfehler zu vermeiden, muss immer sichergestellt sein, dass Verordnung, Dosierung und Anwendung fehlerfrei sind. Der beste Schutz vor Medikationsfehlern ist das Einbinden einer Arzneiverordnung in einen geordneten Medikationsprozess, der 4 Stufen beinhaltet (Abb. 2.3).

In der 1. Stufe, der Verordnung eines Medikaments, ist der Arzt gefragt, der nach genauer Arzneimittelanamnese und umfassender Patienteninformation ein bestimmtes Arzneimittel verschreibt. Die 2. Stufe ist die Arzneimittelabgabe an den Patienten durch die Apotheke oder das Pflegepersonal. Dabei steht die Erklärung der Einnahme oder der Anwendung (z. B. eines Asthmasprays) im Vordergrund. In der 3. Stufe erfolgt dann die Applikation ebenfalls durch den Patienten oder durch Pflegepersonal, die nach den Vorgaben der Packungsbeilage erfolgen muss. Die Überwachung der Therapie als 4. Stufe erfolgt durch den Arzt oder die Pflege. Dabei wird bewertet:

- War die Therapie erfolgreich?
- Kam es zu unerwünschten Symptomen?
- War die Anwendung korrekt?

An einem Beispiel wird deutlich, welche Folgen Lücken im Medikationsprozess haben können: Der Arzt hat einem Kind mit Mittelohrentzündung einen Amoxicillin-Trockensaft verordnet. Die Mutter gibt ihrem Kind das Pulver aus der Arzneimittelflasche direkt, ohne es wie vorgesehen mit Wasser zu suspendieren. Das Kind bekommt einen Hustenanfall und die Krankheitssymptome bessern sich nicht.

Ursachen dieses Problems sind:

- Der Arzt hat die Mutter nicht über die korrekte Anwendung informiert.
- Der abgebende Mitarbeiter in der Apotheke hat die Mutter nicht darüber informiert, dass das Pulver suspendiert werden muss.
- Die Mutter hat die Packungsbeilage nicht gelesen.

Das Beispiel zeigt, dass an der Ausführung eines geordneten Medikationsprozesses mehrere Fachrichtungen – Ärzte, Apotheker, Pflegemitarbeiter, aber auch Hersteller, Lieferanten – beteiligt sind. Alle müssen koordiniert zusammenarbeiten, um die Arzneimitteltherapiesicherheit zu gewährleisten.

2.3.2 Vom Medikationsprozess zum Medikationsmanagement

Diese arbeitsteilige Verantwortung aller am Medikationsprozess Beteiligten, unter der Verantwortung einer leitenden und koordinierenden Person, wird als Medikationsmanagement bezeichnet. Dabei wird die Arzneimitteltherapie der Patienten fortlaufend bewertet. Im Krankenhaus ist meist der leitende Arzt oder der Krankenhausapotheker (ggf. mit Weiterbildung „Medikationsmanagement im Krankenhaus“) Leiter des Medikationsmanagements, in den Heimen ist dies die Pflegedienstleitung.

2.3.3 Risikominderung bei Arzneimitteln

Allgemeine Maßnahmen

Bereits mit einigen allgemeinen Maßnahmen lässt sich das Risiko bei der Medikation reduzieren:

- Bei Senioren wird das hohe Alter der Patienten weder bei der Verordnung noch bei der Medikamentenabgabe berücksichtigt.
  Als Gegenmaßnahme wurde die **Priscus-Liste** entwickelt, die 83 Wirkstoffe aufzählt, die Patienten über 65 Jahre nicht erhalten sollen. In diesem Alter reagieren Patienten empfindlicher auf Pharmaka und die Nebenwirkungen fallen entsprechend stärker aus.
- Schwangere erhalten Medikamente, bei denen nicht sicher ist, wie sie auf das ungeborene Kind wirken.
  In der **Embryotox-Datenbank** sind problematische Wirkstoffe aufgeführt (▸ Kap. 1.7).
- Medikamentenverpackungen sind einander zum Verwechseln ähnlich, obwohl die enthaltenen Wirkstoffe unterschiedlich sind, z. B. zwischen einem Monopräparat und einem Kombinationspräparat desselben Herstellers.
  Die Packungsgestaltung wird modifiziert, um Verwechslungen durch ähnliches Packungsdesign auszuschließen.
- Patienten erhalten eine Vielzahl oft notweniger Medikamente (Polypharmazie), was eine Fehlerquelle für Falschgabe oder Nichtgabe eines Arzneimittels sein kann und zu einer größeren Zahl von Wechselwirkungen führen kann.
  Ärzte und Apotheker sind bemüht, die Verordnung sehr vieler Medikamente für einen Patienten zu minimieren.

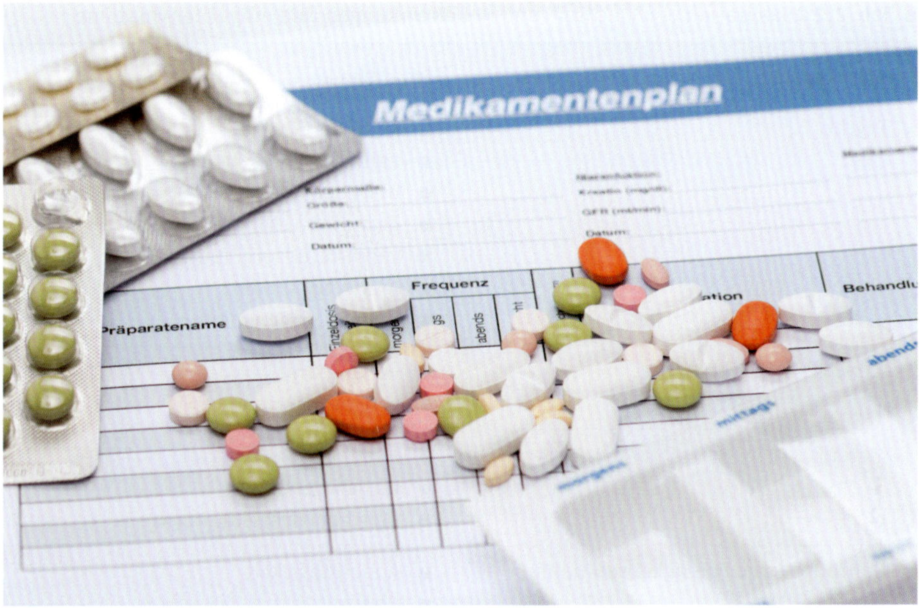

○ **Abb. 2.4** Medikationsplan

- Beim Teilen von Tabletten kommt es zu Wirkstoffschwankungen, da die Wirkstoffverteilung in Tabletten nicht immer einheitlich ist, Tabletten nicht genau halbiert oder geviertelt werden und ungeeignete Arzneiformen (z. B. die meisten Retardtabletten) geteilt werden.
  Teilungen sollen vermieden werden; wenn notwendig, sollen nur dafür vorgesehene Tabletten verwendet werden und nur dafür vorgesehene Teilungshilfen (Tablettenteiler) zum Einsatz kommen (▸ Kap. 3.3.1).
- Die Verordnung von Medikamenten erfolgt oft unkoordiniert zwischen Ärzten verschiedener Fachrichtungen.
  Die Verordnungen sollen durch einen bundeseinheitlichen Medikationsplan schematisiert werden (○ Abb. 2.4).

Risikominderung durch Beobachtung des Patienten

Die Pflegemitarbeiter sind oft die ersten, denen Nebenwirkungen und Medikamentenunverträglichkeiten auffallen. Sie haben den engsten Kontakt zum Patienten und sehen beim Stellen und Verabreichen der Medikamente das ganze Spektrum seiner Tabletten. Sie wissen also, was er von verschiedenen Ärzten verordnet bekommen hat und was er zudem noch privat gekauft hat. Da sie ihn oft über eine längere Zeit pflegen, können sie Veränderungen gut wahrnehmen und einschätzen. Sie müssen jedoch dafür sensibilisiert sein, dass bei psychischen und körperlichen Veränderungen sowie neuen Symptomen eine unerwünschte Arzneimittelwirkung die Ursache sein kann (□ Tab. 2.2).

Diese Anzeichen müssen ernst genommen werden und mit dem behandelnden Arzt besprochen werden.

Tab. 2.2 Lokalisation von Wechsel- und Nebenwirkungen und mögliche Symptome

Lokalisation	Mögliche Veränderungen
Psyche	▪ gedämpft ▪ agitiert, aggressiv ▪ unsicher ▪ geistesabwesend/apathisch ▪ verwirrt, desorientiert ▪ müde, somnolent ▪ depressiv verstimmt
Sprache	▪ verlangsamt ▪ verwaschen
Motorik	▪ schleppender Gang ▪ unsicherer Gang ▪ Gleichgewichtsstörungen
Nahrungs- und Flüssigkeitsaufnahme	▪ Appetitlosigkeit ▪ Übelkeit ▪ Erbrechen
Urinausscheidung	▪ Harnverhalt ▪ Inkontinenz
Haut	▪ Juckreiz, Kratzspuren ▪ Hautrötung

Risikominimierung durch Sicherung der Einnahme

Die Einnahmezuverlässigkeit ist zwingend sicherzustellen. Dafür sind allerdings vorab Fragen zu klären:

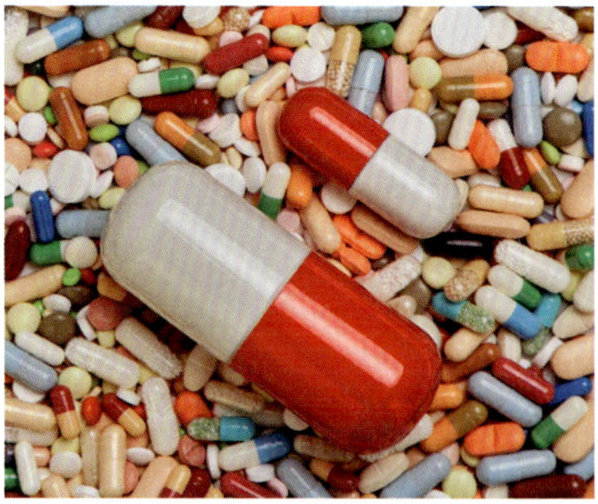

Abb. 2.5 Manche Tabletten und Kapseln sind so groß, dass man sie kaum schlucken kann.

Ist die Auswahl der Arzneiform richtig?
Viele ältere Menschen und Kinder haben große Schwierigkeiten mit dem Schlucken von Tabletten. Einige häufig verordnete Tabletten (z. B. Novalgin®, Amoxicillin) sind ungewöhnlich groß (Abb. 2.5). Da sie zudem oft mit einer Filmschicht überzogen sind, kann man sie nicht zerfallen lassen.

Daraus folgt nicht selten eine unzuverlässige Einnahme der Präparate. Eine Lösung ist der Umstieg auf flüssige Arzneiformen, am besten sind Tropfen geeignet. Allerdings ist sicherzustellen, dass der Patient die verordnete Menge auch korrekt abzählen kann. Es ist hilfreich, die Anzahl der einzunehmenden Tropfen auf einem eigenen Etikett gut lesbar auf der Flasche zu vermerken. Auf die Problematik der Teilbarkeit von Tabletten wird in ▸Kap. 3.3.1 weiter eingegangen.

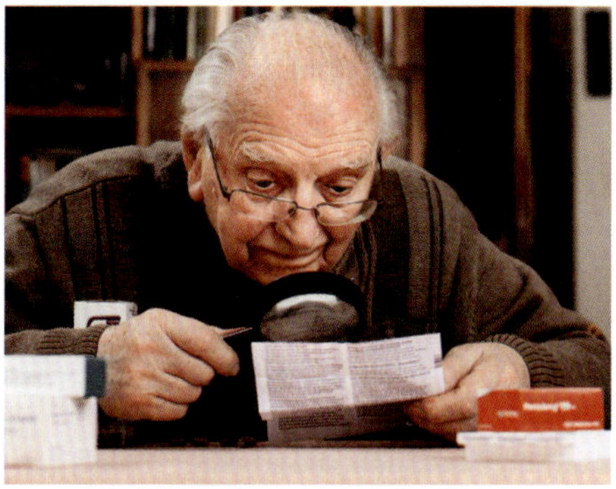

○ **Abb. 2.6** Kann der Patient die Schrift entziffern? Der Beipackzettel ist manchmal schwer zu lesen.

Sind Verunsicherungen vor der Einnahme ausgeräumt?

Der Patient wird seine Medikamente nicht zuverlässig einnehmen oder anwenden, wenn er dem zu verabreichenden Arzneimittel misstraut oder mit diesem nicht umgehen kann. Gründe dafür können sein:

- Die gewohnte Verpackung des Präparats hat sich geändert, weil der Hersteller ein neues Layout gewählt hat oder aufgrund von Rabattverträgen oder Lieferproblemen ein Austauschpräparat zum Einsatz kommt.
- Die Verschlüsse von Tropfen und Säften haben eine Kindersicherung, die der Patient nicht alleine öffnen kann.
- Die Flaschen von Augentropfen sind so klein, dass der Patient mit Greifschwierigkeiten kaum einen Tropfen daraus sicher entnehmen kann.
- Im Beipackzettel ist die Schrift zu klein oder der Text unverständlich, Dosierungsangaben sind optisch nicht hervorgehoben oder so kompliziert, dass Patienten z. B. die Dosierung bezogen auf das Körpergewicht nicht umrechnen können (○ Abb. 2.6).
- Bei der Teilung von Tabletten weiß der Patient oft nicht, wohin mit der übrigen Hälfte, und wirft sie weg oder lagert sie falsch (▸Kap. 3.3.1).

Stolperfalle Krankenhausentlassung

- Im Krankenhaus wird meist die gewohnte Medikation geändert, da Medikamente umgestellt, abgesetzt oder neu angeordnet werden und zudem jedes Krankenhaus eine eigene Arzneimittelliste hat.
- Bereits in der Klinik muss dem Patienten erläutert werden, warum die Medikamente anders aussehen oder mehr oder weniger geworden sind.
- Bei der Entlassung ist die weitere Versorgung mit den Arzneimitteln nicht immer gewährleistet, wenn:
  - der Patient ohne Einbeziehung des Entlassmanagements entlassen wird,
  - die Entlassung am Freitagnachmittag erfolgt, keine Medikamente bis Montag mitgegeben werden, obwohl dies nach § 14 (7) des Apothekengesetzes (ApoG) möglich ist und keine hausärztliche Verordnung der benötigten Präparate mehr erfolgen kann,
  - der Patient nicht darüber aufgeklärt wird, dass er nach der Medikationsumstellung nun zu Hause nicht die dort noch vorhandenen Reste der vorherigen Medikation erst aufbrauchen darf.

Die **„Risikominimierung durch Sicherung der zuverlässigen Einnahme"** wird in Heimen vom Medizinischen Dienst der Krankenkassen (MDK) ebenfalls geprüft. Dabei geht dieser gemäß „Prüfbogen A zur Beurteilung der personenbezogenen Versorgung“ nach den folgenden Fragestellungen vor:

1. Entspricht die Unterstützung bei der Medikamenteneinnahme der ärztlichen An-/Verordnung?
2. Erfolgen die Lagerung und Vorbereitung der Medikamente fachgerecht?
3. Erhält die versorgte Person die ihrem Bedarf entsprechende Unterstützung zur Einnahme/Applikation der Medikamente?
4. Entspricht die Kommunikation mit der Ärztin oder dem Arzt den individuellen Erfordernissen?

Auffällige Befunde, die zu einer schlechten Bewertung der Einrichtung führen, sind z. B.:
- die Lagerung oder Vorbereitung der Medikamente weist Mängel auf,
- gesundheitliche Reaktionen, die mit der Medikation zusammenhängen könnten, werden nicht beachtet,
- die versorgte Person hat ein nicht für sie bestimmtes Medikament erhalten,
- die Medikamentengabe/Applikation weicht von der ärztlichen An-/Verordnung ab,
- kognitiv beeinträchtigte versorgte Personen erhalten keine ausreichende Hilfestellung bei der Einnahme/Applikation der Medikation.

2.4 Rechtsvorschriften und Arzneimittel

Neben den allgemeinen Vorgaben und Bedingungen für eine sichere Arzneimitteltherapie gibt es noch spezielle gesetzliche Regelungen für den Umgang mit Medikamenten, wie z. B. mit Betäubungsmitteln.

2.4.1 Fertigarzneimittel, Generika, Importarzneimittel

Die meisten Arzneimittel, mit denen Pflegekräfte zu tun haben, sind Fertigarzneimittel. Diese sind im §4 des **Arzneimittelgesetzes** definiert. Dort heißt es: „Fertigarzneimittel sind Arzneimittel, die im Voraus hergestellt und in einer zur Abgabe an den Verbraucher bestimmten Packung in den Verkehr gebracht werden […]“. Weiter heißt es: „[…] bei deren Zubereitung in sonstiger Weise ein industrielles Verfahren zur Anwendung kommt oder die, ausgenommen in Apotheken, gewerblich hergestellt werden. Fertigarzneimittel sind nicht Zwischenprodukte, die für eine weitere Verarbeitung durch einen Hersteller bestimmt sind.“ Charakteristisch für Fertigarzneimittel sind ihr Markenname und ihre besondere Verpackung.

Wenn ein Unternehmen einen neuen Wirkstoff entwickelt hat, lässt es sich das Herstellverfahren unter dem internationalen Freinamen der Substanz, **International Nonproprietary Name (INN)**, patentrechtlich schützen, was aber nur für eine begrenzte Zeit möglich ist. Nach deren Ablauf kann jeder Hersteller die Substanz verwerten. Sie wird zum **Generikum**. Internationale Freinamen bestehen meist aus einem Wortteil und einer gleichbleibenden Endung. Diese ist weltweit gültig und gibt an, zu welcher Substanzgruppe der Wirkstoff gehört, z. B.:
- Metoprolol ist ein Betablocker, darauf weist die Endung -olol hin,
- Amlodipin ist ein Calciumantagonist, darauf weist die Endung -dipin hin.

Im Gegensatz dazu sind die **Präparatenamen** Fantasienamen und lauten, je nach phonetischen Bedingungen, in verschiedenen Ländern unterschiedlich. Die Firma Bayer vertreibt z.B. Acetylsalicylsäure (ASS) in Deutschland und dem Namen Aspirin® und in der Schweiz unter dem Namen Aspro®.

PFLEGETIPP

Einige Wirkstoffe, z. B. Schilddrüsenhormone, sind so gering dosiert, dass der Herstellungsgang der Tablette großen Einfluss auf die Freisetzung des Arzneistoffs im Magen-Darm-Trakt hat. Hier darf normalerweise kein Austausch mit einem anderen Präparat stattfinden. Gegebenenfalls sind die Patienten genau zu befragen oder zu beobachten.

Von einem **Originalpräparat** spricht man, wenn die Ursprungsfirma es unter seinem geschützten Originalnamen vertreibt. Dieses ist meist relativ teuer. Eine Verbilligung des Originalpräparats kann durch Reimport oder durch Parallelimport entstehen:

- **Reimport:** Das Originalpräparat wurde von seinem deutschen Originalhersteller, z.B. Bayer, aus Deutschland ins Ausland exportiert, bekam dort z.B. seinen spanischen Namen, und wurde von einem anderen Unternehmen nach Deutschland wieder rückeingeführt, was das Präparat verbilligen kann, denn es wurden bei der Preisbildung spanische Marktbedingungen zugrunde gelegt. Die spanische Aufschrift wird in Deutschland manchmal nur überklebt, weshalb diese Packungen dann oft wenig attraktiv und „leicht mitgenommen“ aussehen. Die Packung muss jedoch den deutschen Bezeichnungsvorschriften entsprechen.
- **Parallelimport:** Der deutsche Hersteller hat eine ausländische Tochterfirma. Wenn diese das Präparat als Originalpräparat dort herstellt und nach Deutschland einführt, spricht man von Parallelimport.

Generika sind erheblich billiger als Originalpräparate, da der Forschungsaufwand geringer war. Deshalb wird ihre Anwendung von den Krankenkassen aus Kostendämpfungsgründen verlangt. Bei ihnen wird als Name meist der INN verwendet und der Herstellername diesem hinzugefügt, z.B. bei Metoprolol-ratiopharm®. Die Qualität dieser Präparate muss gesetzlichen Mindestanforderungen entsprechen, sie kann aber von Präparat zu Präparat unterschiedlich sein.

PFLEGETIPP

Die Pflegekräfte sollten sich mit den INN der Präparate vertraut machen. Bei Klinikaufenthalten oder bei Änderungen der Rabattverträge von Krankenkassen wird meist ein Generikum, dessen Hauptnamensbestandteil der INN ist, geliefert. Auch auf den Medikationsplänen ist dieser INN angegeben.

2.4.2 Ärztliche Arzneimittelverschreibung

Apothekenpflicht und Rezeptpflicht

Die überwiegende Zahl der verabreichten Medikamente in Klinik, Heim oder ambulanter Versorgung ist ärztlich verordnet. Die meisten **rezeptpflichtigen**, d. h. verschreibungspflichtigen, Medikamente können auf Kassenrezept verordnet werden, sodass die Krankenkasse die Kosten übernimmt. **Nicht rezeptpflichtige** Medikamente (können apothekenpflichtig oder freiverkäuflich sein) sind zum großen Teil aus der Leistungspflicht der Kassen herausgenommen worden und der Patient muss diese Medikamente selbst bezahlen.

Eine **Verschreibungspflicht**, die in § 48 des Arzneimittelgesetzes geregelt ist, wurde für solche Stoffe erlassen, die auch bei bestimmungsgemäßem Gebrauch die Gesundheit gefährden können. Sie dürfen deshalb nur ärztlich überwacht angewendet werden. Auch werden solche Stoffe der Verschreibungspflicht unterstellt, die häufig missbräuchlich eingenommen werden (Suchtmittel). Auch neue Stoffe werden je nach Gefährdungspotenzial für 3–5 Jahre verschreibungspflichtig.

Gibt ein Apotheker verschreibungspflichtige Arzneimittel ohne Rezept ab, droht ihm eine Freiheitsstrafe bis zu einem Jahr. Bei nicht verschreibungs-, aber apothekenpflichtigen Arzneimitteln hat der Apotheker durch geeignete Fragen an den Patienten sicherzustellen, dass er keinem Arzneimittelmissbrauch Vorschub leistet.

Die **Apothekenpflicht** ist in § 43 des AMG geregelt und besagt, dass diese Arzneimittel im Rahmen des Einzelhandels nur in der Apotheke in den Verkehr gebracht werden dürfen. Die Preise für apothekenpflichtige Arzneimittel dürfen, wie die Preise für freiverkäufliche Arzneimittel, von Apotheken selbst kalkuliert werden. Für verschreibungspflichtige Arzneimittel gelten hingegen Festpreise, die in der Arzneimittelpreisverordnung festgelegt sind.

Korrekte Arzneimittelverschreibung

Arzneimittel dürfen nur von Ärzten verordnet werden. In der Klinik erfolgt dies durch die Eintragung im **Anordnungsbogen** (schriftlich oder elektronisch), die mit dem entsprechenden Kürzel des Arztes verifiziert wird. In der ambulanten Versorgung erfolgt dies durch die Ausstellung eines **Rezepts**. Unterschieden werden Kassenrezepte und Privatrezepte. Für Kassenrezepte, bei denen die gesetzliche Krankenkasse die Kosten übernimmt, sind spezielle Formblätter vorgeschrieben, die der Arzt mit den erforderlichen Angaben ausfüllt (**o** Abb. 2.7):

- Name, Berufsbezeichnung (z. B. Urologe), Anschrift des verschreibenden Arztes,
- Datum der Ausfertigung (Gültigkeitsdauer: Privatrezept 3 Monate, Kassenrezept in der Regel 28 Tage),
- Name und Geburtsdatum des Patienten,
- Name des Arzneimittels oder des Wirkstoffs, seine Stärke und seine abzugebende Menge (ohne Angabe der Menge auf dem Rezept gilt die kleinste Packung als verschrieben),
- Dosierungsanweisung für den Patienten,
- Gebrauchsanweisung für Arzneimittel, die in der Apotheke hergestellt werden, sowie deren Zusammensetzung nach Art und Menge,
- eigenhändige Unterschrift des Arztes.

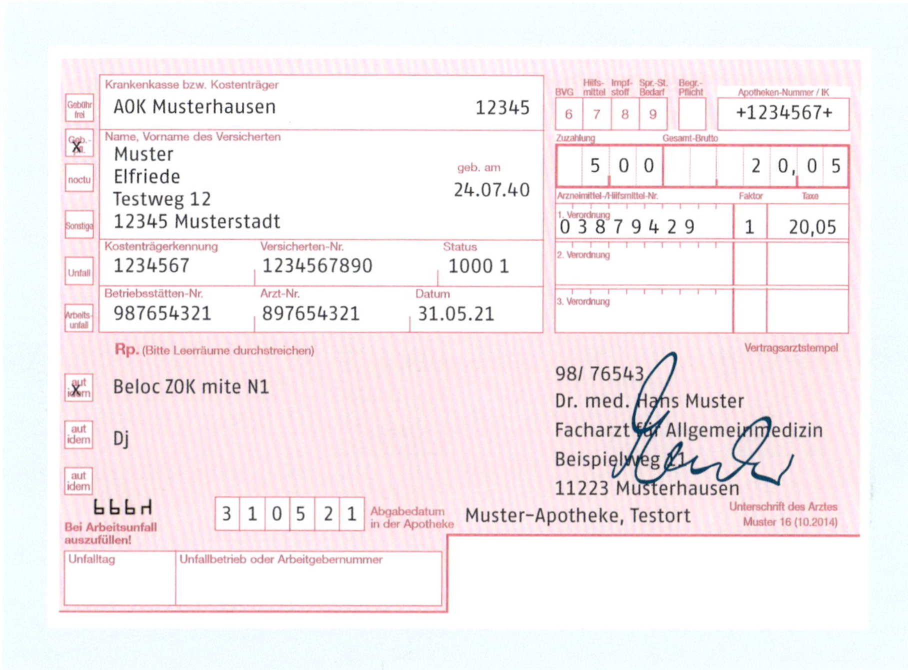

Gebühr frei | Geb.-pfl. X | noctu | Sonstige | Unfall | Arbeitsunfall

Krankenkasse bzw. Kostenträger: AOK Musterhausen 12345

Name, Vorname des Versicherten: Muster Elfriede, Testweg 12, 12345 Musterstadt — geb. am 24.07.40

Kostenträgerkennung: 1234567 | Versicherten-Nr.: 1234567890 | Status: 1000 1

Betriebsstätten-Nr.: 987654321 | Arzt-Nr.: 897654321 | Datum: 31.05.21

BVG | Hilfsmittel | Impfstoff | Spr.-St. Bedarf | Begr.-Pflicht: 6 7 8 9

Apotheken-Nummer / IK: +1234567+

Zuzahlung: 5 00 | Gesamt-Brutto: 20,05

Arzneimittel-/Hilfsmittel-Nr. | Faktor | Taxe

1. Verordnung: 03879429 | 1 | 20,05

2. Verordnung

3. Verordnung

Rp. (Bitte Leerräume durchstreichen)

aut idem X — Beloc ZOK mite N1

aut idem — Dj

aut idem

Vertragsarztstempel: 98/ 76543, Dr. med. Hans Muster, Facharzt für Allgemeinmedizin, Beispielweg 21, 11223 Musterhausen

6664

Bei Arbeitsunfall auszufüllen!

3 1 0 5 2 1 — Abgabedatum in der Apotheke — Muster-Apotheke, Testort

Unterschrift des Arztes — Muster 16 (10.2014)

Unfalltag | Unfallbetrieb oder Arbeitgebernummer

Abb. 2.7 Muster eines Kassenrezepts

Die Medikamente, die auf Privatrezepten (Formularfarbe blau) verschrieben werden, muss der Patient zunächst selbst bezahlen. Diese Rezepte sind für verschreibungspflichtige Arzneimittel 3 Monate gültig. Die Patienten können sie bei ihrer Krankenversicherung zur eventuell möglichen Kostenerstattung einreichen.

E-Rezept: Ab Januar 2022 soll das E-Rezept die bisherige ärztliche Verschreibung nach und nach ablösen. Dabei stellt der Arzt das Rezept als QR-Code aus, den der Patient dann entweder auf seinem Smartphone mit der App „Das E-Rezept" einliest oder als Papierausdruck erhält (Abb. 2.8). Das E-Rezept kann dann digital an eine Apotheke übermittelt werden, die daraufhin ggf. bestätigt, dass das Medikament verfügbar ist. Dann kann dieser Apotheke der QR-Code verbindlich zugewiesen werden. Alternativ kann mit dem digitalen oder ausgedruckten QR-Code das Rezept auch direkt in einer Apotheke eingelöst werden.

Umgang mit Betäubungsmitteln

Die Grundlagen für den Verkehr mit Betäubungsmitteln (**BtM**) sind internationale Abkommen mit dem Ziel, den Missbrauch von Suchtmitteln zu bekämpfen. Zunächst bezogen sich diese Abmachungen nur auf Cocain und Opium, heute sind viele synthetische Stoffe wie LSD oder Ecstasy dazugekommen, die ebenfalls zu psychischer und physischer Abhängigkeit führen. Die Rechtsgrundlagen sind durch folgende Gesetze und Verordnungen geregelt:

Betäubungsmittelgesetz (BtMG): Dieses Gesetz regelt den Verkehr mit Betäubungsmitteln. Wichtig ist hier die Anlage III, die verkehrs- und verschreibungsfähige Betäu-

Ausdruck zur Einlösung Ihres E-Rezeptes

für: Dr. Erika Freifrau von Mustermann — geboren am: 13.12.1987

ausgestellt von: Dr. Monika Freifrau von Mustermann, Praxis für Innere Medizin, 030/42666666, praxis@praxis.de — ausgestellt am: 13.12.2022

Sammelcode zur Einlösung aller Verordnungen

MUSTER

Teil 1 von 4 ab 13.12.2022
1x AZITHROMYCIN AbZ 250 mg Filmtabletten / 6 St N2
morgens und abends 1
PZN:01065616 Kein Austausch

2x Ibuprofen / 800mg / Retard-Tabletten / 20 St
0-1-0-1

Rezeptur
1x Aluminiumchlorid-Hexahydrat-Gel 15% (NRF 11.24.)

E-Rezept — Die App zum E-Rezept. Einfach – Schnell – Flexibel. E-Rezepte jetzt papierlos empfangen. Die Voraussetzungen und weitere Informationen finden Sie online auf www.das-e-rezept-fuer-deutschland.de und bei der technischen Hotline 0800 277 377 7

Tokenausdruck DIN A5 (4-2021)

Abb. 2.8 Muster eines E-Rezept-Ausdrucks

bungsmittel benennt. Die Überwachung findet durch das Bundesinstitut für Arzneimittel und Medizinprodukte und dort durch die Bundesopiumstelle statt.

Betäubungsmittel-Verschreibungsverordnung (BtMVV): Sie leitet sich vom § 13 des BtMG ab und stellt die Ausführungsbestimmung dar. Darin sind Regelungen für Arzt, Apotheker, Praxen, Kliniken, Alten- und Pflegeheime, Rettungsdienste, Hospize und SAPV-Teams (spezialisierte ambulante Palliativversorgung) aufgeführt.

Verschreiben von Betäubungsmitteln

Pro Verschreibung darf der Arzt nur eine Höchstmenge an BtM verschreiben. So ist z. B. bei einem Schmerzpatienten im Regelfall für den Bedarf von 30 Tagen die Verordnung von 20 g Morphin maximal möglich. Ausnahmen sind für Patienten in der Dauerbehandlung jedoch vorgesehen.

Das Verwenden von speziellen Betäubungsmittelrezepten – gelbliche, arztbezogen gedruckte, vom BfArM bezogene, 3-teiligen Rezeptformulare – ist vorgeschrieben (Abb. 2.9). Diese muss der Arzt diebstahlsicher aufbewahren. Von den 3 Teilen bleibt eines beim Verschreibenden, eines wird in der Apotheke aufbewahrt und eines wird zu Abrechnungszwecken an die Krankenkasse geschickt und dort registriert. Die Rezeptteile müssen mindestens 3 Jahre, nach Abgabedatum geordnet, zur Kontrolle durch die zuständige Landesbehörde aufbewahrt werden.

Pflichtangaben auf einem Betäubungsmittelrezept

- Name und Anschrift des Patienten,
- Ausstellungsdatum; **Rezepte, die älter als 7 Tage sind, dürfen nicht beliefert werden** (Beispiel: ein Rezept vom 24.10. darf bis einschließlich 31.10. beliefert werden),

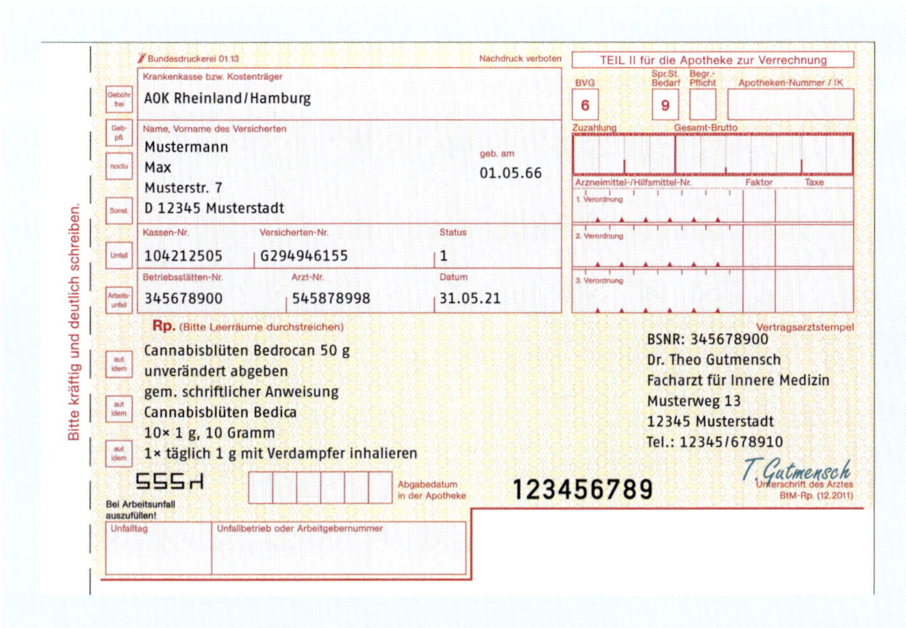

Bundesdruckerei 01.13 — Nachdruck verboten — TEIL II für die Apotheke zur Verrechnung

Krankenkasse bzw. Kostenträger: AOK Rheinland/Hamburg

Name, Vorname des Versicherten: Mustermann Max, Musterstr. 7, D 12345 Musterstadt — geb. am 01.05.66

Kassen-Nr.: 104212505 — Versicherten-Nr.: G294946155 — Status: 1

Betriebsstätten-Nr.: 345678900 — Arzt-Nr.: 545878998 — Datum: 31.05.21

BVG: 6 — Spr.St. Bedarf: 9 — Begr.-Pflicht — Apotheken-Nummer / IK

Zuzahlung — Gesamt-Brutto — Arzneimittel-/Hilfsmittel-Nr. — Faktor — Taxe — 1. Verordnung — 2. Verordnung — 3. Verordnung

Gebühr frei — Geb.-pfl. — noctu — Sonst. — Unfall — Arbeits-unfall — aut idem

Rp. (Bitte Leerräume durchstreichen)

Cannabisblüten Bedrocan 50 g
unverändert abgeben
gem. schriftlicher Anweisung
Cannabisblüten Bedica
10× 1 g, 10 Gramm
1× täglich 1 g mit Verdampfer inhalieren

Vertragsarztstempel: BSNR: 345678900, Dr. Theo Gutmensch, Facharzt für Innere Medizin, Musterweg 13, 12345 Musterstadt, Tel.: 12345/678910

T. Gutmensch — Unterschrift des Arztes — BtM-Rp. (12.2011)

Abgabedatum in der Apotheke — 123456789

Bei Arbeitsunfall auszufüllen! Unfalltag — Unfallbetrieb oder Arbeitgebernummer

Bitte kräftig und deutlich schreiben.

Abb. 2.9 Muster eines Betäubungsmittelrezepts

- eindeutige Arzneimittelbezeichnung, Darreichungsform (z. B. Tablette oder Ampulle), bei abgeteilten Zubereitungen (z. B. Tabletten): Gewichtsmenge an Betäubungsmittel je abgeteilter Form (z. B. die Menge pro Tablette wie 30 mg Morphin), Stückzahl (z. B. 20 Stück), oder Beladungsmenge pro Pflaster,
- Gebrauchsanweisung mit Anwendungshäufigkeit, Einzel- und Tagesdosis oder Vermerk „gemäß schriftlicher ärztlicher Anweisung“, falls diese dem Patienten mitgegeben wurde, bei Bedarfsmedikation zusätzlich mit Einzeldosis und maximaler Tagesdosis bzw. Anwendungshäufigkeit,
- Ausnahmenkennzeichnung bei Dosisabweichung in schweren Fällen („A“ in einem Kreis),
- Name des Arztes mit Anschrift und aktueller Telefonnummer,
- eigenhändige Unterschrift.

Notfallverschreibungen sind auf einem normalen Rezeptvordruck möglich, diese müssen jedoch entsprechend gekennzeichnet sein und der Apotheker muss telefonische Rücksprache mit dem Arzt halten. Das reguläre BtM-Rezept muss unverzüglich nachgeliefert werden.

Ausstellungsfehler auf dem Rezept darf der Apotheker teilweise in Absprache mit dem Arzt berichtigen (aber z. B. nicht das Datum).

Abgabe von Betäubungsmitteln

Normalerweise werden Betäubungsmittelrezepte direkt dem Patienten ausgehändigt, der sie in der Apotheke persönlich einlöst.

In **Alten-, Pflegeheimen und Hospizen** können (z. B. bei demenziell veränderten Bewohnern) die Rezepte vom Arzt oder dem Heimpersonal in der Apotheke eingelöst

Patientenbezogene Betäubungsmittel-Dokumentation
(Empfehlung zu § 13 Absatz 1 Satz 4 Betäubungsmittel-Verschreibungsverordnung)

Laufende Blatt-Nummer (für den genannten Patienten)

Patient/in	Name: Anschrift:
Nachweispflichtiger Teilnehmer (z.B. Apotheke, Arztpraxis, Einrichtung der Suchtkrankenhilfe, Alten- oder Pflegeheim, Reha-Einrichtung, SAPV, Hospiz)	Name: Anschrift:
Behandelnde/r Arzt/Ärztin (nicht erforderlich, wenn mit den Angaben unter nachweispflichtiger Teilnehmer identisch)	Name: Anschrift:
Bezeichnung des Betäubungsmittels (bei Fertigarzneimitteln: Arzneimittelbezeichnung, Darreichungsform, ggf. Bezeichnung und Gewichtsmenge des enthaltenen BtM je abgeteilte Form / Packungseinheit bzw. Freisetzungsrate)	

Datum des Zugangs bzw. des Abgangs	Zugang	Abgang	Bestand	Name der bestandsändernden Person	monatliche Prüfung der verantwortlichen Person mit Datum und Namenszeichen
	in g, mg, ml oder Stück		Übertrag ▶		

o Abb. 2.10 Empfehlung zur patientenbezogenen Betäubungsmitteldokumentation

werden. In der Einrichtung können sie dann fern vom Bewohner im Dienstbereich gelagert werden. Zudem darf der Arzt in diesen Einrichtungen nicht mehr benötigte BtM für andere Bewohner verschreiben. Für die für einen Bewohner verordneten Betäubungsmittel empfiehlt das Bundesinstitut die Dokumentation auf speziellen Dokumentationsbögen (o Abb. 2.10).

Stationsbedarf

Verordnung für Stationsbedarf (in Kliniken, Hospizen, SAPV-Einrichtungen, d. h. **S**pezialisierte **A**mbulante **P**alliativ**v**ersorgung sowie Rettungsdiensten):

- Sie werden über spezielle 3-teilige Anforderungsscheine des für die Abteilung jeweils verantwortlichen Arztes von der Apotheke bezogen (o Abb. 2.11). Hiervon verbleiben 2 Teile bei der Apotheke, Teil 3 bei dem verschreibenden Arzt.
- Hierbei sind normalerweise keine Höchstmengen zu beachten, die verschriebene Menge soll sich am Monatsbedarf orientieren.

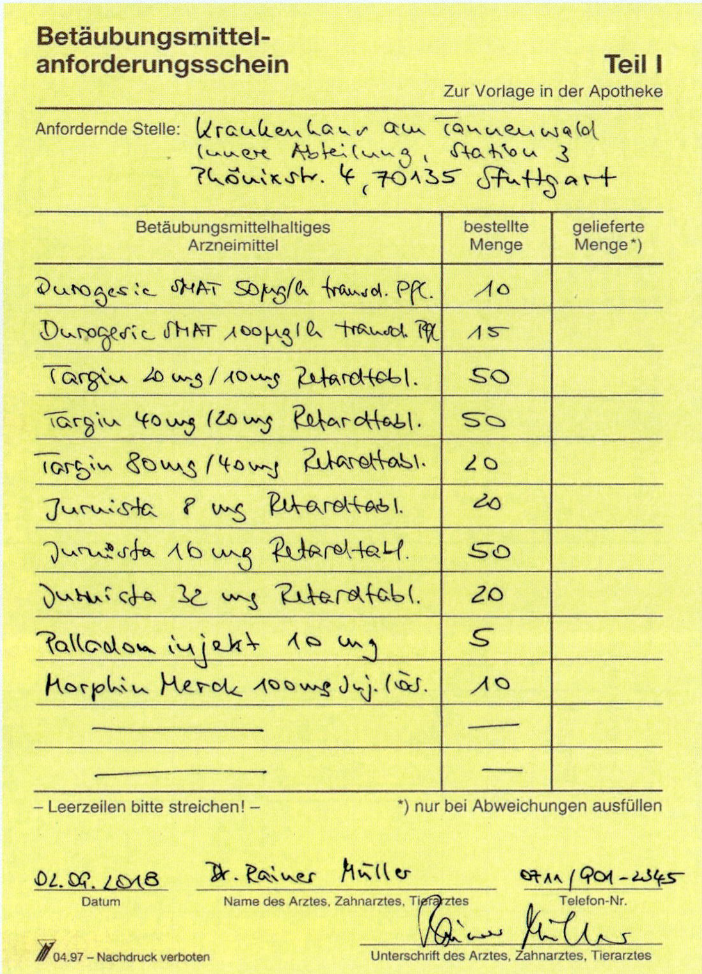

Betäubungsmittel-anforderungsschein **Teil I**

Zur Vorlage in der Apotheke

Anfordernde Stelle: Krankenhaus am Tannenwald
Innere Abteilung, Station 3
Phönixstr. 4, 70135 Stuttgart

Betäubungsmittelhaltiges Arzneimittel	bestellte Menge	gelieferte Menge*)
Durogesic SMAT 50µg/h transd. Pfl.	10	
Durogesic SMAT 100µg/h transd. Pfl.	15	
Targin 20 mg/10 mg Retardtabl.	50	
Targin 40 mg/20 mg Retardtabl.	50	
Targin 80 mg/40 mg Retardtabl.	20	
Jurnista 8 mg Retardtabl.	20	
Jurnista 16 mg Retardtabl.	50	
Jurnista 32 mg Retardtabl.	20	
Palladon injekt 10 mg	5	
Morphin Merck 100 mg Inj. Lös.	10	
———	—	
———	—	

– Leerzeilen bitte streichen! – *) nur bei Abweichungen ausfüllen

02.09.2018 Dr. Rainer Müller 0711/901-2345

Datum — Name des Arztes, Zahnarztes, Tierarztes — Telefon-Nr.

Rainer Müller

Unterschrift des Arztes, Zahnarztes, Tierarztes

04.97 – Nachdruck verboten

Abb. 2.11 Anforderungsschein für Betäubungsmittel

Aufbewahrung von Betäubungsmitteln auf Stationen

- Betäubungsmittel müssen für Unbefugte unzugänglich, also verschlossen aufbewahrt werden.
- Die Aufbewahrung sollte grundsätzlich in zertifizierten Wertschutzschränken mit einem Widerstandsgrad 0 oder höher nach EN 1143-1 erfolgen. Diese Schränke müssen in der Regel verankert werden. Ausnahme: Bestandsschutz für vor dem 01.01.2007 bestehende Sicherungsmaßnahmen.
- Dort müssen auch die entsprechenden Rezepte und Dokumentationssysteme aufbewahrt werden.
- Lediglich kleine Mengen (Tagesbedarf) dürfen weniger aufwendig verschlossen aufbewahrt werden.

Bezeichnung[1] des Betäubungsmittels		Nachweispflichtiger Teilnehmer (Name oder Firma und Anschrift der Apotheke bzw. tierärztlichen Hausapotheke, Name und Anschrift - des Arztes, Zahnarztes bzw. Tierarztes - des Krankenhauses bzw. der Tierklinik und Bezeichnung der Teileinheit)					Lfd. Nr.der Karte (für das bezeichnete Betäubungsmittel)
Datum des Zugangs bzw.des Abgangs	Bei Zugang: Name oder Firma und Anschrift des Lieferers oder sonstige Herkunft Bei Abgang: Name oder Firma und Anschrift des Empfängers oder sonstiger Verbleib	Zugang	Abgang	Bestand	Name und Anschrift des Arztes, Zahnarztes bzw. Tierarztes[2])	Nummer des Betäubungsmittel-rezeptes oder Betäubungsmittel-anforderungs-scheines[3])	Datum der Prüfung und Namens-zeichen des i.S. der BtMW verantwortli-chen Arztes, Zahn-arztes, Tierarztes bzw. Apothekers
		In g, mg, ml oder Stück					
			Übertrag ▶				
			Übertrag ▶				

[1]) Bei Fertigarzneimitteln Arzneimittelbezeichnung, Darreichungsform, Bezeichnung und Gewichtsmenge – bei homöopathischen Arzneimitteln statt dessen Verdünnungsgrad – des enthaltenen Betäubungsmittels je Packungseinheit bzw. je abgeteilte Form.

[2]) Nicht erforderl., wenn mit der Angabe unter „Nachweispflichtiger Teilnehmer" identisch.

[3]) In Apotheken im Falle der Abgabe auf Verschreibung, in Krankenhäusern und Tierkliniken im Falle des Erwerbs auf Verschreibung.

Abb. 2.12 Nachweisführung von Betäubungsmitteln

Dokumentation des Umgangs mit Betäubungsmitteln

- Der Nachweis von Betäubungsmitteln für den Stationsbedarf muss auf amtlichen, vom Bundesinstitut herausgegebenen Formblättern (Karteikarten oder BtM-Büchern) erfolgen.
- Hier müssen alle Zu- und Abgänge lückenlos eingetragen werden.
- Bei der Vernichtung von BtM aus dem Bestand muss dies von der vernichtenden Person und 2 Zeugen dokumentiert werden und in der Bestandskartei verzeichnet werden.
- Die Kontrolle der Dokumentation und des Bestandes hat monatlich durch den verantwortlichen Arzt oder Apotheker zu erfolgen.
- Diese Aufzeichnungen müssen ebenfalls 3 Jahre aufbewahrt werden (o Abb. 2.12).

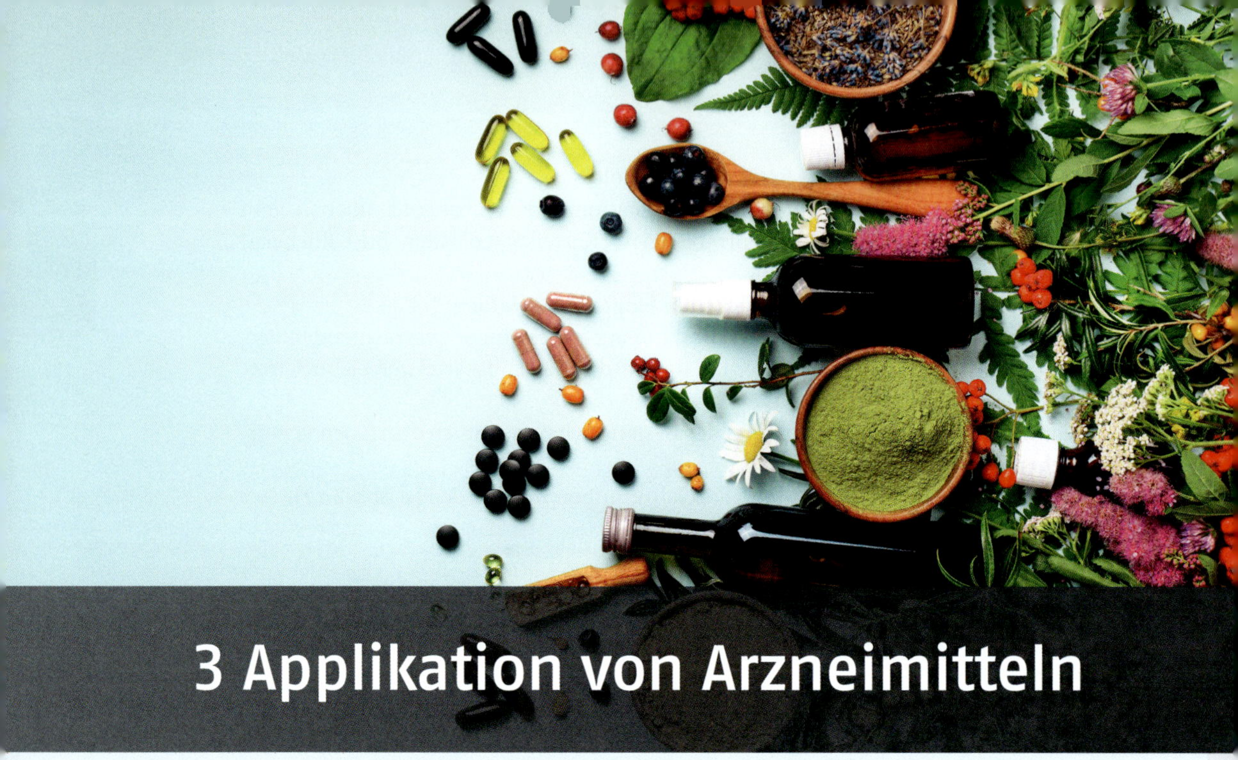

3 Applikation von Arzneimitteln

Ach, wäre das schön, wenn man seine Medikamente nach Lust und Laune nehmen könnte, wenn man sie mit einem Glas Rotwein nachspülen könnte, wenn auch ein Vergessen oder die falsche Arzneiform nicht schlimm wären. Toll wäre auch, wenn man die Tageszeit nicht beachten müsste, zu der die Tabletten am besten wirken, oder das leidige „vor und nach dem Essen".

Das ist leider nicht möglich, denn schon bei der Einnahme von Medikamenten gibt es viel zu beachten. Gerade die Pflegekräfte sind verantwortlich dafür, dass die richtigen Medikamente in der richtigen Reihenfolge in der richtigen Arzneiform zur richtigen Zeit mit der richtigen Dosis eingenommen werden und die richtige Aufnahme des Wirkstoffs sichergestellt wird.

3.1 Barrieren des Körpers

Das Ziel der Arzneimittelgabe ist meist die Aufnahme des Wirkstoffs **in** den Körper und der Transport im Körper **zum Wirkort**. Dazu müssen die schützenden Oberflächen des Körpers, die **Barrieren** darstellen, überwunden werden.

Am Wirkort werden dann Körperfunktionen beeinflusst, indem z. B. die Aktivität von stofflichen Transportprozessen gehemmt oder beschleunigt wird. Auch können Rezeptoren an Zellen besetzt werden, wodurch zum Beispiel körpereigene Überträgerstoffe in ihrer Funktion eingeschränkt werden, was Überreaktionen wie z. B. zu hohen Blutdruck reduziert. Wenn diese Rezeptoren in einer Zelle liegen, muss der Wirkstoff sogar in die entsprechenden Zellen hineingelangen.

Folgende Barrieren spielen bei der Arzneimittelaufnahme eine Rolle:

- Haut: Die Haut stellt eine Barriere dar, die von vielen Arzneistoffen nicht gut überwunden werden kann. Für manche Arzneistoffe ist jedoch eine Aufnahme durch die Haut möglich, für sie wurden spezielle transdermale Systeme entwickelt (▸ Kap. 3.10.2).
- Schleimhäute: z. B. von Mund, Nase, Magen, Darm (Aufnahmefläche 120 m^2), Atemwegen (Aufnahmefläche 70 m^2) oder Vagina und Rektum.

Damit der Wirkstoff in den Körper gelangen kann, muss er durch die Arzneizubereitung in eine Form gebracht werden, die die Aufnahme ermöglicht, z. B. Zäpfchen, Tablette, Kapsel oder spezielles Pflaster.

Hat ein Wirkstoff diese Barrieren überwunden – man spricht auch von der „äußeren Schranke" – wird er in die Blutbahn oder das Lymphgefäß aufgenommen (**resorbiert**).

Mit dem Blut erfolgt dann, ggf. über mehrere Stationen, wie wir bei der „oralen Aufnahme" besprechen werden, die Verteilung (**Distribution**) im Gesamtorganismus und die Anreicherung am Zielort. Die Ausscheidung (**Elimination**) erfolgt dann vor allem über Leber und Niere. Zu diesen beiden Organen wird der Stoff wiederum in der Blutbahn transportiert (o Abb. 3.1).

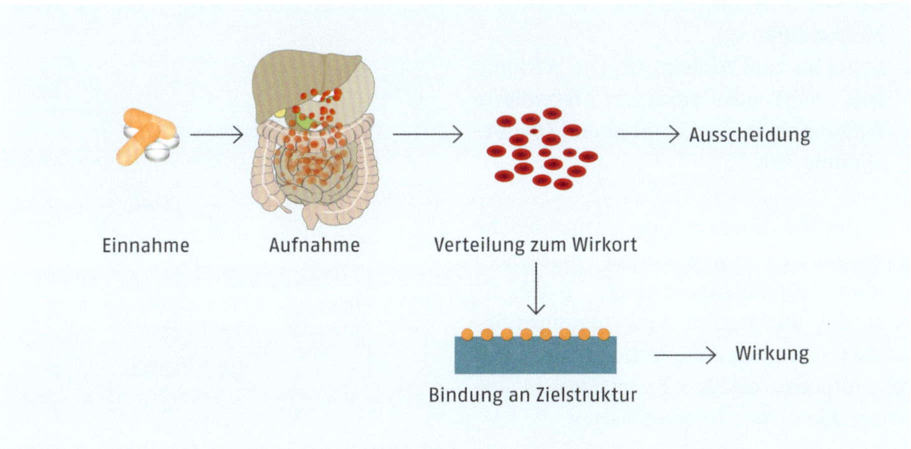

o **Abb. 3.1** Schematische Darstellung des Wegs eines Arzneimittels im Körper

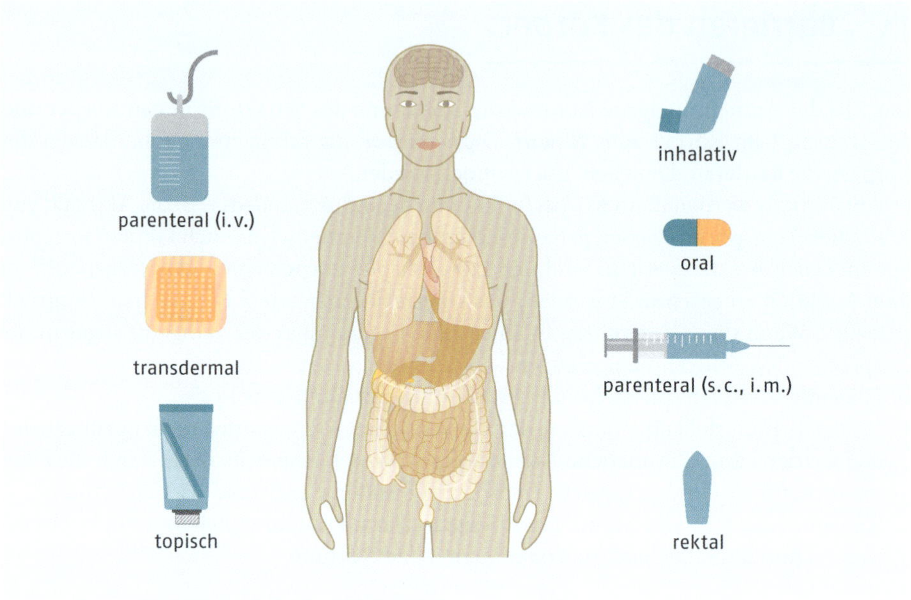

Abb. 3.2 Die wichtigsten Applikationsarten

3.2 Verabreichungsmöglichkeiten

Für die Frage, auf welchem Wege ein Arzneistoff am besten dem Körper zugeführt wird, spielen viele Faktoren eine Rolle, z. B.:

- **Aufnahmefähigkeit des Körpers für das Arzneimittel**: Kann der Körper an diesem Resorptionsort das Arzneimittel überhaupt aufnehmen? Würde man Insulin z. B. oral geben, würde es im Magen zersetzt und unwirksam. Deshalb muss es injiziert werden.
- **Wirkort des Arzneimittels**: Wo soll die Wirkung des Arzneimittels eintreten? Man unterscheidet die Wirkung auf der Haut oder Schleimhaut (**lokale/topische** Wirkung) von der Wirkung, die über eine Verteilung des Wirkstoffs im ganzen Körper erfolgt (**systemische Wirkung**).
- **Dauer bis zum Wirkeintritt**: Die Wirkung tritt sofort oder verzögert (**retardierte Wirkung**) oder lange anhaltend (**Depotwirkung**) ein.

Arzneimittel können über verschiedene Möglichkeiten in den Körper eingebracht werden (**Applikationsarten**). Abb. 3.2 zeigt die wichtigsten Einbringungsmöglichkeiten mit den entsprechenden Fachbezeichnungen, Abb. 3.3 verdeutlicht die unterschiedlichen Injektionsarten.

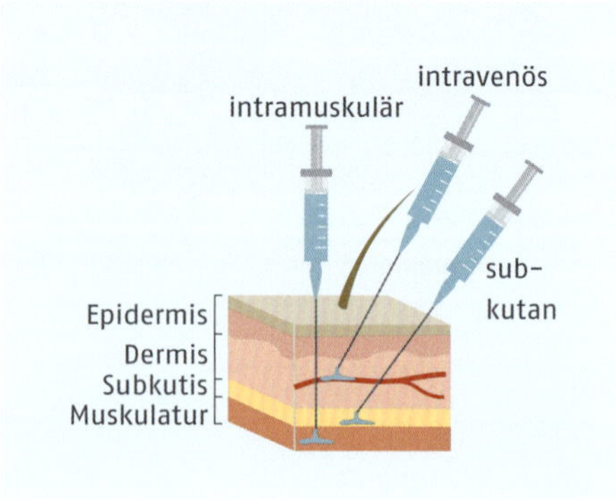

Abb. 3.3 Die wichtigsten Injektionsarten mit dem jeweils erreichten Gewebe

Tab. 3.1 Applikationsarten ohne First-Pass-Effekt und ihre pharmakologische Bedeutung

Applikationsart	Bedeutung
Intravenös, intramuskulär, subkutan	sehr schnelle Wirkung, nicht mehr rückgängig zu machen
Bukkal (in die Backentasche), sublingual (unter die Zunge)	sehr schnelle Aufnahme, nur bei gut wasserlöslichem Wirkstoff
Rektal	ein Teil passiert zuerst die Leber
Transdermal	kontinuierliche Arzneistoffaufnahme durch die Haut (▸Kap. 3.10.2)
Inhalativ	großer Wirkstoffeintrag von Gasen oder feinen Stäuben, v. a. lokale, jedoch auch systemische Wirkung

Applikationen, bei denen die Wirkstoffe direkt in den großen Körperkreislauf gelangen, ohne zunächst die Leber zu passieren (kein First-Pass-Effekt) zeigt Tab. 3.1.

3.3 Orale Anwendung

Da die orale Anwendung die wichtigste Anwendungsform überhaupt ist, wird sie ausführlicher als die übrigen besprochen. Bei dieser Aufnahmeform werden die Wirkstoffe in den Magen-Darm-Trakt eingebracht und dort von der Schleimhaut resorbiert. An dieser Stelle sei schon auf die Wichtigkeit einer genauen Beachtung der **Einnahmezeiten** eines oralen Arzneimittels hingewiesen: Für die Resorption ist es von großer Bedeutung, ob ein Wirkstoff bis zur Darmwand und den dahinter liegenden Blutkapillaren überhaupt vordringen kann, oder ob Speisebrei diesen Weg blockiert; auch eine mögliche Wechselbeziehung der aufgenommenen Speisen und der Wirkstoffe ist zu berücksichtigen.

Von großer Bedeutung ist bei der oralen Verabreichung der **First-Pass-Effekt**. Dies bedeutet, dass bereits bei dem ersten Durchgang durch die Leber Arzneimittel abgebaut oder chemisch verändert werden und somit ihre Wirkung reduziert wird. So ist z. B. bei Nitroglycerin der First-Pass-Effekt besonders ausgeprägt. Darum wird bei einem Angina-pectoris-Anfall dieser Wirkstoff sublingual gegeben, um die Leberpassage zu vermeiden (Abb. 3.4).

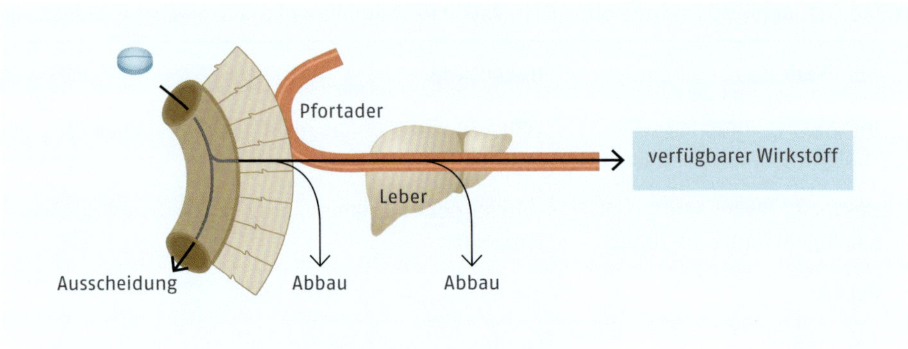

Abb. 3.4 Schematische Darstellung des Abbaus eines oral eingenommenen Medikaments in der Darmwand und bei der Leberpassage (First-Pass-Effekt)

3.3.1 Feste orale Arzneiformen

BEISPIELPACKUNGEN AUF EINEN BLICK

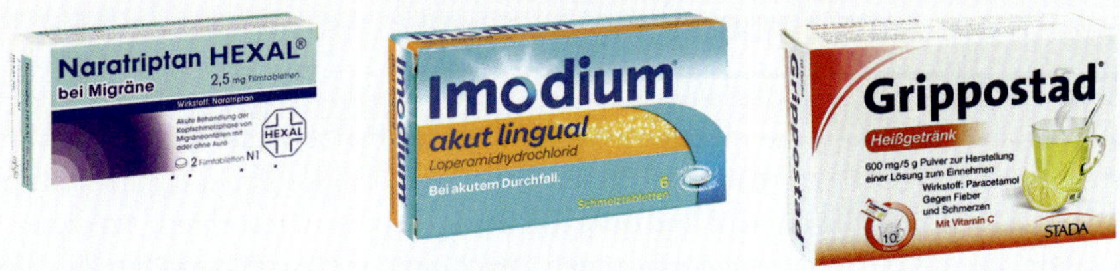

Zu den festen oralen Arzneiformen gehören Pulver, Granulate, Tabletten und Kapseln. Technologisch die einfachste Form sind die Pulver.

Pulver

Pulver sind Zubereitungen, die aus festen, losen, trockenen und mehr oder weniger feinen Teilchen bestehen. Sie enthalten einen oder mehrere Wirkstoffe mit oder ohne Hilfsstoffe. Man unterscheidet:

- Pulver zur peroralen Direktanwendung. Die Dosierung erfolgt über Messlöffel oder in vorportionierten Beuteln. Durch Einrühren in Wasser, Joghurt oder Apfelmus wird die Einnahme erleichtert (Packungsbeilage!).
- Pulver zur Herstellung von Flüssigkeiten zur peroralen Anwendung (Trockensäfte).

Im einfachsten Fall kann ein Pulver, nachdem es vorher dosiert wurde, direkt oder mithilfe von ausreichend Wasser heruntergeschluckt werden. Es wird dann einem Dosierbeutel oder einem Gefäß mithilfe eines Dosierlöffels entnommen.

In vielen Fällen handelt es sich aber um eine gepulverte, mengenmäßig genau abgewogene Trockensubstanz in einer Flasche (Trockensaft). Dieses Pulver darf nicht einfach eingenommen werden. Seine Arzneiform muss aus Gründen der Haltbarkeit und Dosierbar-

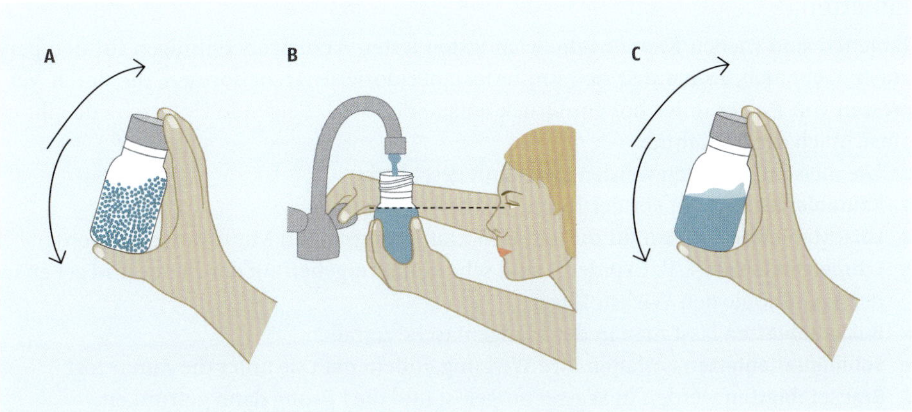

Abb. 3.5 Rekonstitution von Trockensäften: **A** Flasche schütteln, damit sich das Pulver löst, **B** mit Wasser auffüllen, **C** Flasche vor jeder Entnahme schütteln

keit erst hergestellt werden, und zwar mit kaltem Leitungswasser, nicht mit Mineralwasser. Manche Firmen bezeichnen das im Beipackzettel, ohne Erklärung, als „Rekonstitution".

So einfach – und trotzdem so viele Fehlermöglichkeiten

Bei der Rekonstitution von Trockensäften sind folgende Punkte zu beachten (Abb. 3.5):

- Pulver vorher aufschütteln
- Leitungswasser nutzen
- Wasser langsam zugeben (damit nicht versehentlich zu viel Wasser in die Flasche gelangt)
- zunächst bis etwas unter die Soll-Markierung auffüllen und schütteln, dann warten bis der Schaum weg ist, erst danach fertig auffüllen
- es gibt nur wenige Schritte, die bei jedem Saft identisch auszuführen sind (Gebrauchsinfo immer beachten)
- Saft vor jeder Entnahme aufschütteln

Das Herstellungsdatum sollte auf dem Etikett notiert und die Suspension im Umkarton so aufbewahrt werden, wie in der Packungsbeilage beschrieben, z. B. im Kühlschrank (Gemüsefachtemperatur). Viele Präparate schmecken gekühlt nicht so gut. Darum: Rekonstituierte Trockensäfte, am besten in der Dosierspritze, kurz vor der Gabe in den Händen anwärmen.

Granulate

Granulate sind Zubereitungen, die aus festen und trockenen Körnern bestehen. Granulate werden entweder (meist aus Portionsbeuteln) ganz geschluckt oder vor der Einnahme in Wasser gerührt und eingenommen.

Tabletten

Tabletten sind (neben Kapseln) die wichtigsten festen Arzneizubereitungen für den peroralen Gebrauch. Es handelt sich um feste, einzeldosierte Arzneiformen, die durch Verpressen von Pulver unter hohem Druck entstanden sind. Folgende Unterschiede gibt es hinsichtlich der Einnahme:

- Die meisten Tabletten werden **unzerkaut** geschluckt.
- **Kautabletten** müssen vor der Einnahme zerkaut werden.
- **Lutschtabletten** müssen für die lokale Wirkung langsam im Mund aufgelöst werden.
- **Schmelztabletten** (z. B. Expidet®) sind sehr dünn, zergehen auf der Zunge und geben in der Mundhöhle den Wirkstoff frei.
- **Bukkaltabletten** lässt man in der Wangentasche zerfallen.
- **Sublingualtabletten** entfalten ihre Wirkung, indem man sie unter die Zunge legt.
- **Brausetabletten** werden in Wasser aufgelöst und die Lösung dann getrunken.
- **Nicht peroral** eingenommen werden Vaginaltabletten und Rektaltabletten.

PFLEGETIPP
Schmelztabletten sind besonders geeignet für die Gabe von Analgetika und Sedativa bei Patienten, die an starken Schluckbeschwerden leiden.

Farbstoffe, die den Tabletten bei der Herstellung zugesetzt werden, erleichtern die Identifizierung und erschweren einen versehentlichen falschen Gebrauch. Ebenso dient dazu die individuelle Form (z. B. rund, flach, dreieckig, eiförmig) und eingeprägte Zeichen und Buchstaben (o Abb. 3.6).

PFLEGETIPP
Um z. B. in Vergiftungsfällen oder bei Unklarheiten schnelle Hilfe leisten zu können, bietet das Online-Tool „Gelbe Liste Identa" die Möglichkeit, Präparate nach Farbe, Form, Maßangaben und Darreichungsform zu bestimmen. Auch die Teilbarkeit lässt sich überprüfen. Dieser Bestimmungsschlüssel ist auch als Print-Exemplar erhältlich.

Tabletten mit Spezialüberzug

Für eine spezielle Wirkstofffreisetzung hat man **Filmtabletten** mit einem dünnen, pharmazeutischen Polymer (Kunststoff) überzogen. **Dragees** sind mit einem Überzug aus Zucker versehen. So lassen sich Ort (z. B. erst im Dünndarm) und Zeitpunkt der Wirkstofffreisetzung (z. B. über eine längere Zeit hinweg) steuern. Dies hat zudem folgende Vorteile:

- die Tablette verliert ihren unangenehmen Geschmack,
- sie ist einfacher zu schlucken,
- sie ist besser vor Umwelteinflüssen geschützt und so länger haltbar.

Präparate, bei denen der Wirkstoff über eine längere Zeit freigesetzt wird, heißen **Retard**- oder **Depot**arzneimittel. Dies kann außer durch einen speziellen Überzug auch durch einen besonderen Aufbau des Präparats erreicht werden: Der Wirkstoff wird z. B. in eine Kunststoffhülle (Matrixtablette) oder in spezielle Wachse oder Fette eingebettet, aus denen er nur langsam abgegeben wird. Diese Arzneimittel haben für den Patienten folgende Vorteile:

- toxische Blutspiegelspitzen werden vermieden,
- die Wirkstoffkonzentration ist auch während der Nacht im therapeutischen Bereich,
- es muss eine geringere Anzahl an Tabletten eingenommen werden, was die Compliance verbessert.

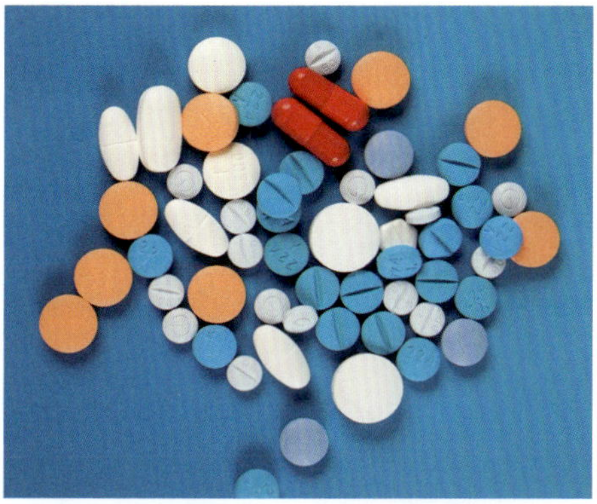

Abb. 3.6 Beispiele für Unterschiede in Farbe, Durchmesser und Prägezeichen einzelner Tabletten

PFLEGETIPP
Tabletten mit modifizierter Wirkstofffreisetzung dürfen meist nicht gemörsert oder geteilt werden! Da es Ausnahmen gibt, ist bei Unsicherheiten immer in der Apotheke nachzufragen.

Kapseln

Kapseln sind feste Arzneiformen mit harter oder weicher Hülle von unterschiedlicher Form und Größe und enthalten eine Einzeldosis an Wirkstoffen (Abb. 3.7). Die Hülle der **Hartgelatinekapsel** besteht aus 2 vorgefertigten zylindrischen Teilen, die an einem Ende mit einem halbkugeligen Boden abgeschlossen, am anderen offen sind. **Weichgelatinekapseln** werden aus Gelatinefolie in einem Arbeitsgang gefertigt, gefüllt und verschlossen. Oft sind Kapseln an der Oberfläche bedruckt oder ihre Teile sind zur leichteren Unterscheidbarkeit gefärbt. Die Kapseln werden von den Enzymen im Magen zersetzt und der Inhalt freigesetzt. Natürlich gibt es auch Formen, bei denen durch spezielle Überzüge eine Magensaftresistenz angestrebt wird:

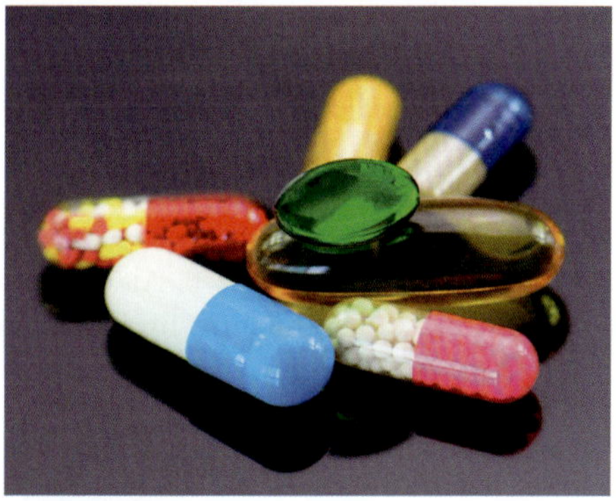

Abb. 3.7 Beispiele für Hart- und Weichgelatinekapseln

- Arzneimittel, die die Magenschleimhaut reizen (z. B. Eisenpräparate),
- Arzneimittel, die durch den Magensaft zersetzt werden (z. B. manche Antibiotika),
- Arzneimittel, die erst im Dünndarm wirken sollen (z. B. Präparate mit Bauchspeicheldrüsenenzymen).

3.3.2 Flüssige orale Arzneiformen

BEISPIELPACKUNGEN AUF EINEN BLICK

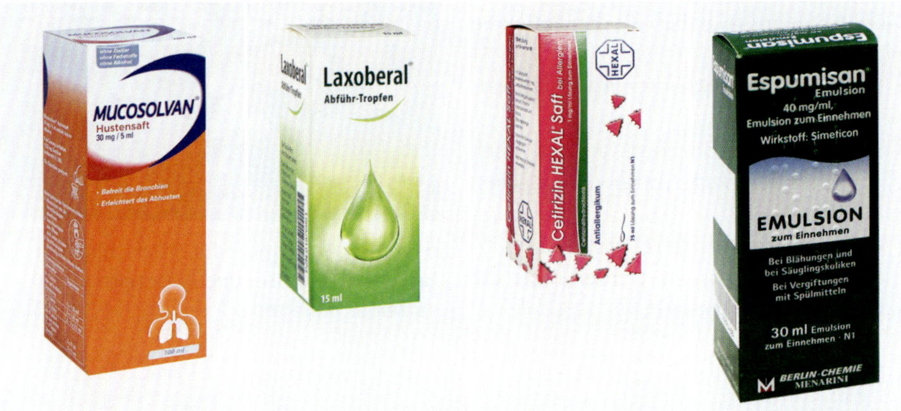

Wenn flüssige Arzneiformen zum Einnehmen auch nicht die Bedeutung von festen Arzneiformen besitzen, so sind sie doch in manchen Fällen unverzichtbar. Vorteile der flüssigen Arzneiformen:

- Säuglinge, Kleinkinder und Menschen mit Schluckbeschwerden können nur in dieser Form Arzneimittel oral zugeführt bekommen.
- Die bereits gelösten Arzneisubstanzen werden schneller resorbiert als aus festen Darreichungsformen, was den schnelleren Wirkungseintritt z. B. von Tropfen erklärt.
- Eine individuelle Dosierung, v. a. bei Kindern, ist problemlos möglich.

Lösungen, Tropfen

Als Lösung bezeichnet man eine Flüssigkeit, in der ein ehemals fester Stoff gelöst ist. Das Lösungsmittel kann dabei z. B. Alkohol oder Wasser sein. Wenn Alkohol (Ethanol) eingesetzt wird, ist die Einnahme für alkoholkranke Patienten, Kinder und Schwangere problematisch. Deshalb ist der jeweilige Alkoholgehalt auf der Packung angegeben.

Säfte, Sirupe, Suspensionen

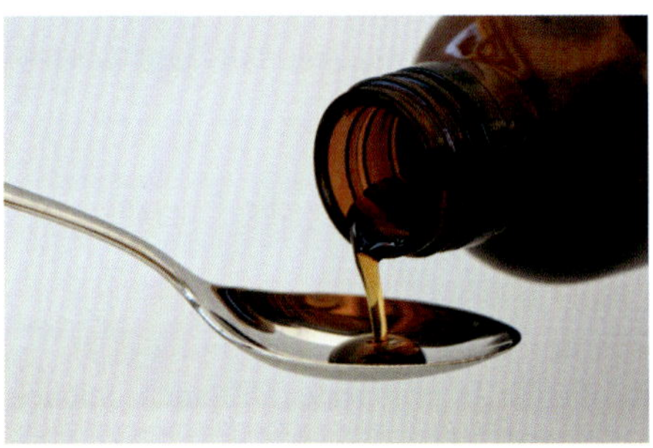

Abb. 3.8 Beispiel für einen dickflüssigen Saft

Säfte und Sirupe enthalten gesüßte und aromatisierte Lösungen von einem oder mehreren Inhaltsstoffen (Abb. 3.8). Wenn sie mit Zucker gesüßt sind, ist bei Diabetikern die Zahl der auf der Packung angegebenen Broteinheiten (BE) zu berücksichtigen. Dosierlöffel oder -pipetten liegen den Packungen bei und ermöglichen eine exakte Dosierung. Verwendung finden diese Arzneiformen meist als Hustensäfte mit pflanzlichen Wirkstoffen (z. B. Bronchicum® Elixir, Tussamag® Saft).

Trockensäfte enthalten in der Flasche aus Haltbarkeitsgründen nur Arznei- und Hilfsstoffe (z. B. Antibiotika) in Pulver- oder Granulatform. Hier muss eine vorgeschriebene Wassermenge kurz vor dem Gebrauch zugefügt und kräftig umgeschüttelt werden, um die Dosiergenauigkeit zu erhalten. Man hat auf diese Art eine **Suspension** hergestellt, d. h. einen festen unlöslichen Wirkstoff in einer Flüssigkeit aufgeschwemmt und durch Schütteln fein verteilt (o Abb. 3.9). Beim Einfüllen des Wassers muss die Auffüllmarke genau beachtet werden, da sonst die Dosierung nicht mehr stimmt.

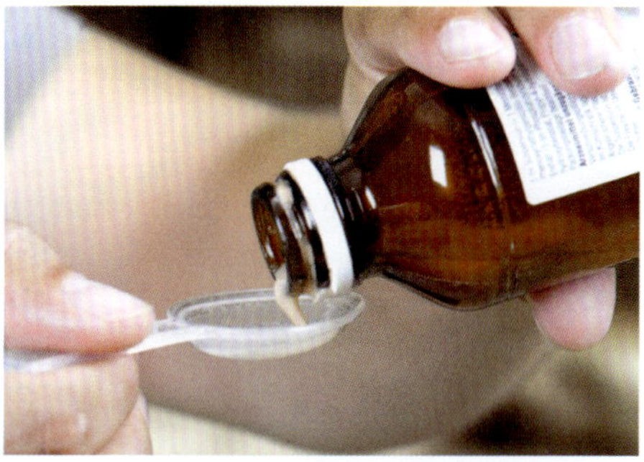

o **Abb. 3.9** Suspensionen müssen vor jedem Gebrauch gut geschüttelt werden, weil sich durch die Lagerung der Wirkstoff am Boden absetzt.

Emulsionen

Unter Emulsion versteht man die innige Vermischung von zwei, eigentlich nicht miteinander mischbaren Flüssigkeiten (z. B. Wasser und Öl) mithilfe eines Emulgators. Anzeichen einer Phasentrennung lässt das Arzneibuch zu, jedoch müssen sie sich durch Umschütteln wieder rasch beheben lassen. Als Beispiel sei die in der Altenpflege häufiger gebrauchte Abführemulsion Obstinol® M genannt.

3.3.3 Stellen der oralen Medikation

Regeln für manuelles Stellen

Das Herrichten der Arzneimittel zur Einnahme – in der Fachsprache „Stellen“ – ist eine zentrale Aufgabe von Pflegefachkräften (o Abb. 3.10). Hier sind je nach Arzneiform bestimmte Regeln zu beachten. Oral werden v. a. Tabletten, Dragees, Kapseln, Tropfen und Säfte verabreicht. Die festen Präparate können problemlos für den ganzen Tag oder sogar mehrere Tage bis zu einer Woche im Voraus (im Dispenser) gestellt werden. Dabei ist zu **beachten**, dass die Dispenser:

- mit eindeutigen Patientendaten versehen sind,
- hygienisch einwandfrei sind.

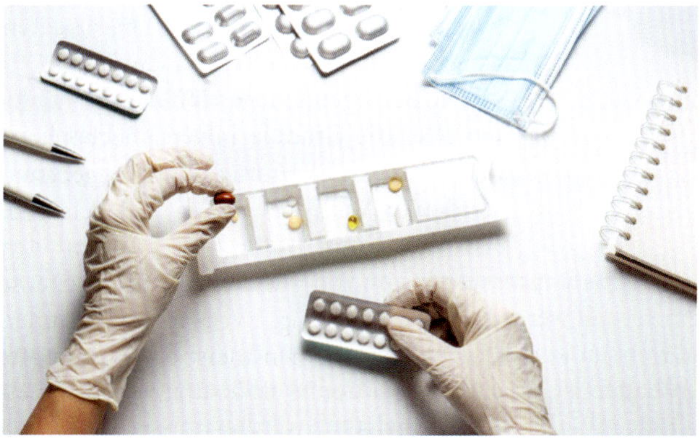

o **Abb. 3.10** Medikamente stellen

Weitere Grundregeln

- Die Beipackzettel müssen in der Originalpackung aufbewahrt werden.
- Wenn mehrere Packungen desselben Medikaments vorrätig sind, muss immer das mit dem kürzeren Verfallsdatum zuerst verbraucht werden (**first in, first out**)!
- Grundsätzlich darf pro Arzneimittel immer nur eine Packung angebrochen sein. Diese kann durch eine entsprechende Markierung (z. B. Kreuz) gekennzeichnet werden.
- Wenn der Vorrat eines Medikaments in den nächsten Tagen absehbar zu Ende geht, muss die Pflegekraft sich um die Nachbestellung kümmern: In der Klinik trägt sie dies in eine (z. B. elektronische) Liste ein, in der stationären und ambulanten Langzeitpflege muss sie sich um die Ausstellung eines neuen Rezepts und die Lieferung bzw. Abholung des Präparats kümmern.
- Nach dem Stellen der Medikamente sind diese vor der Verteilung an den Patienten so aufzubewahren, dass sie vor dem Zugriff Unbefugter geschützt sind.
- In der stationären Langzeitpflege sind patientenbezogen verordnete Arzneimittel Eigentum des Bewohners und dürfen nicht anderen Bewohnern verabreicht werden.

Tropfen und Säfte stellen

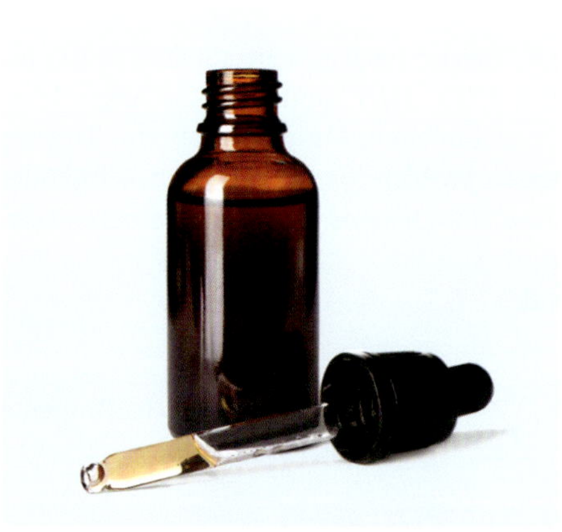

Abb. 3.11 Tropfen in einer Pipettenflasche

Da **Tropfen oder Säfte** bei längerem Offenstehen vertrocknen oder verstauben können, dürfen die flüssigen Arzneimittelformen erst kurz vor der Verabreichung in die Medizinbecher gefüllt werden. Tropfen können punktgenau dosiert werden; jedoch empfiehlt es sich, sie mit ein wenig Wasser zu verdünnen, damit der Patient auch die gesamte Dosis erhält und der oft unangenehme Geschmack neutralisiert wird. Für das Stellen dieser Flüssigkeiten gelten die folgenden Regeln.

Die beiliegenden **Messlöffel und -pipetten** oder die Graduierungen im Flaschendeckel müssen zum Abmessen benutzt werden (Abb. 3.11).

Wenn **Trockensäfte** zum Einsatz kommen, muss nach der Herstellung der **Gebrauchssuspension** vor jeder Entnahme der Wirkstoff durch Schütteln erneut fein verteilt werden.

Flaschen von **Tropflösungen** müssen korrekt gehalten werden, da die Arzneisubstanz hier in hoher Konzentration enthalten ist. So sind **Zentraltropfer** unbedingt senkrecht zu halten, während **Randtropfer** schräg (Winkel von 45°) gehalten werden müssen. Bei Zentraltropfern kann es zum Antropfen nötig sein, leicht auf den Flaschenboden zu klopfen – dies ist bei Randtropfern nicht zulässig (o Abb. 3.12). Vor der Verabreichung ist zuerst das Funktionieren der Tropfeinrichtung zu kontrollieren (siehe Pflegetipp).

Das **Etikett** enthält genaue Angaben darüber, wie viel Arzneistoff in einer bestimmten Menge Tropfen enthalten ist (z. B. 1 ml Flüssigkeit entspricht 30 Tropfen, entsprechend 30 mg Wirkstoff). Dabei ist unbedingt zu beachten, dass eine identische Arzneimitteldosis bei verschiedenen Fertigarzneimitteln mit gleichem Wirkstoff eine abweichende Tropfenzahl bedeuten kann. Beispielsweise gibt es beim Wirkstoff Valproinsäure die Möglichkeit der Einnahme von 300 mg/ml (Ergenyl® Lösung) oder 60 mg/ml (Orfiril® Saft zum Einnehmen).

PFLEGETIPP

Vor einer Verabreichung ist erst das Funktionieren der Tropfeinrichtung zu kontrollieren. Dazu lässt man ein paar Tropfen in ein kleines Glas oder ins Waschbecken probeweise tropfen. Diese „Probetropfen" sind zu verwerfen. Erst wenn feststeht, dass das Abtropfen korrekt verläuft, darf man mit dem Abzählen der erforderlichen Tropfenzahl beginnen.

Einige Medikamente sind mit **Pipetten** (z. B. Haloperidol Neuraxpharm® Lösung) oder **Dosierspritzen** (Haloperidol-ratiopharm® Lösung) versehen, um bei einer großen Tropfenzahl ein leichteres und schnelleres Abmessen zu ermöglichen.

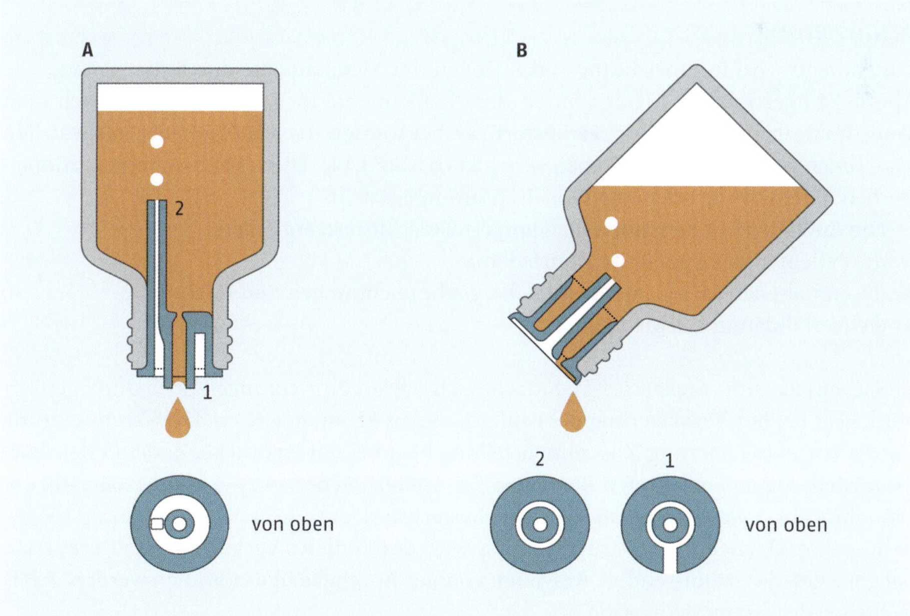

o **Abb. 3.12** Korrekte Haltung von Tropfflaschen bei der Entleerung: **A** Zentraltropfer mit Flüssigaustrittsröhre (1) und Belüftungskanal (2), **B** Randtropfer mit (1) und ohne Abtropfrille (2)

Tabletten, Dragees, Kapseln stellen

Beim Stellen der festen Arzneimittel ist häufig ein **Teilen** unumgänglich. Dabei sind folgende Regeln zu beachten:

- Dragees, magensaftresistente Tabletten, Tabletten mit sehr niedrigem Wirkstoffgehalt (Mikrogramm-Bereich), sehr kleine Tabletten, Kapseln, Tabletten mit einer festen Lackschicht und Retardpräparate dürfen normalerweise nicht geteilt werden (ungünstige Freisetzung des Wirkstoffs).
- Vor dem Teilen in der Packungsbeilage überprüfen oder in der Apotheke nachfragen, ob dies zulässig ist. Eine Bruchrille bedeutet nicht immer, dass eine Teilung möglich ist.
- Zum Teilen sollten möglichst Tablettenteiler verwendet werden. Das Teilen von Tabletten mit Messern o. Ä. führt zu ungleichen Bruchstücken und sollte unterbleiben. Tablettenteiler sollten nach jeder Anwendung von Resten gesäubert werden (Abb. 3.13).
- Wenn Tabletten in der häuslichen Pflege für mehrere Tage gestellt werden, ist dies auch mit Tablettenhälften möglich. Die Dispenser müssen jedoch vor Licht und Feuchtigkeit geschützt werden.
- Bei der Teilung von Zytostatika, Virostatika, Immunsuppressiva, Hormonen, Hormonantagonisten u. a. m. sind besondere Sicherheitsmaßnahmen einzuhalten (▸ Kap. 3.3.4).

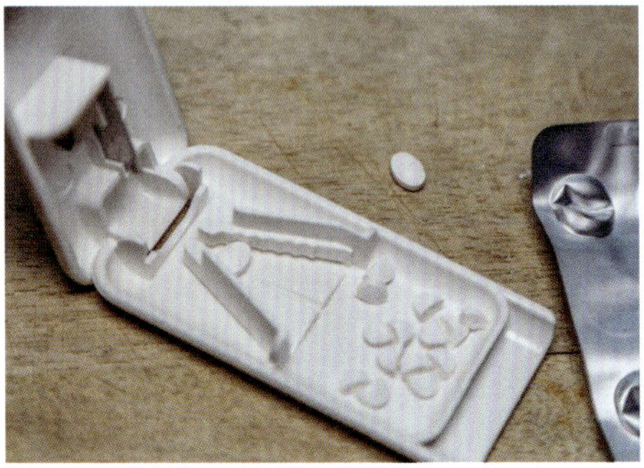

Abb. 3.13 Beispiel für einen Tablettenteiler

Verblisterung

Zunehmend wird in Einrichtungen das Stellen der Medikamente durch die versorgende Apotheke übernommen. Hier werden die Medikamente für jeden Patienten nach dem Verordnungsblatt maschinell „**verblistert**". Dabei werden die Medikamente in speziellen Maschinen neu in einzelne Tütchen verpackt (Abb. 3.14). Diese Medikamentenrationen werden für einen Tag oder eine Woche zusammengestellt.

Die Aufkleber auf den individuell hergestellten Blistern enthalten:

- die Patientendaten ggf. mit Geburtsdatum,
- die enthaltenen Medikamente mit Chargenbezeichnungen und INN,
- das Verfalldatum des Medikaments.

Im Gegensatz zum „Stellen per Hand", wie es in vielen Einrichtungen noch durchgeführt wird, liegt bei der Verblisterung die Fehlerquote im Promillebereich. Die Verantwortung für die korrekte Lieferung/Zusammenstellung liegt bei der Apotheke. Zudem erleichtert diese Methode im ambulanten Bereich vielen älteren Menschen, die mit der Logistik der Einnahme ihrer vielen Medikamente überfordert sind, die regelmäßige und korrekte Einnahme ihrer Arzneimittel. Darüber hinaus wird durch dieses Verfahren das Pflegepersonal entlastet, da zeitaufwendige Aufgaben von der Apotheke übernommen werden, z. B.:

- Stellen der festen Medikation,
- Kontrolle der Medikamentenvorräte,
- Organisation neuer Rezepte über den behandelnden Arzt,
- Dokumentation der Arzneimittel-Verordnungen.

Selbstverständlich können auf diese Weise nicht alle Medikamente vorbereitet werden. Alle Präparate, die licht-, luft- und temperaturempfindlich oder flüssig sind, sowie Zäpfchen **müssen** weiterhin **manuell gestellt** werden.

Nachteilig ist, dass Umstellungen in der Medikation schwieriger und nicht sofort umgesetzt werden können. Auch fällt vielen älteren Menschen das Öffnen der Plastiktütchen schwerer als das Öffnen eines Dispensers.

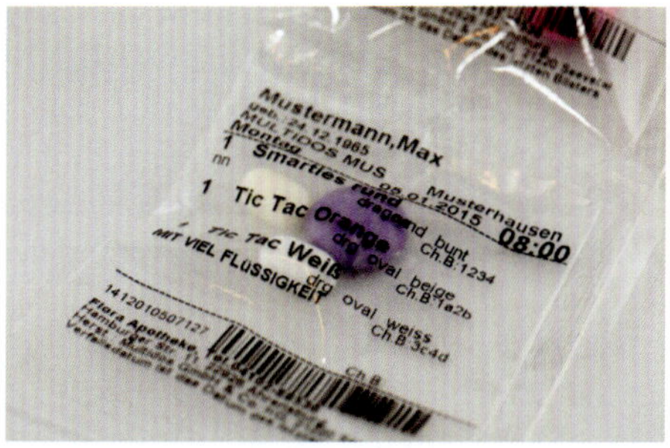

Abb. 3.14 Beispiel für eine Blisterverpackung

3.3.4 Verabreichen der oralen Medikation

Hinweise zur Einnahme

Zur Verabreichung der Medikamente gehört zunächst die **Verteilung** der gestellten Medikamente. Hierbei trägt die **verteilende Pflegekraft die Durchführungsverantwortung** für die Richtigkeit der verteilten und ausgehändigten Medikamente (Abb. 3.15). Dies bedeutet, dass sie den Anordnungsbogen beim Verteilen mitnehmen muss und den Inhalt der Dispenser, Medikamentenschälchen oder Blister überprüfen muss. Besondere Aufmerksamkeit ist geboten, wenn der Patient kritische Fragen stellt („Warum bekomme ich denn heute Morgen nur zwei Tabletten?"). Diese Fragen müssen immer ernst genommen werden und die gestellten Medikamente nochmals sorgfältig überprüft werden.

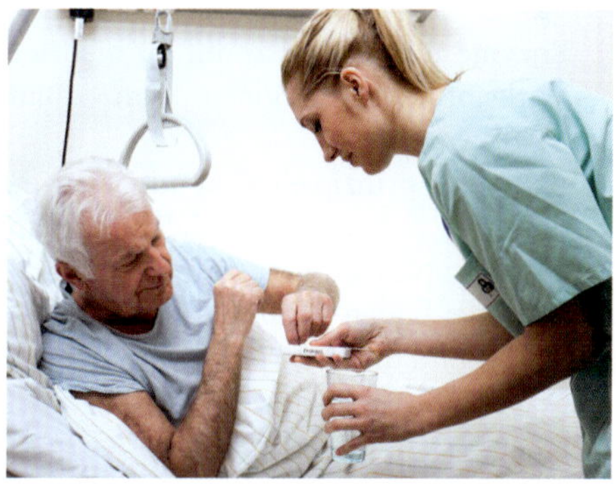

Abb. 3.15 Pflegekraft verteilt Medikamente an einen Patienten

Bei einigen Pflegebedürftigen muss die vollständige Medikamenteneinnahme **kontrolliert** werden, indem man den Patienten nach dem Einnehmen bittet, den Mund zu öffnen. Verweigert der Patient die Einnahme, darf dies nicht erzwungen werden. Die Verweigerung ist zu dokumentieren und mit dem Arzt zu besprechen.

Bei der Verabreichung von Medikamenten müssen mehrere Faktoren beachtet werden, damit Wirksamkeit und Verträglichkeit der Präparate gewährleistet sind. Grundsätzlich gilt folgendes:

- Einnahme durch den Patienten im (Halb-)**Sitzen oder Stehen**, damit die Medikamente möglichst schnell in den Magen gelangen und sich nicht bereits in der Speiseröhre auflösen, wo es zu Ulzerationen kommen kann.
- **Einnahmezeitpunkt** entsprechend der Packungsbeilage (Tab. 3.2).
- Einnahme immer mit **genügend Flüssigkeit** (mindestens 100 ml), wobei möglichst in großen Schlucken getrunken werden sollte, damit eine Anhaftung der Arzneiform an der Schleimhaut der Speiseröhre verhindert wird (Abb. 3.16).

- Einnahme grundsätzlich **nicht mit Alkohol**, da dieser durch eine verzögerte Magenentleerung, eine forcierte Magensäureproduktion sowie eine erhöhte Membrandurchlässigkeit die Resorption einiger Arzneimittel verändern kann. Zudem kann Alkohol den Abbau des Wirkstoffs in der Leber verändern. Bei manchen Wirkstoffen (z.B. Schlafmitteln) kann die sedierende und zentral dämpfende Wirkung durch Alkohol so sehr verstärkt werden, dass es zu tödlichen Interaktionen kommen kann. Bei anderen Stoffen (v.a. bestimmten Antibiotika, Antikoagulanzien) kann Alkohol zu einer höheren Aktivität der für die Metabolisierung erforderlichen Enzyme führen und somit zu niedrige Wirkstoffkonzentrationen im Blut bewirken.
- Einnahme prinzipiell **nicht mit Milch**, da diese durch ihren hohen Calciumgehalt eine Komplexverbindung mit dem Arzneimittel bilden kann, die dann unlöslich ist und die Resorption verhindert. Zudem kann Milch zu einer Alkalisierung des Magensaftes führen, wodurch magensaftresistent überzogene Arzneiformen schneller aufgelöst werden können.
- **Grapefruit** kann einen reduzierten Abbau vor allem von einigen Antibiotika, Antihypertensiva und Cholesterinsenkern bewirken, sodass es zu erhöhten Wirkstoffspiegeln im Blut kommt.
- **Tee** (schwarz, grün), **Kaffee** und **Kakao** enthalten Tannine, die bei Eisenpräparaten und bestimmten Psychopharmaka die Resorption deutlich negativ beeinflussen. Umge-

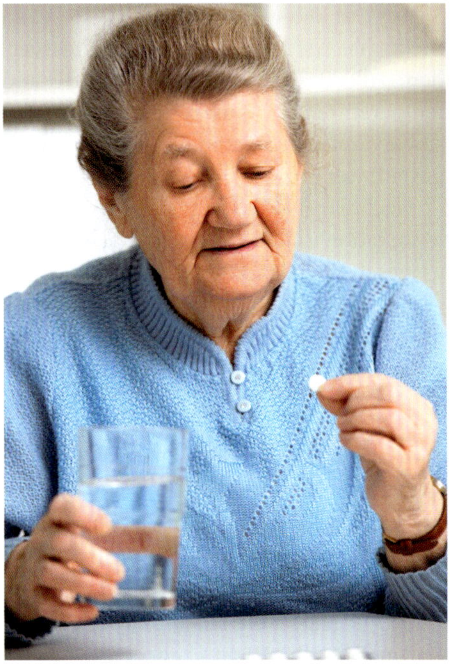

Abb. 3.16 Einnahme der Medikamente

Tab. 3.2 Was bedeutet der Einnahmezeitpunkt auf der Packungsbeilage?

Einnahmezeitpunkt	Bedeutung
Nüchtern	mindestens 30 Minuten vor der Nahrungsaufnahme oder 2 Stunden nach der Nahrungsaufnahme
Vor dem Essen	30 Minuten vor der Nahrungsaufnahme
Zur Mahlzeit	während der Nahrungsaufnahme oder unmittelbar danach
Nach dem Essen	30–60 Minuten nach der Nahrungsaufnahme
3-mal täglich	alle 8 Stunden (Abweichung 30 Minuten)
2-mal täglich	alle 12 Stunden (Abweichung 1 Stunde)

kehrt können Medikamente, bspw. einige Antibiotika oder Antihistaminika, den Coffeinabbau blockieren und die Wirkung von Kaffee, Cola oder Energydrinks massiv verstärken.

- **Spezielle Einnahmemodalitäten** der Präparate müssen jeweils aus der Packungsbeilage entnommen werden. Bei Unsicherheiten kann der Apotheker beraten und mit einem speziellen Ausdruck weiterhelfen.

3

PFLEGETIPP

Wenn man „einfache" Tabletten (also nicht retardiert oder überzogen) in Wasser zerfallen lässt, können an der Glaswand **Tablettenzerfallsteile** haften bleiben, die nicht mit eingenommen werden. Diese Reste müssen dann nochmals mit wenig Flüssigkeit nach Aufschütteln eingenommen werden. Zur leichteren Einnahme können teilbare Tabletten auch in kleine Stücke zerbrochen werden und mit Flüssigkeit hinuntergeschluckt werden.

Bukkale oder sublinguale Medikation

Da diese Medikamente schnell über die Mundschleimhaut resorbiert werden, dürfen sie **nicht sofort geschluckt** werden. Die für diese Anwendung vorgesehenen **Schmelztabletten** reagieren umgehend mit der Luftfeuchtigkeit und dürfen daher erst unmittelbar vor Gebrauch aus der Verpackung genommen werden. Bei Patienten mit sehr **trockener Mundschleimhaut** kann man mit einigen Tropfen Flüssigkeit den Lösungsvorgang beschleunigen.

Medikamentengabe über eine Sonde

Bei ca. 8–10 % aller Pflegebedürftigen müssen die verordneten Medikamente dauerhaft über eine Ernährungssonde verabreicht werden (◻ Tab. 3.3). Zumeist wurde bei diesen Personen eine **PEG**-Sonde (PEG: **p**erkutane **e**ndoskopische **G**astrostomie, ○ Abb. 3.17) eingelegt, sehr viel seltener auch eine **PEJ**-Sonde (PEJ: **p**erkutane **e**ndoskopische **J**ejunostomie).

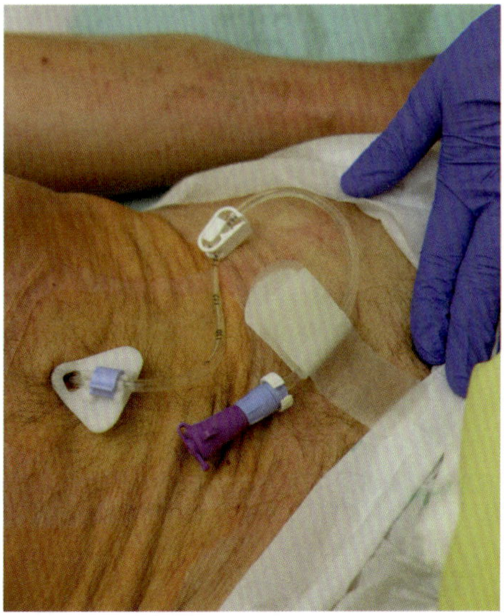

○ **Abb. 3.17** PEG-Sonde

Tab. 3.3 Wesentliche Unterschiede zwischen PEG- und PEJ-Sonden

Maße	PEG	PEJ
Länge	30–40 cm	70–120 cm
Außendurchmesser	9–20 Charrière (Ch)	5–12 Charrière (Ch)
Austrittsöffnung	1 große	mehrere kleine
Mündung im	Magen	Jejunum
Mündungsmilieu	pH 1–3	pH 7–8

MERKE
Aus diesen Unterschieden wird bereits deutlich, dass bei einer PEJ die Gefahr einer Verstopfung der Sonde deutlich größer ist. Hier müssen die Regeln besonders sorgfältig beachtet werden.

Probleme bei der Verabreichung über Sonden
Wenn Medikamente über eine Sonde verabreicht werden sollen, entstehen folgende Probleme:

- Die meisten Arzneimittel sind nicht für die Verabreichung über eine Sonde vorgesehen: Im Rahmen der Arzneimittelzulassung sind meist keine entsprechenden Tests durchgeführt worden, sodass eine Gabe per Sonde in der Regel **kein bestimmungsgemäßer Einsatz** ist.
- Durch die Verabreichung per Sonde kann die **Resorption deutlich verändert** sein und es kann zu schwerwiegenden Komplikationen kommen.
- Die Medikamente können in der Sonde aufquellen oder verklumpen, sodass eine (teilweise irreversible) **Verstopfung der Sonde** möglich ist.

Daher muss, ehe die Medikamentenverabreichung über eine Sonde erfolgt, mit dem behandelnden Arzt Folgendes abgeklärt werden:

- Kann der Patient seine Medikamente bei eventuell noch vorhandenem Schluckvermögen nicht doch **oral** einnehmen?
- Können zur leichteren oralen Einnahme Präparate auf eine **flüssige Applikationsform** umgestellt werden (Brausetabletten, Tropfen, Säfte)? Zudem sind diese Verabreichungsformen für eine Sondengabe günstiger.
- Können einzelne Arzneimittel auf eine **transdermale** (z. B. Schmerzmittel), rektale, **sublinguale** oder **parenterale** (s. c., über einen Port oder in Einzelfällen sogar über die Sonde) Verabreichungsform umgestellt werden?
- Benötigt der Patient wirklich alle Medikamente oder kann unter den Bedingungen einer Gabe per Sonde auf einzelne Präparate **verzichtet** werden?
- Da **Retardpräparate** für die Sondenverabreichung **nicht zerkleinert** werden dürfen (vorzeitiger und massiver Wirkungseintritt sowie vorzeitiger Abfall der Wirkstoffkonzent-

ration), müssen diese Medikamente vor der Sondenverabreichung auf eine nicht retardierte Form mit angepasster Dosierung umgestellt werden.

- **Antazida** dürfen meist nicht per Sonde verabreicht werden (Ausnahme z. B. Riopan®, verdünnt), da sie in der Sonde hart werden können und diese verstopfen würden.
- Bei **jejunalen Sonden** darf die Bolusmenge von maximal 50 ml Flüssigkeit nicht überschritten werden. Daher ist die Verabreichung von stark zu verdünnenden Präparaten wie z. B. Brausetabletten, hierüber nicht möglich.
- Einige Kapseln dürfen geöffnet werden und die enthaltenen **Pellets** können dann über die Sonde eingespritzt werden. Ob dies möglich ist, kann meist nur der Apotheker feststellen. Präparate mit sondengängigen Pellets, z. B. Antra MUPS® oder Omep® Mut® statt Omep, müssen dann vom Arzt mit Aut-idem-Kreuz verordnet werden.

Vorbereitung der Medikamente

Feste Arzneimittel müssen vor der Verabreichung sondengängig gemacht werden. Da hierdurch das Medikament verändert wird, sollte vorher immer der zuständige Apotheker um Rat gefragt werden. Für die Zerkleinerung gelten folgende Regeln:

- **Weichgelatinekapseln** können vorsichtig (Verletzungsgefahr) angestochen werden, sodass der Inhalt möglichst vollständig ausgedrückt oder mit einer Spritze abgesaugt werden kann. Weichgelatinekapseln haben oft einen öligen Inhalt, der die Sonde verkleben und damit leicht verstopfen kann.
- **Hartgelatinekapseln** werden durch Auseinanderziehen der Hälften geöffnet (Soweit diese nicht dem Schutz vor der Magensäure dienen oder die Retardierung durch die Beschichtung der Kapsel erreicht wird!), sodass eine Gabe des enthaltenen Pulvers oder der Pellets (keine weitere Zerkleinerung!) möglich ist. Vorsicht: Pellets können jejunale Sonden verstopfen!
- Einige Präparate **zerfallen** oder suspendieren schnell in Wasser, dies ist für die Verabreichung günstiger als eine mechanische Zerkleinerung.
- **Tabletten oder Dragees** müssen zu einem gleichmäßigen Pulver **gemörsert** werden (o Abb. 3.18). Dabei ist folgendes zu beachten:
  - Zum Mörsern stehen **spezielle Medikamentenmörser** zur Verfügung. Dabei sind geschlossene Mörser zu bevorzugen, da hier keine wirkstoffhaltigen Stäube freigesetzt werden.
  - Unterschiedliche Präparate müssen **immer einzeln** gemörsert werden, da sonst durch die Mischung ein neues Medikament entstehen würde oder Wechselwirkungen der Substanzen entstehen könnten.
  - Der Inhalt muss nach der Zerkleinerung **vollständig entnommen** werden, um die korrekte Dosierung einzuhalten.
  - Mörser müssen **nach jeder Verwendung** gereinigt werden, um Kreuzkontaminationen zu vermeiden.
  - Das Zerkleinern muss **zügig** erfolgen, da sich die Inhaltsstoffe durch den Kontakt mit Luft, Licht und Wasser erheblich verändern können.
  - Tabletten **ohne Überzug** oder **mit Bruchrille** können problemlos gemörsert werden.

Tabletten, deren **Film vor der Magensäure schützen soll**, dürfen (außer bei Gabe über jejunale Sonden) nicht gemörsert werden. Zu diesem Thema hat die Bundesapothekerkammer eine Leitlinie veröffentlicht, die für das Pflegepersonal eine entsprechende Arbeitshilfe enthält und gut in der Praxis eingesetzt werden kann (siehe Kasten).

NOCH MEHR INFOS

Arbeitshilfe der Bundesapothekerkammer zur Qualitätssicherung: Verabreichung von Arzneimitteln über die Sonde. Die Arbeitshilfe kann als bearbeitbare Word-Datei von der Homepage der ABDA unter der Rubrik Leitlinien und Arbeitshilfen heruntergeladen werden.

Einspritzen der Medikamente in die Sonde

Beim Einspritzen der Medikamente in die Sonde ist wie folgt vorzugehen:

1. Sollte eine **Sondenernährung** per Sondenpumpe zugeführt werden, muss diese **unterbrochen** werden. Medikamente dürfen keinesfalls mit Sondenkost vermischt werden. Es kann zu Ausflockungen kommen, die die Sonde verstopfen.
2. Wenn Arzneimittel **nur nüchtern** eingenommen werden dürfen, muss die Sondenkost mindestens 30 Minuten vor der Medikamentengabe **pausiert** werden.

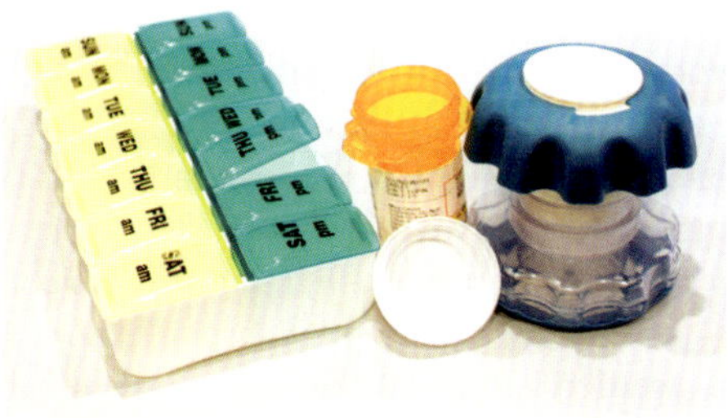

Abb. 3.18 Tablettenmörser

3. **Sonde** vor der Medikamentengabe mit 50 ml Wasser **spülen**. Hierzu ist „stilles Wasser" zu bevorzugen; Tee oder Fruchtsäfte dürfen nicht benutzt werden, da sie mit den Medikamenten reagieren können.
4. **Tropfen** oder dünnflüssige Säfte mit 10 ml Wasser verdünnen.
5. **Medikamentenpulver** mit mindestens 20 ml Wasser **mischen**, die entstandene Suspension muss immer wieder aufgeschüttelt werden.
6. **Brausetabletten** so lange rühren, bis keine Blasen mehr aufsteigen, da die Kohlensäure Blähungen auslösen kann.
7. **Dickflüssige** Säfte mit **Zuckeraustauschstoffen** (z. B. Sorbit, Mannit) immer ausreichend (30 ml Wasser) verdünnen, da diese sonst Durchfälle auslösen können.
8. Medikamente **immer einzeln** in eine geeignete Spritze (je nach Sondenansatz Blasenspritze oder Luer-Lock) mit mindestens 20 ml aufziehen. Diese Spritzen müssen **hygienisch einwandfrei** sein. Da sie nur für „Single-Use" zugelassen sind, ist eine Wiederverwendung nicht zulässig.
9. Medikamente mit **wenig Druck** in die Sonde applizieren.
10. Werden **mehrere Arzneimittel nacheinander** appliziert, muss die **Sonde zwischen jeder Gabe** mit mindestens 20 ml Wasser gespült werden.
11. Erst **nach Abschluss** der Medikamentengabe Sondenernährung **fortsetzen**.

Sicherheitsmaßnahmen

Ein Sonderfall ist die Verabreichung von Antibiotika, Antiepileptika, Virostatika, Zytostatika, Immunsuppressiva, Corticoiden oder Hormonpräparaten (CMR-Stoffe) über die Sonde. Hierfür gelten zum Schutz des Personals nach der Gefahrstoffverordnung besondere Regeln, da diese Medikamente mutagene, kanzerogene und/oder fruchtschädigende

Wirkungen haben können. Wirkstoffhaltige Bestandteile können bei der Mörserung, dem Auflösen oder dem Einspritzen aufgenommen werden. **Konsequenz:**

- Schwangere, Stillende und Jugendliche dürfen mit diesen Aufgaben niemals betraut werden.
- Bei der Vorbereitung und Applikation dieser Präparate muss immer mit Mundschutz, Schutzbrille, Handschuhen und Schutzkittel gearbeitet werden. Für den Umgang mit Zytostatika ist die Verwendung von Schutzkleidung mit angemessener Schutzwirkung nach EU-Recht eindeutig vorgeschrieben (siehe Kasten).

3

NOCH MEHR INFOS

Richtlinie des Rates vom 21. Dezember 1989 zur Angleichung der Rechtsvorschriften der Mitgliedstaaten für persönliche Schutzausrüstungen (89/686/EWG).

3.4 Rektale und vaginale Anwendung

3.4.1 Arzneiformen zur rektalen und vaginalen Anwendung

BEISPIELPACKUNGEN AUF EINEN BLICK

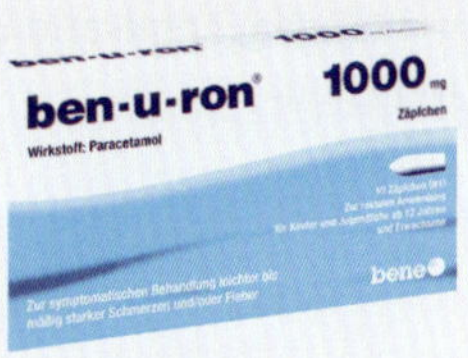

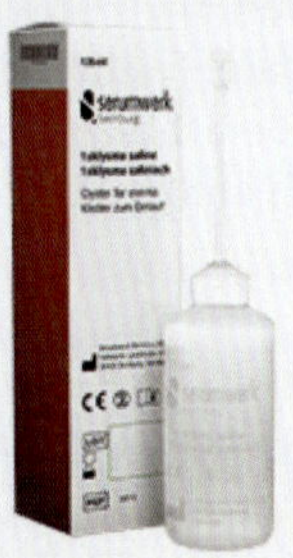

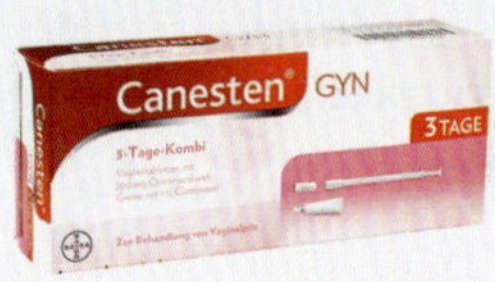

Bei diesen Arzneizubereitungen handelt es sich um Arzneiformen, die in eine Körperhöhle (hier Enddarm oder Vagina) eingeführt werden. Sie können lokal für Erkrankungen in diesen Regionen (Hämorrhoiden oder Vaginalsoor) eingesetzt werden. Bei einer rektalen Anwendung kann man auch eine systemische Wirkung im Gesamtorganismus erreichen. Ihr systemisches Haupteinsatzgebiet haben sie vor allem bei Kindern und bei Patienten, die Magenunverträglichkeiten gegen bestimmte Substanzen aufweisen oder durch krankheitsbedingte Verengungen der Speiseröhre am Schlucken gehindert sind. Diese Arzneimittel schmelzen im Enddarm und geben dann den Wirkstoff frei. Dabei gelangt ein Teil des Wirkstoffs über 2 Rektalvenen ohne First-Pass-Effekt direkt ins Blut, der andere Teil gelangt über die obere Rektalvene zunächst in die Leber. Aufgrund der individuell recht unterschiedlichen Resorptionswege im Darm ist die Art und Intensität der Wirkung nicht so gut steuerbar wie bei anderen Applikationsformen.

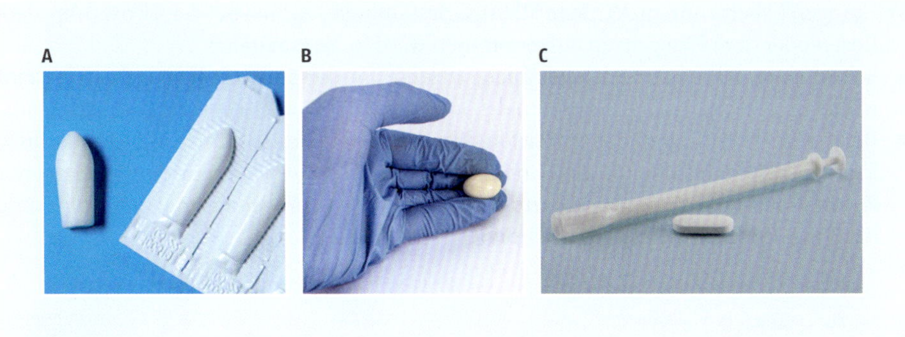

Abb. 3.19 Zäpfchen für A rektale und B vaginale Anwendung sowie C Applikator zum vaginalen Einführen

Tab. 3.4 Einteilung von Klysmen nach Größe

Arzneiform	Funktion	Packungsgröße
Makroklysmen	▪ Erweichung des Enddarminhaltes und Erzeugung eines Defäkationsreizes ▪ Bekämpfung einer Entzündung der Darmschleimhaut	50–200 ml Einlaufflüssigkeit in Tuben, Beuteln oder Quetschflaschen, die zum Teil mit einem Schlauch versehen sind
Mikroklysmen, Spezialformen auch Rektiolen genannt	▪ Resorption von Arzneistoffen durch das Rektum mit schnellerer Wirkung (z. B. Diazepam-Rektiolen) ▪ Erzeugung eines Defäkationsreizes (z. B. Klistiere zum Abführen)	2–20 ml Kunststofftuben mit langem Applikationsröhrchen

Zäpfchen

Unter Zäpfchen (Suppositorien) versteht man feste, einzeldosierte Zubereitungen, die zur Erleichterung der Einführung länglich zugespitzt sind. Als Hilfsstoffe dienen Substanzen, die kurz unterhalb der Körpertemperatur bei 33–36 °C schmelzen, oder wasserlösliche Stoffe (Abb. 3.19).

Klysmen

Klysmen, auch Klistiere oder Einläufe genannt, sind Flüssigkeiten, die in unterschiedlicher Menge in den Mastdarm gebracht werden. Je nach Größe werden die Klysmen entsprechend eingeteilt (Tab. 3.4).

Vaginalia

Die in die Scheide einzuführenden Arzneiformen werden entsprechend den anatomischen Gegebenheiten kugel- oder eiförmig geformt. Man bezeichnet sie deshalb auch als **Ovula.** Die Arzneistoffe werden bevorzugt in wasserlösliche Träger eingearbeitet.

3.4.2 Applikation von rektalen und vaginalen Arzneimitteln

Die rektale Verabreichung ist für viele Menschen recht unangenehm. Dem kann man mit der Berücksichtigung der folgenden Regeln begegnen:

- Flüssige Medikamente möglichst in der Hand oder einem Wasserbad etwas anwärmen.
- Einführen im Liegen, am besten in Seitenlage.
- Einführen nur mit Einmalhandschuhen; diese sollten auch dem Patienten angeboten werden, wenn er das Einführen selbst durchführt.
- Vor dem Einführen der Zäpfchen oder Klysmen den Anus mit etwas Gleitmittel wie z. B. Vaseline bestreichen (Vorsicht: eine zu große Gleitmittelmenge kann die Resorption des Wirkstoffs negativ beeinflussen!).
- Zur Vermeidung eines Defäkationsreizes kann ein Zäpfchen mit dem stumpfen Ende voran eingeführt werden.
- Vaginalzäpfchen werden häufig mit speziellen Applikatoren eingeführt.

PFLEGETIPP

Um zu verhindern, dass sich ein Klysma beim Herausziehen an der Darmwand festsaugt oder ein größerer Teil des Arzneimittels wieder zurück in die Tube gesogen wird, sollte das Klysma nach dem Einspritzen nur ganz zusammengedrückt nach kurzem Warten aus dem Darm entfernt werden.

3.5 Anwendung durch Einatmen

BEISPIELPACKUNGEN AUF EINEN BLICK

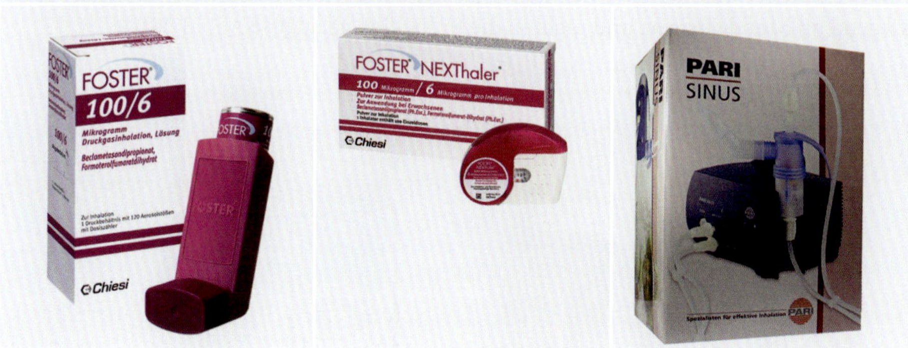

Bei dieser Form der Arzneimittelverabreichung macht man sich das Vordringen der Atemluft in alle Teile der Lunge zunutze, indem man mikroskopisch kleine Teilchen eines Medikaments zumischt. Man benutzt dabei den Inhalationsvorgang, um Wirkstoffe in Form von Gasen, Dämpfen oder zerstäubten Flüssigkeiten (**Aerosolen**) einzusetzen (◻ Tab. 3.5). Zudem kann durch die Trägerlösung zähes Sekret in den Atemwegen verflüssigt werden. Eingesetzt werden diese Präparate zur Lokalbehandlung von Erkrankungen der Atemwege wie z. B. bei Entzündungen der Nasennebenhöhlen, bei Bronchitis oder bei

Tab. 3.5 Verschiedene Methoden zur Aerosol-Erzeugung

Gerät	Teilchengröße	Anwendung
Dampftopf, Dampfinhalations-apparat	größer als 15 µm	Oberflächeninhalation von Nase und Rachen
Druckvernebler (z. B. Pari Boy®), Ultraschallvernebler	kleiner als 10 µm	Tiefeninhalation der Bronchien und Alveolen
Dosieraerosole und Pulver-inhalatoren	2–3 µm	Arzneistoffinhalation in Bronchien und Alveolen

Bronchialasthma. So können Medikamente schneller, sparsamer und mit weniger systemischen Nebenwirkungen eingesetzt werden.

Je kleiner diese Aerosole sind, desto tiefer gelangen Sie in die Atemwege. Tab. 3.5 gibt eine Übersicht, von welchen Geräten welche Teilchengröße erzeugt wird und wie tief diese in die Atemwege eindringen können.

3.5.1 Dosieraerosole

Ist ein schneller Zugriff auf das zu inhalierende Arzneimittel – z. B. bei Asthmaanfällen – erwünscht, so werden Dosieraerosole benutzt, die überall hin mitgeführt werden können. In ihnen liegen die mikronisierten Wirksubstanzen in einem nicht brennbaren Gasgemisch vor. Bei Betätigen des Dosierventils wird ein Gas-Wirkstoff-Gemisch mit einer genau definierten Menge Wirkstoff freigesetzt. Allerdings ist für einen genau bestimmbaren Therapieerfolg auch eine genau bestimmte Vorgehensweise einzuhalten, denn es muss verhindert werden, dass sich durch falsche Inhalationstechnik der Wirkstoff überwiegend im Mund ablagert und nicht in die Bronchien gelangt (Abb. 3.20).

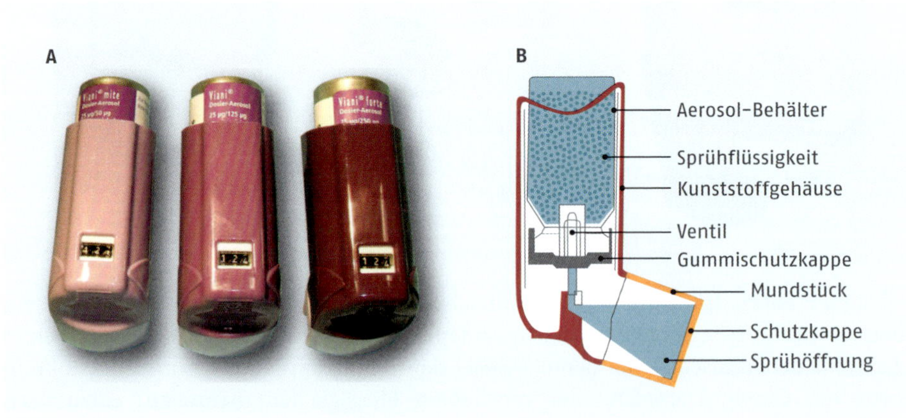

Abb. 3.20 Beispiel eines Dosieraerosols (Viani® mit Zählwerk) und Aufbau eines Standarddosieraerosols im Querschnitt

Umgange mit Dosieraerosolen

Sie sind nicht wiederbefüllbar und nur für den Einzelpatienten gedacht. Beim Inhalieren mit einem Dosieraerosol sollte die folgende Vorgehensweise eingehalten werden:

- nach Abziehen der Schutzkappe die Patrone gut durchschütteln,
- vollständig **aus**atmen,
- Dosieraerosol an den Mund führen, Medikamentenbehälter muss nach **oben** zeigen, Mundstück mit den Lippen fest umschließen,
- langsam durch das Mundrohr einatmen, **dabei** auf den Dosenboden drücken und damit das Ventil betätigen,
- weiter tief einatmen, dann für 10 Sekunden die **Luft anhalten**, damit sich der Wirkstoff absetzen kann,
- **langsam** über die Nase wieder ausatmen, nicht in das Gerät,
- Gerät absetzen und die **Schutzkappe wieder aufsetzen**, um z. B. eine Verstopfung des Ventils durch Reste von Kleidungsstücken zu vermeiden.

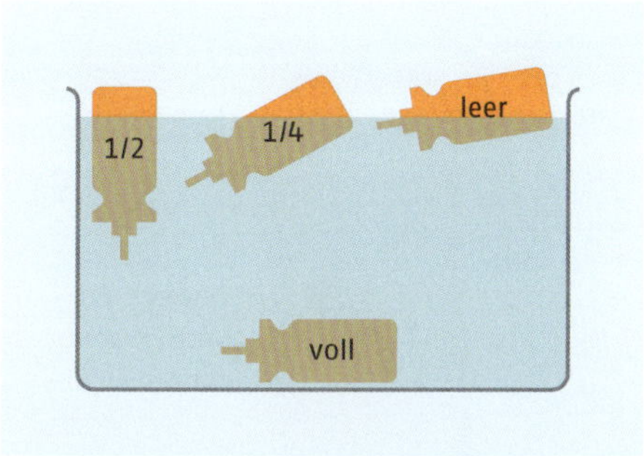

Abb. 3.21 Möglichkeit zur Überprüfung der Inhaltsmenge eines Dosieraerosols

Bei **cortisonhaltigen** Asthmasprays sollte der Mund nach der Inhalation ausgespült werden; alternativ kann auch etwas gegessen werden, um Pilzbefall im Mund- und Rachenraum zu vermeiden. Dies gilt auch für die Anwendung von Pulverinhalatoren. Gereinigt werden kann der Sprühmechanismus mit lauwarmem Wasser. Er muss danach sorgfältig getrocknet werden. Nur so ist gewährleistet, dass immer exakt die gleiche Wirkstoffmenge austritt.

PFLEGETIPP

Da die meisten Dosieraerosole keine Füllanzeige haben, taucht immer wieder die Frage auf: „Wie voll ist die Patrone?" Dies kann mit einer einfachen Methode überprüft werden (Abb. 3.21):

- Die Patrone wird ohne Mundstück in ein Wasserglas gelegt.
- Sinkt sie auf den Boden, so ist gut gefüllt.
- Steht sie senkrecht im Wasser, ist sie noch halbvoll.
- Schwimmt die Patrone auf dem Wasser, ist sie fast leer.

3.5.2 Pulverinhalatoren

Zunehmend werden Wirkstoffe so fein gepulvert, dass sie aus Inhalatoren **ohne Treibgas** nur durch den Einsaugeffekt verwirbelt und über entsprechend angeordnete Luftkanäle fein aufgenommen werden können. Für die volle Verteilung der Wirkstoffe in der Lunge muss ausreichend Atemluft zur Verfügung stehen, weshalb sie nicht bei allen Asthmatikern eingesetzt werden können. Es wird unterschieden zwischen nicht wiederaufladbaren Mehrdosensystemen und nachfüllbaren Pulverinhalatoren, bei denen eine Hartgelatine-

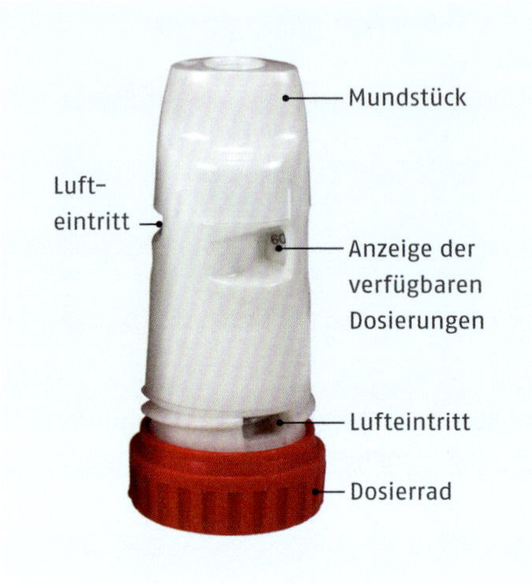

Abb. 3.22 Aufbau eines Pulverinhalators (Turbohaler®)

kapsel, in der sich das zu inhalierende Pulver befindet, im Gerät von einem Dorn angestochen wird.

Allen Geräten ist gemeinsam, dass durch einen hörbaren mechanischen Vorgang (Hebel schieben: Diskus®; Dosierrad drehen: Turbohaler®, Gerät zusammenschieben: Easyhaler®; Dosiertaste drücken: Novolizer®) der Wirkstoff in den Inhalationskanal transportiert wird und dann durch eine kräftige Inspiration aufgenommen werden kann (Abb. 3.22). Auch bei versehentlicher Mehrfachbetätigung ist eine Überdosierung nicht möglich. Die meisten Geräte zeigen die korrekte Einatmung durch einen sirrenden Ton während des Inhalationsvorhangs an.

Umgang mit Pulverinhalatoren

Grundregeln für den Umgang mit Pulverinhalatoren:

- bei wiederaufladbaren Geräten die Kapseln erst **unmittelbar vor der Inhalation in das Gerät mit trockenen Fingern** aus dem Blister in den Inhalator legen,
- vor der Anwendung ausatmen, jedoch nicht **über den Inhalator**, da sich sonst Kondenswasser im Gerät abscheidet, welches das Pulver verkleben lässt,
- Mundstück luftdicht mit den Lippen umschließen und **tief und kräftig einatmen**,
- für einige Sekunden den **Atem anhalten**, **langsam** ausatmen, am besten durch die Nase,
- das abgenommene Mundstück **mit einem trockenen Tuch reinigen**.

PFLEGETIPP

Viele Patienten spüren den fein verteilten Wirkstoff nicht im Mund und glauben, keine Wirkdosis erhalten zu haben. Hier hilft ein einfacher Trick im Rahmen einer einmaligen Testinhalation: Über das Mundstück ein schwarzes Tuch legen und durch dieses inhalieren lassen. Die Patienten sehen dann am Tuch ein weißes Pulver.

Im Internet sind z. B. auf youtube.com zahlreiche leicht verständliche Filme mit der korrekten Anwendung der vielen unterschiedlichen Inhalatoren verfügbar. Diese werden dort nicht nur von den Pharmafirmen, sondern auch z. B. von der „Deutschen Atemwegsliga“ eingestellt. Diese gibt auch weitere Infos heraus.

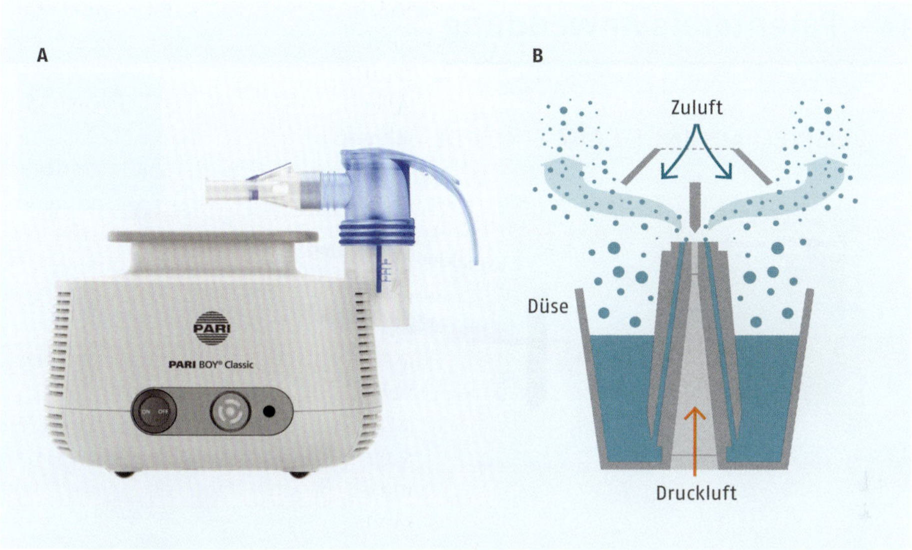

Abb. 3.23 Beispiel eines Druckluftinhalationsgeräts: **A** Pari Boy® classic, **B** schematischer Aufbau

3.5.3 Wiederbefüllbare Inhalationsgeräte

In wiederbefüllbaren Inhalationsgeräten werden aus der ggf. wirkstoffhaltigen Lösung durch Druckluft oder Ultraschall Aerosole erzeugt. Diese Geräte benötigen einen Druckluftanschluss (Klinik) oder einen Stromanschluss (Abb. 3.23).

Umgang mit wiederbefüllbaren Inhalationsgeräten

Zur Tiefeninhalation stehen vielfach wiederbefüllbare elektrische oder druckluftbetriebene Zerstäubungsapparate zur Verfügung. Beim Umgang damit sind **strenge Hygienerichtlinien** zu beachten, damit keine verkeimten Aerosole inhaliert werden. So gilt:

- Fertig verpackte **Einmalportionsgrößen** sind unbedingt zu bevorzugen.
- Mehrdosisbehältnisse (z. B. 50 ml Infusionsfläschchen mit NaCl 0,9 %) **max. 24** Stunden nach Öffnung **bei Kühlung** verwenden; nach Öffnung sind das **Datum** und die **Uhrzeit** zu vermerken.
- Arzneilösungen sind nach Anbruch entsprechend den Lagerhinweisen aufzubewahren.
- Entnehmen von Einzelportionen mit **sterilen Einmalspritzen und Kanülen**; als Entnahmekanüle empfiehlt sich die Extra Spike Plus (Fa. Fresenius), die die einströmende Luft filtert.
- Inhalator nach Gebrauch vollständig entleeren, zerlegen und, wenn keine Einmalprodukte zum Einsatz kommen, Düse und Arzneimittelbehälter unter fließendem Wasser durchspülen und anschließend trocknen; Mundstück oder Maske desinfizieren.
- Eingebaute Filter nach Bedienungsanleitung wechseln.
- Für **chronisch Kranke** möglichst deren **eigene Geräte** benutzen.

3.6 Parenterale Anwendung

BEISPIELPACKUNGEN AUF EINEN BLICK

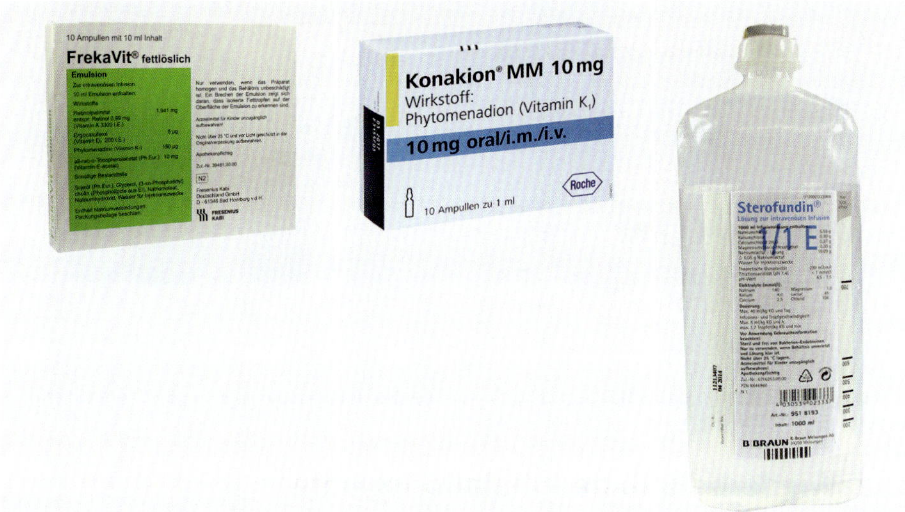

Unter „parenteraler Verabreichung“ versteht man, dass man nicht den normalen „enteralen“ Weg über die natürlichen Körperöffnungen geht, sondern an diesen vorbei einen „Para-Weg“, also einen Nebenweg nimmt. Das Einbringen in den Körper geschieht mittels Injektion oder Infusion (○ Abb. 3.3), selten auch über Implantate wie bei einer implantierten Schmerzpumpe.

Vorteile:

- **schnellerer** Wirkungseintritt,
- **stärkere Wirkung,** da kein First-Pass-Effekt besteht,
- Verabreichung auch z. B. bei Bewusstlosen, Säuglingen oder bei Menschen, die oral nichts mehr zu sich nehmen können oder dürfen,
- Vermeidung von Schleimhautschädigungen des Magen-Darm-Trakts,
- kein Wirkstoffverlust bei Resorptionsstörungen,
- keine Veränderung oder Inaktivierung des Wirkstoffs (wie z. B. Insulin oder Heparin) im Verdauungstrakt.

Nachteile:

- Die Durchführung ist immer mit einer Verletzung der Haut verbunden.
- Dadurch haben viele Patienten Ängste vor dieser Art der Applikation.
- Unerwünschte Wirkungen können sehr schnell eintreten.
- Die Verabreichung ist nicht mehr rückgängig zu machen.
- Die invasive Durchführung ist nur nach besonderer Schulung möglich.

3.6.1 Arzneiformen zur Injektion und Infusion

Da Parenteralia unmittelbar in die Blutbahn eingebracht werden, stellt das Arzneibuch an sie besondere Anforderungen:

- Alle Präparate müssen **steril,** also frei von vermehrungsfähigen Keimen sein.
- Ab einer Menge über 15 ml dürfen in den Präparaten **keine Pyrogene** enthalten sein. Pyrogene sind fiebererzeugende Stoffe, die aus den Zellwänden von Bakterien und Mikroben stammen und die auch nach einer Sterilisation in der Arzneiflüssigkeit nachweisbar sein können.
- Injektions- und Infusionslösungen müssen **klar** sein und dürfen **keine Schwebstoffe** (z. B. Fasern oder Glassplitter) aufweisen. Damit das Pflegepersonal dies prüfen kann, müssen Behältnismaterialien durchsichtig sein.
- Injektions- und Infusionslösungen müssen **physiologisch ausreichend angepasst** sein.
  - Der **pH-Wert** gibt Auskunft über Säure- und Basengrad einer Lösung. Das Blut hat einen pH-Wert von ca. 7,4. Eine Injektionslösung muss diesen Wert annähernd erreichen, soll sie nicht als schmerzhaft empfunden werden. Auch Venenentzündungen und Thrombosen können die Folge eines abweichenden pH-Werts sein.
  - Die **Tonizität** ist ein Maß für den osmotischen Druck. Eine 0,9%ige Kochsalzlösung hat denselben osmotischen Druck wie das Blut. Um Schädigungen der Gefäße oder der Blutkörperchen vor allem bei Infusionsbehandlungen zu vermeiden, müssen die Toleranzwerte eingehalten und durch eine entsprechende Rezeptur eine annähernde **Isotonie** (gleicher osmotischer Druck) erreicht werden.

Eine Übersicht über die verschiedenen parenteralen Arzneiformen vermittelt ◘ Tab. 3.6.

3.6.2 Applikation der Parenteralia

Anforderungen an die Pflegekräfte bei der Vorbereitung oder Verabreichung von Parenteralia:

- Aseptisches Arbeiten: Es dürfen nur sterile Materialien zum Einsatz kommen, diese müssen vor Kontamination geschützt werden.

◘ **Tab. 3.6** Verschiedene parenterale Arzneiformen

Arzneiform	Beispiele
▪ Injektionslösungen (Injektabilia)	▪ Einzeldosisbehälter aus Glas (Ampullen bis 20 ml) ▪ Einzeldosisbehälter aus Kunststoff (Ampullen bis 20 ml) ▪ Fertigspritzen mit Kanüle ▪ Mehrdosenbehälter (Durchstechflasche) zur Entnahme mehrerer Einzeldosen
▪ Infusionslösungen (Infundibilia)	▪ Kurzinfusionen zur i. v. Verabreichung von Wirkstoffen (bis 100 ml) ▪ Elektrolytlösungen zum Aufrechterhalten des Flüssigkeits- und Elektrolythaushalts ▪ Lösungen zur parenteralen Ernährung (z. B. Glucose 5 %) ▪ Mehrkammerbeutel zur parenteralen Ernährung (z. B. Nutriflex® Lipid peri novo) mit Aminosäuren, Lipiden und Kohlenhydraten

- Bei der Zubereitung und Verabreichung der Medikamente müssen die Vorgaben des Herstellers bzgl. des Lösungsmittels, eines ggf. erforderlichen Schutzes vor Licht und möglicher Inkompatibilitäten mit anderen Substanzen beachten werden.
- Genaue Kontrolle, ob die vorbereiteten Medikamente der Anordnung und den allgemeinen Vorgaben (ob die Flüssigkeit klar ist usw.) entsprechen. Vorsicht bei Angaben auf Zuruf. Hier hat sich das Vieraugenprinzip bewährt.
- Zum Eigenschutz müssen verletzungssichere Kanülen verwendet werden.
- Eine zeitnahe Applikation vorbereiteter Parenteralia ist zu beachten – „Standzeit“ max. 60 Minuten.
- Eine korrekte Desinfektion der Einstichstelle in die Haut unter Beachtung der vorgeschriebenen Einwirkzeit ist einzuhalten.
- Injektionsort, Kanülenlänge und Injektionstechnik nach anerkannten Standards auswählen.
- Patienten sind auf mögliche Nebenwirkungen, Schmerzen und Unverträglichkeitsreaktionen zu beobachten; auf korrektes Einlaufen der Infusionslösung in die Vene in der vorgegebenen Zeit achten.
- Benutzte Materialien sind umgehend in geeigneten Behältern zu entsorgen.

PFLEGETIPP

„Call-Outs“: Dieser Begriff stammt aus dem Cockpit und soll die Sicherheit erhöhen. Das gezielte laute Vorlesen der gesamten Information (Patient, Präparat, Dosis, Applikationsform, Verabreichungszeitpunkt) erhöht die Aufmerksamkeit und ermöglicht der Pflegekraft, auch wenn sie allein arbeitet, das rechtzeitige Erkennen von Fehlern.

3.7 Anwendung am Auge

Augenarzneimittel werden immer **topisch**, also direkt am Auge angewendet; deshalb müssen sie den physiologischen Verhältnissen am Auge in besonderem Maße entsprechen. Zudem haben sie aufgrund der Resorption durch die Schleimhäute häufig auch **systemische** Wirkungen, d. h. Wirkungen auf den Gesamtorganismus. Neben wirkstoffhaltigen Präparaten (z. B. mit Antibiotika) kommen auch bei trockenen Augen wirkstofffreie „Tränenersatzmittel“ zum Einsatz.

3.7.1 Augenarzneiformen

BEISPIELPACKUNGEN AUF EINEN BLICK

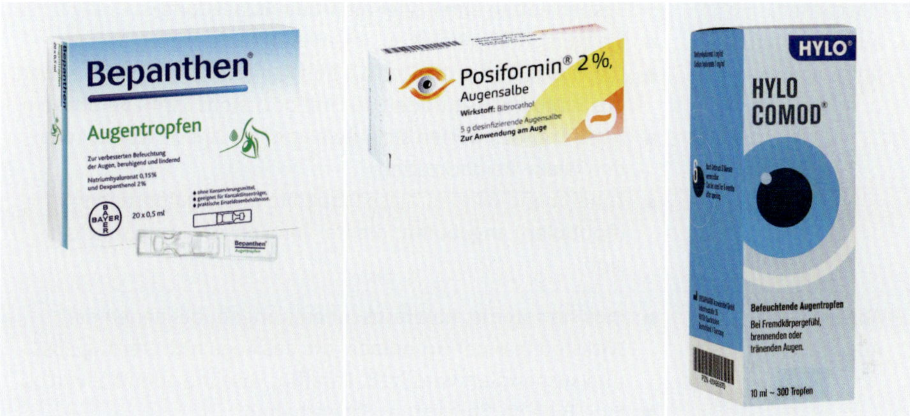

In der Praxis spielen 3 Darreichungsformen für das Auge die größte Rolle (◘ Tab. 3.7). Für alle Augenarzneimittel gelten hohe Anforderungen, was die Keimfreiheit und deren Erhaltung während des Gebrauchs der Zubereitung angeht. Außerdem müssen, um die Reizung des Auges gering zu halten, verträglichkeitsverbessernde Hilfsstoffe zugesetzt sein, die z. B. die Arzneilösung dem natürlichen osmotischen Druck des Auges angleichen (Herstellung einer Isotonie) oder dafür sorgen, dass die Arzneistofflösung in ihrem pH-Wert den Verhältnissen am Auge entspricht. Ziel moderner Augenarzneimittel ist es, die systemischen Wirkungen zu vermindern und die lokale Wirkung zu optimieren.

3.7.2 Applikation von Augentropfen und -salben

- Bei der Verwendung von Augentropfen aus Fläschchen muss das Datum des Anbruchs darauf dokumentiert werden, damit die max. Verwendungszeit eingehalten werden kann.
- Um eine genaue Zuordnung zum Patienten zu ermöglichen, sollte auch dessen Name auf dem Fläschchen vermerkt werden.
- Bei pflegebedürftigen Personen muss das Pflegepersonal häufig eine Einweisung bzgl. der korrekten Anwendung vornehmen.
- Vor der Verabreichung ist eine hygienische Händedesinfektion erforderlich, da die Pflegekraft mit ihrem Finger das Unterlid herunterziehen muss (○ Abb. 3.24).
- Damit die Tränensekretion nicht übermäßig angeregt wird, sollten die Medikamente Zimmertemperatur haben, und beim Einbringen der Arznei darf die Hornhaut nicht berührt werden, da dies die Tränensekretion anregt und der Wirkstoff so schneller ausgeschwemmt wird.
- Medikamentenreste von der vorhergehenden Anwendung, die noch am Lid haften, sind mit einem sauberen Tuch abzuwischen.
- Beim Eintropfen darf die Flasche weder das Auge noch die Wimpern und Lider berühren, um eine Keimübertragung auszuschließen.

Tab. 3.7 Darreichungsformen für das Auge

Darreichungsform	Besonderheit
Augentropfen in Fläschchen, Augentropfen in Ophtiolen	■ Augentropfen sind sterile, wässrige oder ölige Lösungen oder Suspensionen eines oder mehrerer Arzneistoffe. ■ Sie werden tropfenweise angewendet. ■ Die Fläschchen enthalten oft Konservierungsstoffe und dürfen aus Haltbarkeitsgründen nur mit höchstens 10 ml befüllt sein. ■ Nach Anbruch dürfen sie eine begrenzte Zeit verwendet werden (siehe Beipackzettel). ■ Zunehmend werden diese Präparate in Einmalportionen (Ophtiolen) angeboten, die frei von Konservierungsmitteln sind.
Augensalben, Augengele	■ Dies sind sterile, halbfeste Zubereitungen, bei denen der Wirkstoff in einer Grundlage, die das Auge nicht reizt, gelöst und suspendiert wird, z. B. Paraffin, Vaseline oder Wollwachs. ■ Eine Tube darf höchstens 5 g enthalten. ■ Das Ziel dieser Zubereitung ist, dass diese Präparate länger auf der Augenoberfläche verbleiben und wirken. ■ Dadurch können aber v. a. Augensalben auch die Sicht behindern.

- Kontaktlinsen müssen vor der Applikation entfernt werden, da sie sich ggf. verfärben oder trüben könnten.
- Nach dem Eintropfen sollte der Patient die Augen für 2 Minuten schließen, um das sofortige Abfließen der Arzneilösung über den Tränenkanal in den Nasenraum zu verhindern.
- Soll die Arzneistofflösung länger auf dem Auge verbleiben, kann der Tränenkanal durch sanften Druck mit dem Finger für die Dauer von 2–4 Minuten verschlossen werden. Dadurch wird verhindert, dass der größte Teil der Arzneistofflösung rasch von der Augenoberfläche über den Tränenkanal zur Nase abgelenkt wird. Hierdurch werden vor allem Augenarzneien mit Wirkstoffen, die möglichst nicht im Gesamtorganismus zum Einsatz kommen sollen, wie Betablocker (z. B. Timolol) oder Anticholinergika (z. B. Atropin), in ihren Nebenwirkungen deutlich reduziert.

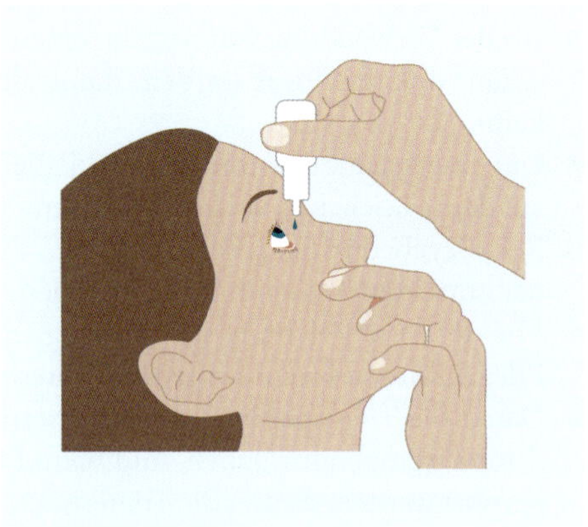

Abb. 3.24 Richtige Position des Tropffläschchens bei der Anwendung am Auge

- Müssen mehrere Augentropfen appliziert werden, sollte mindestens 10 Minuten zwischen den einzelnen Anwendungen gewartet werden.
- Arzneitropfen zum Befeuchten 15–30 Minuten nach den letzten wirkstoffhaltigen Augentropfen anwenden.
- Bei gleichzeitiger Verabreichung von Tropfen und Salben immer erst Augentropfen applizieren, da deren Wirkung ansonsten von der Augensalbe behindert wird.
- Augensalben werden am besten in den unteren Lidrand eingebracht. Die Salbe verteilt sich besser auf dem Auge, wenn der Patient anschließend nach unten sieht.

3.8 Anwendung in der Nase

BEISPIELPACKUNGEN AUF EINEN BLICK

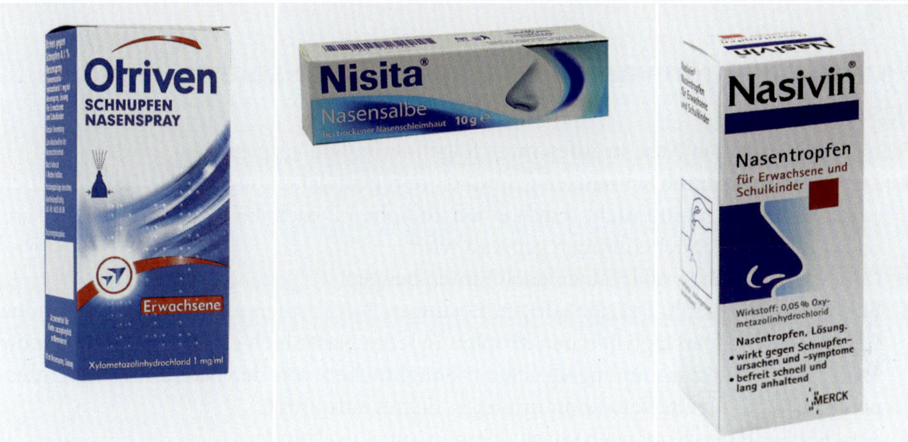

Bei der Anwendung von Arzneimitteln in der Nase ist deren sehr gute Durchblutung zu berücksichtigen. Das schafft einerseits günstige Voraussetzungen für eine Wirkstoffresorption durch die Nase, andererseits aber Probleme wegen der systemischen Wirkung von eingeträufelten Wirkstoffen, vor allem von Sympathomimetika (s. u.), die lokal zur Abschwellung der Nasenschleimhaut eingesetzt werden (◻ Tab. 3.8).

Inzwischen wird die einfache Anwendung von Nasenspray, die schnelle Aufnahme der Wirkstoffe über die Nasenschleimhaut und deren schneller Übergang ins Blut ohne First-Pass-Effekt bei der Applikation von z. B. Analgetika oder Sedativa in der Palliativmedizin zur Verabreichung der Bedarfsmedikation genutzt (▸ Kap. 18). Dabei ist in Pecfent® der Arzneistoff Fentanyl (▸ Kap. 6.2.2) in einer pektinhaltigen Substanz gelöst, sodass sich ein Wirkstofffilm auf der Nasenschleimhaut bildet und die Lösung nicht aus der Nase heraustropft.

Tab. 3.8 Arzneimittel zur Anwendung in der Nase

Darreichungsform	Bemerkung
Nasensalbe	▪ ölhaltige Zubereitungen mit ätherischen Ölen oder Salzen ▪ zur Anwendung bei Schnupfen oder trockener Nasenschleimhaut
Nasentropfen	▪ abschwellende Wirkstoffe zur Anwendung bei Schnupfen ▪ mit Pipette zum Einträufeln in die Nase
Schnupfen-Nasenspray, Fentanyl-Nasenspray	▪ abschwellende Wirkstoffe, salzhaltige Lösungen zum Verflüssigen von zähem Schleim ▪ oder Zubereitungen mit ätherischen Ölen bei Schnupfen ▪ systemisch wirksame Schmerzmittel ▪ mit Sprühkopf zur Erzeugung eines feinen Sprühnebels

3.8.1 Applikation von Nasentropfen und -spray

Nasentropfen

Beim Applizieren von Nasentropfen muss folgendermaßen vorgegangen werden:

- Zuerst die Nase durch Schnäuzen gründlich reinigen; dabei möglichst jedes Nasenloch einzeln reinigen, damit nicht durch einen zu hohen Druck das kontaminierte Nasensekret in die Nasennebenhöhlen gepresst wird.
- Den Kopf im Stehen oder Sitzen nach hinten beugen.
- Bei Erwachsenen gilt: Bei salzhaltigen Lösungen 2–3 Tropfen und bei abschwellenden Präparaten 2–3-mal täglich einen Tropfen in jedes Nasenloch einbringen. Danach die Tropfpipette mit zusammengedrücktem Saughütchen von der Nasenöffnung entfernen, damit die Pipette kein kontaminiertes Sekret aufnimmt.
- Anschließend den Kopf nach vorne nehmen, um zu verhindern, dass die Flüssigkeit in den Rachen läuft.
- Nun den Kopf abwechselnd nach rechts und links bewegen, um die Lösung gleichmäßig im Nasenraum zu verteilen.
- Den Tropfer mit Wasser reinigen, mit einem sauberen Papiertaschentuch trocknen und erst danach wieder in das Fläschchen zurückstecken.
- Nasentropfen dürfen immer nur von einer Person benutzt werden.
- Die in der Packungsbeilage angegebene Haltbarkeit der Tropfen nach Anbruch ist zu beachten.

MERKE

Bei Dosiertropfen mit Pumpmechanismus muss die Flasche kopfüber gehalten werden, bzw. der Patient liegt während der Applikation.

Nasenspray

Beim Nasenspray wird anders verfahren:

- Vor der **ersten** Anwendung den Spray einmal betätigen, bis ein Sprühnebel sichtbar ist. Vorsicht: Bei Fentanyl-Spray unbedingt Herstellerangaben beachten!
- Hier muss, ebenfalls nach dem Schnäuzen, der Kopf aufrecht gehalten werden.
- Der Nasenadapter des Sprays muss ca. 1 cm tief in das Nasenloch eingeführt werden, damit die Lösung nicht von den Haaren am Naseneingang abgefangen wird.
- Dann einmal sprühen, dabei die Luft leicht durch die Nase einziehen (schnüffeln). Dadurch erreicht man die beste Verteilung auf der Nasenschleimhaut.
- Der Sprühaufsatz ist wie oben beschrieben zu reinigen und zu trocknen.
- Die in der Packungsbeilage angegebene Haltbarkeit des Sprays nach Anbruch ist zu beachten.

3.9 Anwendung im oder am Ohr

BEISPIELPACKUNGEN AUF EINEN BLICK

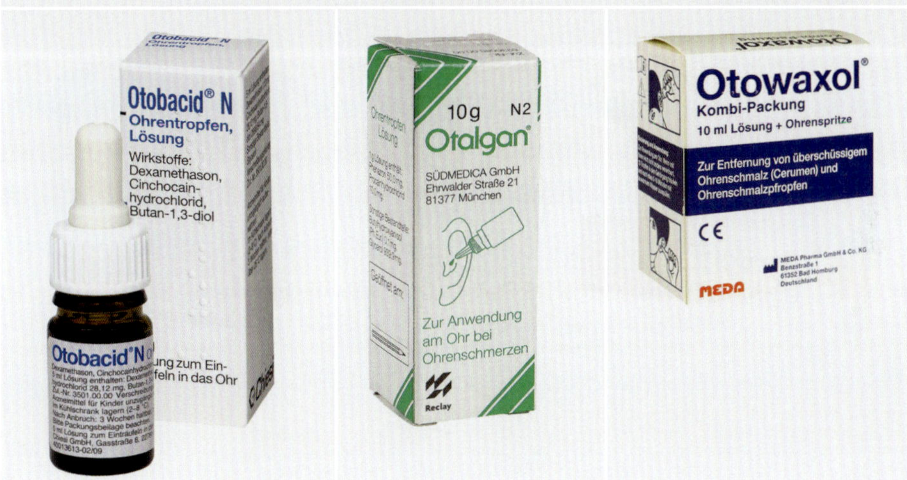

Der äußere Gehörgang ist der Anwendungsort für Arzneimittel wie Ohrentropfen. Damit lassen sich aber nur lokale Infektionen und Krankheiten der äußeren Gehörwege behandeln, z. B. Ohrfurunkel oder ein aufzulösender Ohrenschmalzpfropfen. Sie dürfen nur bei intaktem Trommelfell verabreicht werden, da ins Mittelohr eindringende Arznei- oder Hilfsstoffe dort schädlich sein können.

3.9.1 Applikation von Ohrentropfen

Ohrentropfen müssen handwarm eingeträufelt werden, da ansonsten Schmerzen oder Schwindel auftreten können. Folgendes Vorgehen hat sich bewährt:

- Das geschlossene Ohrentropfenfläschchen vor der Anwendung in der Hand anwärmen oder eine Weile in eine Tasse mit lauwarmem Wasser stellen.
- Kopf in seitliche Lage bringen, die Ohrmuschel leicht nach hinten und oben ziehen, um die Krümmung des Gehörgangs auszugleichen.
- Tropfenzahl wie in der Beilage beschrieben einträufeln und die Seitenlage danach noch ca. 5 Minuten beibehalten, um eine vollständige Benetzung zu erreichen.
- Falls erforderlich, kann der Gehörgang anschließend locker mit Watte für einige Zeit verschlossen werden. Wichtig ist, dass dabei kein fester Wattepfropf erzeugt wird.
- Ohrentropfen in Mehrdosenbehältnissen sollten nach Anbruch meist (siehe Packungsbeilage) innerhalb von 4 Wochen aufgebraucht werden.

3.10 Anwendung auf der Haut

BEISPIELPACKUNGEN AUF EINEN BLICK

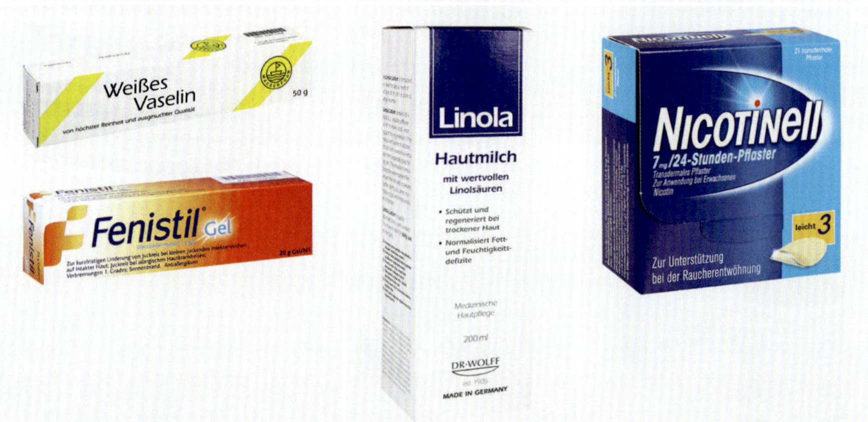

Die Dermatika sollen meist eine lokale Wirkung erzielen (topische Wirkung), können aber auch Wirkstoffe durch die Haut hindurch (perkutan) zur Wirkung bringen (systemische Wirkung) sowie schützend auf der Hautoberfläche wirken.

3.10.1 Topische Behandlung der Haut

Will man die Haut behandeln, so richtet sich die Rezeptur eines effizienten Dermatikums zum einen nach der natürlichen Fettzusammensetzung der Haut. Dabei wird die **seborrhoische** (fettige) Haut von der **sebostatischen** (trockenen) Haut unterschieden. Weiterhin ist zu berücksichtigen, ob die Haut durch eingedrungene Erreger, irritierende Fremdstoffe oder eine Autoimmunreaktion akut oder chronisch entzündet ist. Auch eine mögliche

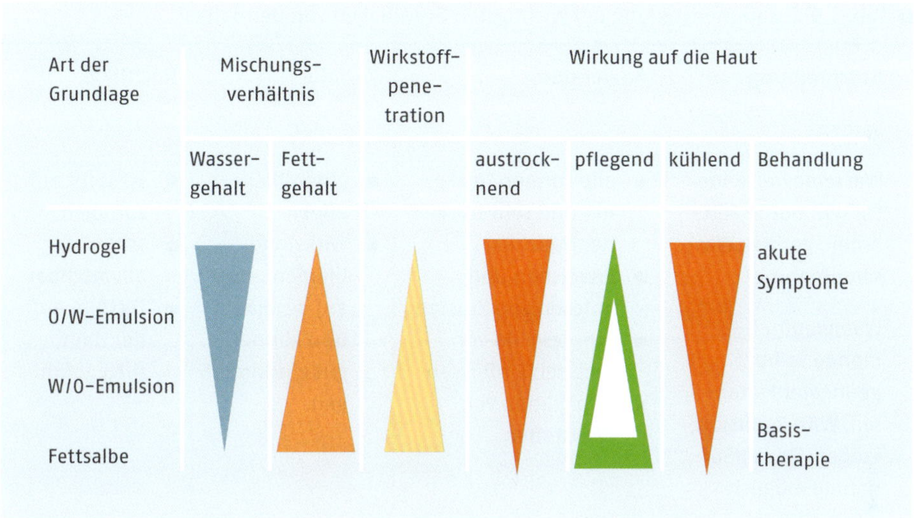

Abb. 3.25 Zusammensetzung und Wirkung verschiedener Dermatika-Grundlagen

Hyperkeratose, eine krankhafte übermäßige Verhornung der Haut durch massiv beschleunigte Zellteilungen in der Keimschicht, muss beachtet werden.

Um das Therapieziel einer normalen Hautbeschaffenheit zu erreichen, wählt man eine Kombination aus Grundlagen und Wirkstoffen. Allgemein gilt zwar, dass Hilfsstoffe keine eigene Wirkung entfalten sollen. Dies gilt für die Dermatologie allerdings nur bedingt, denn die pflegerischen Eigenschaften der Grundlagen sind für einen Therapieerfolg mit maßgebend.

Wie aus Abb. 3.25 ersichtlich, ist zumeist das Mischungsverhältnis zwischen Ölen und Flüssigkeit entscheidend. Ein zugesetzter Emulgator sorgt für die Stabilität einer Rezeptur aus zwei eigentlich nicht mischbaren Stoffen (Wasser und Öl). Dieses wird mit den Kürzeln **W/O** (Wasser in Öl, d.h. in der Regel viel Öl, wenig Wasser) oder **O/W** (Öl in Wasser, d.h. in der Regel wenig Öl, viel Wasser) beschrieben (Tab. 3.9).

In diese Grundlagen können Wirkstoffe eingearbeitet werden – wie z.B. Cortison, Harnstoff (Urea) oder Antimykotika, die dann eine lokale Wirkung entfalten. Dabei dringt der Wirkstoff (Wirkstoffpenetration) bei einer Salbe durch den Okklusionseffekt besser ein. Der Okklusionseffekt entsteht, wenn die Abgabe von Schweiß und Wärme durch die Haut blockiert wird. Dadurch quillt die Hornschicht auf, Zellstrukturen lockern sich und die Durchlässigkeit für Substanzen wird erhöht. Die Aufnahme von Wirkstoffen aus dem Präparat in den Organismus (systemische Wirkung) ist meist gering.

Anwendung von Dermatika

Bei der Anwendung von Dermatika gelten die folgenden Regeln:

- wirkstoffhaltige Dermatika zum Eigenschutz immer nur mit Handschuhen auftragen,
- wirkstoffhaltige Präparate (v.a. bei Corticosteroiden) nur auf der betroffenen Stelle auftragen, um mögliche unerwünschte (ggf. systemische) Wirkungen so gering wie möglich zu halten,
- aus Salbentöpfchen den Inhalt nur mit einem Spatel oder einem unbenutzten Einmalhandschuh entnehmen, um eine Verkeimung des Inhalts zu vermeiden,

▫ **Tab. 3.9** Zusammenstellung der wichtigsten Grundlagen von Dermatika

Beschreibung	Anwendung	Vorteile	Nachteile
Salben			
Wasserabweisende Salben: hoher Fettanteil, geringe Wasseraufnahme Wasseraufnehmende Salben: geringerer Fettanteil, W/O-Emulsion, größere Wasseraufnahme möglich	■ alle Formen trockener und sehr trockener Haut ■ Erweichen und Ablösen von Krusten ■ Schutzschild vor äußeren Einflüssen ■ Applikation von Wirkstoffen	■ guter Pflegeeffekt ■ Wirkstoffe bleiben lange auf der Haut und können gut eindringen	■ schlecht aufzutragen ■ schlecht abwaschbar ■ Fettfilm auf der Haut, Hitzegefühl
Cremes			
O/W-Emulsion (oder W/O bei bestimmten Rezepturen) mithilfe eines Emulgators zur Verbindung von Wasser und Öl	■ trockene Haut ■ subakute Dermatitiden ■ subchronische Dermatitiden ■ Ekzem	■ rückfettend ■ leichter Fettglanz auf der Haut ■ leicht abspülbar ■ leicht aufzutragen ■ zieht gut ein	■ mögliche allergische Reaktion auf Emulgatoren
Lotion, Milch			
O/W-Emulsion (oder W/O bei bestimmten Rezepturen) mit Emulgatoren, eine in der Regel flüssige Arzneiform, wird häufig auch als Hautmilch bezeichnet	■ trockene Haut ■ flächige Dermatose ■ Juckreiz	■ zieht sehr schnell ein ■ spendet viel Feuchtigkeit ■ sehr leicht aufzutragen ■ leichter Kühleffekt	■ mögliche allergische Reaktion auf Emulgatoren
Gele			
Flüssigkeiten, die mit Quellmittel geliert werden	■ Sonnenbrand ■ Insektenstiche ■ allergische Reaktionen	■ gute Kühlwirkung	■ trocknen die Haut aus

- Tubenverschluss und Tubenöffnung regelmäßig reinigen, damit möglicherweise verkeimte Reste nicht auf die Haut aufgetragen werden,
- Dermatika in der Regel nur dünn auftragen und v. a. Cremes und Lotionen gut einreiben, damit möglichst wenig an Bettwäsche oder Kleidung abgegeben wird.

PFLEGETIPP

Pflegeprodukte lassen sich leichter mit der Haarwuchsrichtung auftragen. Bei Ekzemen kann die Creme im Kühlschrank gelagert werden, dies verstärkt den kühlenden sowie den schmerz- und juckreizstillenden Effekt. Vorsicht: Bei einigen Cremes ist die Wirkung des Konservierungsmittels im Kalten jedoch nicht gegeben und es kann zu Schimmelbildung trotz der Kühlung kommen.

3.10.2 Transdermale therapeutische Systeme (TTS)

BEISPIELPACKUNGEN AUF EINEN BLICK

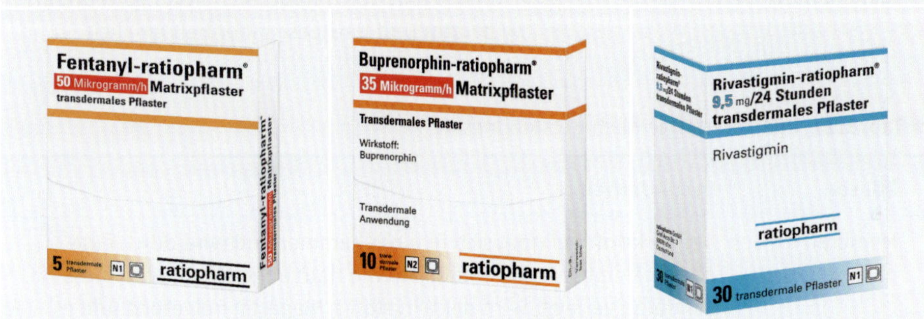

Da vor allem die Lederhaut sehr gut durchblutet ist, besteht die Möglichkeit, auf diesem Weg Arzneistoffe in den Körper einzuschleusen – also gezielt eine systemische Wirkung zu erzeugen. Hierzu werden **transdermale therapeutische Systeme** (TTS) eingesetzt. Dies sind wirkstoffhaltige Pflaster, bei denen der Arzneistoff durch das Konzentrationsgefälle zwischen Pflaster und Haut in das darunterliegende Gewebe diffundiert und dort in die Blutgefäße übergeht, sodass der Arzneistoff systemisch wirksam werden kann. Ein wirksames Konzentrationsgefälle kann nur erreicht werden, wenn auch am Ende der Anwendung noch ein nicht unerheblicher Anteil des Wirkstoffs im Pflaster vorhanden ist. Dies ist insbesondere bei der Entsorgung der gebrauchten Pflaster zu beachten!

Das Besondere an dieser Anwendungsform ist, dass der Arzneistoff über längere Zeit mit konstanter Geschwindigkeit freigesetzt wird. Diese Anwendung kann deshalb am besten mit einer intravenösen Dauerinfusion verglichen werden. Das transdermale Pflaster ist jedoch viel angenehmer für den Patienten. In ◻ Tab. 3.10 sind die Vor- und Nachteile des Systems zusammengestellt. Man teilt die Pflaster, je nach Herstellungsart, in 2 Klassen ein (◻ Tab. 3.11). Welche Wirkstoffe in TTS eingearbeitet werden können, zeigt ◻ Tab. 3.12.

Tab. 3.10 Vor- und Nachteile von transdermalen therapeutischen Systemen (TTS)

Vorteile	Nachteile
Nahezu konstante Blutspiegel über die Zeit, in der das TTS aufgeklebt ist	nicht geeignet für Arzneistoffe, die zu Hautirritationen oder Sensibilisierung führen oder nicht über die Haut aufgenommen werden können
Umgehung des Gastrointestinaltrakts und damit des First-Pass-Effekts, dadurch werden geringere Wirkstoffmengen benötigt	je nach Hauttyp allergische Reaktionen auf Bestandteile der in den TTS verwendeten Kleber und/oder Wirkstoffbeschleuniger möglich
Verringerte Nebenwirkungen v. a. im Magen-Darm-Trakt und in der Leber	verzögerter Wirkungseintritt (erst nach Sättigung der Haut)
Bessere Compliance der Patienten, Einnahme kann nicht vergessen werden	nach Entfernung des TTS zunächst noch unverminderte Arzneistoffresorption aus Hautdepot, Überdosierungen sind so leicht möglich
Verabreichung auch bei Schluckproblemen möglich	variierende Wirkstofffreisetzung und Übergang in das Blut durch Hautdurchblutung, Hauttemperatur und Hautbeschaffenheit möglich

Tab. 3.11 Pflasterarten je nach Herstellungsart

Pflaster	Besonderheit
Membranpflaster	Der Wirkstoff befindet sich in einer Kammer und wird durch eine dünne Membran gleichmäßig an die Haut abgegeben. Wird diese Membran verletzt, wird der Wirkstoff schlagartig freigesetzt und es gibt Überdosierungszwischenfälle.
Matrixpflaster	Der Wirkstoff ist in ein Kunststoff-Gerüst (Polymer-Matrix) eingebettet. Er wird daraus bei Hautkontakt kontinuierlich freigesetzt.

Umgang mit TTS

Beim Umgang mit transdermalen therapeutischen Systemen müssen folgende Aspekte berücksichtigt werden:

- Der Pflasterwechsel muss im festen Zeitintervall erfolgen, um Unterdosierungen zu vermeiden.
- Vor dem Aufkleben des neuen Pflasters das Alte entfernen, um Überdosierungen zu vermeiden (das in der Haut noch vorhandene Wirkstoffdepot überbrückt die Zeit, bis aus dem neuen TTS Wirkstoffe aufgenommen werden).
- Sofern keine Schere abgebildet ist, Verpackung von Hand aufreißen, um das Pflaster zu schützen.
- Nach dem Entfernen der Abziehfolie die Klebefläche nicht mit den Fingern berühren.

Tab. 3.12 Beispiele für transdermale therapeutische Systeme

Gruppe	Anwendungsgebiet
Hormonpflaster	▪ Empfängnisverhütung (Evra®) ▪ Anheben des Hormonspiegels nach der Menopause (Estraderm® TTS)
Nikotinpflaster	▪ Raucherentwöhnung (Nicorette® Pflaster)
Nitropflaster	▪ gleichmäßige Zufuhr von Glyceroltrinitrat (Nitroderm® TTS) ▪ durch kontinuierliche Anwendung von Nitraten Wirkungsabschwächung (Nitrattoleranz), daher 12-stündiges nitratfreies Intervall bei allen Präparaten
Rivastigminpflaster	▪ Morbus Alzheimer (Exelon®, Rivastigmin-ratiopharm®)
Rotigotinpflaster	▪ Morbus Parkinson (Neupro®, Leganto®)
Scopolaminpflaster	▪ Reisekrankheit oder tumorbedingte Übelkeit (Scopoderm®)
Opioidpflaster	▪ stärkste Schmerzen (nicht bei akuten Schmerzen oder Durchbruchschmerzen!) und zur Sedierung (z. B. Fentanyl) ▪ zugeführte Menge wird über unterschiedliche Pflastergrößen reguliert (Durogesic® Smat 25 µg/h, 50 µg/h, 75 µg/h, 100 µg/h) ▪ Durogesic® Smat 25 µg/h bedeutet: Pflaster setzt aus einem Gesamtdepot von 4,2 mg 3 Tage lang kontinuierlich 25 Mikrogramm Fentanyl pro Stunde frei ▪ zur genauen Dosierung nach Anordnung ist auch die gleichzeitige Anwendung mehrerer TTS möglich

- Pflaster nur auf gesunde, nicht gereizte, trockene (nicht fettige) und gereinigte Hautstelle kleben; Reinigung nur mit klarem Wasser, nicht reiben.
- Haare an der Applikationsstelle mit Schere entfernen, nicht rasieren (Hautreizung!).
- Schmerzpflaster wirken systemisch und müssen nicht auf die schmerzende Stelle geklebt werden.
- Applikationsort jedes Mal wechseln, nach 10 Tagen Pflasterfreiheit kann die alte Stelle erneut genutzt werden.
- Man soll nur Klebestellen wählen, die sich bei Körperbewegungen nicht stark falten (○ Abb. 3.26).
- Hormonpflaster werden nicht auf die weibliche Brust geklebt, da die Hormone verstärkt auf die Brust wirken können.
- Pflaster faltenfrei aufkleben und nach Ankleben mit der flachen Hand anpressen (langsam bis 30 zählen, ○ Abb. 3.27).
- Membrankontrollierte TTS sollten keinesfalls zerschnitten werden.
- Abgelöste Ränder können mit Pflasterstreifen zusätzlich fixiert werden.
- Pflaster, die sich gelöst haben, müssen durch neue ersetzt werden.

- Pflaster sollen keiner Hitzeeinwirkung ausgesetzt werden (Sauna, Solarium, Heizkissen, heißes Bad).
- Baden (nicht zu heiß), Duschen oder Waschen mit geklebtem Pflaster ist generell möglich, Pflaster selbst jedoch nicht mit Seife abreiben.
- Benutzte TTS zusammenfalten und zumeist im Hausmüll entsorgen. In einigen Bundesländern ist dies auch anders geregelt (siehe Kasten).
- Optimale Klebestellen (o Abb. 3.27) sind zu bevorzugen.

NOCH MEHR INFOS

Ein Wissenschaftliches Begleitvorhaben der BMBF-Fördermaßnahme RiSKWa gibt Hinweise wie Arzneimittel richtig entsorgt werden können.

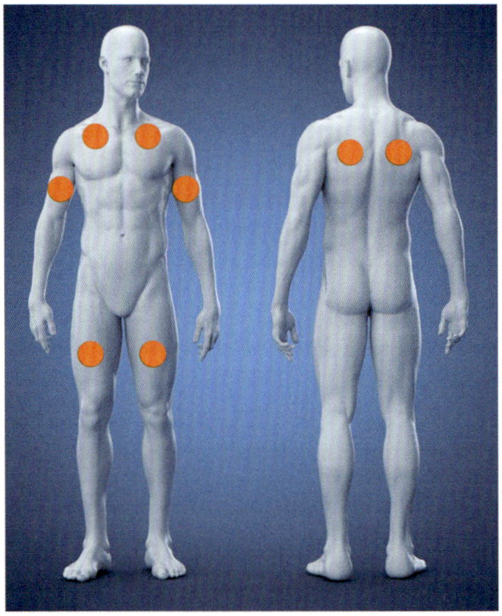

o **Abb. 3.26** Optimale Klebestellen für TTS befinden sich am Oberarm, im Brustbereich, im Schulterbereich und am Oberschenkel jeweils rechts und links.

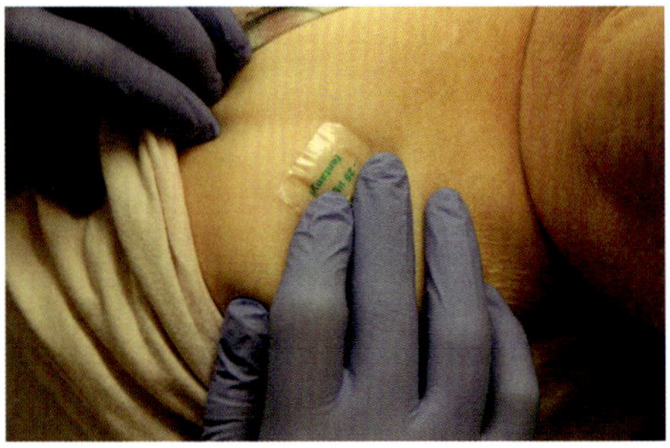

o **Abb. 3.27** Aufkleben eines transdermalen Pflasters (TTS)

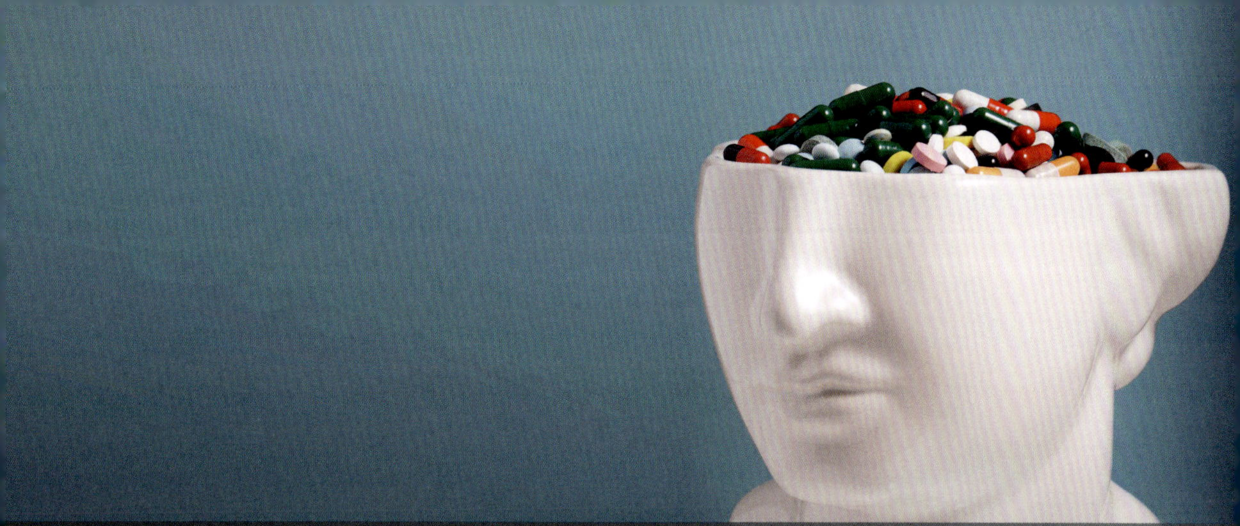

Arzneimittel bei psychischen Erkrankungen 4

So ungeordnet und durcheinander wie auf diesem Bild ist oft die Vorstellung von Psychopharmaka. Diese werden oft alle „in einen Topf" geworfen und dann pauschal abgelehnt. Dies gilt auch für Menschen mit psychischen Störungen. Für die nötige Compliance ist eine gute Aufklärung, die auf Wissen basiert, unerlässlich. Darum sollen Kenntnisse über die Einteilung, die Wirkungsweisen und Nebenwirkungen der Psychopharmaka vermittelt werden.

4.1 Einteilung von Psychopharmaka

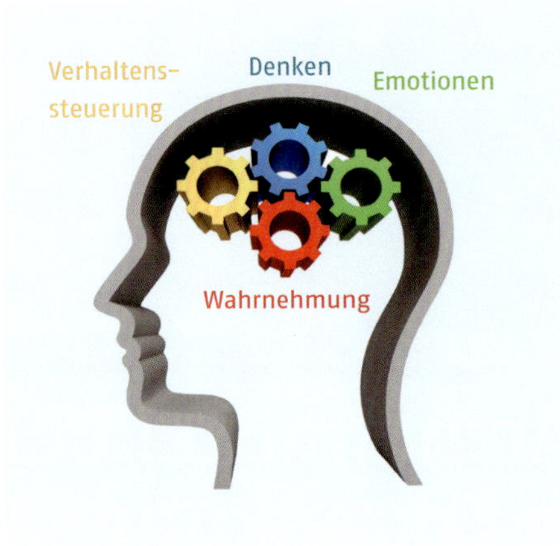

Abb. 4.1 Die Psyche ist die Gesamtheit der geistigen Eigenschaften und der Persönlichkeitsmerkmale eines Menschen.

Unter Psychopharmaka verstehen wir Arzneimittel, die eine Wirkung auf unsere **Psyche** entfalten. Psyche – das ist der Ort unserer Gedanken und Gefühle, hier wird unser Verhalten gesteuert. Sie ist jedoch laufenden Veränderungen unterworfen, die dann in unserem Verhalten sichtbar werden. Entscheidend dafür ist die für jeden Menschen typische Informationsverarbeitung. Wir nehmen dazu laufend wahr, lernen, erinnern, lösen Probleme, sind kreativ, argumentieren, sind vernünftig, denken. Das bezeichnet man als Kognition. Wir sind aber nicht nur vernunftgesteuert, sondern haben auch Emotionen: Wir sind wütend, aggressiv, begeistert, traurig und haben zudem noch Instinkte und Triebe (Abb. 4.1).

Dieses typische Zusammenspiel von „Kognition und Emotion" bestimmt unsere Handlungsweisen. Es macht unsere Persönlichkeit und unser Wesen aus, beeinflusst unsere Verhaltensstrukturen. Dieses sehr komplexe Zusammenspiel will die obenstehende Abbildung veranschaulichen.

Weicht diese persönliche Verhaltensstruktur von einer Norm, die sich am Allgemeinverhalten orientiert, stark und deutlich ab, sprechen wir üblicherweise von „krankhaftem Verhalten", von psychischen Erkrankungen. Wir teilen diese Krankheiten dann nach einem Schema ein, das die speziellen psychischen Auffälligkeiten anspricht, z. B. übertriebene Angst, Depression, Zwänge.

Entsprechend unterscheiden wir auch die dagegen gerichteten Arzneimittel, die Psychopharmaka. Deren Einteilung orientiert sich nicht an der Substanzchemie, sondern an der Hauptwirkung der Mittel. Als Psychopharmaka **im weiteren Sinn** werden die Medikamente bezeichnet, die eine vom Gehirn ausgehende Störung therapieren, also Mittel gegen Epilepsie, Parkinson, Demenz, Schlaf- und Beruhigungsmittel. Auch Schmerzmittel zählen dazu, werden in diesem Buch jedoch in einem eigenen Kapitel behandelt (▸ Kap. 6).

Unter Psychopharmaka **im engeren Sinn** versteht man nur die Präparate, die am zentralen Nervensystem angreifen. Ihre Wirkung umfasst die Antriebssteuerung sowie das gesamte seelische Erleben und Verhalten. Sie werden bei schweren psychischen Störungen und Krankheiten eingesetzt (Tab. 4.1).

Tab. 4.1 Unterscheidung der Psychopharmaka nach deren Hauptwirkung

Psychopharmaka im weiteren Sinne	
Hypnotika, Sedativa	■ Schlafmittel ■ Beruhigungsmittel
Antiepileptika	■ Behandlung von Krampfleiden
Nootropika, Antidementiva	■ Behandlung von Hirnleistungsstörungen
Antiparkinsonmittel	■ Behandlung der „Schüttellähmung" (Morbus Parkinson)
Psychopharmaka im engeren Sinne	
Neuroleptika	■ antipsychotisch, antischizophrene Wirkung ■ hypnotikafreie sedierende Wirkkomponente
Antidepressiva	■ stimmungsaufhellend ■ antriebssteigernd
Tranquilizer	■ Beruhigungs- und Entspannungsmittel ■ ohne antipsychotisch-antischizophrene Wirkung

4.2 Psychopharmaka im weiteren Sinne

4.2.1 Hypnotika, Sedativa

BEISPIELPACKUNGEN AUF EINEN BLICK

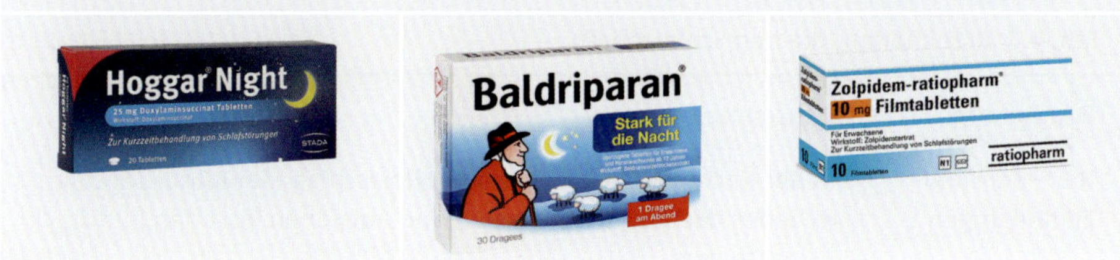

Krankheitsbild Schlafstörung

Rund 8 Stunden – also ein Drittel des Tages – verbringen wir schlafend. Das zumindest sollten wir eigentlich. Viele Menschen klagen aber über Schlafstörungen. Frauen sind davon häufiger betroffen als Männer (○ Abb. 4.2).

Wir brauchen Schlaf, weil wir im Schlaf das Gedächtnis trainieren und den Körper regenerieren. Schlafen stärkt das Immunsystem und fördert die Wundheilung. Stoffwechselabbauprodukte, die sich tagsüber im Gehirn angesammelt haben, werden im Schlaf

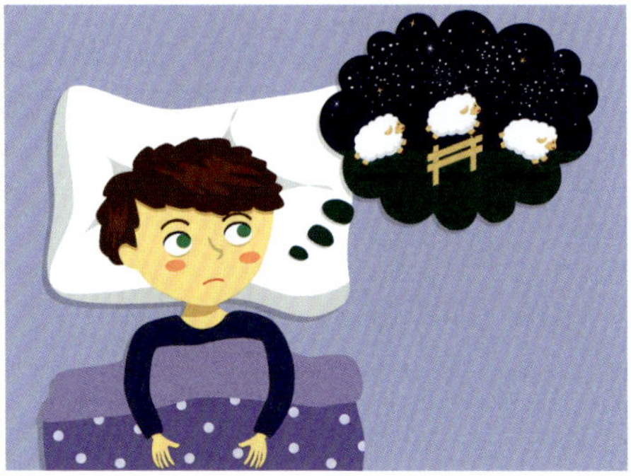

○ **Abb. 4.2** Bei Schlafstörungen zählt man sprichwörtlich Schäfchen.

abtransportiert. Erlebnisse werden im Schlaf verarbeitet und Informationen vernetzt und gespeichert.

Ohne erholsamen Schlaf sind wir am nächsten Tag gereizt, unaufmerksam, nicht ausgeglichen oder dösen tagsüber immer wieder ein. Schlafmangel begünstigt Bluthochdruck, Demenz und Depressionen. In der Ruhepause Schlaf laufen 4–5-mal pro Nacht sich wiederholende Aktivitätsstadien im Gehirn ab. Dabei bewegen sich die Augen schnell, weshalb sie als REM-Phasen (Rapid Eye Movement) bezeichnet werden. Wahrscheinlich sind Lernprozesse eng daran gekoppelt. Schlafmittel verkürzen diese Phasen. Von einer Schlafstörung wird dann gesprochen, wenn die Betroffenen ihren Schlaf subjektiv als nicht erholsam empfinden (□ Tab. 4.2). Folgende Schlafstörungen sind möglich:

- Einschlafstörungen,
- Durchschlafstörungen,
- frühes Aufwachen,
- Beine kribbeln im Schlaf,
- unruhiger Schlaf,
- Schnarchen,
- Schlafapnoe oder Atemnot,
- häufiges nächtliches Wasserlassen (wegen Herzinsuffizienz oder Dranginkontinenz),
- nächtliche Schmerzen oder nächtlicher Juckreiz.

Therapie der Schlafstörungen

Der Leidensdruck ist bei den Betroffenen sehr hoch und der Griff zur Tablette erfolgt leicht. Unter Beachtung der jeweiligen Halbwertszeiten werden die in der Tabelle aufge-

□ **Tab. 4.2** Krankheiten, die den Schlaf stören

Erkrankung	Symptome
Herz-Kreislauf-Erkrankungen	In der Nacht verlangsamt sich der Herzschlag, der Blutdruck sinkt: ■ Jedes nächtliche Aufwachen und Aufstehen lässt den Blutdruck ansteigen. ■ Herzrhythmusstörungen aktivieren Stresshormone, die den Schlaf hindern. ■ Herzinsuffizienz treibt die Menschen zur Toilette, weil der Körper im Liegen Wasser besser ausscheidet. ■ Bei einer koronaren Herzkrankheit ist der Patient besonders auf eine gute Sauerstoffzufuhr angewiesen. Eine Schlafapnoe entzieht ihm diesen teilweise.

Tab. 4.2 Krankheiten, die den Schlaf stören (Fortsetzung)

Erkrankung	Symptome
Atemwegserkrankungen, akut oder chronisch	Mit Luftnot kann man nicht schlafen, eine ausreichende Sauerstoffversorgung ist wichtig für eine geregelte Nachtruhe. Störend wirken: ■ verstopfte Nase durch Schnupfen ■ Stirnhöhlenentzündung ■ starker Husten ■ Bronchitis ■ Atemnot ■ starke Sekretbildung ■ Asthma
Magenleiden (vor allem morgens Schmerzen)	Übermäßige Säureproduktion mit: ■ Sodbrennen ■ Brennen in der Speiseröhre
Schmerzen	Alle Schmerzen stören den Schlaf, meist jedoch: ■ Verletzungsschmerzen ■ Rückenschmerzen ■ Knie- oder Hüftschmerzen ■ Tumorschmerzen ■ Migräneattacken
Demenz	Vor allem bei Morbus Alzheimer treten ausgeprägte Schlafstörungen auf mit: ■ heftigen Träumen, die zu Verwirrtheitszuständen führen ■ nächtlichem Herumirren

Tab. 4.3 Übersicht Hypnotika

Wirkstoff	FAM-Beispiel	Bemerkung
Pflanzliche Hypnotika		
Baldrianwurzel	Baldriparan®, Baldurat®, Baldrian dispert®	■ wirkt erst nach ca. 14 Tagen
Melatonin	Melatonin-Tropfen (Nahrungsergänzungsmittel), Circadin® (rezeptpflichtig, enge Zulassung)	■ bei Überdosierung: Störung Schlaf-Wach-Rhythmus

Tab. 4.3 Übersicht Hypnotika (Fortsetzung)

Wirkstoff	FAM-Beispiel	Bemerkung
Antihistaminika		
Doxylamin-succinat	Hoggar® night, Schlaftabs-ratiopharm®	▪ Wirkdauer 3–6 Stunden ▪ bei Glaukom und Prostatabeschwerden kontraindiziert ▪ Wechselwirkungen u. a. mit Psychopharmaka, Analgetika, Antiepileptika
Benzodiazepine		
Midazolam	Dormicum®	▪ vor allem für Einschlafstörungen ▪ recht kurze Wirkdauer (Halbwertszeit ca. 5 Stunden) ▪ dadurch nächtliches Erwachen möglich
Lorazepam	Tavor®, Lorazepam-ratiopharm®	▪ vor allem für Durchschlafstörungen ▪ längere Wirkdauer (Halbwertszeit bis 15 Stunden) ▪ dadurch Kumulationsgefahr
Oxazepam	Adumbran®, Oxazepam-ratiopharm®	
Benzodiazepinähnliche Arzneistoffe		
Zolpidem	Stilnox®, Zolpidem-ratiopharm®	▪ vor allem für Einschlafstörungen ▪ weniger Nachwirkungen
Zopiclon	Zopiclon AL	▪ längere Halbwertszeit als Zolpidem (5 Stunden) ▪ häufige Nebenwirkung: bitter, metallischer Geschmack nach der Einnahme

führten Medikamente angewendet. Besonders sei darauf hingewiesen, dass alle Hypnotika laut Priscus-Liste für Senioren kontraindiziert sind. Als Ausnahmen sind rein pflanzliche Mittel und Zolpidem unter 5 mg zu sehen (Tab. 4.3).

Abgabe von Schlafmitteln durch die Pflegekraft

Bei jeder Abgabe von Schlafmitteln muss die Pflegekraft folgende Punkte berücksichtigen:

- Sie werden stärker als die anderen Medikamentengruppen missbraucht und erzeugen Abhängigkeiten. Viele Suizidversuche finden mit Schlafmitteln statt. Deshalb ist ein Einsatz nur bei klarer Indikation gegeben.
- Es sollte immer die kleinste Dosis eingenommen werden. Oft reicht auch eine halbe Tablette. Die Gabe muss direkt vor dem Schlafengehen erfolgen.
- Bei Schlafmitteln tritt schnell ein Gewöhnungseffekt ein, weshalb die Betroffenen immer höhere Dosen benötigen. Daher sollen sie nur für eine sehr kurze Behandlungszeit verordnet werden. Allerdings darf man sie auch nicht abrupt absetzen, um Entzugssymptome wie Unruhe, Angst, Zittern, Schwindel oder ein Wiederauftreten der Schlafstörungen zu verhindern. Das Auftreten solcher Entzugssymptome würde einem Rückfall bzw. einer erneuten Medikamenteneinnahme Vorschub leisten. Alle 2 Wochen muss eine Medikationsüberprüfung durch den Arzt stattfinden.
- Viele Hypnotika haben ein Abhängigkeitspotenzial, daher ist eine Dauerbehandlung zu vermeiden.
- Sie treten mit vielen Arzneimitteln in eine Wechselwirkung. Dazu zählen andere Psychopharmaka, Antiallergika und Antihypertonika.
- Schlafmittel können zu Gangunsicherheit und Benommenheit führen. Sie erhöhen dadurch das Sturz- und Frakturrisiko, vor allem bei älteren und multimorbiden Menschen.
- Gerade bei älteren Menschen kann es zu paradoxen Reaktionen wie Unruhe und Schlaflosigkeit kommen.
- Die Wirkung von Schlafmitteln wird durch Alkohol verstärkt!
- Schlafmittel (hauptsächlich wenn sie während der Nacht eingenommen werden) können am nächsten Morgen noch die Fahrtüchtigkeit beeinträchtigen.

4.2.2 Antiepileptika

BEISPIELPACKUNGEN AUF EINEN BLICK

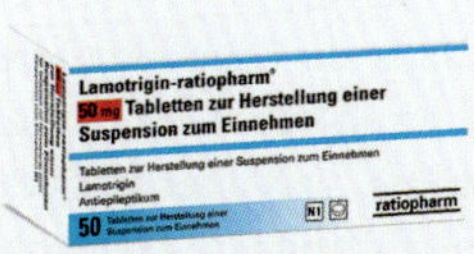

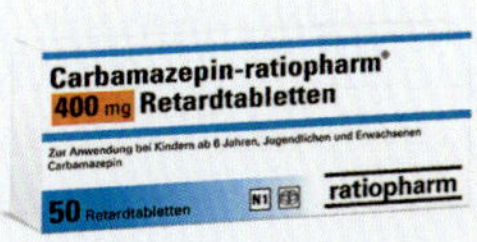

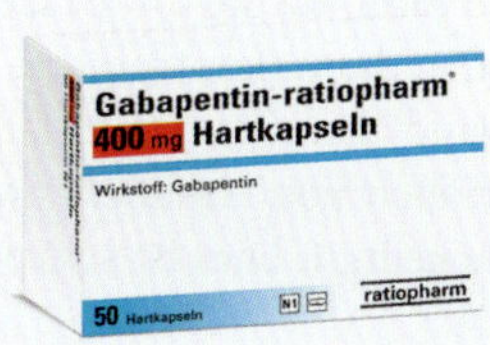

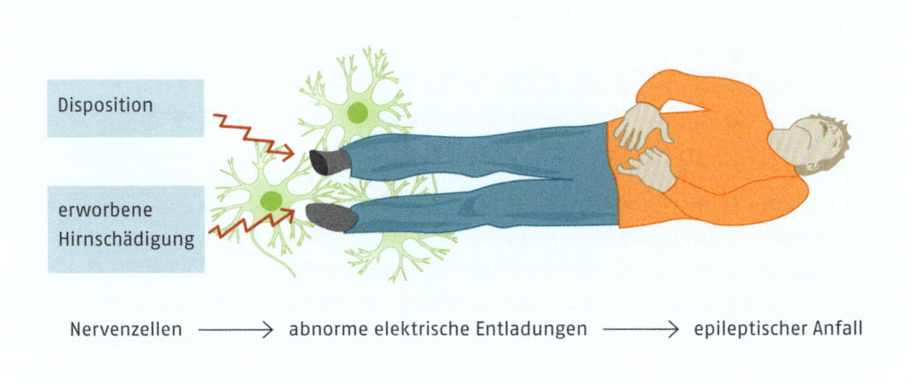

Abb. 4.3 Entstehung der Epilepsie

Krankheitsbild Epilepsie

Wir verbinden mit diesem Krankheitsbild meist nur starke Muskelzuckungen und Stürze mit Bewusstseinsverlust. Das griechische Wort „Epilepsis" bedeutet „Angriff oder Überfall". Davon leitet sich der Name der Krankheit ab, der auf das plötzliche, unvorhergesehene Auftreten hinweist. Epilepsie ist aber keine einheitliche Krankheit, sondern eine Sammelbezeichnung für Funktionsstörungen des Gehirns. Die Aktivität des Zentralnervensystems ist abnorm gesteigert und es kommt zu plötzlichen Energieentladungen übererregter Gehirnzellen, die sich im Gehirn von Zelle zu Zelle ausbreiten (Abb. 4.3).

Dies kann im EEG gemessen werden. Je nachdem, in welchem Teil des Gehirns die übererregten Gehirnzellen liegen und welche Körperfunktionen diese gestörten Zellen steuern, kommt es dann zu unterschiedlichen Anfallsformen und Symptomen:

Fokale Krämpfe, die nur in bestimmten Teilen des Gehirns auftreten, bewirken ein kaum bemerkbares leichtes Muskelzucken oder eine kurze Absence (Bewusstseinseinschränkung), auch **Petit mal** genannt. Diese Form wird in der Tabelle mit **FE** abgekürzt. Dagegen kommt es beim **Grand mal**, dem großen Krampfanfall, zu heftigen **generalisierten Krämpfen**, Zuckungen und Bewusstseinsverlust, der meist nur 1–2 Minuten anhält. Hierfür wird in der Tabelle die Abkürzung **GE** verwandt. Hält ein Krampfanfall länger als 10 Minuten an, spricht man vom **Status epilepticus**, einer lebensbedrohlichen Situation.

Die Pharmakotherapie der Epilepsie orientiert sich in diesem Buch an den Leitlinien für Diagnostik und Therapie in der Neurologie der DGN von 2017 (gültig bis 2022). Dort sind in Tabelle 5 Standardmedikamente aufgelistet (Tab. 4.4).

Therapieziel

Entgegen ihrer Bezeichnung wirken die Antiepileptika nicht antiepileptisch im eigentlichen Sinn, da sie die Ursache der Epilepsie nicht bekämpfen. Sie verhindern jedoch im Gehirn die unkontrollierte Weiterleitung von elektrischen, Chaos auslösenden Signalen. Sie sind also eine Art Anfallsblocker und erhöhen damit die Schwelle des Gehirns für das Auftreten von Anfällen. Somit bekämpfen sie nur die Symptome, was aber in 70 % der Fälle gelingt. Dies ist sehr wichtig, da jeder Anfall zu einer Zerstörung von Gehirnzellen führt.

Insgesamt stehen mehr als 20 Medikamente zur Anfallsbehandlung zur Verfügung. Die am häufigsten eingesetzten sind in Tab. 4.4 aufgeführt. Das Ziel der Therapie ist

Anfallsfreiheit bei guter Verträglichkeit der Medikamente (Abb. 4.4).

Verträglichkeit bezieht sich zum einen auf **dosisabhängige** Nebenwirkungen, die zu Müdigkeit, Schwindel oder Doppelbildern führen. Der Patient möchte aber nicht in „Dauertrance" sein. Deshalb werden die Präparate zu Therapiebeginn einschleichend und danach exakt dosiert, um Anfälle dauerhaft auszuschließen. Plasmaspiegel, Blutbild, Urin und Leberwerte des Patienten sind sorgfältig zu überwachen. Daneben gibt es Nebenwirkungen, die **dosisunabhängig** sind. Auch in kleinen Mengen kann z. B. die Valproinsäure bei entsprechend disponierten Patienten Leberversagen und allergische Hautreaktionen hervorrufen.

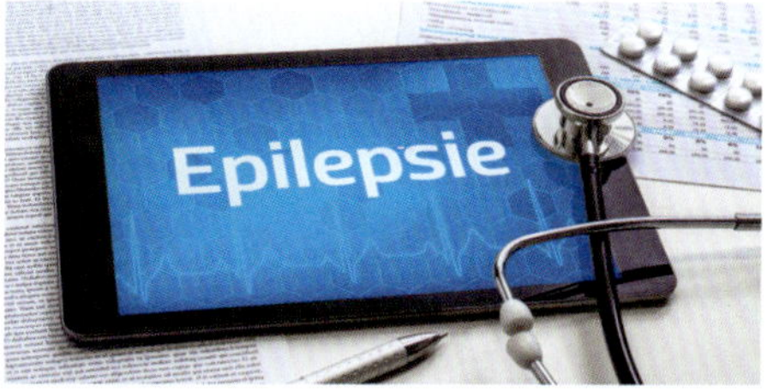

Abb. 4.4 Bei Epilepsie muss die Therapie gut angepasst werden.

Ein großes Problem sind Langzeiteffekte vieler Antiepileptika, die durch **Enzyminduktion** (Wirkung durch Anregung der Enzyme) hervorgerufen werden. Körperenzyme sind als sogenannte Katalysatoren körpereigene Antreiber des Stoffwechsels. Antiepileptika können die Ausschüttung bestimmter Enzyme so anregen, dass ein anderes Medikament noch schneller abgebaut wird und dadurch nicht mehr richtig wirkt. Ein Beispiel dafür ist das Zusammenwirken bestimmter Antiepileptika mit oralen Kontrazeptiva. Der dadurch ausgelöste schnelle Abbau der „Pillenhormone" führt zu einem Serumspiegel, der für eine wirksame Verhütung zu gering ist.

Generikaproblem: Um Kosten zu sparen, verlangt die Krankenkasse vom Arzt, dass er Generika verordnet. Die Schwankungsbreite bei der Bioverfügbarkeit einzelner dieser Präparate kann bis zu 45 % betragen. Deshalb dürfen gemäß Substitutionsausschlussliste (AML-RL VII Teil B) die verordneten Präparate nicht ausgetauscht werden.

Monotherapie bei Epilepsie: Ist ein einziges Medikament ausreichend, um die Symptome der Epilepsie zu kontrollieren oder braucht man dazu mehrere, also eine Kombinationstherapie? Das stellt sich erst im Laufe einer Behandlung heraus. Man startet immer erst mit einem Medikament (Tab. 4.4). Bei Senioren empfiehlt die Priscus-Liste, auf das stark sedierende Phenobarbital zu verzichten und gegen andere Antiepileptika auszutauschen.

Tab. 4.4 Häufig verwendete Medikamente zur Anfallsbehandlung

INN	FAM-Beispiel	Was ist zu beachten?
Lamotrigin	Lamictal®, Lamotrigin-ratiopharm®	▪ Enzyminduktion bei Verhütungspille, Wirksamkeit nicht immer sicher ▪ Sedierung ▪ Verhaltensauffälligkeiten ▪ Ataxie ▪ Hautausschläge

Tab. 4.4 Häufig verwendete Medikamente zur Anfallsbehandlung (Fortsetzung)

INN	FAM-Beispiel	Was ist zu beachten?
Levetiracetam	Keppra®	■ Müdigkeit ■ Schwindel ■ Depression ■ Stimmungsschwankungen ■ EKG-Veränderungen
Carbamazepin	Tegretal®, Timonil®, Carbamazepin-ratiopharm®	■ Enzyminduktion bei Verhütungspille, Wirksamkeit nicht immer sicher ■ Exanthem ■ Müdigkeit ■ Schwindel ■ Doppeltsehen ■ Ataxie ■ vorübergehende Leukopenie ■ Übelkeit ■ Vorsicht: nicht mit Erythromycin und vielen anderen Arzneimitteln kombinieren
Gabapentin	Neurontin®, Gabapentin-ratiopharm®	■ Beeinträchtigung des Reaktionsvermögens ■ nicht zusammen mit Antazida
Lacosamid	Vimpat®	■ Schwindel, Doppeltsehen ■ Kopfschmerzen
Oxcarbazepin	Timox®, Trileptal®	■ Enzyminduktion bei Verhütungspille, Wirksamkeit nicht immer sicher ■ Schläfrigkeit ■ Doppeltsehen
Topiramat	Topamax®	■ Enzyminduktion bei Verhütungspille, Wirksamkeit nicht immer sicher ■ Schwindel ■ Müdigkeit ■ Gewichtsverlust ■ Nierensteine ■ Sprachstörungen ■ allgemeine Verlangsamung

Tab. 4.4 Häufig verwendete Medikamente zur Anfallsbehandlung (Fortsetzung)

INN	FAM-Beispiel	Was ist zu beachten?
Valproinsäure	Ergenyl®, Orfiril®	■ Vorsicht: nicht im gebärfähigen Alter ■ Gewichtszunahme ■ Müdigkeit ■ Tremor ■ Haarausfall ■ Einnässen ■ Thrombopenie ■ selten: akutes Leberversagen, Pankreatitis
Zonisamid	Zonegran®	■ Erregbarkeit, Reizbarkeit ■ Depression ■ Ataxie ■ Schwindel
Vigabatrin	Sabril®	■ Müdigkeit ■ Verhaltensstörungen ■ psychotische Störungen ■ Gesichtsfeldeinschränkung
Clonazepam	Rivotril®	■ Sedierung ■ Verhaltensauffälligkeiten ■ Ataxie

4.2.3 Antidementiva, Nootropika

BEISPIELPACKUNGEN AUF EINEN BLICK

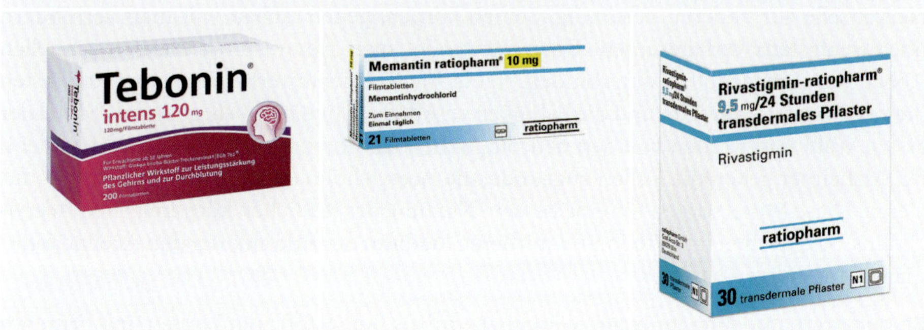

Symptome der Demenz

Altern ist in vielen Fällen mit einer Abnahme der Hirnleistung verbunden, wobei es zu intellektuellen Defiziten und insbesondere zu Störungen des Erinnerungsvermögens, des Denkvermögens und der emotionalen Kontrolle kommt.

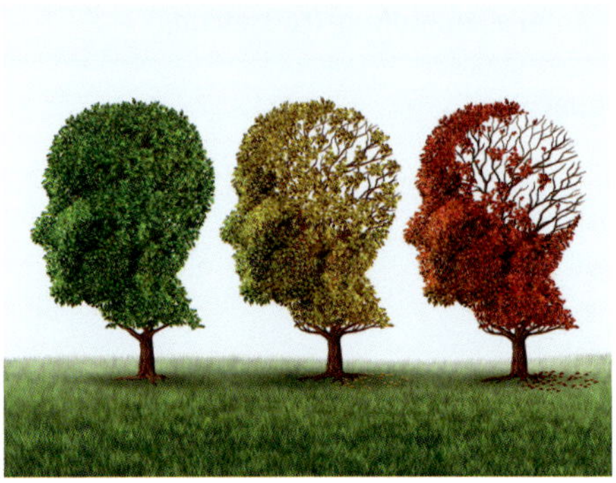

o Abb. 4.5 Bei Demenz verblassen die Erinnerungen.

Zunächst wird das Kurzzeitgedächtnis gestört und beeinträchtigt, später auch das Langzeitgedächtnis. Bei diesen Abbauprozessen spricht man von Demenz. Dabei wird unterschieden in eine primäre, zerebral bedingte Demenz wie Morbus Alzheimer und in eine sekundäre, zerebrovaskuläre Demenz. Letztere ist auf verengende und verkalkende Gefäßprozesse und auch auf Schlaganfälle zurückzuführen. In allen Fällen kommt es zu einer Schädigung von Neuronen (o Abb. 4.5).

Therapie der Demenz

Die Beeinträchtigungen versucht man durch Antidementiva zu therapieren oder zumindest durch Nootropika abzumildern. Die Übergänge zwischen beiden Medikamentengruppen sind fließend.

Antidementiva sind Mittel, die eine Einschränkung des Verstandes und seiner Fähigkeiten mindern sollen. Zu diesen Einschränkungen ist es durch die Hirnschädigung gekommen. Diese kann sich als Störung der Informationsverarbeitung (kognitive Störung), als Denkstörung, als Gedächtnisstörung oder als Störung der Orientierung äußern. Besonders auffällig sind Wortbeiträge, die ununterbrochen wiederholt werden, ohne Bezug zur Wirklichkeit. Man spricht dann von Stereotypisierung. Mithilfe von Antidementiva wird die Gedächtnisleistung möglichst lange erhalten.

Medikamente bei Demenz

Der Ansatz der Medikamente ist ein Eingriff in den Stoffwechsel des Gehirns. Dabei gibt es mehrere Angriffspunkte.

Acetylcholinestase-Hemmstoffe: Acetylcholin ist für die Signalübertragung von einer Nervenzelle zur anderen zuständig. Seinen körpereigenen Abbau will man verhindern oder wenigstens verlangsamen. Dazu verwendet man Hemmstoffe, die den schnellen Abbau des Acetylcholins unterbinden. Diese Medikamente verbessern am deutlichsten die kognitiven Leistungen und die Fähigkeit zu Alltagsaktivitäten – sie gelten als Mittel der ersten Wahl und werden von den neurologischen Leitlinien als einzige empfohlen, denn bei Alzheimer gehen die Zellen zugrunde, die Acetylcholin als Neurotransmitter produzieren. Diese Mittel sorgen für eine bessere Nutzung des restlichen körpereigenen Acetylcholins. Sie gleichen im frühen und mittleren Stadium der Erkrankung den Acetylcholinmangel für einige Zeit aus.

Glutamatrezeptor-Antagonisten: Glutamat wird als Botenstoff zum Lernen und Erinnern im Gehirn gebraucht. Da diese Funktionen beim Demenzkranken reduziert sind, werden Alzheimerpatienten durch zu viel Glutamat belastet. Das Glutamat wird bei ihnen krankheitsbedingt nicht für Hirnfunktionen verbraucht und reichert sich deshalb im Gehirn an. Zu viel Glutamat lässt aber Nervenzellen im Gehirn absterben. Die Krankheit verschlimmert sich dadurch. Glutamatrezeptor-Antagonisten wie Memantin verhindern, dass zu viel Glutamat die Zellen vergiften kann. Lernfähigkeit und Gedächtnisleistung bleiben länger erhalten. Sie werden bei mittelschweren und schweren Formen der Alzheimerkrankheit eingesetzt.

Nootropika: Ein weiterer therapeutischer Ansatz bei leichten Gehirnleistungsstörungen ist der Einsatz von Nootropika. Diese sind Arzneistoffe, die eine vorteilhafte Wirkung auf die Aktivität des zentralen Nervensystems (ZNS) ausüben sollen. Reißerisch spricht man auch von „Gehirndoping". Diese Wirkung ist wissenschaftlich nicht klar belegt. Viele insbesondere ältere Patienten, die etwas „für ihr Gedächtnis" tun wollen, bekommen sie als Erstverschreibung. Sie gehören verschiedenen Stoffgruppen an und haben deshalb verschiedenartige Wirkansätze (◘ Tab. 4.5). So sollen sie:

- den Glucose- und damit den Energiestoffwechsel im Gehirn verbessern,
- die Gefäße im Gehirn erweitern und damit Blutmenge und Sauerstoffzufuhr erhöhen,
- den übermäßigen Einstrom von Calciumionen in die Neuronen verhindern (Calciumantagonisten),
- Gehirnstrukturen vor aggressiven Radikalen schützen.

Verhaltensauffälligkeiten oder Depressionen, die im Rahmen einer Demenz immer auftreten können, werden durch Antidepressiva und Neuroleptika (▸ Kap. 4.3.1, ▸ Kap. 4.3.2) gemildert.

◘ **Tab. 4.5** Antidementiva

INN	FAM-Beispiel	Bemerkung
Acetylcholinesterase-Hemmstoffe		
Donepezil	Aricept®	Die Acetylcholinesterase-Hemmer sind zugelassen für leichte bis mittelschwere Demenzen. Sie müssen aufgrund ihrer langen Halbwertszeit nur 1-mal täglich kurz vor dem Schlafengehen gegeben werden.
Rivastigmin	Exelon®	Erreicht die größte Verbesserung der kognitiven Leistung. Es führt zu einer größeren Stimulation des cholinergen Systems, dabei kann es zu Erbrechen, abdominalen Krämpfen und Muskelkrämpfen der unteren Extremitäten kommen. Es muss oral 2-mal täglich gegeben werden, das Pflaster muss täglich gewechselt werden.
Galantamin	Galantamin Heumann	Therapie vorsichtig einschleichen wegen cholinerger Nebenwirkungen.
Calciumantagonisten und Hemmstoffe des Glutamatkanals (NMDA-Antagonisten)		
Memantin	Axura®, Memantin-ratiopharm®	Es vermindert überschüssiges Glutamat in den Zellen.

Tab. 4.5 Antidementiva (Fortsetzung)

INN	FAM-Beispiel	Bemerkung
Nimodipin	Nimotop®	Calciumionen fungieren in den Nervenzellen als Boten, die unterschiedliche Informationen überbringen. Diese verwirren die Zellsteuerung, sodass Enzyme aktiviert werden, die am Ende die Zelle schädigen und später absterben lassen. Calciumantagonisten unterstützen durch das Abfangen der Calciumionen die Funktionsfähigkeit von Nervenzellen. Durch Gefäßerweiterung bewirken sie zudem eine vermehrte Durchblutung der Gehirnzellen.
Nootropika		
Piracetam	Nootrop®, Piracetam-ratiopharm®	Sie bewirken eine Steigerung des herabgesetzten Hirnstoffwechsels durch Verstärkung des Glucoseabbaus. Laut Priscus-Liste sind sie potenziell ungeeignet für ältere Menschen.
Sonstige		
Pyritinol	Encephabol®	Pyritinol bewirkt eine Steigerung des Glucosestoffwechsels im Gehirn mit Steigerung der Gehirnleistung.
Radikalfänger (Vitamin E)	Eusovit®, Optovit®	Radikalfänger haben eine neuroprotektive Wirkung, da freie Radikale unschädlich gemacht werden.
Pflanzlich: Ginkgo biloba	Tebonin®, Gingium®	Ginkgo bewirkt eine Verbesserung der Fließeigenschaften des Blutes auch in verengten Gefäßen. Die Membran der Nervenzelle wird vor oxidativem Angriff geschützt. Die Thrombozytenaggregation wird gehemmt.

4.2.4 Antiparkinsonmittel

BEISPIELPACKUNGEN AUF EINEN BLICK

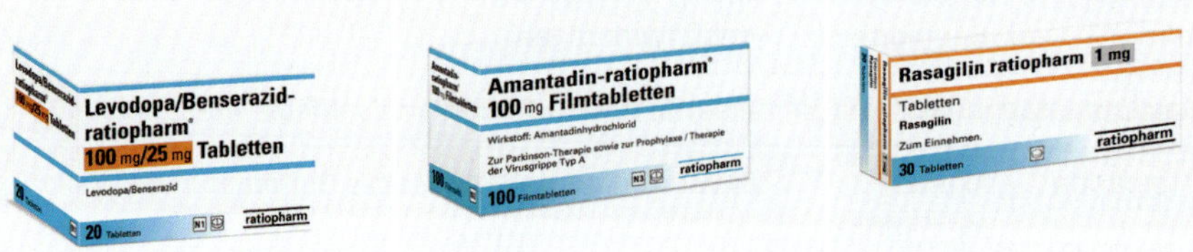

Morbus Parkinson

Die Parkinson-Erkrankung ist eine neurodegenerative Erkrankung. Im Gehirn sind bestimmte Zellen (in der sogenannten substantia nigra) zuständig für Herstellung und Speicherung des Botenstoffs Dopamin. Diese Zellen sterben bei Morbus Parkinson aus bisher unbekannten Gründen langsam ab. Das Gehirn ist ein Zellverbund aus Milliarden von Neuronen (Nervenzellen), die durch Synapsen miteinander verbunden sind. Dadurch kann die Steuerung der Organe oder der Gliedmaßen synchron erfolgen. Sie können zeitgleich aktiviert oder gebremst werden.

Drei Botenstoffe übernehmen die Nachrichtenübertragung, wenn eine Zelle der anderen etwas mitteilen möchte – wie schon besprochen zum einen Acetylcholin und Glutamat (▸ Kap. 4.2.3) sowie Dopamin. Ihre Substanzmengen befinden sich beim Gesunden im körperlichen Gleichgewicht. Sterben die Dopaminzellen in der substantia nigra aber ab, gerät das Neurotransmittergleichgewicht im Gehirn durcheinander. Es ist dann zu wenig Dopamin vorhanden, aber im Verhältnis zu viel Acetylcholin und Glutamat übrig. Dieser Überschuss führt zu dem bekannten Parkinson-Syndrom, unter dem 0,3 % der Bevölkerung leidet. Dieses ist gekennzeichnet durch eine erhöhte Muskelspannung (**Rigor**), die vor allem – zusammen mit der Bewegungsarmut (**Akinesie**) – bei der Gesichtsmuskulatur (Maskengesicht) gut zu sehen ist. Der Gang des Erkrankten ist trippelnd, die Arme bewegen sich nicht mit. Neben Gang- und Standunsicherheiten treten mit der Zeit große Zitterbewegungen (**Tremor**) an den Gliedmaßen und auch am Kopf auf. Der Blutdruck ist erniedrigt, die Funktion von Blase und Darm gestört. Die Sprache ist langsam und verwaschen, die Wortformulierung mühsam. Die intellektuelle Leistungsfähigkeit ist aber meist normal (○ Abb. 4.6). Durch das enge Verweben der das Gehirn steuernden Neurotransmitter treten daneben auch Symptome auf, die mit Bewegung nichts zu tun haben. Das sind Riechstörungen, Schlafstörungen, Depressionen, Angstzustände und Vergesslichkeit.

Pharmakotherapie des Morbus Parkinson

Die Medikamente helfen gegen die Symptome, können aber die Ursache des Morbus Parkinson, also das Absterben der Zellen, nicht aufhalten.

Grundsätzlich gibt es zwei Möglichkeiten, um die Menge an Dopamin im Gehirn zu erhöhen:

- die Effektivität von körpereigenem Dopamin wird gesteigert oder fehlendes Dopamin wird als Medikament zugeführt,
- die Tätigkeit der dopaminabbauenden Enzyme wird gehemmt.

Dopamin: Um den Dopaminmangel im Gehirn zu bekämpfen, gibt man Präparate mit dem fehlenden Botenstoff in Form von L-Dopa, einer Vorstufe des Dopamins. Dieser Wirkstoff kann in dieser Form ins Gehirn aufgenommen werden und wird dort in Dopamin umgewandelt. Dies ist das effektivste Medikament.

Gleichzeitig unterbindet man den bei dieser Gabe sofort einsetzenden enzymatischen Abbau des zugeführten Dopamins. Dazu werden die Wirkstoffe **B**enserazid (z. B. Levodopa/Benserazid-ratiopharm®) und **C**arbidopa mit Levodopa kombiniert. Carbidopa ist manchmal auf der Packung an dem Buchstaben „**C**“ sichtbar, z. B. „Levo-C AL“.

Um das körpereigene Dopamin besser zu verwerten, verwendet man die im Folgenden aufgeführten Wirkstoffe.

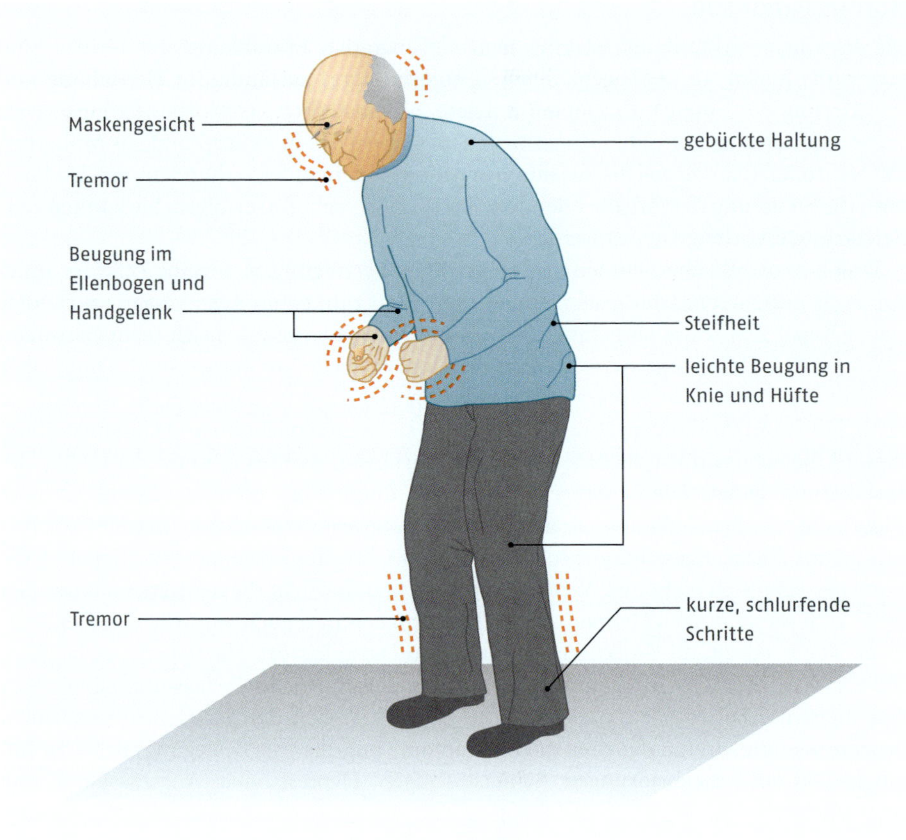

Abb. 4.6 Symptome des Morbus Parkinson

MAO-B-Hemmer: Das Enzym Monoaminoxidase (MAO), das als MAO-A und MAO-B vorkommt, baut Dopamin ab und macht es dadurch unwirksam. MAO-B-Hemmer blockieren ausschließlich diese Variante des Enzyms, sodass sich Dopamin wieder anreichern kann. Diese ausschließliche Wirkung wird **selektive** Wirkung genannt.

Beispiele für Wirkstoffe und Fertigarzneimittel

Selegilin (Selegilin-neuraxpharm®), Rasagilin (Azilect®, Rasagilin-ratiopharm®)

COMT-Hemmer: Sie unterbinden den Dopaminabbau durch ein weiteres Enzym. Die Abkürzung dafür lautet COMT (**C**atechol-**O**-**M**ethyl**t**ransferase).

Beispiele für Wirkstoffe und Fertigarzneimittel

Entacapon (Comtess®), Tolcapon (Tasmar®, Tolcapon-neuraxpharm®), Opicapon (Ongentys®)

Weiter versucht man, den Körper durch Stoffe zu überlisten, die zwar nicht Dopamin sind, aber an den Rezeptoren des Körpers wie Dopamin wirken, sogenannte **Dopaminagonisten.** Sie haben weniger Nebenwirkungen auf den normalen Bewegungsablauf.

Dopaminagonisten: Sie werden bei jüngeren Patienten (unter 65–70 Jahre) zur Therapieeinleitung eingesetzt. Sie sind zwar nicht reines Dopamin, lösen aber als sogenannte Agonisten an den Dopaminrezeptoren der Nervenzellen fast dieselbe Reaktion wie das Dopamin selbst aus. Jedoch haben sie keine heftigen dyskinetischen Nebenwirkungen (unwillkürliche Bewegungen von Beinen und Armen, ruckartige Bewegungen der Hände, Grimassen schneiden). Diesem Vorteil stehen Verträglichkeitsnachteile gegenüber: Schläfrigkeit, Übelkeit, Schwindel, vermehrte Halluzinationen. Ältere Agonisten, die immer noch in Gebrauch sind, leiten sich vom Mutterkorn, einem Roggenpilz, ab. Sie haben Nebenwirkungen v.a. auf das Herz und die Psyche. Aus diesem Grund dürfen solche Dopaminagonisten nur dann eingesetzt werden, wenn die Therapie mit einem anderen Parkinsonmittel nicht ausreichend wirksam ist oder nicht gut vertragen wird.

Beispiele für Wirkstoffe und Fertigarzneimittel

Pramipexol (Sifrol®, Pramipexol Stada®), Rotigotin als Pflaster (Neupro®), Apomorphin mit Dosierpumpe (Apo-Go®, Dacepton®), ältere Agonisten wie Cabergolin (Cabaseril®)

Anticholinergika: Sie werden auch als Acetylcholinhemmer bezeichnet und gebraucht, um den Überschuss dieses Neurotransmitters im Gehirn zu neutralisieren. Das Gleichgewicht zwischen den Neurotransmittern soll wieder hergestellt werden. Durch das Mehr an Acetylcholin wird das typische Zittern hervorgerufen.

Beispiele für Wirkstoffe und Fertigarzneimittel

Biperiden (Akineton®, Biperiden-neuraxpharm®)

NMDA-Antagonisten: Sie vermindern die Aktivität des entsprechenden Rezeptors für Glutamat. Der Neurotransmitter Glutamat ist durch den Dopaminmangel in einem relativen Überschuss vorhanden. Die überschießende Glutamatwirkung (▸ Kap. 4.2.3) schädigt die Zelle und löst insbesondere bei älteren Parkinson-Patienten heftige Überbewegungen aus.

Beispiele für Wirkstoffe und Fertigarzneimittel

Amantadin (PK-Merz®, Tregor®, Amantadin-ratiopharm®)

PFLEGETIPP

Parkinsonmittel wirken oft erst nach 1–2 Wochen. Darauf müssen die Patienten zu Beginn der Behandlung hingewiesen werden.

4.2.5 Therapie der Multiplen Sklerose

Krankheitsbild

Die Multiple Sklerose (MS) ist eine chronisch-entzündliche Krankheit des zentralen Nervensystems, also von Gehirn und Rückenmark. Das körpereigene Immunsystem mit seinen Abwehr- und Entzündungszellen greift bei dieser Krankheit fälschlicherweise die Hüllschicht der Nervenfasern (Myelinscheide) an. Die Nerven haben dadurch keine Isolierung mehr. Da die Nerven schwache Ströme leiten, gibt es ohne Isolierschicht „Kurzschlüsse". Der Informationsfluss, der aus dem Gehirn kommt, stockt also (o Abb. 4.7).

Die Krankheit hat viele Gesichter. Je nach Lage des Kurzschlusses kommt es beispielsweise zu Sensibilitätsstörungen und Kribbeln an Armen und Beinen bis hin zu Lähmungen, Seh- und Sprechstörungen, Blasenentleerungsstörungen oder Schmerzen.

Die Krankheit verläuft meist in **Schüben**. Das bedeutet: Die Anzeichen treten auf und verschwinden nach einigen Tagen wieder. Die schubfreie Zeit bis zum nächsten Wiederauftreten bezeichnet man als **remissionsfreie Zeit**.

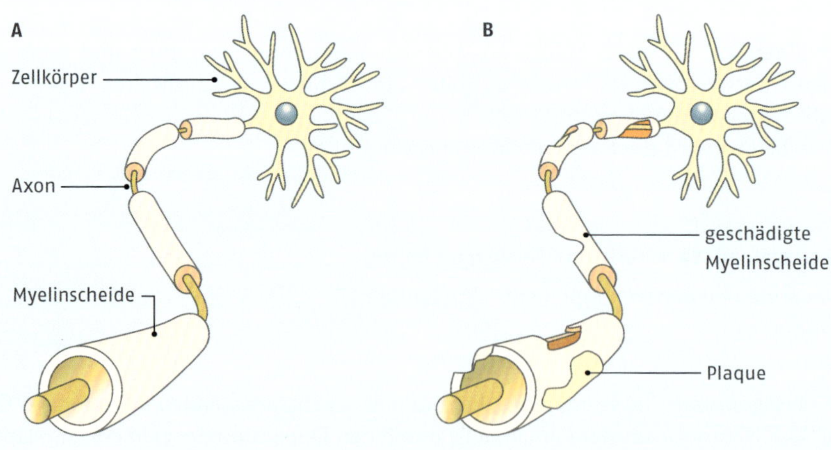

o **Abb. 4.7** Nervenschädigung bei Multipler Sklerose: **A** Myelinscheiden ummanteln die gesunde Nervenzelle. **B** Bei MS schädigen entzündliche Herde die Myelinscheiden.

Medikamente bei Multipler Sklerose

Zunächst wird bei einem „Schub“ die Entzündung behandelt. Dazu nimmt man Cortison (▸ Kap. 14.5), das man hochdosiert infundiert. Dann bekommt der Patient Medikamente, die das Immunsystem stabilisieren. Man spricht von einer **verlaufsmodifizierenden Therapie** mit Botenstoffen des Immunsystems, sogenannten Interferonen. Interferone (z. B. Betaferon) sind vom Körper selbst produzierte Proteine, die bei Angriffen auf das Immunsystem die Abwehr unterstützen.

Das zweite Medikament ist Glatirameracetat (Copaxone®). Es ist ein künstlich hergestelltes Polypeptid und besteht aus den 4 körpereigenen Aminosäuren Alanin, Glutamat, Lysin und Tyrosin. In seinem Aufbau ähnelt es einem Baustein der Isolierschicht im zentralen Nervensystem, dem Myelin. Dadurch soll dieses wieder aufgebaut werden.

Teriflunomid (Aubagio®), ursprünglich für die Therapie der Entzündungszeichen bei Rheuma entwickelt, hat sich auch bei MS als entzündungshemmend bewährt. Es senkt dabei die Anzahl der T-Lymphozyten, indem es deren Teilung verhindert. T-Lymphozyten sind eigentlich Abwehrzellen, zeigen bei MS aber ein fehlgeleitetes Verhalten.

4.3 Psychopharmaka im engeren Sinne

Dies sind psychoaktive Substanzen. Sie greifen in den Stoffwechsel der Neuronen im Gehirn ein und bewirken dadurch eine Veränderung der psychischen Verfassung.

4.3.1 Antipsychotika, Neuroleptika

BEISPIELPACKUNGEN AUF EINEN BLICK

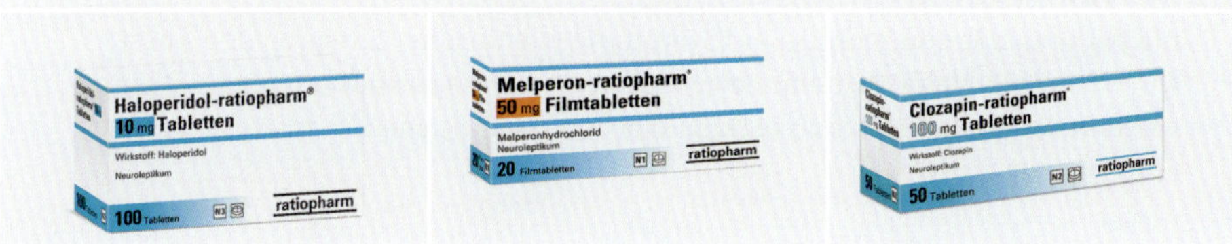

Krankheitsbilder

Neuroleptika heißen auch **Antipsychotika**, d. h. sie werden gegen Psychosen eingesetzt. Dies sind psychische Erkrankungen, die durch einen erheblich gestörten Realitätsbezug gekennzeichnet sind. Es treten v. a. eine gestörte Wahrnehmung der Umwelt, Wahnvorstellungen, Halluzinationen, Ich-Störungen, Angstzustände und Störungen im Gefühlsleben auf. Daraus resultiert häufig eine eingeschränkte Fähigkeit, die Lebensanforderungen zu bewältigen. Einsatzgebiete der Antipsychotika sind:

- organische psychische Störungen vom Alzheimer-Typ,
- Verhaltensstörungen durch psychotrope Substanzen (Sucht),
- Schizophrenie mit schizoiden und wahnhaften Störungen,
- affektive Störungen wie Manie, Depression oder bipolare Störung.

Wirkung der Neuroleptika

Eine wesentliche Ursache bei den oben beschriebenen psychiatrischen Erkrankungen ist ein Überschuss des Neurotransmitters Dopamin im Gehirn. Da Dopamin die Impulsweiterleitung an den Synapsen steigert, ist bei einem Zuviel dieses Botenstoffs die Überleitung der Impulse verstärkt. Dadurch ist die zentralnervöse Erregung der Betroffenen krankhaft gesteigert.

Neuroleptika beseitigen diesen Dopaminüberschuss, sie antagonisieren ihn, wie es fachsprachlich heißt. Die Übererregung der betroffenen Neuronen lässt nach. Werden sie allerdings zu hoch dosiert, ist zu wenig Dopamin vorhanden und es kommt zu Bewegungsstörungen und parkinsonähnlichen Symptomen. Man spricht dann von EPMS (**E**xtra**p**yramidal**m**otorische **S**ymptome). Treten diese Störungen Wochen bis Jahre nach der Behandlung auf, spricht man von Spätdyskinesien, die nicht mehr rückgängig zu machen sind.

Neuroleptika könnte man vereinfacht als „Nervendämpfungsmittel" beschreiben. Sie haben eine antipsychotische und eine beruhigende bzw. dämpfende Wirkung:

- **Antipsychotisch:** Sie reduzieren v. a. Halluzinationen, akute Wahnvorstellungen, Ich-Störungen, Verfolgungsängste und innere Erregung. Dadurch kann der Patient sich von psychotischen Erlebnissen distanzieren, die Krankheitseinsicht nimmt zu und die Durchführung weiterer Therapieformen wie Gesprächstherapie, Ergotherapie oder Soziotherapie wird ermöglicht.
- **Beruhigend bzw. dämpfend:** Sie wirken sedierend und schlafanstoßend und reduzieren belastende Gefühlsschwankungen.
- **Anhaltend antriebsmindernd:** Sie reduzieren den Antrieb, aus diesem Grund werden auch in manischen Phasen Neuroleptika eingesetzt.
- **Ermöglichen eine Distanz zu psychotischen Erlebnissen:** Ein emotionaler Ausgleich erfolgt auch durch die zunehmende Krankheitseinsicht.

PFLEGETIPP

Die Wirkung der Neuroleptika auf Symptome wie Unruhe, Erregung und Angst tritt innerhalb kurzer Zeit ein. Bei Symptomen wie Halluzinationen oder Wahnvorstellungen kann es bis zu einigen Wochen dauern, ehe die erwünschte Wirkung eintritt.

Man unterscheidet zwischen **typischen** (klassischen) und **atypischen** Antipsychotika/Neuroleptika. Die neueren atypischen Präparate werden auch als Mittel der 2. Generation bezeichnet. Sie haben weniger EPMS-Nebenwirkungen (○ Abb. 4.8).

Typische (klassische) Neuroleptika

Diese Wirkstoffe werden nach ihrer neuroleptischen Potenz, also ihrem antipsychotischen Effekt, eingeteilt. Dieser orientiert sich an Chlorpromazin (Stärke 1), der ersten Substanz dieser Reihe. Viele der Mittel stehen auf der Priscus-Liste und sind wegen ihrer Nebenwirkungen für Senioren nicht geeignet (□ Tab. 4.6).

Die **hochpotenten** Neuroleptika haben vor allem eine hohe antipsychotische Wirkung, jedoch nur eine geringe sedierende Wirkung. Die **schwach**- oder **niedrigpotenten** Substanzen wirken vorwiegend beruhigend bzw. dämpfend, jedoch kaum antipsychotisch.

Mithilfe dieser aufgezeigten Wirkungsunterschiede lassen sich Psychosen sehr differenziert behandeln. Bei ängstlicher Agitiertheit gibt man z. B. nur ein schwaches antipsychotisches Mittel (z. B. Promethazin oder Pipamperon), das aber stark beruhigend wirkt. Quälende Halluzinationen behandelt man dagegen mit Haloperidol.

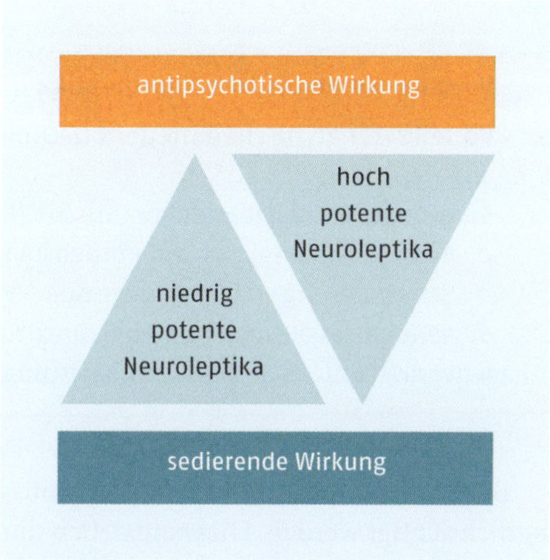

Abb. 4.8 Unterschiedliche Wirkung der schwach- und hochpotenten Neuroleptika

Atypische Neuroleptika

Die atypischen Neuroleptika lassen sich in dieses Schema nicht einordnen. Sie haben grundsätzlich eine gute antipsychotische Wirkung mit erweitertem Wirkungsprofil und weiteren Vorteilen (Tab. 4.7).

Tab. 4.6 Einteilung der Neuroleptika

Gruppe	INN	FAM-Beispiel
Hochpotente Neuroleptika	Benperidol	Glianimon®
	Bromperidol	Impromen®
	Fluphenazin	Fluphenazin-neuraxpharm®
	Flupentixol	Fluanxol®
	Fluspirilen	Imap®
	Haloperidol	Haldol®, Haloperidol-ratiopharm®
Mittelpotente Neuroleptika	Perazin	Perazin-neuraxpharm®
	Pimozid	Orap®
	Zuclopenthixol	Ciatyl-Z®
Niedrigpotente Neuroleptika	Chlorprothixen	Chlorprothixen Holsten®
	Levomepromazin	Neurocil®
	Melperon	Melneurin®, Melperon-ratiopharm®
	Pipamperon	Dipiperon®
	Promethazin	Atosil®
	Thioridazin	Thioridazin-neuraxpharm®

Vorteile der atypischen Neuroleptika

Vorteile der atypischen (neuen) Neuroleptika gegenüber den älteren Mitteln wie Haloperidol:

1. weniger extrapyramidalmotorische Nebenwirkungen
2. bessere Wirkung, z. B. bei Antriebsmangel, Affektverarmung, Interessensverlust, Verminderung von Denkprozessen
3. erweitertes antipsychotisches Spektrum
4. Verbesserung von Gedächtnisleistung und Aufmerksamkeit

Bei der Therapie mit Neuroleptika müssen auch mögliche vegetative Nebenwirkungen berücksichtigt werden. Diese entstehen durch die Veränderung in den Synapsen des vegetativen Nervensystems und betreffen zahlreiche Körperfunktionen. Dies muss bei der Pflege der Patienten berücksichtigt werden.

Wichtige vegetative Nebenwirkungen der Neuroleptika

- Mundtrockenheit
- Sehstörungen
- Schweißausbrüche
- Obstipation
- Harnverhalt
- Fotosensibilisierung

MERKE

Bei der Therapie mit Neuroleptika (v. a. Clozapin, Olanzapin) kann es in seltenen Fällen zu lebensbedrohlichen Agranulozytosen (massiver Abfall der Leukozytenzahl) und einem malignen neuroleptischen Syndrom mit Fieber, Akinese, Rigor, Tachykardie, Tachypnoe, Blutdruckänderungen, Katatonie und metabolischer Azidose kommen.

Tab. 4.7 Atypische Neuroleptika

INN	FAM-Beispiel	Bemerkung
Sulpirid	Dogmatil®, Sulpirid-ratiopharm®	■ antriebssteigernd und ■ antidepressiv
Clozapin	Leponex®, Clozapin-ratiopharm®	■ nur bei Schizophrenie, die auf andere Mittel nicht anspricht, da häufiger hochgradige Veränderungen der Leukozyten beschrieben (deshalb Blutbildkontrollen vorgeschrieben) ■ bei Psychosen im Verlauf eines Morbus Parkinson ■ Priscus-Liste: potenziell ungeeignet für ältere Menschen
Olanzapin	Zyprexa®, Olanzapin AbZ	■ mit Clozapin verwandt, jedoch geringere Gefahr von Blutbildveränderungen ■ v. a. bei Schizophrenie mit manischen Episoden ■ Priscus-Liste: potenziell ungeeignet für ältere Menschen
Quetiapin	Seroquel®	■ bei Schizophrenie, bipolaren Störungen
Risperidon	Risperdal®, Risperidon Heumann	■ vor allem bei Impulssteuerungsstörungen mit Aggressivität bei Demenz ■ bei psychotischem Syndrom bei Demenz
Ziprasidon	Zeldox®	■ bei schizophrenen Psychosen
Aripiprazol	Abilify®	■ bei schizophrenen Psychosen

4.3.2 Antidepressiva

BEISPIELPACKUNGEN AUF EINEN BLICK

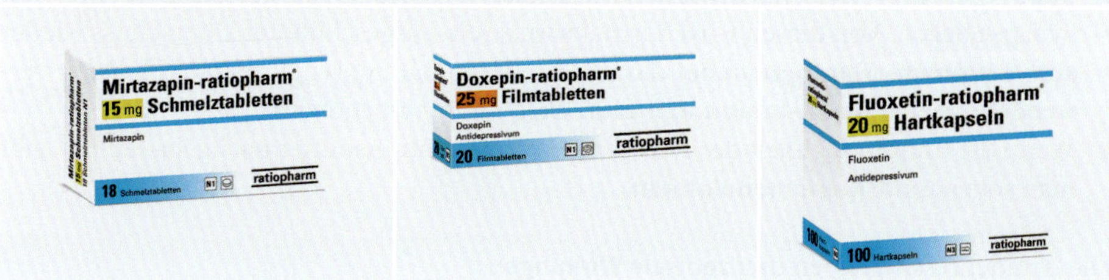

Krankheitsbild

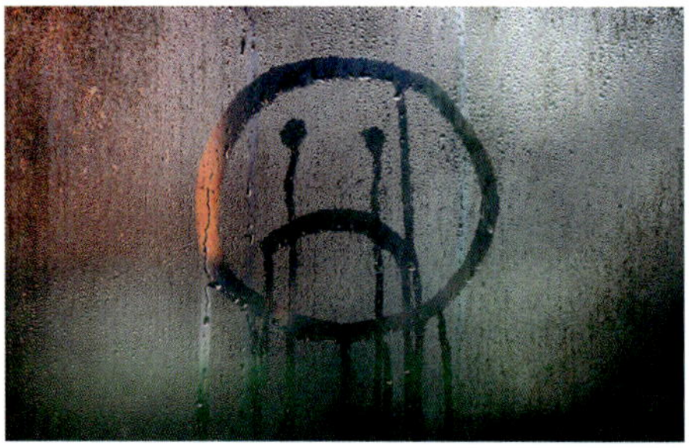

Abb. 4.9 „Lach doch mal" – möchte man zurufen. Dazu ist der Betroffene jedoch nicht fähig.

Als „Finsternis der Seele" beschreiben Betroffene die **Depression**. Das Wort Depression bedeutet übersetzt „Herabgedrücktsein", und man versteht darunter eine Gemütsstörung mit lang anhaltenden Phasen tiefer Niedergeschlagenheit und eventuell kurzen Abschnitten des Überschwangs (Manie). Die Depressionen gehören zu den **affektiven Störungen**. Damit wird ausgedrückt, dass bei diesen Erkrankungen die Stimmungslage verändert ist. Depressionen sind häufig. So soll jeder Fünfte in seinem Leben einmal an dieser Krankheit leiden.

Die **Symptome** der Depression sind zunächst unauffällig: allgemeine Befindlichkeitsstörungen, Kopfschmerzen oder dauernde Müdigkeit. Das Interesse an der Umwelt, an sozialen Kontakten wird immer geringer. Der Wille des Betroffenen scheint wie gelähmt, die Anforderungen des Alltags können nicht mehr bewältigt werden. Ängstlichkeit stellt sich ein. Es kann zudem zu Wahnvorstellungen und Suizidgedanken kommen, die häufig auch in die Tat umgesetzt werden (Abb. 4.9).

Es ist notwendig, dass der Psychiater die Depression genau analysiert, um beispielsweise den Worst Case, also einen Suizid zu vermeiden. Als **Therapie** wird häufig mit einer Psychotherapie begonnen, die z. B. durch Antidepressiva unterstützt wird. Oft machen diese Medikamente eine Gesprächsführung mit den Patienten, die häufig „wie versteinert" wirken, erst möglich.

Wirkung der Antidepressiva

Antidepressiva sind Medikamente, die die depressiven Symptome verbessern können. Sie greifen dazu in den Hirnstoffwechsel ein, da bei Depressionen der Neurotransmitterhaushalt gestört ist. Dadurch gelingt die Informationsübertragung von Nervenzelle zu Nervenzelle nur unvollkommen. Von den Botenstoffen befinden sich vor allem Serotonin, aber auch Noradrenalin und Dopamin im Ungleichgewicht. Man geht davon aus, dass durch dieses Ungleichgewicht an den Synapsen Neurotransmitter fehlen. Diesen Neurotransmittermangel behebt man medikamentös wie folgt:

- Man verhindert einen zu schnellen Abbau der Neurotransmitter durch das Enzym Monoaminoxidase (MAO). Dazu verwendet man **MAO-Hemmer**.
- Man verhindert einen Rücktransport des Neurotransmitters in die Zellen, die vor der Synapse liegen. Von diesen wird normalerweise ein ausgeschütteter Überschuss wieder aufgenommen. Man bezeichnet das als Wiederaufnahme (engl. reuptake). Dazu verwendet man **Reuptake-Inhibitoren bzw. Wiederaufnahmehemmer** (Abb. 4.10).
- Wenn die Empfindlichkeit der Rezeptoren für Neurotransmitter nachgelassen hat, gibt man sogenannte **Neuromodulatoren.**

Die Antidepressiva haben drei **zentrale Wirkungen**:

- antriebssteigernd,
- stimmungsaufhellend,

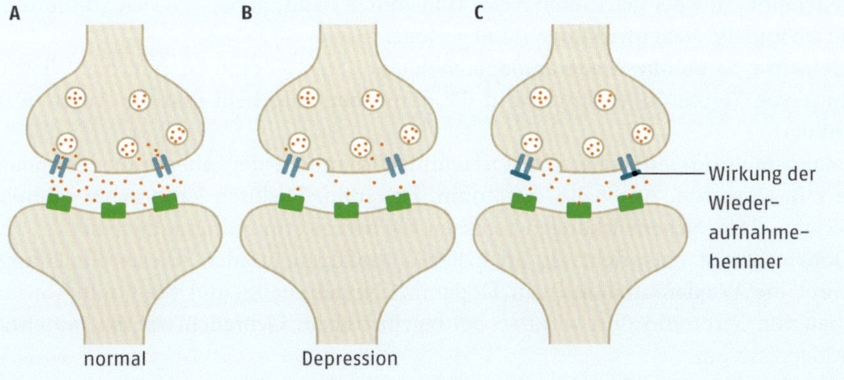

Abb. 4.10 Wirkung der Wiederaufnahmehemmer: **A** normaler Zustand, **B** bei Depression fehlen Überträgerstoffe, **C** Wiederaufnahmehemmer hemmen den Rücktransport, sodass wieder ausreichend Neurotransmitter vorhanden sind.

- angstlösend.

Die Therapie schlägt allerdings nicht sofort an. Die antriebssteigernde Wirkung tritt zuerst ein. Bis die stimmungsaufhellende Wirkung eintritt, kann es bis zu einigen Wochen dauern. Daher ist in dieser Zeit die Suizidgefahr besonders groß.

MERKE

- Gerade zu Beginn einer Behandlung mit Antidepressiva müssen die Patienten auf eine mögliche Suizidalität genau beobachtet werden.
- Da die erwünschte stimmungsaufhellende Wirkung erst später eintritt, müssen die Betroffenen von den Pflegenden zur regelmäßigen Einnahme der Medikamente motiviert werden.

Leider gibt es das ideale Antidepressivum nicht, das z. B. die Angst hemmt und gefahrlos den Antrieb steigert. Deshalb muss zu Beginn und auch im Verlauf der Therapie die Ausprägung der Depression genau analysiert werden und das Arzneimittel entsprechend ausgewählt werden. Für die Einteilung dieser Mittel zieht man sowohl chemische Kriterien als auch die Art ihrer Neurotransmittereingriffe in den Gehirnstoffwechsel heran (Tab. 4.8).

Trizyklische Antidepressiva wirken stimmungsaufhellend und antidepressiv.

Tetrazyklische Antidepressiva (neuere Arzneistoffe) haben eine ähnliche Wirkung, die Nebenwirkungen sind aber geringer.

Noradrenerge und spezifisch serotonerge Antidepressiva (NaSSA) sind neuere tetrazyklische Antidepressiva, die die Freisetzung primär von Noradrenalin und in geringerem Maße von Serotonin steigern. Sie haben eine stärkere sedierende Wirkung, allerdings ist das Nebenwirkungsprofil eher ungünstig.

Selektive Serotonin-Noradrenalin-Wiederaufnahmehemmer (SNRI) hemmen nur die Wiederaufnahme der genannten Neurotransmitter, dadurch bessern sich Stimmung und Antrieb und die Nebenwirkungen sind geringer.

Selektive Serotonin-Wiederaufnahmehemmer (SSRI) hemmen nur die Wiederaufnahme von Serotonin, dadurch wird die Stimmung aufgehellt und die Ängste werden gemildert.

Monoaminoxidasehemmer (MAO-Hemmer) hemmen der Abbau aller Monoamine wie z.B. Dopamin, Adrenalin, Serotonin, Histamin. Dadurch kann es zu zahlreichen unerwünschten Nebenwirkungen kommen. Sie wirken stimmungsaufhellend.

Johanniskraut entspricht als pflanzliches Medikament nicht dieser Einteilung. Es hemmt die Wiederaufnahme von Dopamin, Noradrenalin und Serotonin sowie den Abbau von Serotonin und wirkt so bei regelmäßigem Gebrauch wie ein mittelstarkes Antidepressivum.

Durch den Eingriff in die verschiedenen Neurotransmitterhaushalte sind die möglichen Nebenwirkungen entsprechend vielgestaltig (◘ Tab. 4.9). Dies erfordert von den Pflegekräften eine gute Beobachtung der Patienten und ggf. entsprechende Pflegemaßnahmen. Die unerwünschten Begleiterscheinungen reichen von der Fotosensibilisierung bis zum Harnverhalt.

◘ **Tab. 4.8** Zuordnung der Antidepressiva zu den Wirkstoffgruppen

INN	FAM-Beispiel	Hauptwirkung, Indikation
Tri- und tetrazyklische Antidepressiva		
Amitriptylin	Amitriptylin neurax	überwiegend dämpfend, unruhig-ängstliche Depressionen
Imipramin	Imipramin-neurax®	schwach dämpfend, unruhig-ängstliche Depressionen
Clomipramin	Anafranil®	Depression ohne starke Antriebsminderung
Trimipramin	Stangyl®, Trimipramin Aristo®	überwiegend dämpfend, unruhig-ängstliche Depressionen
Doxepin	Aponal®, Doxepin-ratiopharm®	überwiegend dämpfend, unruhig-ängstliche Depressionen
Maprotilin	Maprotilin-neurax®	überwiegend dämpfend, unruhig-ängstliche Depressionen
MAO-Hemmer		
Moclobemid	Aurorix®	antriebsteigernd
Tranylcypromin	Jatrosom®	antriebsteigernd

Tab. 4.8 Zuordnung der Antidepressiva zu den Wirkstoffgruppen (Fortsetzung)

INN	FAM-Beispiel	Hauptwirkung, Indikation
SSRI		
Fluoxetin	Fluoxetin-ratiopharm®	antriebsteigernd
Paroxetin	Paroxetin 1A®	antriebsteigernd
Sertralin	Zoloft®, Sertralin beta	antriebsteigernd
Citalopram	Cipramil®	antriebsteigernd
SNRI		
Venlafaxin	Trevilor®	antriebsteigernd
Duloxetin	Cymbalta®	antriebsteigernd
NaSSA		
Mirtazapin	Remergil®, Mirtazapin-ratiopharm®	überwiegend dämpfend

Tab. 4.9 Häufige Nebenwirkungen der Antidepressiva

Nebenwirkung	TZA	MAO-Hemmer	SSRI	SNRI	NaSSA
Kreislaufstörungen	✓	✓		✓	✓
Müdigkeit, Somnolenz			✓	✓	✓
Obstipation	✓				
Mundtrockenheit	✓	✓	✓	✓	✓
Vermehrtes Schwitzen	✓		✓	✓	
Magen-Darm-Blutungen			✓	✓	
Übelkeit	✓	✓	✓	✓	
Harnverhalt	✓			✓	
Gewichtsveränderung	✓		✓	✓	✓
Kopfschmerz, Schwindel	✓	✓	✓	✓	✓
Schlafstörungen		✓	✓	✓	
Fotosensibilisierung	✓				

TZA: trizyklische Antidepressiva

Abb. 4.11 Spektrum der unterschiedlichen Stimmungslagen

4.3.3 Medikamente gegen pathologische Änderung der Stimmungslage

Die Stimmungslage oder die Gemütsverfassung des Menschen kann sich zwischen freudig, optimistisch, gleichmütig, melancholisch oder bedrohlich bewegen. Sie hat einen wesentlichen Einfluss auf den Antrieb (Abb. 4.11).

Krankheitsbild

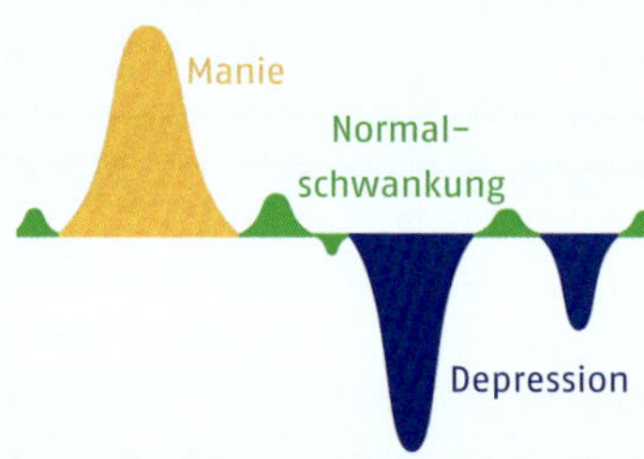

Abb. 4.12 Wechsel der Stimmungslage bei einer bipolaren Störung (Bipolar-1-Störung)

Krankheitswert erhält der Wechsel zwischen den unterschiedlichen Stimmungslagen, wenn diese extrem sind, es zu einem Wechsel zwischen großem Überschwang und tiefer Niedergeschlagenheit kommt, also zwischen Manie und Depression.

Eine **Manie** ist gekennzeichnet durch ein übersteigertes Selbstwertgefühl, ungebremste Aktivität, eine der Situation nicht angemessene freudige Erregung oder eine überzogene Gereiztheit, die schnell in Aggression umschlagen kann (▸ Kap. 4.3.2). Wenn Wechselphasen regelmäßig auftreten, spricht man von einer **bipolaren Störung** (Abb. 4.12).

Gegen bipolare Störungen werden primär drei Gruppen von Medikamenten eingesetzt:

Stimmungsstabilisierer

Sie gleichen die extremen Stimmungsschwankungen aus. Dazu zählen:

- Lithiumsalze (z. B. Quilonum® retard, Hypnorex® retard) wirken auf die Neurotransmitterfunktion. Sie schwächen die Symptome deutlich ab und werden zur Akutbehandlung und zur Rückfallprophylaxe eingesetzt. Da die therapeutische Breite sehr gering ist, müssen diese Medikamente exakt und regelmäßig eingenommen werden. Dadurch sinkt die Suizidwahrscheinlichkeit um 80 %.
- Antiepileptika reduzieren die Erregbarkeit von Nervenzellen (z. B. Valproinsäure oder Carbamazepin, ▸ Kap. 4.2.2).

Zur **Akutbehandlung** bei Manie oder Depression werden sie kombiniert mit:

- atypischen Neuroleptika (z. B. Olanzapin, Quetiapin, Risperidon, Aripiprazol, ▸ Kap. 4.3.1),
- Antidepressiva (z. B. Trimipramin, ▸ Kap. 4.3.2),
- zudem können bei Unruhe und Angstzuständen noch Sedativa und Tranquilizer) eingesetzt werden (Diazepam, Lorazepam, ▸ Kap. 4.3.4).

Bei der Behandlung mit Lithium kann es zu folgenden Nebenwirkungen kommen, die häufig die Compliance der Betroffenen beeinträchtigen:

- Gewichtszunahme,
- Übelkeit,
- Konzentrationsstörungen, Müdigkeit,
- vermehrtes Wasserlassen,
- Durstgefühl.

4.3.4 Tranquilizer

BEISPIELPACKUNGEN AUF EINEN BLICK

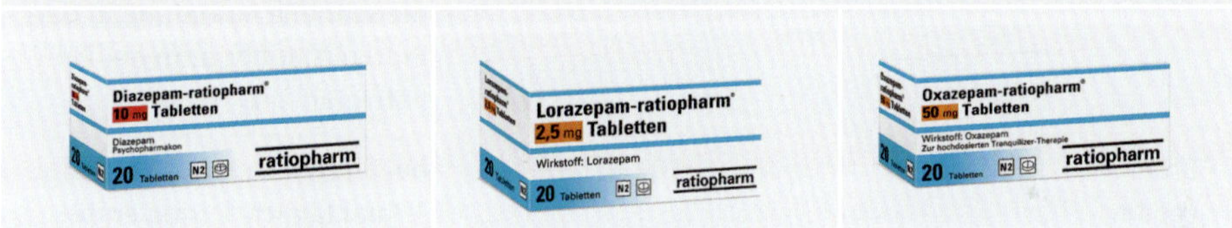

Tranquilizer sind, wie der Name sagt, Beruhigungsmittel (**sedierende Wirkung**). Sie bauen zudem übermäßige Angst und Spannungen ab, wirken also **anxiolytisch**. Dadurch rufen sie einen Zustand der Ausgeglichenheit hervor, wobei sie Denkvermögen und Leistungsvermögen nur wenig beeinträchtigen. Diese bei Stress günstigen Eigenschaften wirken sich auch körperlich positiv aus. Verspannte Muskeln entspannen sich (**muskelrelaxierende Wirkung**), die Krampfbereitschaft sinkt (**antikonvulsive Wirkung**), die Schlafbereitschaft bei Einschlafstörungen steigt dagegen an (**hypnotische Wirkung**). Das Einsatzgebiet dieser Medikamente ist weit gefächert in:

- Angstzustände,
- Schlafstörungen,
- Unruhezustände,
- Prämedikation vor Narkosen,
- Psychosen,
- Neurosen,
- Akutbehandlung bei Herzinfarkt, Lungenembolie.

Es ist verständlich, dass diese Arzneimittelgruppe eine weite Verbreitung gefunden hat, denn die Belastungen des Alltags führen zu neurovegetativen Störungen, die man durch den Griff zur Tablette beheben will. Da jedoch die zu Grunde liegenden Probleme nicht gelöst werden, besteht die Gefahr der psychischen Abhängigkeit von Tranquilizern. Sie

Tab. 4.10 Tranquilizer

INN	FAM-Beispiel	Halbwertszeit (der aktiven Metaboliten)	Bemerkung
Diazepam	Diazepam-ratiopharm®	mehr als 24 Stunden	kann zu Kumulation mit dauernder Sedierung und Verwirrtheit führen
Oxazepam	Adumbran®, Oxazepam-ratiopharm®	6–24 Stunden	bei Senioren mit 10 mg beginnen, dann auf 2-mal täglich. verteilen; individuelle Dosisfestsetzung
Dikalium-clorazepat	Tranxilium®	25–85 Stunden	kann zu Kumulation mit dauernder Sedierung und Verwirrtheit führen
Lorazepam	Tavor®, Lorazepam-ratiopharm®	11–18 Stunden	Dosis grundsätzlich individuell anpassen, Tavor® Expidet® unterstützt die schnelle Aufnahme in den Blutkreislauf (v. a. in der Palliativmedizin)
Bromazepam	Normoc®	10–20 Stunden	bei älteren Patienten initial 1-mal täglich 1,5 mg empfohlen

sollen deshalb nicht länger als 4 Wochen gegeben werden. Zudem dürfen sie nur verordnet werden, wenn keine andere Abhängigkeit z. B. gegenüber Alkohol besteht. Es liegt nahe, dass diese Präparate rezeptpflichtig sind und nur kleine Packungen verordnet werden (max. 50 Tabletten). Es besteht auch die Gefahr einer „Niedrigdosisabhängigkeit", die Betroffenen entwickeln also auch im Niedrigdosisbereich typische Entzugserscheinungen (◻ Tab. 4.10).

Daneben gibt es seit einiger Zeit auch **Non-Benzodiazepin-Tranquilizer**. Diese Wirkstoffe machen nach dem derzeitigen Stand der Forschung nicht abhängig. Die wichtigsten Wirkstoffe sind:

- Buspiron (Busp®) wirkt angstlösend, hat jedoch keine sedierende Wirkung. Im Gegensatz zu Benzodiazepinen tritt die Wirkung erst nach einigen Wochen ein.
- Hydroxyzin (Atarax®) gehört zu den Antihistaminika und hat neben der antiallergischen und juckreizstillenden Wirkung einen sedierenden, anxiolytischen und hypnotischen Effekt.

Wie bereits erwähnt, werden alle Benzodiazepine sowie Zolpidem und Zopiclon als **potenziell ungeeignet für ältere Menschen** in der Priscus-Liste eingestuft. Beim Einsatz dieser Substanzen bei Senioren wird empfohlen:

- bei allen Mitteln die Einstiegsdosis mindestens halbieren, möglichst noch weiter reduzieren,
- Langzeitanwendung vermeiden,
- kürzer wirksame Benzodiazepine, z. B. Lorazepam oder Lormetazepam einsetzen,
- sedierende Antidepressiva wie Mirtazapin oder niedrigpotente Neuroleptika wie Melperon verwenden,
- ständige Kontrolle der Verträglichkeit (regelmäßige Sturzanamnese, Untersuchung der Gangsicherheit und des Reaktionsvermögens, Überprüfen von Blutdruck und Puls).

4.3.5 Psychostimulanzien

Dies sind Stoffe, die den Antrieb steigern und die Konzentrations- und Leistungsfähigkeit erhöhen – und zwar kurzfristig. Der am meisten verwendete Stoff aus dieser Reihe ist das Coffein (○ Abb. 4.13).

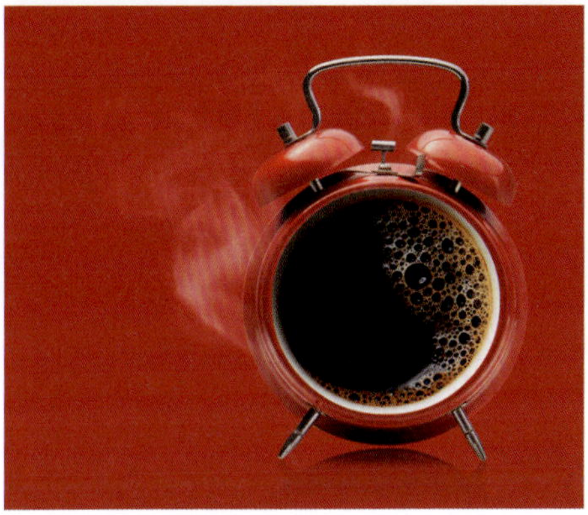

○ **Abb. 4.13** Jeder kennt Coffein als kurzfristigen Muntermacher.

Eingesetzt werden meist Substanzen, die zur Amphetamingruppe gehören, wie das **Methylphenidat** (Ritalin®). Diese wirken im Gehirn wesentlich stärker aktivitätssteigernd. Sie lösen in den Gehirnzellen eine massive Aktivität mit den Neurotransmittern Dopamin und Noradrenalin aus. Das verbessert deutlich die Aufmerksamkeit, weshalb sie bei ADHS (Aufmerksamkeits-Defizit-Hyperaktivitäts-Störung) eingesetzt werden.

Amphetamine bergen durch die verstärkte Freisetzung des Botenstoffs Dopamin, der auch „glücklich" macht, die Gefahr der Abhängigkeit. Sie unterliegen daher dem Betäubungsmittelrecht (▸ Kap. 2.4.2).

MERKE

- Coffein ist meist gut verträglich und kann bei älteren Menschen auch das Einschlafen fördern, da es eine stärkere Durchblutung des Gehirns bewirkt.
- Da Coffein die Stresshormone Cortisol und Adrenalin anregt, kann es zu einer Blutdruckerhöhung und einer Tachykardie kommen.
- Da Coffein die Blutgefäße im Gehirn verengt, kann es bei Migräneattacken die Beschwerden bessern.

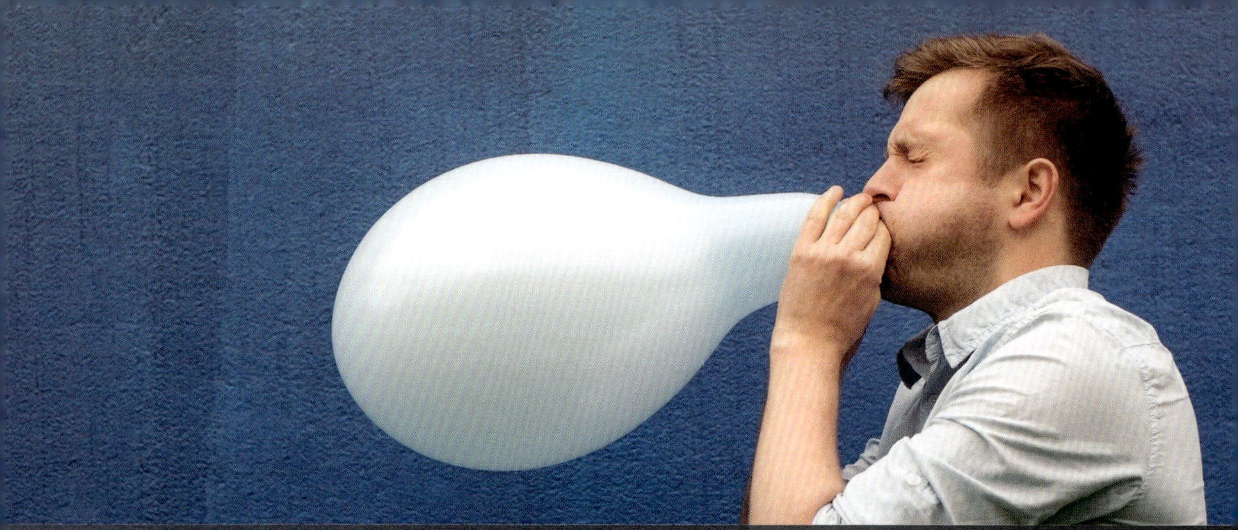

Arzneimittel bei
5 Atemwegserkrankungen

„Einmal tief einatmen ..."

Wir alle kennen diese ärztliche Aufforderung bei Untersuchungen unserer Atmungsorgane.

Warum ist das so wichtig? Ohne funktionierende Atmung gibt es keinen Energiestoffwechsel – und ohne Energie geht es uns so wie einem Autofahrer ohne Benzin. Er bleibt mit seinem Auto stehen.

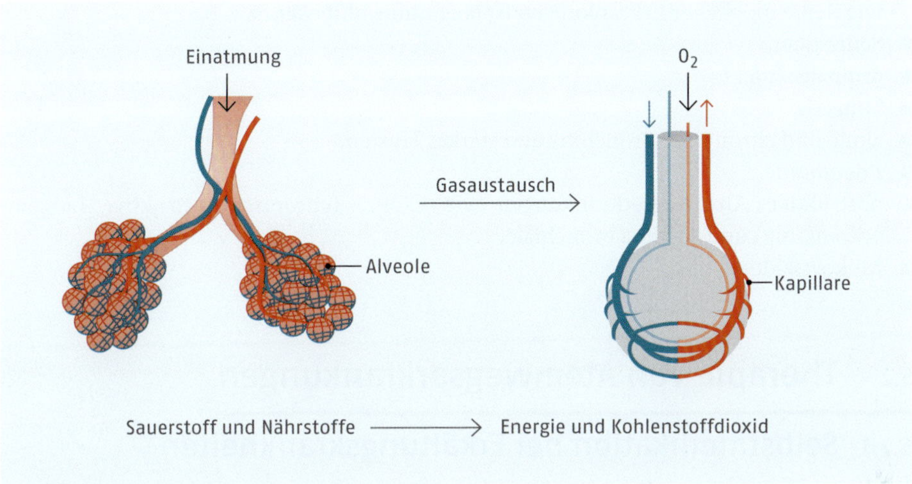

Abb. 5.1 Das ist unsere Lebensformel.

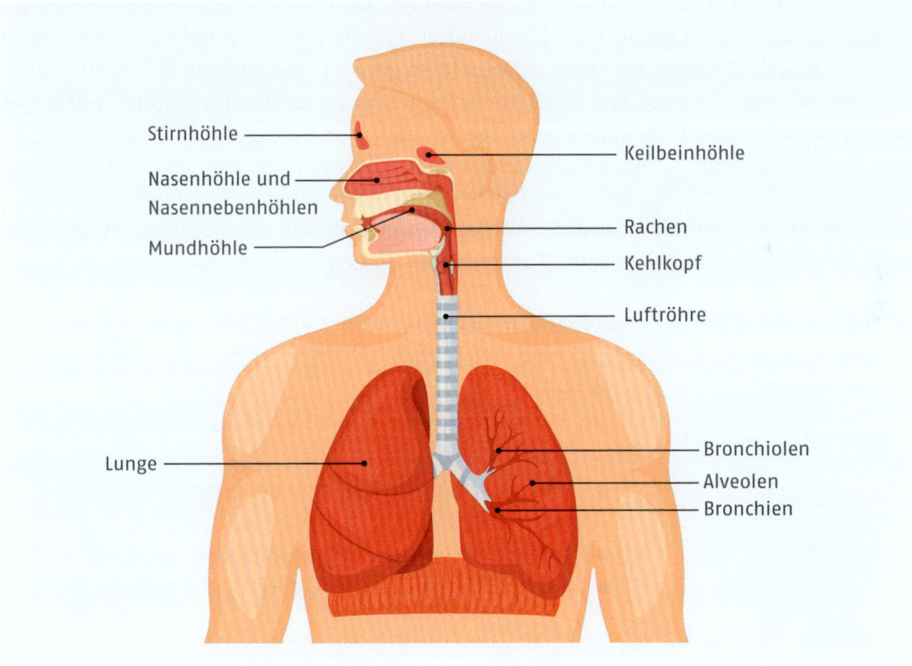

Abb. 5.2 Das Atemsystem (Übersicht)

5.1 Atmungsorgane

Die Nährstoffe werden mit Sauerstoff zu der Energie, mit der wir unsere Körperfunktionen am Laufen halten (Abb. 5.1). Nur so ist Leben möglich. Deshalb ist die Behandlung von Störungen der Atemfunktion so wichtig. Die Atemwege sind ein komplexes Gebilde (Abb. 5.2).

Die Reihe möglicher Erkrankungen ist lang und wohlbekannt, z. B.:

- Schnupfen,
- grippaler Infekt,
- Sinusitis,
- akute und chronische Bronchitis und starker Husten,
- Pneumonie,
- obstruktive Atemwegserkrankungen wie COPD (chronisch-obstruktive Lungenerkrankung) und Asthma bronchiale,
- Mukoviszidose.

5.2 Therapie von Atemwegserkrankungen

5.2.1 Selbstmedikation bei Erkältungskrankheiten

Zu diesen Gesundheitsstörungen gehören v. a. **Husten**, **Schnupfen** und **grippale Infekte** – natürlich nur, solange dabei die Körpertemperatur noch unter 39 Grad liegt (◘ Tab. 5.1). Ab hier ist nach den Leitlinien der Bundesapothekerkammer die Grenze der Selbstmedikation überschritten. Darunter sind Hausmittel und pflanzliche Mittel zumeist angesagt (▸ Kap. 1.6). Die Auswahl der Mittel ist beinahe so groß wie die der Empfehlungen in Zeitschriften oder im Internet. Fast jeder Mensch hat sein „spezielles Hausmittel“, auf das er schwört und das er sich im Rahmen der Selbstmedikation besorgt. Viele dieser Mittel, die von den gesetzlichen Krankenkassen meist nicht übernommen werden, sind komplexe Mittel mit mehreren Wirkstoffen, weil auch die zu behandelnden Krankheitsbilder komplex sind. Die Pflegekraft muss deren Wirkungen im Rahmen der medikamentösen Therapie berücksichtigen. Nicht alle Zusammensetzungen sind zudem pharmakologisch

◘ **Tab. 5.1** Symptome der Erkältungskrankheit (Übersicht)

Lokalisation	Symptome
Schnupfen, Sinusitis	
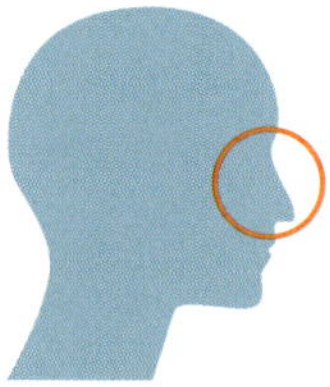	▪ durch Viren ausgelöste Entzündung der Nasenschleimhaut ▪ kann die Nasennebenhöhlen befallen ▪ meist heilt Schnupfen nach einer Woche spontan ab
Halsschmerzen	
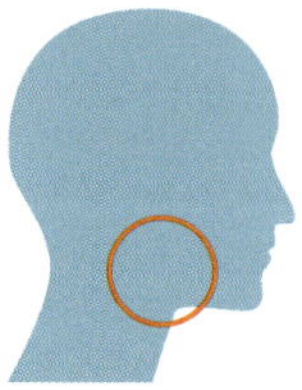	▪ durch Viren ausgelöste Entzündung der Rachenschleimhaut ▪ kann auch die Mandeln (Tonsillen) befallen und eine bakterielle Mandelentzündung begünstigen

Tab. 5.1 Symptome der Erkältungskrankheit (Übersicht)

Lokalisation	Symptome
Husten	
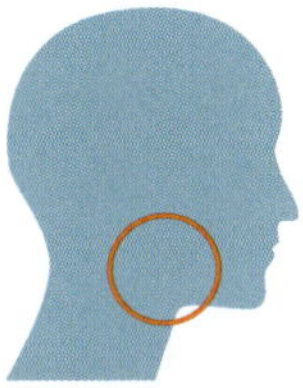	▪ Schutzmechanismus, um die Atemwege zu reinigen, ▪ tritt als Symptom bei Erkältung, Bronchitis, Asthma auf
Fieber, grippaler Infekt	
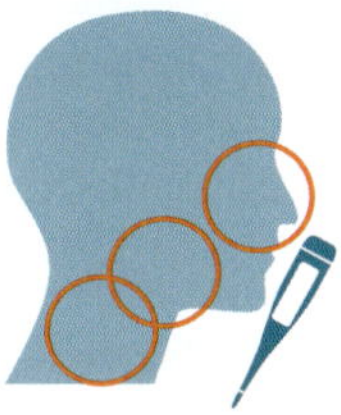	▪ akute Infektion der oberen Atemwege (v. a. der Nasen- und Rachenschleimhaut) mit der Absonderung von wässrigem oder schleimigem Sekret, häufig mit Fieber bis 39 °C

unumstritten. So enthält z. B. der bekannte Hustenstiller Wick MediNait Saft einen Wirkstoff, der die Schleimhaut abschwellen lässt, ein fiebersenkendes Schmerzmittel, ein zwar freiverkäufliches, aber starkes Schlafmittel und 18 % Alkohol – eine problematische Kombination (Tab. 5.2, Tab. 5.3, Tab. 5.4, Tab. 5.5).

Schnupfen und Sinusitis

BEISPIELPACKUNGEN AUF EINEN BLICK

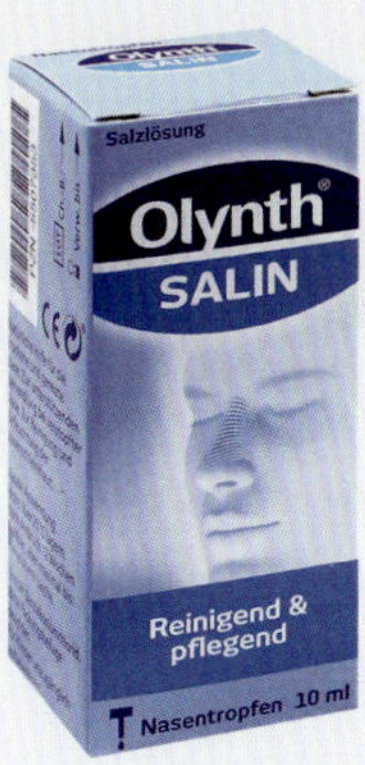

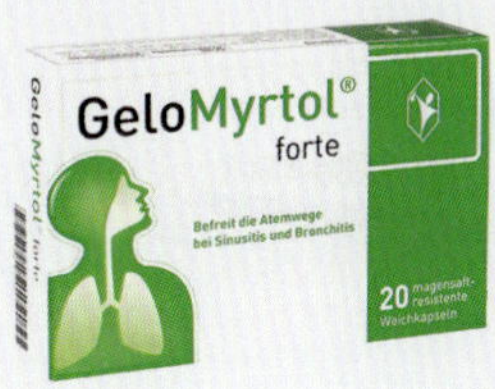

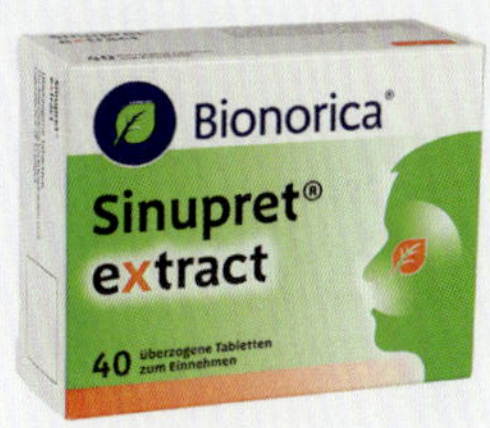

Tab. 5.2 Präparate bei Schnupfen und Sinusitis

Wirkstoff	FAM-Beispiel	Bemerkung
Salzlösung ca. 1 %ig als Nasenspray, Nasentropfen, Nasendusche	Olynth® salin, Rhinomer®	▪ reinigt die Schleimhaut, der zähe Schleim wird verflüssigt
Xylometazolin (für Säuglinge, Kleinkinder, Erwachsene unterschiedliche Dosierungen)	Nasenspray-ratiopharm®, Olynth®, Otriven®	▪ lässt die Schleimhaut von Nase und Nasennebenhöhlen abschwellen ▪ Schleimbildung lässt nach ▪ Schleim kann abfließen ▪ Vorsicht: nur max. 1 Woche verwenden, da sonst nach Absetzen erneute Symptomatik (Rebound-Effekt), Gefahr von Nasenbluten oder Atrophie der Schleimhaut, Abhängigkeit
Oxymetazolin (für Säuglinge, Kleinkinder, Erwachsene unterschiedliche Dosierungen)	Nasivin®	
Xylometazolin und Menthol	Otriven® Sinu-Spray	▪ zugesetztes Menthol erleichtert den Sekretabfluss
Ätherische Öle, weitere pflanzliche Wirkstoffe (z. B. aus Enzianwurzel, Primelblüten) oder der Wirkstoff des Eucalyptusöls	Sinupret® extract, Gelomyrtol®, Soledum® Balsam	▪ Schleim wird verflüssigt ▪ Sekretabfluss wird verbessert ▪ Balsam zum Einreiben oder Inhalieren

Halsschmerzen

BEISPIELPACKUNGEN AUF EINEN BLICK

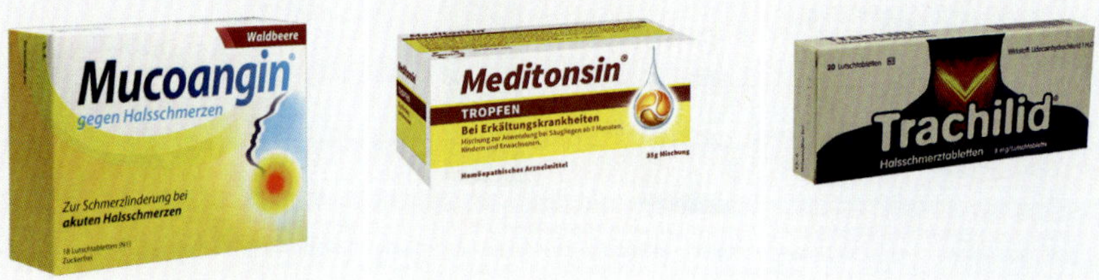

Tab. 5.3 Präparate bei Halsschmerzen

Wirkstoff	FAM-Beispiel	Bemerkung
Amylmetacresol, Levomenthol, 2,4 Dichlorbenzylalkohol	Neoangin®	■ schmerzlindernd ■ töten lokal angewendet an Oberflächen unterschiedliche Bakterien und Viren ab und wirken dadurch desinfizierend ■ antibiotikafrei
Ambroxol	Mucoangin®	■ Schmerzlinderung bei akuten Halsschmerzen
Aconitinum, Atropinum sulfuricum, Hydrargyrum bicyanatum	Meditonsin®	■ bei akuten Entzündungen im Hals-Nasen-Rachenraum ■ alle Inhaltsstoffe in homöopathischer Dosierung
Lidocain	Trachilid®	■ nur Lokalanästhetikum ■ zur kurzzeitigen lokalen Anwendung ■ nicht bei eitrigen Infektionen

Husten

BEISPIELPACKUNGEN AUF EINEN BLICK

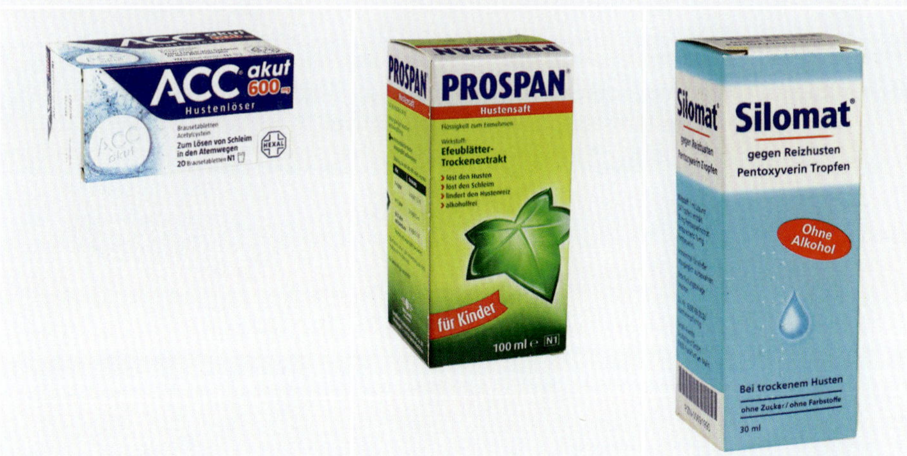

Tab. 5.4 Präparate bei Husten

Wirkstoff	FAM-Beispiel	Bemerkung
Dextromethorphan	Hustenstiller-ratiopharm® DMP, Silomat® DMP	■ wirkt im ZNS hustenstillend ■ v. a. bei trockenem Reizhusten ■ mit Morphin und Codein verwandt
Pentoxyverin	Silomat® Tropfen, Pentoxyverin AL Saft	■ stillt den Hustenreiz
Acetylcystein	ACC® akut, NAC-ratiopharm®	■ Schleim wird zerlegt und verflüssigt ■ erleichtert das Abhusten
Ambroxol/Bromhexin	Bisolvon®, Mucosolvan®, Ambroxol-ratiopharm®	■ Schleim wird verflüssigt und gelöst ■ zudem antibakterielle Wirkung ■ Bromhexin nach Einnahme zu Ambroxol umgewandelt
Mischungen aus Pflanzenextrakten von Efeu, Thymian, Primel (je nach Päparat differierend)	Prospan®, Aspecton® Hustensaft, Bronchicum® Elixir	■ schleimlösend ■ bronchospasmolytisch
Pflanzenauszüge mit Hyaluronsäure	Isla-med®	■ schleimlösend ■ Schleimhaut schützend

PFLEGETIPP

Antitussiva sollten möglichst am Abend verabreicht werden, um dem Patienten eine möglichst ungestörte Nachtruhe zu ermöglichen.

Tab. 5.5 Präparate bei Fieber und grippalem Infekt

Wirkstoff	FAM-Beispiel	Bemerkung
Acetylsalicylsäure, Pseudoephedrin	Aspirin® Complex	■ ASS gegen fieberbedingte Symptome und Schmerzen ■ Pseudoephedrin zur Abschwellung der Nasenschleimhaut ■ zahlreiche Nebenwirkungen im Herz-Kreislauf-System
Paracetamol, Dextromethorphan, Doxylamin, Ephedrin	Wick MediNait	■ deckt gut die Erkältungssymptome ab ■ wegen seiner Neben- und Wechselwirkungen umstritten
Pflanzenextrakt v. a. aus Purpursonnenhutwurzel und Lebensbaum	Esberitox®	■ regen sowohl das gesunde als auch das bereits angegriffene Immunsystem an ■ unterstützen körpereigene Abwehr

Fieber und grippaler Infekt

BEISPIELPACKUNGEN AUF EINEN BLICK

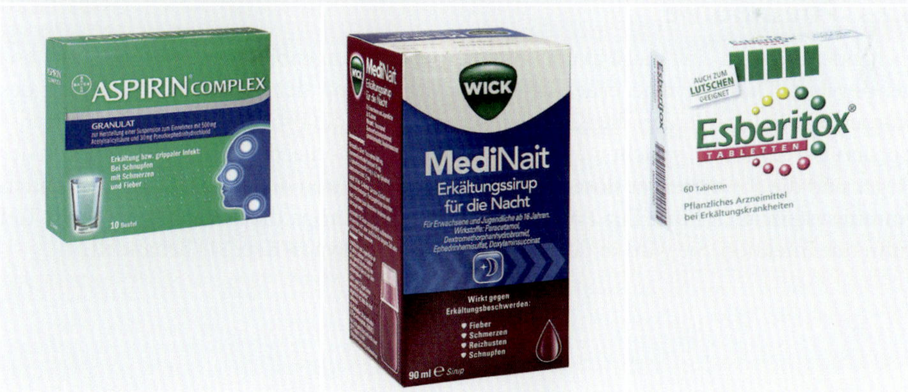

5.2.2 Akute und chronische Bronchitis

Krankheitsbild

Zu den häufigsten Erkrankungen der Atemwege gehört die **akute Bronchitis**, eine Entzündung der Bronchialschleimhaut. Ursache ist zumeist eine Virusinfektion, aber auch Bakterien kommen als Erreger infrage. Bei schweren Krankheitsverläufen können sich die Erreger auch in der Lunge ausbreiten und eine Pneumonie auslösen.

Hauptsymptom der akuten Bronchitis ist zunächst trockener Husten. Bei fortschreitender Entzündung der Schleimhäute wird zähflüssiger Schleim abgesondert. Der Gradmesser für die Schwere einer Bronchitis ist das Fieber. Bleibt es im moderaten Bereich, sind die in ▸ Kap. 5.2.1 genannten Medikamente die Mittel der Wahl. Damit ist die akute Bronchitis spätestens nach 2 Wochen überstanden. Es kann sich jedoch auch eine **chronische Bronchitis** entwickeln, bei der die Bronchien dauerhaft entzündet sind. Nach der WHO-Definition dauern die Symptome Husten und Auswurf mindestens 3 Monate innerhalb von 2 Jahren an. Beim Husten wird vor allem morgens zäher Schleim ausgeworfen und die Betroffenen klagen über pfeifende Geräusche beim Ausatmen oder Rasselgeräusche beim Einatmen.

Folgeerkrankungen einer chronischen Bronchitis können sein:

Lungenemphysem: Die Lungenbläschen werden überdehnt, dadurch sinkt die Gesamtoberfläche für den Gasaustausch. Dies führt zu Sauerstoffmangel und dadurch zu reduzierter Leistungsfähigkeit und später Kurzatmigkeit. Ein Emphysem lässt sich nicht mehr rückgängig machen.

Rechtsherzinsuffizienz: Durch die krankheitsbedingte Verengung der Lungengefäße muss die rechte Herzkammer mehr Kraft aufbringen, um das Blut durch die Lunge zu pumpen. Dies führt auf die Dauer zu einer Überlastung, das Herz vergrößert sich und die Herzkraft sinkt.

Medikamente bei Bronchitis

Die erforderlichen Bronchitis-Medikamente sind in ◘ Tab. 5.4 aufgeführt. Bei schweren Verläufen mit hohem Fieber und ggf. gelbem Auswurf werden vom Arzt ggf. Antiinfektiva (▸ Kap. 11) verordnet. Ist der Husten nicht anders stillbar, kann der Arzt zusätzlich noch ein Codeinpräparat verordnen (z. B. Paracodin® Tropfen oder Tabletten).

5.2.3 Pneumonie

Es handelt sich um eine meist akute Entzündung der Lungenbläschen und/oder des Lungengewebes. Dies hat eine erhebliche Verschlechterung der Sauerstoffversorgung des Körpers zur Folge. Werden die Krankheitserreger über die Bronchien in die Lunge transportiert (▸ Kap. 5.2.2), spricht man von Broncho-Pneumonie, der häufigsten Form. In der Regel sind die Krankheitsauslöser Bakterien, seltener Viren oder bei sehr geschwächtem Immunsystem auch Pilze. Die Pneumonie ist in Westeuropa die am häufigsten zum Tod führende Infektion. Sie wird in der Regel mit Antiinfektiva (▸ Kap. 11) behandelt.

5.2.4 Asthma bronchiale

BEISPIELPACKUNGEN AUF EINEN BLICK

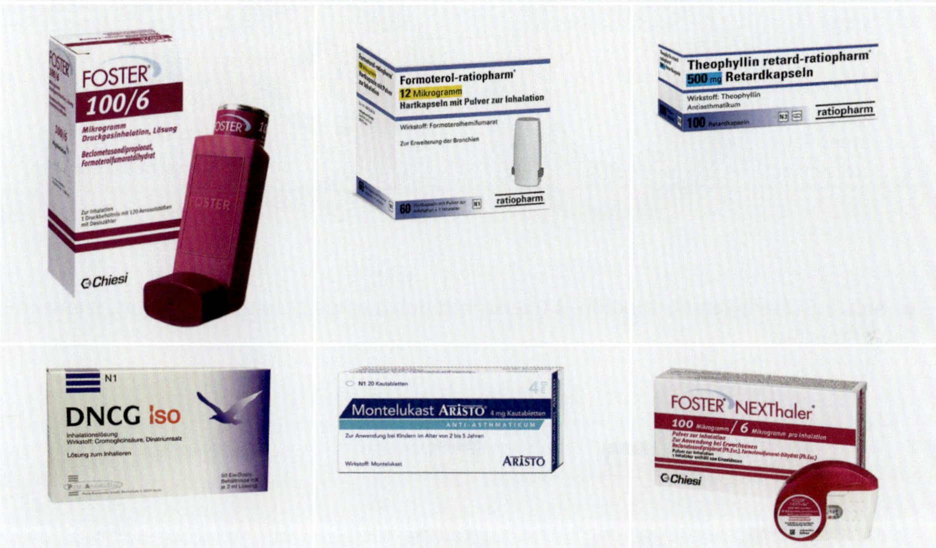

Krankheitsbild

Asthma bronchiale ist eine chronisch entzündliche Erkrankung der Atemwege. Die Krankheit beginnt mit einer entzündlichen Reaktion des Bronchialgewebes. Hierbei werden Entzündungsmediatoren (eine Art Vermittler) frei. Die Bronchialmuskulatur kontrahiert und durch die geschädigten Kapillaren strömt Wasser in die Zellwand und lässt sie anschwellen. Zudem bildet sich zäher Schleim durch vermehrte Absonderung der Schleimdrüsen. Dies bewirkt eine Obstruktion in den Atemwegen. Durch die entzündliche Reaktion und die mechanischen Kräfte bei der Atemwegsobstruktion kommt es im Verlauf der Erkrankung zu einem bindegewebigen Umbau in den Atemwegen (o Abb. 5.3).

Es kommt dadurch zu Atemnot und weiteren typischen Symptomen, wie in o Abb. 5.4 gezeigt. Bei **Kindern** tritt die Erkrankung häufig als **Anstrengungs- oder Belastungsasthma** auf, da sie alles „im Laufschritt" erledigen wollen.

Diagnose und Therapieoptionen

Für die **Bewertung der Effizienz der Therapie** ist die Selbstkontrolle der Patienten entscheidend. Diese erfolgt z. B. mit dem Peak-Flow-Meter. Die Peak-Flow-Messung ist eine einfache Lungenfunktionsprüfung, die der Patient selbst zu Hause durchführen kann. Das Peak-Flow-Meter misst die maximale Strömungsgeschwindigkeit der Atemluft, die beim Ausatmen erzeugt wird. So kann der Betroffene das Ausmaß seiner Atemeinschränkung selbst recht objektiv einschätzen (o Abb. 5.5).

Zur Behandlung von Asthma bronchiale stehen zahlreiche Medikamente zur Verfügung, die in Bedarfstherapeutika (**Reliever**) und in Therapeutika zur Langzeittherapie (**Controller**) eingeteilt werden. Der Einsatz der Mittel wird durch einen **Stufenplan** (o Abb. 5.6) vorgegeben. Dieser orientiert sich an der Schwere der Erkrankung und hat das

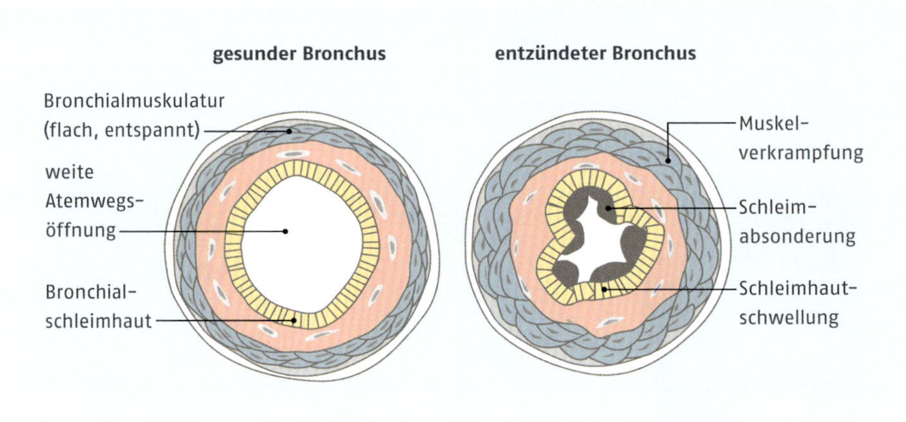

Abb. 5.3 Atemwegsobstruktion: **A** Querschnitt durch einen gesunden Bronchus, **B** entzündeter Bronchus

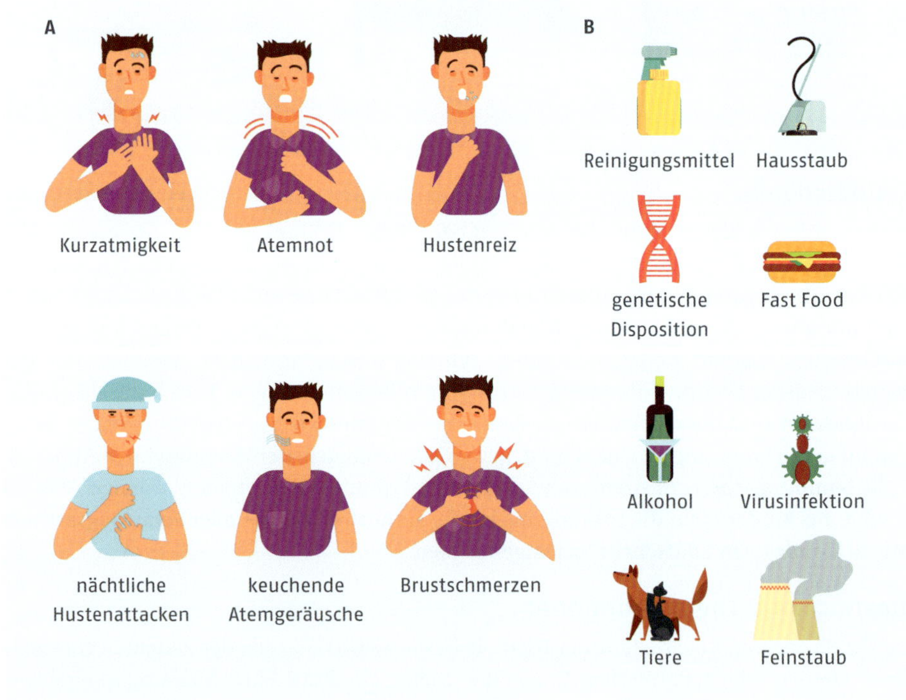
A
Kurzatmigkeit
Atemnot
Hustenreiz
nächtliche Hustenattacken
keuchende Atemgeräusche
Brustschmerzen
B
Reinigungsmittel
Hausstaub
genetische Disposition
Fast Food
Alkohol
Virusinfektion
Tiere
Feinstaub

Abb. 5.4 **A** Symptome und **B** Ursachen von Asthma

Ziel, wieder eine möglichst normale Lungenfunktion zu erreichen. Dazu wird Asthma nach den folgenden Kriterien in Schweregrade unterteilt:

- Häufigkeit der Symptome tagsüber pro Woche,
- Häufigkeit des Einsatzes der Bedarfsmedikation pro Woche,
- nächtliches Erwachen durch Asthma,
- Einschränkungen der Aktivitäten durch Asthma.

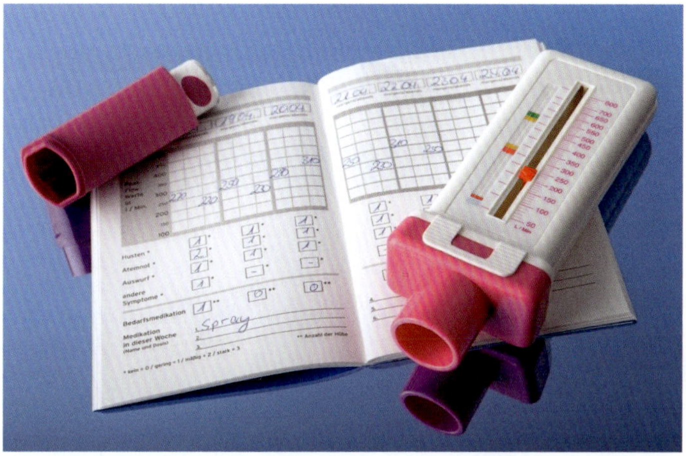

Abb. 5.5 Peak-Flow-Meter

Die drei Schweregrade der Asthmakontrolle lauten:

1. kontrolliertes Asthma,
2. teilweise kontrolliertes Asthma,
3. unkontrolliertes Asthma.

Asthmatherapie bei Kindern: Bei Kindern Jugendlichen ist der Stufenplan modifiziert. Er besteht aus 6 Stufen und sieht die Therapie mit dem Leukotrienrezeptor-Antagonisten Montelukast bereits ab Stufe 2 vor. Dies ist für Kinder zugelassen und kann Cortison einsparen. Zudem kommen bei schweren Krankheitsverläufen in Stufe 6 auch Antikörper gegen Immunglobuline (Biologicals) zum Einsatz.

Für die Inhalation der Wirkstoffe sind Pulverinhalatoren bei Kindern unter ca. 12 Jahren ungeeignet, da sie noch keinen ausreichenden Atemsog aufbauen können. Auch die Anwendung des Asthmasprays ist problematisch, da es ihnen schwerfällt, den Sprühstoß mit der Einatmung zu koordinieren. Daher kommen hier „Spacer" zum Einsatz, in die der Sprühinhalt gegeben wird (Abb. 5.7). Das Kind kann dann den Inhalt in kleinen Fraktionen einatmen und muss nicht zur gleichen Zeit drücken und atmen. Auch elektrische Vernebler werden häufig verwendet (Kap. 3.7).

Arzneimittel bei Asthma bronchiale

Zur **Asthmaprophylaxe** kann **Theophyllin** als retardierte orale Form gegeben werden. Es hat eine bronchodilatierende und entzündungshemmende Wirkung. Bei schweren Asthmaanfällen oder zur Therapie des Status asthmaticus wird es oral oder i. v. verabreicht.

> **PFLEGETIPP**
> Einnahme von Theophyllin: kurz vor dem Schlafengehen, damit die Nebenwirkung Husten nicht so stark auftreten kann.

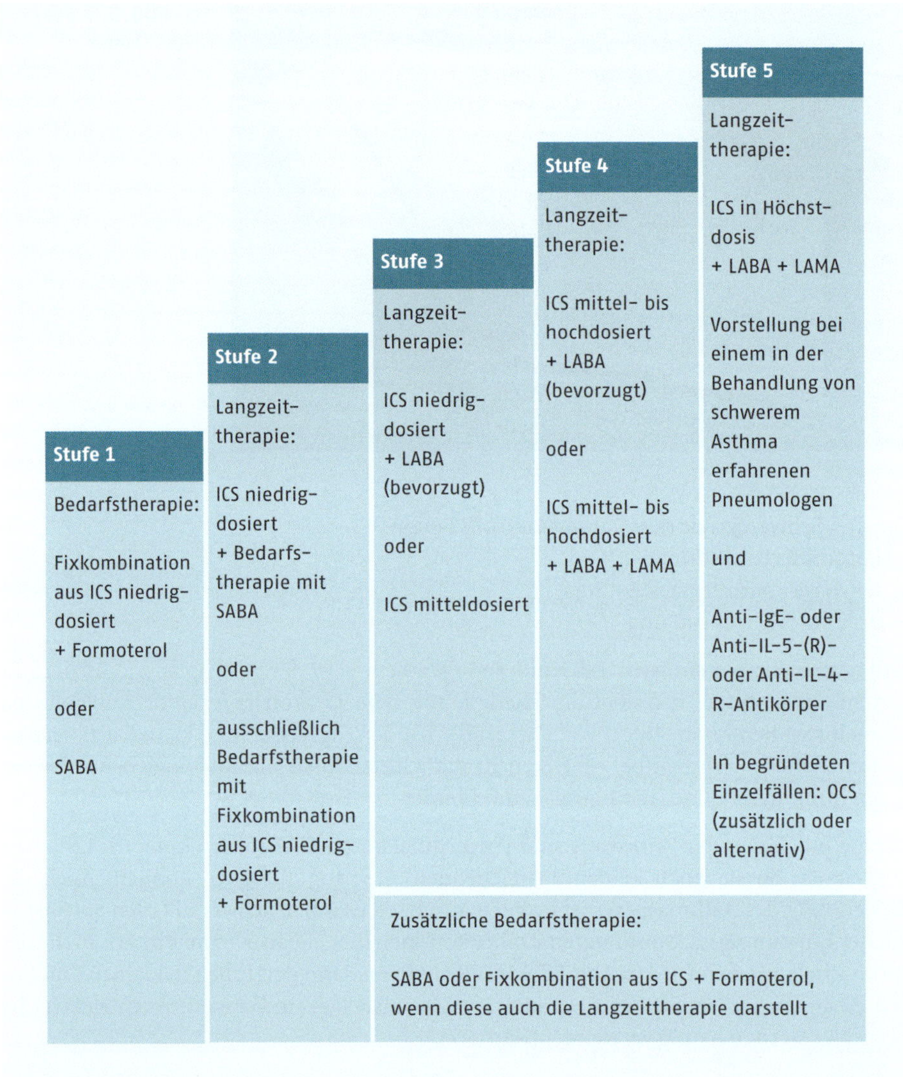

Abb. 5.6 Stufenschema der Asthmatherapie bei Erwachsenen nach der Nationalen Versorgungsleitlinie Asthma. **ICS**: inhalative Corticosteroide, **IgE**: Immunglobulin E, **IL**: Interleukin, **LABA**: lang wirkende Beta-2-Sympathomimetika, **LAMA**: lang wirkende Anticholinergika, **LTRA**: Leukotrienrezeptor-Antagonisten, **OCS**: orale Corticosteroide, **R**: Rezeptor, **SABA**: kurzwirkende Beta-2-Sympathomimetika

Zur **Bedarfstherapie** stehen **rasch wirksame Beta-2-Sympathomimetika** (**SABA**) zur Verfügung (Tab. 5.6). Sie wirken an den Beta-2-Rezeptoren der Atemwegsmuskelzellen und führen zu einer Weitstellung der Bronchien durch Erschlaffung der Bronchialmuskulatur im akuten Anfall. Dies wird als bronchospasmolytische Wirkung bezeichnet.

Zur **Langzeitanwendung** werden **Glucocorticoide** (ICS) verwendet (Tab. 5.7), die die Freisetzung von Mediatoren (Entzündungsvermittlern) aus den Mastzellen hemmen.

Dadurch wird eine Entzündungsreaktion mit folgender Obstruktion verhindert. Die Atemluft kann wieder ungehindert durch das Bronchialsystem strömen. Der Vorteil der inhalativen (also der lokalen) Anwendung von Cortison liegt darin, dass Nebenwirkungen fast völlig fehlen. Deshalb sind sie auch zur Langzeittherapie geeignet. Allerdings hängt der Behandlungserfolg von der richtigen Inhalationstechnik ab (▸Kap. 3.5). Die systemische Gabe von Glucocorticoiden erfolgt nur im **Status asthmaticus**, der oft Stunden dauern kann und lebensbedrohlich ist. Bei unzureichen-

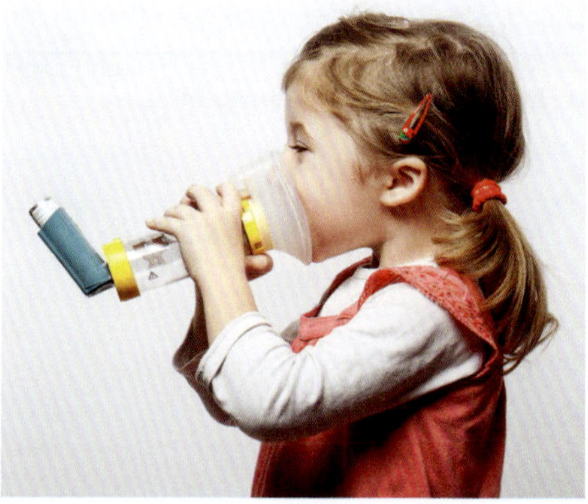

Abb. 5.7 Ein Kind benutzt einen Spacer zur Inhalation des Asthmasprays.

5

Tab. 5.6 Bronchospasmolytika

INN	FAM-Beispiel	Bemerkung
Kurz wirksame Beta-2-Sympathomimetika (SABA, Tab. 1.1)		
Salbutamol	Sultanol® Dosier-aerosol, Salbutamol-ratio-pharm® Dosieraerosol	▪ volle Wirkung nach 5 Minuten ▪ geringere Wirkdauer als Fenoterol ▪ unterdrückt auch Freisetzung von Mediatoren ▪ regen zusätzlich Flimmerhärchen in den Atemwegen an (Atemwegsreinigung)
Terbutalin	Terbutalin AL (Tabletten und Retardkapseln), Aerodur® Turbohaler®, Bricanyl® Injektions-lösung	▪ langfristige und häufige Gabe kann Anzahl der Rezeptoren reduzieren ▪ dadurch auf Dauer weniger wirksam
Fenoterol	Berotec® N Dosieraero-sol	▪ Wirkung nach 5 Minuten ▪ hält ca. 3–5 Stunden an
Lang wirksame Beta-2-Sympathomimetika (LABA, Tab. 1.1)		
Salmeterol	Serevent® Dosieraerosol	▪ lang wirkend ▪ nicht für die Akutbehandlung geeignet
Formoterol	Formoterol-ratio-pharm® Pulverinhalator	▪ auch Vorbeugung von „Anstrengungs-asthma" ▪ erschlafft nicht nur glatte Muskulatur der Bronchien, sondern unterdrückt auch die Freisetzung von Entzündungsmediatoren ▪ Reingungsmechanismus wird angeregt ▪ Ersteinstellung nur durch Lungenfacharzt ▪ nicht für Akutbehandlung

Tab. 5.6 Bronchospasmolytika (Fortsetzung)

INN	FAM-Beispiel	Bemerkung
Parasympatholytika		
Ipratropium	Atrovent® N Dosieraerosol	▪ mehr als 8 Hübe (160 µg) täglich bringen keinen Nutzen (TMD) ▪ wirkt 4–6 Stunden ▪ Hemmung der Bronchial- und Speichelsekretion und Lähmung der Flimmerhärchen ▪ damit Erschwerung der Bronchialreinigung ▪ beschleunigte Herzfrequenz ▪ bei Fertiginhalat (Atrovent LS®) für Vernebler andere Wirkdosen
Beta-2-Sympathomimetikum (SABA) + Parasympatholytikum oder Mediatorenfreisetzungshemmer		
Ipratropium + Fenoterol	Berodual® N Dosieraerosol	▪ Dosis des Sympathomimetikums in dieser Kombination beim Dosieraerosol halbiert
Reproterol + Cromoglicinsäure	Aarane® N, Allergospasmin® N	▪ Kombination aus prophylaktischer Cromoglicinsäure und akut wirksamem Reproterol umstritten
Lang wirksame Muskarinrezeptor-Antagonisten (LAMA)		
Tiotropiumbromid	Spiriva® Respimat®	▪ Respimat ist ein Inhalator, der eine Sprühwolke zum Inhalieren erzeugt
Tiotropiumbromid + Olodaterol	Spiolto Respimat®	▪ Kombination aus LAMA und Langzeit-Beta-2-Sympathomimetikum ▪ nicht für akute Anfälle geeignet ▪ nur 1-mal täglich 2 Hübe
Theophyllin		
Theophyllin	Theophyllin retard-ratiopharm®	▪ dosisabhängig starke Nebenwirkungen auf den Herzrhythmus ▪ steigert Diurese ▪ erregt Zentralnervensystem indirekt, indem die Funktion der Nebenniere gesteigert wird (Einschlafstörungen) ▪ bei Präparatewechsel Plasmakonzentration von Theophyllin bestimmen

der Wirkung des inhalativen Cortisons werden **lang wirksame Beta-2-Sympathomimetika** (LABA) gegeben. Deren bronchospasmolytische Wirkung tritt nach 15–30 Minuten ein und hält einige Stunden an. Auch werden orale retardierte Beta-2-Sympathomimetika zur Therapie eingesetzt.

Bei schlecht einzustellendem Krankheitsverlauf kommen **lang wirksame Muskarinrezeptor-Antagonisten** (LAMA) zum Einsatz. Sie reduzieren den Einsatz des Parasympathikus und sorgen für eine Weitstellung der Bronchien.

Als zusätzliche Therapieoption stehen die **Leukotrienrezeptor-Antagonisten** (LTRA) zur Verfügung. Leukotriene sind Substanzen, die in den Leukozyten entstehen und sowohl die Verengung der Bronchien als auch das Ödem in der Bronchialschleimhaut steigern. Dies wird durch LTRA reduziert.

Zur Prophylaxe allergisch bedingter Asthmaanfälle werden **Mastzellstabilisatoren** verabreicht. Diese verhindern in den Mastzellen die Freisetzung von Histamin und Leukotrienen und reduzieren eine allergische Reaktion (z. B. Cromoglicinsäure, ◘ Tab. 5.7).

Bei Unverträglichkeit von Beta-2-Symapathomimetika werden **Parasympatholytika** (◘ Tab. 12.1) eingesetzt, die als Gegenspieler des Acetylcholins eine bronchospasmolytische Wirkung zeigen (z. B. Ipratropium).

In Stufe 5 sind therapeutische Antikörper (**Biologicals**) als Zusatztherapie angezeigt. Dadurch kann eine lange systemische Anwendung von Glucocorticoiden mit den entsprechenden Nebenwirkungen vermieden werden. Biologicals blockieren oder neutralisieren entzündungsfördernde Botenstoffe des Immunsystems.

PFLEGETIPP

Viele Patienten haben bei der Anwendung von inhalativen ICS Angst vor Nebenwirkungen. Bei richtigem Gebrauch ist jedoch die systemische Wirkung von Cortison gering, bei Fluticason am geringsten. Nach der Inhalation sollte gut der Mund ausgespült werden, um eine mögliche Pilzinfektion der Mundschleimhaut (Mundsoor) zu vermeiden.

◘ **Tab. 5.7** Hemmstoffe der Mediatorfreisetzung

INN	FAM-Beispiel	Bemerkung
Cromoglicinsäure	DNCG Lösung für Vernebler	▪ nicht für akuten Anfall (langsame Anflutung, 4 Wochen bis zur Wirkung)
Leukotrienrezeptor-Antagonisten (LTRA)		
Montelukast	Singulair®, Montelukast Aristo®	▪ bei Kindern in Kombination mit ICS, um deren Wirkung zu verstärken ▪ Einnahme abends, um am Morgen (niedriger physiologischer Cortisonspiegel) hohen Wirkstoffspiegel zu erreichen

Tab. 5.7 Hemmstoffe der Mediatorfreisetzung (Fortsetzung)

INN	FAM-Beispiel	Bemerkung
Inhalative Glucocorticoide (ICS)		
Beclometason	Junik® Dosieraerosol, Beclometason-ratiopharm®	▪ Standard-Glucocorticoid
Beclometason 100 µg, Formoterol 6 µg (LABA)	Foster® Nexthaler®, Foster® Dosieraerosol	▪ bei Asthma und COPD ▪ Kombinationspräparat
Budesonid	Pulmicort® Turbohaler®, Budes® N	▪ bei Asthma ▪ bei Heuschnupfen ▪ bei Nasenpolypen
Fluticason	Flutide®, Flutide® forte	▪ stark wirksames Glucocorticoid ▪ in anderer Arzneiform auch bei Heuschnupfen.
Fluticason und Salmeterol (LABA)	Viani®	▪ Zahlen bedeuten z. B. 50 µg Salmeterol und 250 µg Fluticason ▪ häufig verordnete Kombination
Fluticason und Vilanterol (LABA)	Relvar® Ellipta®	▪ Zahlen bedeuten Fluticason 92 µg, Vilanterol 22 µg ▪ Wirkung hält besonders lange an
Systemische Glucocorticoide		
Prednisolon	Decortin® H, Predni H Tablinen®	▪ systemische Gabe nur, wenn Patient anders nicht erfolgreich behandelt werden kann (Nebenwirkungen Tab. 14.4)
	Solu-Decortin® H	▪ hoch dosiertes Corticoid ▪ zur i. v. Anwendung
Biologicals		
Omalizumab	Xolair®	▪ bei schwerem allergischem Asthma ab dem 6. Lebensjahr

NOCH MEHR INFOS

Bei der nicht immer leichten Umrechnung von Mikrogramm zu Milligramm hilft der Rechner von Convert live.

Geeignete Arzneiformen bei Asthma

Asthmaspray mit Treibgas: Mit der Spraytechnologie ist es möglich, das Wirkstoffpulver in einem Treibgas so fein zu verteilen, dass die Aerosole beim Einatmen in die feinsten Bronchiolen gelangen können. Dies gelingt aber nur, wenn Sprühvorgang und Einatmung gut aufeinander abgestimmt werden. Diese Präparate sind auch bei schwerem Asthma geeignet, beispielsweise bei niedrigem Atemzugvolumen (unter 30 Liter/Minute) oder bei einem schweren Asthmaanfall (▸ Kap. 3.5.1).

Pulverinhalatoren: Bei Pulverinhalatoren wird der Wirkstoff genau dosiert und ohne Treibgas in eine vorgeschaltete Gerätekammer abgegeben. Daraus muss er mit einem kräftigen Atemzug möglichst schnell in die Lunge eingeatmet werden, weshalb hier beim Einatmen eine Atemleistung von mindestens 30 Liter/Minute nötig ist. Zudem müssen die Lippen das Mundstück fest umschließen. Dafür müssen bei Pulverinhalatoren Knopfdruck und Atmung nicht koordiniert werden (▸ Kap. 3.5.2).

5

5.2.5 COPD

Nach Definition der WHO ist die COPD (**C**hronic **O**bstructive **P**ulmonary **D**isease) eine nicht völlig reversible Lungenerkrankung, die durch eine chronische **Atemwegsobstruktion** mit eingeschränkter Lungenventilation gekennzeichnet ist. Dadurch ist die normale Atmung beeinträchtigt. Die Diagnose erfolgt durch Spirometrie. „Obstruktion" meint eine Verengung der Atemwege, die das Ausatmen erschwert. Es kommt zu Atemnot, v. a. bei Anstrengungen wie z. B. beim Treppensteigen oder bei längeren Gehstrecken. Ein weiteres Symptom ist starker, produktiver Husten, der nicht umsonst „Raucherhusten" genannt wird. Die Symptomatik ist vom Asthma schwer zu unterscheiden. Man spricht deshalb vom „Asthma-COPD-Overlap". Im Gegensatz zum Asthma gelingt es bei der COPD kaum, mit Medikamenten eine weitgehende Beschwerdefreiheit zu erreichen. Trotzdem werden viele Medikamente für beide Krankheiten benutzt. Daher sind die zur Behandlung der COPD verwendeten Medikamente in ◘ Tab. 5.6 und ◘ Tab. 5.7 mit aufgeführt.

5.2.6 Mukoviszidose

Mukoviszidose, auch zystische Fibrose genannt, ist eine vererbte Stoffwechselerkrankung. Die Gendefekte beeinflussen den Salzhaushalt und damit die Leitfähigkeit der Zellmembranen. Dadurch ist die Zusammensetzung verschiedener Körperflüssigkeiten gestört. Die Sekrete der Lunge, der Bauchspeicheldrüse, der Leber, des Darms und der Fortpflanzungsorgane sind zähflüssiger als bei gesunden Menschen. Zudem kommt es zu bindegeweblichen Umwandlungen (Fibrosen) in den Bronchien und im Pankreas. Dadurch wird die Funktion dieser Organe gestört. Besonders fatal wirkt sich dies in den Atmungsorganen aus. Der zähe Schleim verstopft die luftleitenden Strukturen, sodass der Gasaustausch eingeschränkt ist und der Energiestoffwechsel beeinträchtigt wird.

Bei der medikamentösen Behandlung kommt eine Vielzahl von Präparaten zum Einsatz:

- **Sekretolytika** wie ACC sollen den Schleim verflüssigen.
- **Bronchodilatoren** werden zur Erweiterung der Atemwege eingesetzt (◘ Tab. 5.6).

- **Antibiotika** wie Tobramycin, Ciprofloxacin, Colistin, Azithromycin, Aztreonam sollen die im eiweißhaltigen Schleim wachsenden Erreger beseitigen (zum Teil auch durch Inhalation zugeführt).
- **Entzündungshemmende Mittel** wie Ibuprofen und Corticoide sollen überschießende Entzündungsreaktionen (durch den stetigen Kampf gegen Mikroorganismen) reduzieren.
- **Biologicals** (▸ Kap. 5.2.4) wie Dornase alfa (Pulmozyme®) werden ebenfalls gegen den zähen, festsitzenden Schleim eingesetzt.

Da im Darm die Nahrungsaufnahme gestört ist, gibt man zusätzlich Verdauungsenzyme und ggf. eine hochkalorische Nahrung. Dank intensiver Forschung hat sich die mittlere Lebenserwartung bei Mukoviszidose inzwischen deutlich erhöht. Auch eine frühzeitige Diagnose und neue Therapieansätze können die Lebensqualität und Lebenserwartung der Mukoviszidose-Patienten noch weiter verbessern.

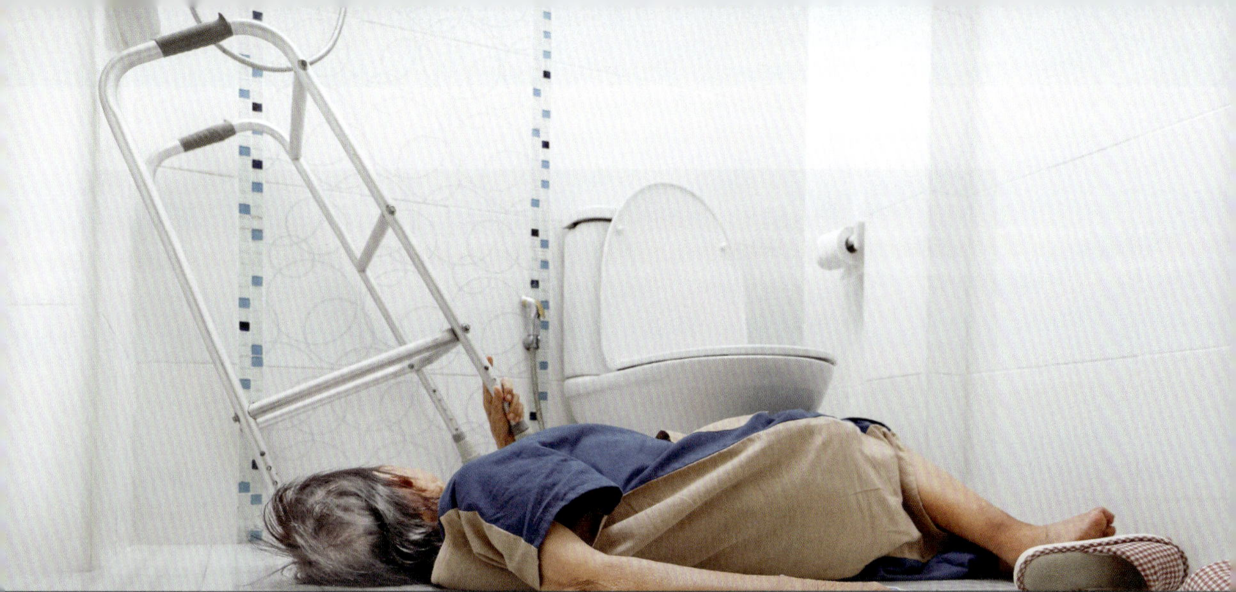

Arzneimittel bei Schmerzen 6

Eine korrekte Schmerztherapie ist für die Genesung unerlässlich – sonst läuft es vielleicht so: Eine alte Dame wird nach Bruch des Oberschenkelhalsknochens erfolgreich operiert, zeigt postoperativ aber deutliche Demenzzeichen. Sie erhält ihre Schmerzmittel in oraler Form ans Bett gebracht. Die tatsächliche Einnahme wird aber nicht überwacht. Nun schreit sie laut vor Schmerzen, was als Demenzzeichen fehlinterpretiert wird. Erst als in der Akutgeriatrie die Einnahme der Schmerzmittel durch das Pflegepersonal sichergestellt wird, ist eine Mobilisation möglich.

Schmerzmittel sind nach Operationen, bei chronischen Schmerzen oder in der Palliativmedizin unerlässlich. Sie bringen dem Patienten oft Schmerzfreiheit und ermöglichen so erst die Mitarbeit bei therapeutischen, pflegerischen und rehabilitativen Maßnahmen.

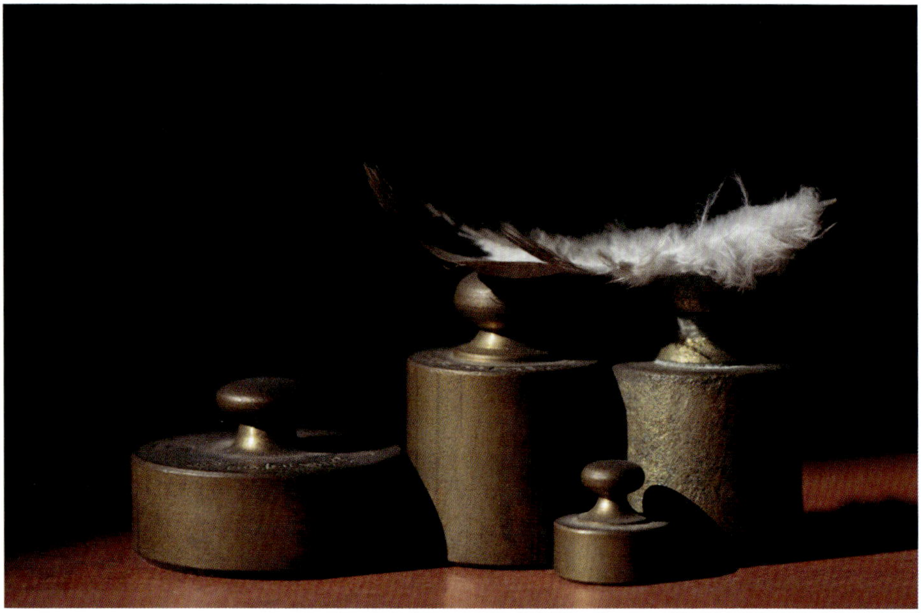

Abb. 6.1 Die Schmerzwahrnehmung wird individuell sehr unterschiedlich erlebt.

6.1 Schmerzarten

Schmerz ist ein unangenehmes, aber für den Körper lebenswichtiges Warnsignal (Abb. 6.1). Als Reizantwort auf eine „Unstimmigkeit" im Organismus helfen Schmerzsymptome, Krankheiten zu erkennen und zu lokalisieren. So können anfallsartige Schmerzen hinter dem Brustbein, im Oberbauchbereich und im linken Arm eine Angina pectoris anzeigen. Auch geben Magenkrämpfe deutliche Hinweise auf eine Störung dieses Organs.

Schmerz wird in körperlichen, neuropathischen und seelisch bedingten Schmerz eingeteilt. Bei **körperlichen Schmerzen** wird von **somatischen** Schmerzen gesprochen, wenn die Schmerzempfindung von Haut, Muskeln, Gelenken, Knochen oder dem Bindegewebe ausgeht. Dabei werden dann meist spezielle Schmerzrezeptoren, die **Nozizeptoren**, gereizt. Hautschmerzen werden eher als Oberflächenschmerz, Gelenkschmerzen jedoch als Tiefenschmerz empfunden. Dagegen gehen **viszerale** Schmerzen von den Eingeweiden aus. Vor allem kolikartige Schmerzen stehen hier im Vordergrund.

Neuropathischer Schmerz entsteht durch eine Kompression oder Irritation der **Nerven** selbst, z. B. bei einer Trigeminusneuralgie, bei Phantomschmerz oder einer Lumboischialgie.

Dagegen ist **seelisch bedingter Schmerz** die Folge einer psychischen Störung (z. B. Depression oder Trauer), die sich in Schmerzempfindungen ausdrückt. Eine körperliche Ursache kann nicht gefunden werden, die Schmerzempfindung ist jedoch real und die Betroffenen haben daher einen hohen Leidensdruck.

Zudem werden folgende Begriffe in Bezug auf Schmerzen unterschieden:

- **Akuter Schmerz** ist immer ein Warnzeichen, das durch **innere** (Blutung, Tumor), **äußere** (Verletzung) oder **die Durchblutung vermindernde** Einflüsse hervorgerufen wird. Er

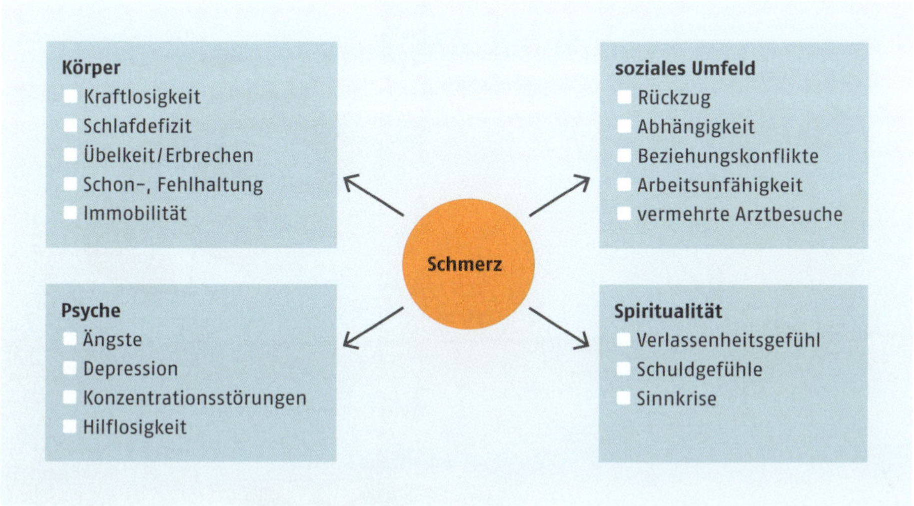

Abb. 6.2 Einfluss von Schmerzen auf den Betroffenen

tritt **zeitnah** zur Ursache auf und ist ein „Schmerz auf Zeit", mit plötzlichem Beginn und absehbarem Ende.

- **Chronischer Schmerz** hat keine Warnfunktion mehr. Er ist vielmehr ein „Schmerz auf unbestimmte Zeit" und es gibt möglicherweise keine Ursache für den Schmerz und dessen Ausmaß. Hierbei ist also der Schmerz selbst das belastende Symptom. Die Entwicklung chronischer Schmerzen wird durch die Speicherung wiederholter, starker Schmerzen bei unzureichender Schmerztherapie im **Schmerzgedächtnis** begünstigt, da nun auch schwache Reize bereits als starke Schmerzsignale weitergeleitet werden und im Extremfall sogar Berührungen schmerzhaft wahrgenommen werden.
- **Dauerschmerzen** (v. a. bei chronischem Schmerz) sind mit unterschiedlicher Intensität ständig vorhanden und beeinträchtigen die Lebensqualität ganz wesentlich (Abb. 6.2).
- **Schmerzspitzen** sind plötzlich auftretende, starke bis stärkste Schmerzzustände. Kommen sie bei einer Schmerztherapie vor, spricht man von **Durchbruchschmerzen**, da sie die normalerweise erreichte Schmerzstillung durchbrechen.

6.1.1 Schmerzentstehung

Durch mechanische (z. B. Quetschung), thermische (z. B. Verbrennung), chemische (z. B. Verätzung) oder elektrische Reize, Entzündungen sowie Durchblutungsstörungen wird das Gewebe geschädigt. Dabei werden **Schmerzstoffe** – Gewebshormone wie Histamin oder Prostaglandin E_2, das als Verstärker wirkt – freigesetzt, die dann die **Schmerzrezeptoren** (Nozizeptoren) reizen. Von diesen erfolgt die **Schmerzleitung** zum Rückenmark, wo **Schmerzreflexe** wie z. B. das „Handwegziehen" ausgelöst werden, und weiter zum Gehirn, wo die **Schmerzwahrnehmung** und **Schmerzbewertung** sowie die Koordination von Abwehrmaßnahmen stattfinden (Abb. 6.3).

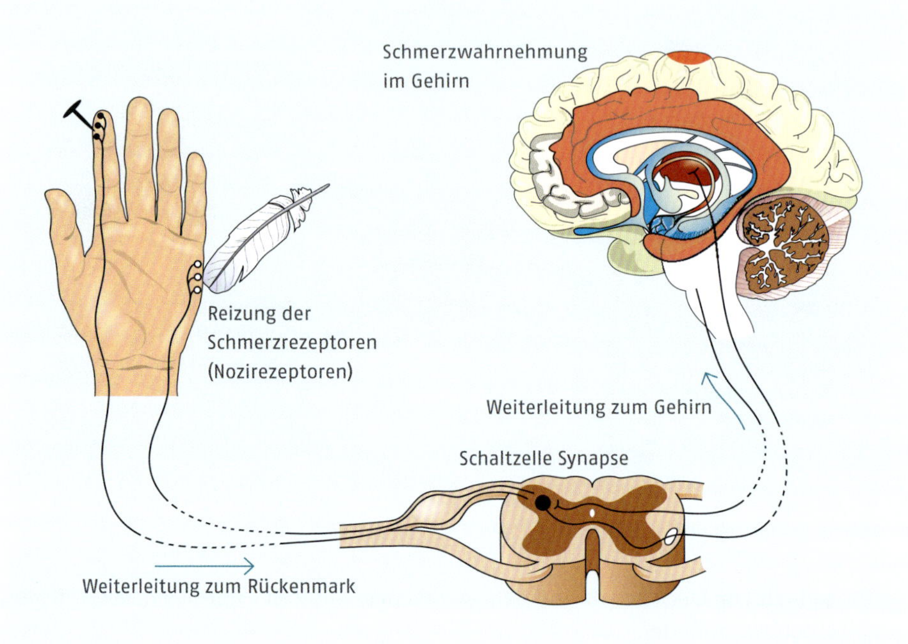

Abb. 6.3 Schmerzleitung

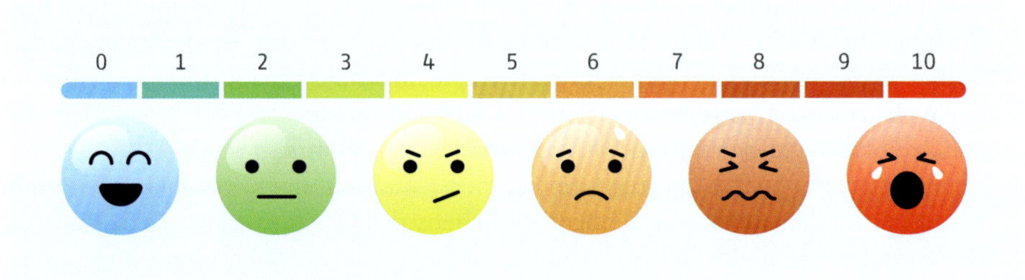

Abb. 6.4 Kombination aus numerischer und visueller Schmerzskala

6.1.2 Schmerzbeurteilung

Um eine adäquate Schmerztherapie durchführen zu können, sind Arzt und Pflegekraft auf eine fachgerechte Beurteilung der Schmerzen angewiesen. Dies gilt sowohl für die Frage, ob überhaupt Schmerzmittel indiziert sind, als auch für die Bewertung der Wirksamkeit einer durchgeführten Schmerztherapie. Besonders problematisch ist dies bei Kindern und Demenzkranken. Hierfür können die Pflegekräfte auf inzwischen vielfach bewährte Assessment-Instrumente zurückgreifen, z. B.:

- die verbale Schätzskala,
- die numerische oder die visuelle Analogskala (Abb. 6.4),
- oder den BESD-Bogen (**Be**urteilung von **S**chmerzen bei **D**emenz).

6.2 Einteilung der Schmerzmittel

Drei Gruppen von Schmerzmitteln (**Analgetika**) werden unterschieden:

- **Periphere Analgetika**, sie werden auch **nichtopioide Analgetika** genannt, die bei geringen und mittleren Schmerzen, z. B. bei entzündlichen Schmerzen, eingesetzt werden.
- Stark wirkende oder **zentral wirkende Analgetika** vom Morphin- oder Opioidtyp werden auch als **Opioidanalgetika** bezeichnet. Diese werden eingesetzt bei starken Schmerzen wie Trauma- und Operationsschmerzen, Tumorschmerzen, aber auch beim Herzinfarktschmerz.
- **Lokalanästhetika** schalten die Schmerzempfindung in bestimmten Regionen des Körpers aus.

6.2.1 Nichtopioide Analgetika

BEISPIELPACKUNGEN AUF EINEN BLICK

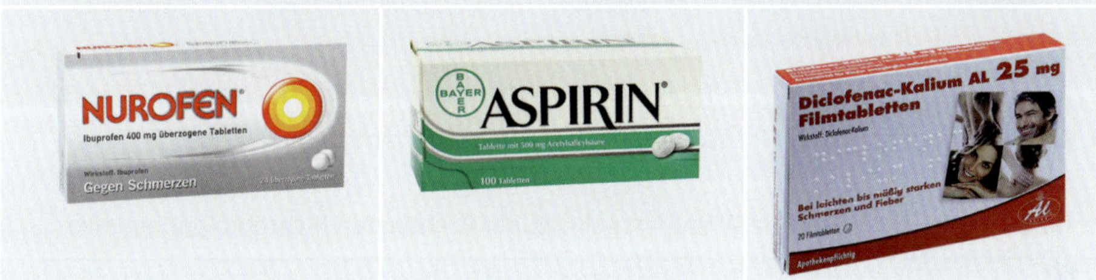

Wie in ○ Abb. 6.5 gezeigt, setzen Zellen als Antwort auf eine Gewebsschädigung durch z. B. Erreger sowie mechanische oder chemische Einflüsse Gewebshormone als Botenstoffe frei. Diese reizen die Schmerzrezeptoren (**Nozizeptoren**). Zu diesen Substanzen zählen auch die **Prostaglandine**, die zudem lokale Symptome wie Rötung, Überwärmung und Schwellung auslösen.

Wirkungen der Nichtopioidanalgetika

Die meisten Nichtopioidanalgetika wirken über eine Hemmung der Prostaglandinausschüttung. Chemisch gehören sie zwar unterschiedlichen Strukturen an (z. B. Salicylate, Aniline, Pyrazole, Essigsäurederivate), gemeinsam haben sie jedoch ein ähnliches Wirkungsspektrum (◘ Tab. 6.1). Sie wirken:

- schmerzstillend (**analgetisch**),
- fiebersenkend (**antipyretisch**),
- entzündungshemmend (**antiphlogistisch**); dies betrifft jedoch nur die sauer reagierenden Substanzen, z. B. die Acetylsalicylsäure.

Aufgrund der antiphlogistischen Eigenschaftenbezeichnet man sie auch als cortisonfreie Entzündungshemmer. Da sie auch bei Rheuma zum Einsatz kommen, werden sie mit dem Fachwort **N**icht**s**teroidale **A**nti**r**heumatika (**NSAR**) bezeichnet. Ein weiterer Fachbegriff

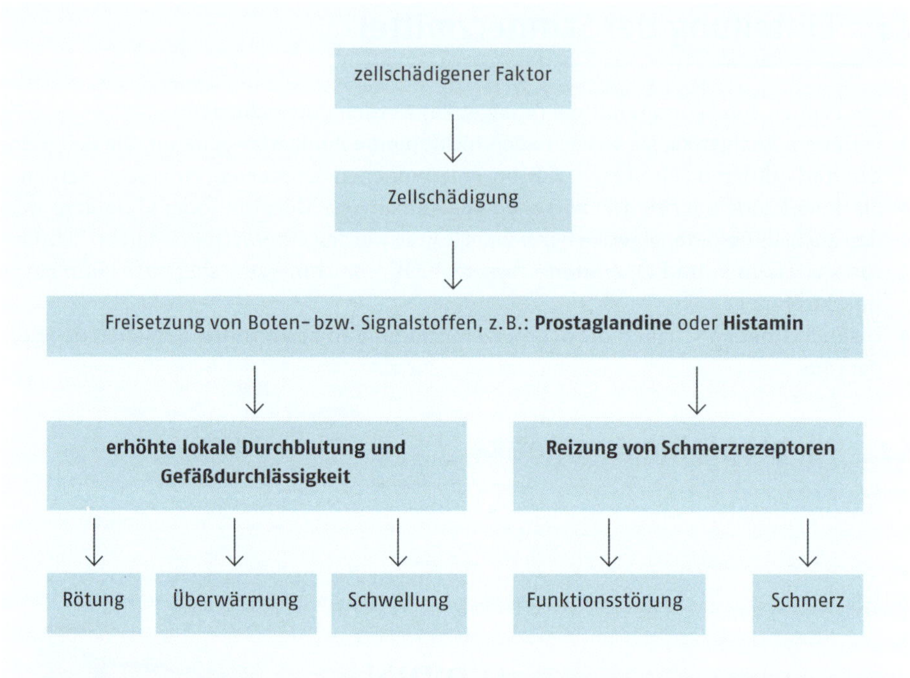

Abb. 6.5 Funktionen der Prostaglandine bei der Schmerzentstehung

Tab. 6.1 Übersicht über die Wirkungsspektren der wichtigsten Nichtopioidanalgetika

Analgetikum	Analgetisch	Antipyretisch	Antiphlogistisch
Acetylsalicylsäure	++	++	+++
Ibuprofen	+++	++	+++
Paracetamol	+++	+++	(+)
Metamizol (Novaminsulfon)	+++	++	+

für diese Medikamente ist **n**ichtsteroidales **A**nti**p**hlogistikum (**NSAP**) oder aus dem Englischen **NSAID** (**n**on-**s**teroidal **a**nti-**i**nflammatory **d**rug).

Unerwünschte Wirkungen der Prostaglandinhemmer

Da Prostaglandine auch eine große Rolle bei der Vermittlung anderer wichtiger Körperprozesse spielen, kann es bei der Verwendung der Prostaglandinhemmer zu zahlreichen unerwünschten Wirkungen kommen. Dies ist besonders wichtig, da diese Präparate zumeist nicht verschreibungspflichtig sind und als Selbstmedikation teilweise über längere Zeit ohne ärztliche Überwachung angewendet werden (Tab. 6.2).

Unerwünschte Wirkungen der Prostaglandinhemmer

- Reizung der Magen-Darm-Schleimhaut
- Mikroblutungen der Schleimhäute
- Begünstigung von Magengeschwüren
- Wiederaufbrechen von Magengeschwüren
- bei Asthmatikern Auslösung eines Anfalls (vor allem durch Salicylate)
- Ödeme durch Nierenfunktionsstörungen
- Verstärkung der Blutungsgefahr bei der gleichzeitigen Gabe von Antikoagulanzien
- Verstärkung der Gefahr von gastrointestinalen Beschwerden und Blutungen bei der gleichzeitigen Anwendung von Corticosteroiden und Antidepressiva wie SSRI, z. B. Sertralin (▶Kap. 4.3.2)
- Gefahr der Nierenschädigung
- Gefahr der Leberschädigung (v. a. Anilinderivate)
- bei längerer oraler Einnahme ist die Wirkung von Blutdrucksenkern abgeschwächt

Tab. 6.2 Übersicht der wichtigsten Nichtopioidanalgetika

INN, FAM-Beispiel	HWZ	Bemerkung
Anilinderivate und ähnliche Verbindungen		
Paracetamol: Paracetamol Hexal®, ben-u-ron®	2,5–5 Stunden	▪ etwas schwächer analgetisch ▪ gut fiebersenkend ▪ weniger entzündungshemmend ▪ in Kombination mit Alkohol verschlimmert sich eine Lebererkrankung
Pyrazole		
Metamizol (Novaminsulfon): Novalgin®, Metamizol Hexal®, Novaminsulfon-ratiopharm®	2–5 Stunden	▪ sehr gut analgetisch ▪ sehr gut fiebersenkend ▪ zusätzlich krampflösend und muskelentspannend ▪ insbesondere bei zu schneller Injektion Gefahr eines Schocks oder allergischer Reaktion ▪ selten: Agranulozytose v. a. bei Hochdosistherapie und i. v. Gabe

Tab. 6.2 Übersicht der wichtigsten Nichtopioidanalgetika (Fortsetzung)

INN, FAM-Beispiel	HWZ	Bemerkung
Salicylate		
ASS (Acetylsalicylsäure): Aspirin®, ASS-ratiopharm®, Alka-Seltzer®	sehr kurz	▪ gut analgetisch ▪ stärker fiebersenkend ▪ stärker entzündungshemmend ▪ in niedriger Dosierung (100 mg) zur Thromboseprophylaxe ▪ Allergiegefahr
Essigsäurederivate		
Diclofenac: Voltaren®, Diclofenac-ratiopharm®, Diclac®	1,5 Stunden	▪ analgetisch, fiebersenkend, entzündungshemmend, stark antirheumatisch ▪ am häufigsten verwendetes Antirheumatikum ▪ sehr hohes kardiovaskuläres Risiko ▪ bei Magenschwüren nimmt v. a. in Kombination mit anderen Entzündungshemmern die Blutungsneigung zu ▪ in einigen Darreichungsformen unterschiedlich schnelle und lange Wirkung, daher Beipackzettel beachten!
Oxicame		
Piroxicam: Piroxicam Stada®	30–60 Stunden	▪ Antirheumatika mit langer Wirkungsdauer ▪ nicht für Behandlungseinleitung, da langsamer Wirkungseintritt (bis zu 5 Tage) ▪ Nebenwirkung: Magengeschwüre ▪ Priscus-Liste: potenziell ungeeignet für ältere Menschen
Meloxicam: Mobec®, Meloxicam AL	18–20 Stunden	
Propionsäurederivate		
Ibuprofen: Ibuprofen Stada®, Aktren®, Dolormin® (als Lysinat)	1,5–3,5 Stunden	▪ als Analgetikum Einzeldosis von 200–400 mg ▪ als Antirheumatikum Tagesdosis von 800–2400 mg ▪ gute Verträglichkeit ▪ als Lysinat schnellere Wirkstofffreigabe

Tab. 6.2 Übersicht der wichtigsten Nichtopioidanalgetika (Fortsetzung)

INN, FAM-Beispiel	HWZ	Bemerkung
Dexketoprofen: Sympal®	1,5 Stunden	▪ nur Analgetikum ▪ Gefahr unerwünschter Wirkungen im Gastrointestinaltrakt
Selektive COX-2-Inhibitoren		
Celecoxib: Celebrex® Etoricoxib: Arcoxia®	6–12 Stunden	▪ bei Herzinsuffizienz Gefahr der Herzschädigung ▪ Vorsicht bei möglicher Sulfonamid-Allergie ▪ selektive Hemmung der Cyclooxygenase-2, sodass kein entzündungsförderndes Prostaglandin im Körper hergestellt wird ▪ fettreiche Nahrung verzögert Wirkungseintritt

6.2.2 Opioidanalgetika

BEISPIELPACKUNGEN AUF EINEN BLICK

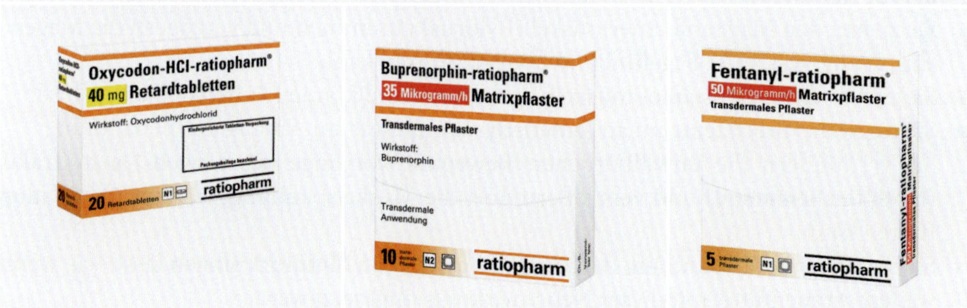

Die Opioide entsprechen in ihrer Wirkung dem aus Schlafmohn (Abb. 6.6) hergestellten Morphium. Auch wenn die Mehrzahl der heute verwendeten Opioidanalgetika inzwischen synthetisch oder halbsynthetisch hergestellt wird, ist die Leitsubstanz dieser stark wirksamen Analgetikagruppe das Morphin. Die Wirkung aller Substanzen wird daher immer in Relation dazu angegeben (Tab. 6.3, Tab. 6.4). Alle entsprechenden Analgetika greifen an den zentralen Opioidrezeptoren an, sodass ihr Wirkprofil sehr ähnlich ist, auch wenn ihre Wirkstärke verschieden ist. Da die Opioidanalgetika mit körpereigenen Botenstoffen (Endorphinen) chemisch eng verwandt sind, haben sie keine organschädigenden Nebenwirkungen und können auch über einen längeren Zeitraum eingesetzt werden. Diese Medikamente kommen bei starken und stärksten Schmerzen (z. B. Tumorschmerzen) zum Einsatz.

Wirkungen der Opioidanalgetika

Opioidanalgetika besitzen folgende erwünschte Wirkungen:

- Sie setzen die Schmerzempfindung stark herab, das Schmerzerlebnis wird verändert und wirkt nicht mehr so bedrohlich (**stark analgetisch**).
- Sie wirken beruhigend (**sedativ**), indem sie die geistige Aktivität reduzieren.
- Sie wirken angst- und spannungslösend (**tranquillierend**).
- Sie sorgen für gehobene Stimmung (**euphorisierend**).
- Sie hemmen das Hustenzentrum (**antitussiv**).

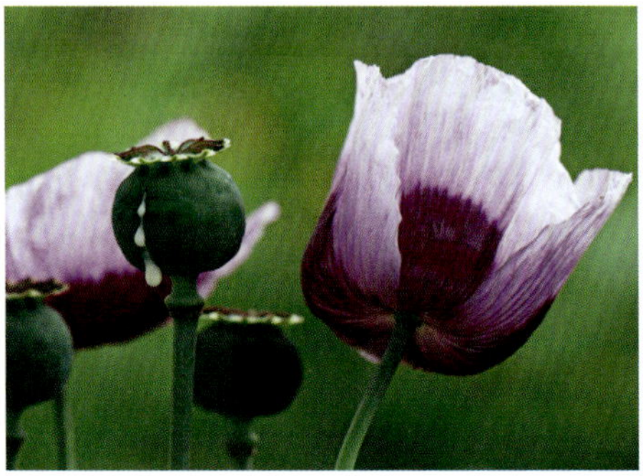

Abb. 6.6 Schlafmohn enthält Alkaloide und zählt zu den ältesten Heilpflanzen.

Eine Toleranzentwicklung bezüglich der analgetischen Wirkung tritt bei Opioiden kaum auf. Allerdings muss durch ein Fortschreiten der Grunderkrankung oder höhere Schmerzempfindlichkeit zumeist die Dosis erhöht werden.

Unerwünschte Wirkungen der Opioidanalgetika

- Sie stören durch das Freisetzen entsprechender Hormone das geregelte Wasserlassen (**antidiuretisch**) und steigern den Tonus des Blasenschließmuskels, was zu Entleerungsstörungen mit **Harnverhalt** führen kann.
- Sie rufen eine Pupillenverengung durch Zusammenziehen der Pupillenmuskulatur hervor (**miotisch**).
- Sie ziehen den Magenpförtnermuskel (Pylorus) zusammen und verzögern die Magenentleerung, was zu Völlegefühl und **Übelkeit** führen kann.
- Sie ziehen die Gallenschließmuskeln zusammen und können **Gallenkoliken** auslösen.
- Sie regen das Brechzentrum an (**emetisch**), zumindest am Anfang der Behandlung.
- Sie vermindern die unwillkürlichen Bewegungsvorgänge des Magen-Darm-Trakts (**motilitätshemmend**) und vergrößern dort die Muskelspannung, was zur **Obstipation** führen kann.
- Sie verringern die Spannung der Blutgefäße, was den **Blutdruck sinken** lässt, v. a. wenn weitere Arzneimittel mit dieser Nebenwirkung eingesetzt werden.
- Es kann zur Atemdepression kommen.

Die häufigsten Nebenwirkungen und mögliche Gegenmaßnahmen sind in ◘ Tab. 6.3 dargestellt.

Bei **unkontrollierter Dosisreduktion** oder beim plötzlichen Absetzen (z. B. wenn ein Pflasterwechsel vergessen wird) können Entzugserscheinungen wie Unruhe, Ängste, Zittern, Schweißausbrüche auftreten.

Auch wenn diese Mittel ein **Suchtpotenzial** haben (die meisten Opioide dürfen nur mit BtM-Rezept verordnet werden), entwickelt sich bei korrekter, einem Therapieschema entsprechender Anwendung nur selten eine Sucht (psychische Abhängigkeit, um den auf die Psyche einwirkenden Effekt immer wieder zu erleben). Dies trifft zu, wenn die Verabrei-

Tab. 6.3 Gegenmaßnahmen zur Linderung der häufigsten Nebenwirkungen einer Opioidtherapie

Nebenwirkung	Häufigkeit	Maßnahme
Obstipation (während der gesamten Dauer der Therapie)	ca. 95 %	■ Macrogole ■ ausreichende Flüssigkeitszufuhr ■ Lactulosesirup ■ Laxoberal®-Tropfen ■ Wechsel des Applikationswegs ■ Naloxegol (peripher wirkender Opioid-Rezeptor-Antagonist, Moventig®)
Übelkeit/Erbrechen (meist nur zu Beginn der Therapie)	ca. 20 %	■ Haloperidol ■ Ondansetron ■ Dexamethason ■ Opioidrotation (siehe Kasten Pflegetipp)
Sedierung (meist nur zu Beginn der Therapie)	ca. 20 %	■ Opioidrotation ■ Dosisreduktion

6

chung kontinuierlich erfolgt. So kommt es nicht zu den euphorisierenden, suchterzeugenden Effekten wie bei einer bedarfsorientierten Gabe hoher Dosen (Tab. 6.4).

Als Argument gegen die Anwendung von Opioiden bei der Schmerztherapie wird immer wieder eine **mögliche Atemdepression** angeführt. Diese tritt im Rahmen einer durchdachten Schmerztherapie in der Praxis jedoch praktisch nicht auf, wenn:

- die Opioiddosis im Lauf der Therapie nur langsam gesteigert wird und sich die Patienten so an die Opioide gewöhnen können,
- sich die Dosierung immer nur nach dem Ausmaß der Schmerzreduktion richtet,
- bei Risikopatienten, z. B. mit Schlafapnoesyndrom, besonders vorsichtig dosiert wird,
- andere zentralnervös dämpfende Substanzen, z. B. Benzodiazepine, nur eingeschränkt gleichzeitig verabreicht werden.

Vielfach wird bei Palliativpatienten sogar eine durch Schmerzen, Verspannungen oder Ängste insuffiziente Atmung unter einer Opioidtherapie deutlich verbessert.

PFLEGETIPP

Manchmal muss bei der Opioidtherapie eine **Opioidrotation** (Präparatewechsel) durchgeführt werden. Gründe dafür sind Unverträglichkeiten, ein Umstieg auf einen stärkeren oder schwächeren Wirkstoff oder Probleme mit der aktuellen Verfügbarkeit des gewünschten Präparats. Hierbei darf ein Austausch niemals 1:1 erfolgen (z. B. 30 mg Morphin durch 30 µg Fentanyl ersetzen), vielmehr muss eine Umrechnung anhand der relativen Wirkstärke erfolgen. Dazu liegen zahlreiche Tabellen vor (Tab. 6.5).

Tab. 6.4 Übersicht der wichtigsten Opioidanalgetika

INN	FAM-Beispiel	Relative Wirkstärke[1]	Bemerkung
Codein (bestimmte Dosierungen und Indikationen von BtM-Rezeptpflicht ausgenommen)	Codi OPT®, Codeinum phosphoricum Berlin-Chemie	0,1 (Codein wird durch ein Leberenzym im Körper zu Morphin umgewandelt)	▪ mäßig wirksames Analgetikum ▪ Antitussivum bei unproduktivem Reizhusten
	Kombination mit Paracetamol: Gelonida®, Paracetamol comp Stada®		▪ als Analgetikum, v. a. in Kombination mit Paracetamol ▪ möglicher Überhang durch unterschiedliche Halbwertszeit von Paracetamol und Codein
Dihydrocodein (bestimmte Dosierungen und Indikationen von BtM-Rezeptpflicht ausgenommen)	DHC Mundipharma®	0,2	▪ mäßig wirksames Analgetikum
	Paracodin®		▪ nur als Antitussivum bei unproduktivem Reizhusten zugelassen
Morphin (BtM)	Capros®	1 (= Leitsubstanz)	▪ als Analgetikum, 4–5 Stunden Wirkdauer, bei retardierten Formen wesentlich länger ▪ MST® = Morphinsulfat
	MST® Mundipharma		
Buprenorphin (BtM)	Temgesic®, Buprenorphin-ratiopharm® Matrixpflaster, Transtec® Pflaster, Norspan® Pflaster	20–70	▪ Atemdepression bei Überdosierung schwer beherrschbar, da nur schwer antagonisierbar ▪ „Ceiling-Effekt": trotz Dosissteigerung kaum Wirkungssteigerung
Hydromorphon (BtM)	Palladon®, Hydromorphon Hexal®	7–10	▪ Analgetikum ▪ vorteilhaft bei Niereninsuffizienz, weil im Körper sehr schnell abgebaut ▪ dadurch nebenwirkungsärmer als Morphin

Tab. 6.4 Übersicht der wichtigsten Opioidanalgetika (Fortsetzung)

INN	FAM-Beispiel	Relative Wirkstärke[1]	Bemerkung
Pethidin (BtM)	Dolantin®, Pethidin Rotexmedica® (Injektionslösungen), Dolcontral® Zäpfchen	0,125	▪ reduziert Spasmen der Gallen- und Harnwege ▪ kurze Wirkdauer ▪ hohe Suchtgefahr ▪ potenziell ungeeignet für ältere Menschen (Priscus-Liste)
Fentanyl (BtM)	Durogesic® Smat Pflaster, Fentanyl Hexal® TTS, Actiq®, Abstral®, Effentora® Buccaltabletten, Instanyl® Nasenspray	50–100	▪ bei stärksten Schmerzen (z. B. Durchbruchschmerzen bei Tumorerkrankungen) ▪ sehr differenzierte Darreichungsformen für unterschiedlich schnelle Wirkstoffaufnahme
Oxycodon (BtM)	Oxycodon-HCl-ratiopharm® Retardtabletten, Oxygesic® akut, Oxygesic® Dispersa Schmelztabletten, Oxycodon-HCl/Naloxon-HCl beta, Targin®	1,5–2	▪ Oxycodon-HCl und Targin enthalten den Opioidantagonisten Naloxon, um Obstipation und einem Missbrauch im Rahmen einer Sucht vorzubeugen (Naloxon verhindert den suchtfördernden „Kick").
Levomethadon (BtM)	L-Polamidon® Tropfen	4	▪ schnell wirksam ▪ Nebenwirkungen gering ▪ außerdem zur Substitutionsbehandlung bei Opioidabhängigkeit
Tapentadol (BtM)	Palexia® Akutschmerz Filmtabletten, Palexia® retard	0,3–0,5	▪ zwei Angriffspunkte: am Opioidrezeptor und zudem Noradrenalin-Wiederaufnahmehemmer, dadurch verstärkte analgetische Wirkung

6

Tab. 6.4 Übersicht der wichtigsten Opioidanalgetika (Fortsetzung)

INN	FAM-Beispiel	Relative Wirkstärke[1]	Bemerkung
Tilidin (nur Tropfen unterliegen BtM-Verschreibungsverordnung)	Valoron®, Valoron® N ret, Tilidin AbZ Tropfen	0,15–0,2	▪ Wirkdauer ohne Retardierung 3–5 Stunden ▪ immer als Kombinationspräparate mit einem suchtunterdrückenden Opioidantagonisten (Naloxon) im Handel
Tramadol (kein BtM)	Tramal® long, Tramagit®, Tramadura®	unter 0,1	▪ Wirkdauer 4–6 Stunden ▪ Vorsicht: bei Therapiebeginn meist Gefahr des Erbrechens

[1] Im Vergleich zur analgetischen Wirkung von Morphin

NOCH MEHR INFOS

Einen Online-Rechner zum Umrechnen von Opioiddosierungen finden Sie z. B. auf der Homepage des Universitätsspitals Basel.

Tab. 6.5 Äquivalente Opioiddosierungen (Tagesdosen, Auswahl). Nach Deutsche Schmerzgesellschaft e. V.

Morphin (mg)	10	20	30	40	60	80	120	180
Buprenorphin TTS (µg/h)					35	52,5	70	
Fentanyl TTS (µg/h)			12,5		25		50	75
Hydromorphon (mg/d)			4		8		16	24
Oxycodon (mg/d)	5	10	15	20	30	40	60	90
Oxycodon/Naloxon (mg/d)	5	10	15	20	30	40		
Tapentadol (mg/d)		50		100	150		300	500
Tilidin (mg/d)	100	200	300	400	600			
Tramadol (mg/d)	100	200	300	400				

h: Stunde, d: Tag

6.2.3 Analgetikakombinationen

BEISPIELPACKUNGEN AUF EINEN BLICK

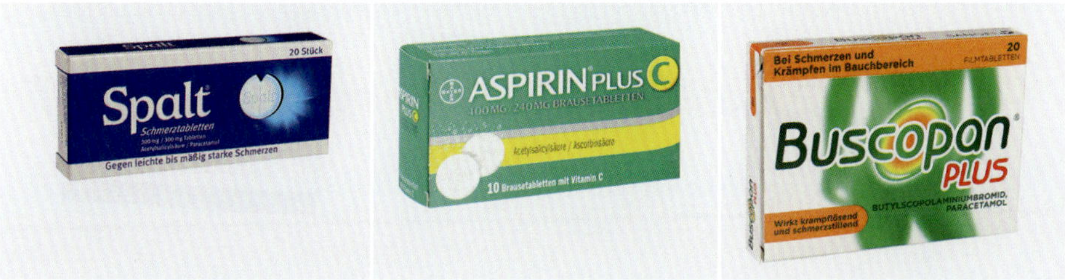

Eine große Zahl der bekannten, frei verkäuflichen Schmerzmittel enthält gleichzeitig mehrere Analgetika oder Kombinationen, vor allem mit Coffein und Codein.

Zur Verstärkung des analgetischen Effekts wird das Psychostimulans Coffein beigemischt. Im Durchschnitt wird die Schmerzmittelwirkung dadurch um 40 % verstärkt. Eine abendliche Einnahme ist wegen der anregenden Wirkung von Coffein aber nicht sinnvoll. Analgetikakombinationen mit Coffein gelten als Mittel der ersten Wahl bei Spannungskopfschmerzen.

Bei stärkeren Schmerzen wird vor allem Paracetamol zur Verstärkung das zentral wirksame Mittel Codein beigemischt, z. B. bei Gelonida®. Generell ist einem eventuellen Missbrauch vorzubeugen, da nichtretardiertes Codein verwendet wird.

Durch die Kombination ist es ggf. schwieriger, mögliche Nebenwirkungen einem einzelnen Wirkstoff zuzuordnen. Beispiele für solche Kombinationspräparate sind in ◘ Tab. 6.6 gelistet.

◘ **Tab. 6.6** Beispiele für Analgetika-Kombinationspräparate

Präparat	Acetylsalicylsäure	Paracetamol	Spasmolytika	Coffein	Vitamin C	Codein
Aspirin® + C	✓				✓	
Buscopan® plus		✓	✓			
Thomapyrin®	✓	✓		✓		
Spalt®	✓	✓				
Gelonida®		✓				✓

6.2.4 Lokalanästhetika

BEISPIELPACKUNGEN AUF EINEN BLICK

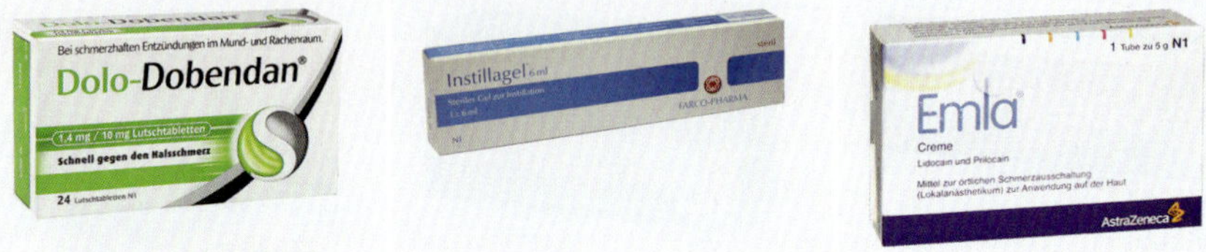

Diese Medikamente wirken nur örtlich begrenzt. Sie heben entweder die Erregbarkeit der Nozizeptoren auf oder blockieren die Impulsweitergabe der sensiblen Leitungsbahnen. Dadurch wird die Schmerzempfindung ohne Beeinträchtigung des Bewusstseins ausgeschaltet.

Fast alle Lokalanästhetika wirken gefäßerweiternd und erhöhen dadurch bei Eingriffen die Blutungsgefahr. Um dies und einen zu schnellen Abtransport der Substanzen aus dem Einsatzgebiet zu verhindern, wird oft ein gefäßverengender Wirkstoff wie Adrenalin zugesetzt. Folgende Verfahren werden unterschieden:

Oberflächenanästhesie: Anwendung auf der Haut, der Schleimhaut oder Wunden z. B. vor Katheterisierungen, Injektionen, Verbandwechseln oder bei Halsschmerzen.

Beispiele für Wirkstoffe und Fertigarzneimittel

Benzocain (Dolo-Dobendan® in Kombination mit Cetylpyridinumchlord), Prilocain (Emla®),
Lidocain (Instillagel®), Tetracain (Rapydan® TTS in Kombination mit Lidocain)

Alle Pflegekräfte kennen Instillagel®, das zur Katheterisierung der Harnblase unverzichtbar ist. Es enthält neben einer Gleitsubstanz und einem Schleimhautdesinfektionsmittel das Lokalanästhetikum Lidocain.

Infiltrationsanästhesie: Lokalanästhetikum wird direkt im Gebiet in das Gewebe injiziert, z. B. in der Zahnmedizin, bei der Wundversorgung oder bei kleinen chirurgischen Eingriffen. Zudem wird dieses Verfahren z. B. bei der Lumboischialgie eingesetzt, indem ein Lokalanästhetikum in Kombination mit einem entzündungshemmenden Medikament (z. B. Cortison) am Ort der Entzündung injiziert wird.

Beispiele für Wirkstoffe und Fertigarzneimittel

Lidocain (Xylocain®), Mepivacain (Scandicain®), Prilocain (Xylonest®)

Regionalanästhesie: Mit dem Lokalanästhetikum werden Nervenstämme (periphere Regionalanästhesie) oder rückenmarksnahe Nervenwurzeln (z. B. Spinal- oder Epiduralanästhesie) umspritzt. Wirkstoffe siehe Infiltrationsanästhesie.

Es können folgende **Komplikationen** bei der Lokalanästhesie auftreten:

- Bei versehentlicher Injektion des Anästhetikums in Venen oder Arterien (v. a. bei Kombination mit Adrenalin), kann es zu schweren Kreislaufproblemen mit lebensgefährlichen Herzrhythmusstörungen oder Krampfanfällen kommen.
- Bei einer allergischen Reaktion auf die Lokalanästhetika ist ein schwerer Asthmaanfall oder ein anaphylaktischer Schock möglich.
- Lokalanästhetika mit Zusatz von Adrenalin dürfen nie an Fingern, Zehen, der Nase oder dem Penis eingesetzt werden, da es dort durch die eingeschränkte Durchblutung zu Nekrosen kommen kann.

PFLEGETIPP

Wenn zur postoperativen Schmerztherapie eine Nervenblockade, z. B. des Nervus femoralis, durchgeführt wird, kann das Lokalanästhetikum auch die motorischen Bahnen blockieren. Darum dürfen diese Patienten nur nach Rücksprache mit dem behandelnden Arzt mobilisiert werden.

6.3 Dauermedikation in der Schmerztherapie

Die Weltgesundheitsorganisation (WHO) hat schon 1986 Grundregeln zur Therapie von Tumorschmerzen erarbeitet. Diese Regeln der systemischen Pharmakotherapie haben zur Verbreitung einer einfachen und wirksamen Schmerztherapie beigetragen.

Ihre Effektivität hängt von der Einhaltung wichtiger Voraussetzungen ab:

- Einsatz der Medikamente nicht mehr, „wenn Schmerzen auftreten", sondern „nach der Uhr". Das bedeutet regelmäßige Medikamentengaben nach festem Zeitplan, vorzugsweise von Retardpräparaten, die eine vorgegebene Zeit wirken. Nur dadurch kommt es zu kontinuierlichen Wirkstoffspiegeln ohne ständige Schmerzspitzen (o Abb. 6.7). So lässt sich die Entwicklung des „Schmerzgedächtnisses" verhindern. Zudem wird so eine „psychische Abhängigkeit" von den Schmerzmitteln minimiert.
- Wenn möglich, sollten Schmerzmittel oral oder transdermal appliziert werden, um die Unabhängigkeit des Patienten lange zu erhalten.
- Neben dieser Dauermedikation muss immer auch eine **Bedarfsmedikation** (Rescuemedikation) für Schmerzspitzen und Durchbruchschmerzen angeordnet werden. Hierzu sind **schnell wirksame** und **einfach anzuwendende** Präparate wie Nasenspray, Schmelztabletten oder Lutschstäbchen einzusetzen. Die Einnahme der Bedarfsmedikation muss der Patient (soweit er dazu in der Lage ist) steuern können (□ Tab. 6.7).
- Nach dem **Stufenplan der WHO**, der je nach Schweregrad der Schmerzen 3 Stufen umfasst (o Abb. 6.8), muss für jeden Patienten ein individueller Therapieplan erstellt werden, der das individuelle Schmerzerleben berücksichtigt. Zudem sollen Begleitmedikation und unterstützende Verfahren auf jeder Stufe zu Anwendung kommen.

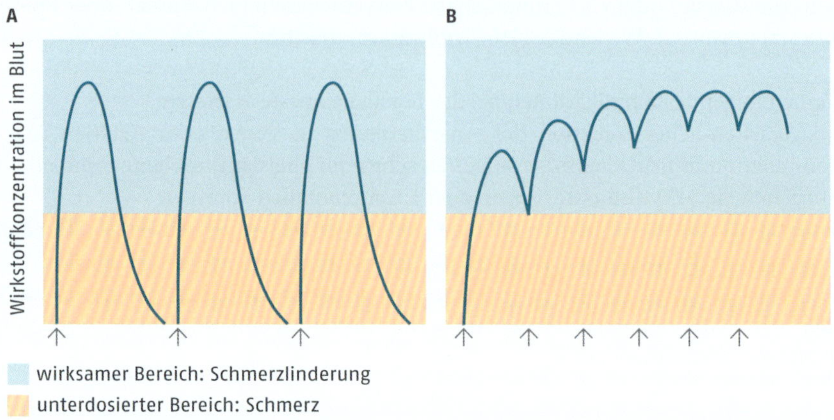

Abb. 6.7 Wirkstoffspiegel und Auftreten von Schmerzspitzen: **A** bei Einnahme nach Bedarf, **B** bei Einnahme nach einem festen Schema

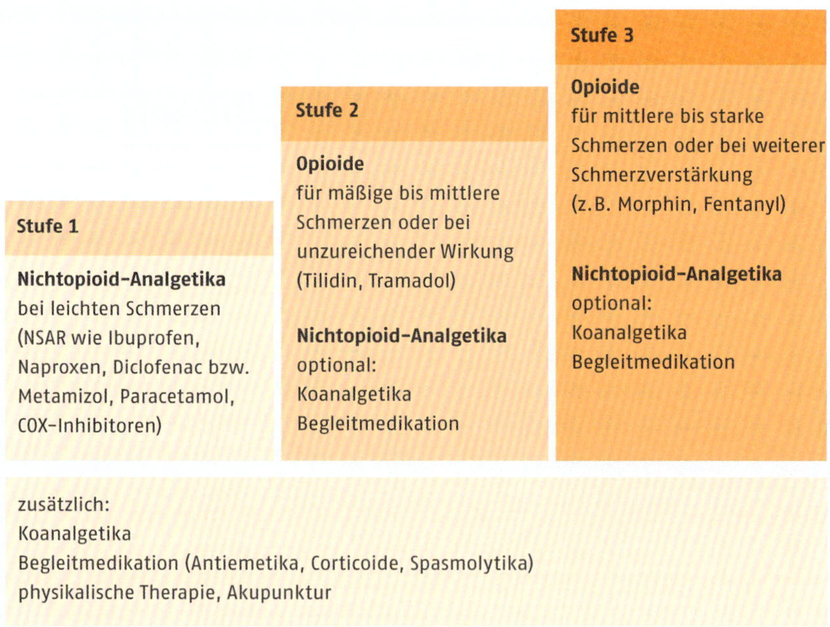

Abb. 6.8 Schmerztherapie nach dem WHO-Stufenplan

Tab. 6.7 Wirkungseintritt der Bedarfsmedikation je nach Applikationsart

Applikationsart	Beispiel	Wirkungseintritt nach
Rektal	Opioide	60–90 Minuten
Subkutan (s. c.)	Opioide	5–15 Minuten (je nach Hautdurchblutung)
Oral-transmukosal	Fentanylcitrat (Actiq®)	5–10 Minuten
Bukkal	Fentanyl (Effentora®)	10–15 Minuten
Sublingual	Abstral®	10–15 Minuten
Nasal	Fentanyl (Instanyl®)	5–10 Minuten
Intravenös (i. v.)	Opioide	2–3 Minuten

PFLEGETIPP

Die Bedarfsmedikation muss rechtzeitig (ca. 15–30 Minuten) vor belastenden Pflege- oder Therapiemaßnahmen verabreicht werden. Die regelmäßige Überprüfung der erfolgten Schmerzreduktion muss durch entsprechende Assessment-Instrumente erfolgen. Zu einer Therapie mit Opioiden gehört als Obstipationsprophylaxe immer auch ein Laxans.

6.4 Spezielle Indikationen für Analgetika

6.4.1 Rheuma

Rheuma oder Rheumatismus ist als Gruppenbegriff für schmerzhafte und funktionsbeeinträchtigende Zustände des Muskelskelettsystems und der umgebenden Weichteile zu verstehen. Üblicherweise werden Veränderungen anderer Organsysteme, die sie begleiten, miteingeschlossen. Die klinischen Erscheinungsbilder sind deshalb sehr vielfältig (Abb. 6.9). Wir können eine grobe Unterscheidung vornehmen:

- **Entzündliche rheumatische Erkrankungen**, die durch Bakterien und Viren ausgelöst sein können. Sie können sich zeigen als rheumatisches Fieber, das zu bleibenden Schäden am Herzen führen kann, oder als chronische Polyarthritis, die die Knorpelschicht der Gelenke zerstört. Bei letzterer Erkrankung, auch rheumatoide Arthritis genannt, spielen Entzündungsmediatoren, Prostaglandine, Sauerstoffradikale und knorpelzerstörende Enzyme eine Rolle. Hier liegt im körpereigenen Immunsystem eine Fehlsteuerung vor.
- Von **Arthrosis deformans,** einer **degenerativen rheumatischen Erkrankung**, sprechen wir bei Abnutzungserscheinungen der Gelenkknorpel, wobei entzündliche Erkrankungen fördernd wirken. Häufig treten die Coxarthrose (Hüftgelenksarthrose) oder die Gonar-

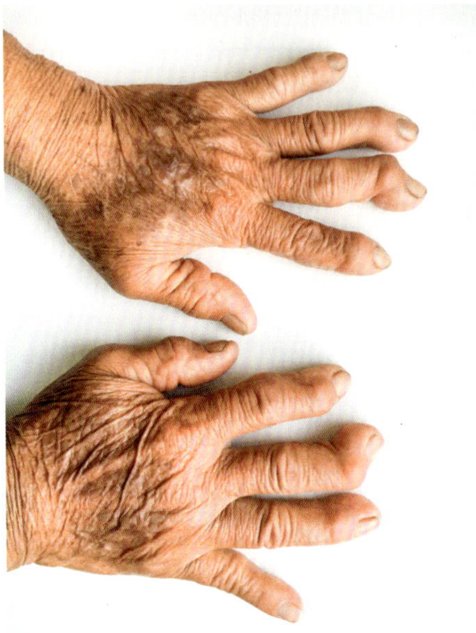

Abb. 6.9 Durch Rheuma veränderte Fingerknochen

throse (Kniegelenksarthrose) auf. Als Chondrosen werden Abnutzungserscheinungen der Wirbelsäule bezeichnet.

- Zu den Rheumaformen **außerhalb der Gelenke** zählen schmerzhafte Muskelverhärtungen, Schleimbeutel- und Sehnenscheidenentzündungen.

Die Bandbreite der eingesetzten Medikamente ist groß, weil Rheuma sehr unterschiedlich auftritt und meist mit großen Schmerzen verbunden ist. Oft müssen die unter ▸Kap. 6.1.2 besprochenen NSAR mit anderen Mitteln kombiniert werden, um die schmerzstillende und entzündungshemmende Wirkung zu erhöhen. Der Erfolg hängt wesentlich davon ab, ob es gelingt, für die verschiedenen Krankheitsbilder die richtige Kombinationstherapie zusammenzustellen. Dabei ist die Rate der Nebenwirkungen sehr hoch und diese Patientengruppe sorgfältig zu überwachen.

Als medikamentöse Kombinationspartner verwendet man, neben den oben genannten NSAR, hauptsächlich:

Glucocorticoide, auch Cortison oder (Cortico-)Steroide genannt, werden als stark entzündungshemmende Mittel in niedriger Dosierung zur Langzeittherapie gegeben, z. B. Prednison.

Basismedikamente, die **lang wirksamen Antirheumatika** (LWAR), denen die folgenden Gruppen angehören:

- Biologicals greifen in gestörte körpereigene Funktionen ein, wehren entzündungsfördernde Botenstoffe des Immunsystems ab und verhindern so ein Fortschreiten des Rheumas – z. B. Adalimumab (Humira®), Infliximab (Remicade®), Etanercept (Enbrel®).
- Leflunomid (Arava®) hält die entzündlich bedingte Gelenkzerstörung auf.
- Methotrexat (Lantarel®), abgekürzt MTX, unterdrückt die Entzündungsreaktion; seine rheumalindernde Wirkung tritt erst nach einigen Wochen ein.
- Sulfasalazin reduziert gut die rheumabedingte lokale Entzündungsaktivität in Gelenken (Azulfidine® RA, RA steht für rheumatoide Arthritis).
- Hydroxychloroquin (Quensyl®) ist ein Antimalariamittel, das sich wegen der immunsuppressiven Wirkung auch bei der Linderung von Rheumasymptomen bewährt hat. Ebenso wird auch Azathioprin (Imurek®) als Immunsuppressivum verwendet.

Lokal applizierte Antirheumatika kommen als Salben, Gele oder Sprays zum Einsatz, vor allem bei Arthritiden und Arthrosen (Voltaren® Emulgel®, Arthrex® Cellugel, Ibutop® Salbe).

Bei Muskelverspannungen werden durchblutungsfördernde (**hyperämisierende**) Stoffe eingesetzt, bspw. ätherische Öle (Rosmarinöl, Kiefernöl, Campher z. B. in Franzbranntwein), Verbindungen der Nicotinsäure (Finalgon® Creme) oder Cayennepfeffer (ABC®

Wärme-Pflaster). Sie röten die Haut und steigern dabei die Wärmeempfindung, was muskelentspannend wirkt. Cayennepfeffer hat zudem auch eine analgesierende Wirkung, da der Wirkstoff Capsaicin die Schmerzrezeptoren desensibilisiert.

Für die Selbstmedikation werden weitere Mittel stark beworben, z. B. Enzyme (Wobenzym®), Fischöl mit Omega-3 Fettsäuren (Tetesept® Omega-3 1000 Kapseln), Vitamin E (Optovit®), Brennnessel- und Goldrutenpräparate oder D-Glucosamin (Dona®).

6.4.2 Gicht

Dieser entzündlichen Gelenkerkrankung liegt eine Störung des Purinstoffwechsels zugrunde. **Purine** sind Bausteine der Nukleinsäuren, den Trägern der Erbinformation, und werden v. a. mit Lebensmitteln tierischer Herkunft aufgenommen. Im Körper werden sie dann zu Harnsäure abgebaut. Bei einer Störung dieses Stoffwechsels durch vermehrte Bildung von Harnsäure oder durch reduzierte Harnsäureausscheidung lagern sich Harnsäurekristalle in den Gelenken ab. Darauf reagiert der Körper mit einer Entzündungsreaktion. Es kommt zu akuten Schmerzattacken, vor allem im Frühjahr und Herbst. Befallen sind vorwiegend die Großzeh- und Fußgelenke, aber auch andere Gelenke können betroffen sein. Die jeweiligen Gelenke sind dann heiß, stark berührungsempfindlich und geschwollen (**o** Abb. 6.10).

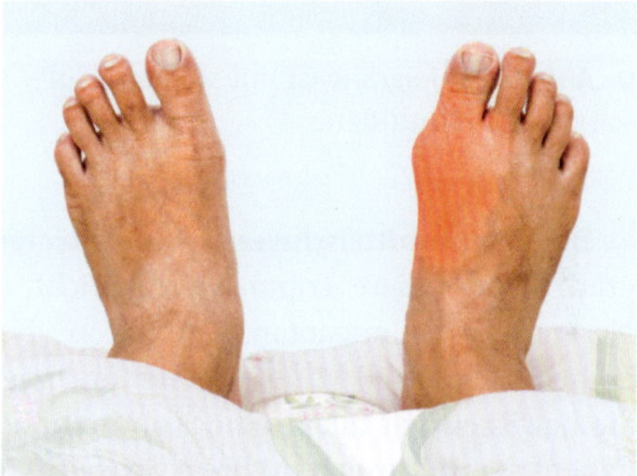

o Abb. 6.10 Akuter Gichtanfall am Großzehgrundgelenk

Im **akuten Gichtanfall** wird 1 mg Colchicin (Colchicin Ysat 0,5 mg), das aus der Herbstzeitlosen gewonnen wird, gegeben. Die Tageshöchstdosis liegt bei 1,8 mg. Colchicin ist stark giftig, die tödliche Erwachsenendosis beträgt ca. 20 mg! Auch Arcoxia® mit dem Wirkstoff Etoricoxib wird mit Erfolg zur Behandlung eingesetzt. Glucocorticoide, z. B. Prednisolon, werden nur in besonderen Fällen verabreicht.

Zur **Dauerbehandlung** im symptomfreien Intervall eignen sich:

- Mittel, die die Harnsäureausscheidung erhöhen, z. B. **Benzbromaron** (Benzbromaron AL),
- Mittel, die die Harnsäurebildung im Körper reduzieren. Als Substanz der Wahl gilt **Allopurinol** (Allopurinol-ratiopharm®, Allopurinol Stada®), daneben kommt auch Febuxostat (Adenuric®) zum Einsatz,
- auch Kombinationen von Benzbromaron und Allopurinol sind möglich,

6.4.3 Migräne

Äußerst heftige halbseitige, krampfartige Kopfschmerzen, die mit Erbrechen und Sehstörungen einhergehen können und ohne Behandlung mehrere Tage andauern können, prägen dieses Krankheitsbild. Licht- und Geräuschempfindlichkeit vervollständigen es (**o** Abb. 6.11).

Die Ursache der Migräne ist nicht bekannt. Man nimmt an, dass es, bedingt durch serotoninartige Reaktionen, zu Gefäßerweiterungen und Nervenentzündungen im

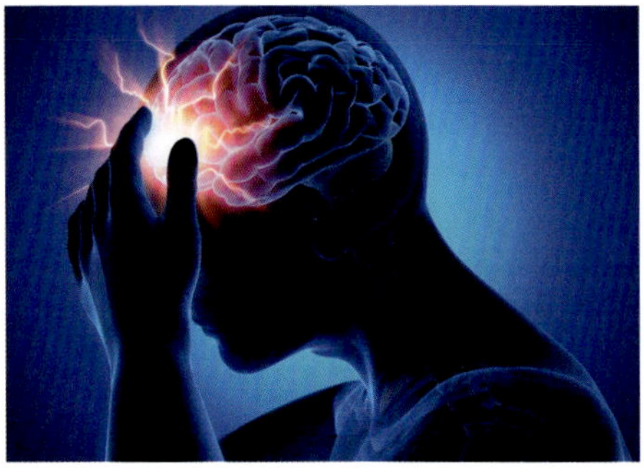

Abb. 6.11 Migräne ist mit starken Kopfschmerzen verbunden.

Gehirn kommt. Erbfaktoren spielen eine große Rolle. Auslösende Faktoren können psychischer Stress, unregelmäßiger Schlaf-Wach-Rhythmus und bestimmte Lebensmittel sein.

Bei der medikamentösen Therapie behandelt man die Gefäßstörungen, den Schmerz und die Entzündung. Bei einem leichten akuten Anfall wird oft auf eine Kombination von einem Antiemetikum (z.B. MCP-ratiopharm®, Paspertin®) und Acetylsalicylsäure oder einem anderen nichtopioiden Analgetikum zurückgegriffen.

Bei einem **mittelschweren bis schweren** akuten Anfall werden Naratriptan (Formigran®) und andere Triptane verabreicht, die injiziert (Wirkung nach 15 Minuten), per Nasenspray (Zolmitriptan in AscoTop® Nasal; Wirkeintritt je nach Schleimhautbeschaffenheit nach 15–60 Minuten) oder oral angewendet werden (Wirkung nach 30 Minuten). Sie bewirken vor allem eine Kontraktion der Gehirngefäße. Triptane dürfen nicht bei Patienten mit Koronarspasmen verwendet werden.

Zur **Vorbeugung** können Betablocker, vor allem Propranolol (Dociton®) und Metoprolol (Beloc®), Calciumantagonisten, Antikonvulsiva, das Antidepressivum Amitriptylin und Botulinumtoxin eingesetzt werden. Eine neue Prophylaxe-Option ist die Gabe von monoklonalen Antikörpern wie Erenumab (Aimovig®) oder Fremanezumab (Ajovy®).

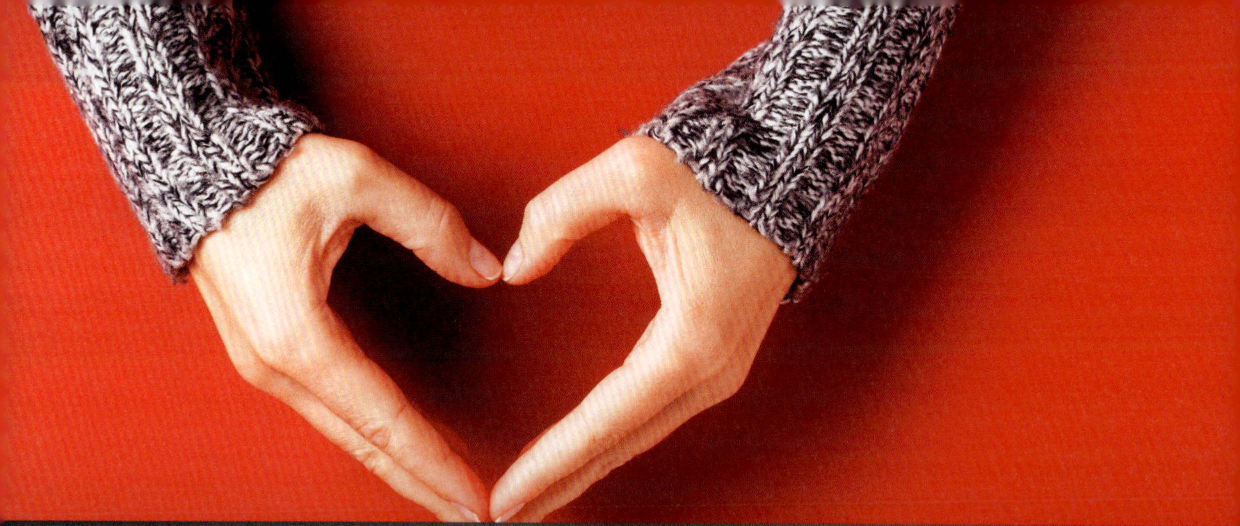

Arzneimittel bei Herz-Kreislauf-Erkrankungen 7

„Er hat ein gutes Herz!" Woran denken Sie, wenn Sie das hören? Denken Sie zuerst an die Herz-Leistungsfähigkeit dieser Person oder denken Sie an einen einfühlsamen, freigiebigen Menschen?

Die meisten pflegebedürftigen Personen leiden unter Erkrankungen des Herz-Kreislaufsystems und nehmen entsprechende Medikamente ein. Dieses Kapitel behandelt darum die koronare Herzkrankheit, die Herzinsuffizienz, Herzrhythmusstörungen und die arterielle Hypertonie.

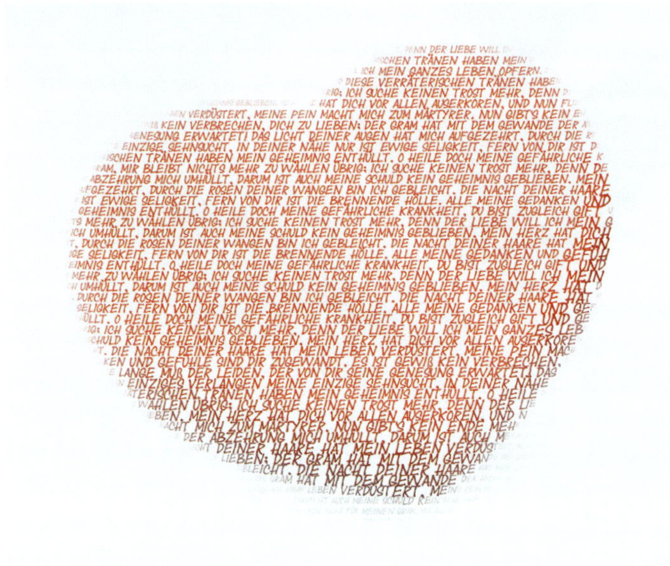

○ Abb. 7.1 Das Herz als Sprachbild

7.1 Aufbau und Funktion des Herz-Kreislauf-Systems

Das **Herz-Kreislauf-System** lässt sich in drei Funktionsbereiche gliedern, die aber eine Einheit bilden:

- das Herz (○ Abb. 7.1),
- das Gefäßsystem (○ Abb. 7.2),
- das strömende Blut.

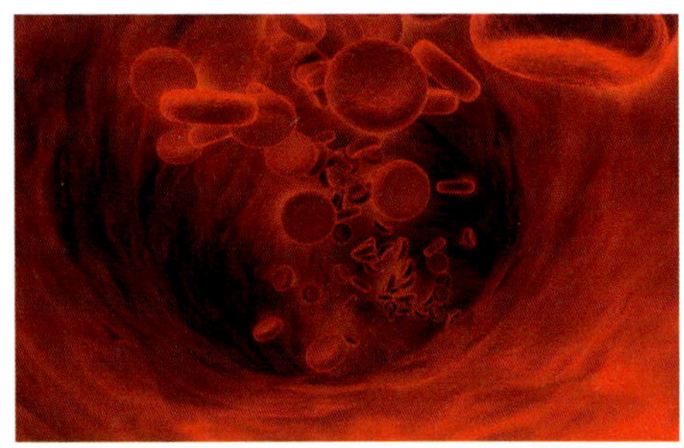

○ Abb. 7.2 Blut muss ständig in Bewegung sein, sonst bilden sich Gerinnsel, die die Gefäße verstopfen und den Sauerstofftransport zu den Organen blockieren.

Die **Blutbewegung** hängt vom rhythmischen Zusammenziehen des **Herzmuskels**, der Schließfähigkeit der **Herzklappen** und dem Funktionieren der **Arterien** ab (○ Abb. 7.3).

Das Herz ist ein Muskelpumpe. In der **Systole** zieht es sich zusammen und wirft Blut aus, in der **Diastole** erschlafft es und das Herz füllt sich wieder mit Blut. Pro Minute kommt es zu 60–80 Kontraktionen; dies entspricht meist dem ertasteten Puls. Die Herzaktion wird v. a. über den Sauerstoffbedarf gesteuert (○ Abb. 7.4). Pro Herzschlag werden als Schlagvolumen ca. 70 ml Blut ausgeworfen. Dies kann durch eine stärkere Kontraktionskraft der Herzmuskelfasern vergrößert werden, den ein **Sympathikusreiz** an den **Beta-Rezeptoren** bewirken kann.

Über die untere und obere Hohlvene erreicht das sauerstoffarme Blut die rechte Herzhälfte. Von hier wird das Blut über die Lungenarterie zum Gasaustausch in die Lungenkapillaren gepumpt. An diesem Reaktionsort nimmt das Blut Sauerstoff (O_2) aus der

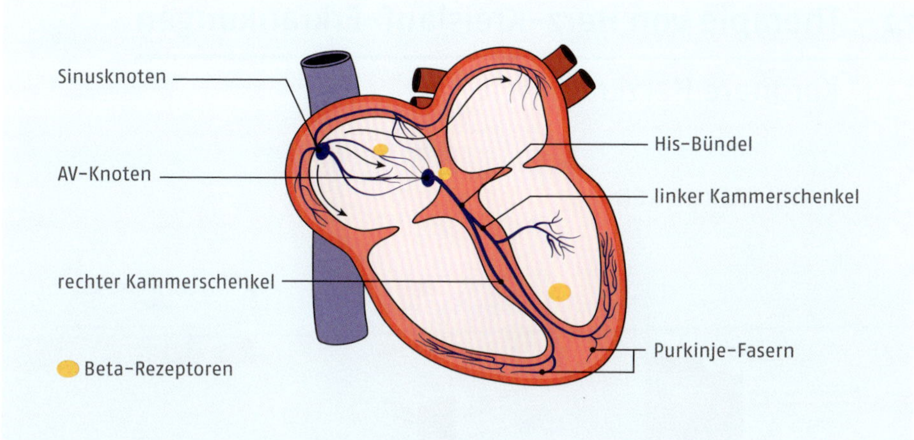

Abb. 7.3 Reizleitungssystem des Herzens mit Fasern des Sympathikus

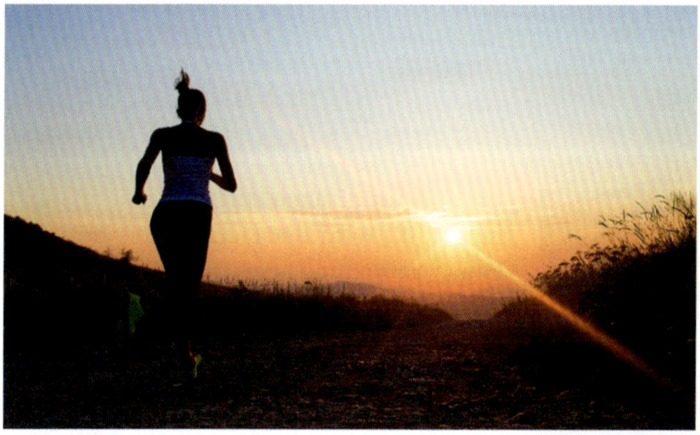

Abb. 7.4 Bei einem Dauerlauf verbraucht die Muskulatur viel Sauerstoff (O_2). Dadurch wird der Sympathikus aktiviert, der über das Hormon Noradrenalin die Herzfrequenz und die Kontraktionskraft des Herzmuskels erhöht. Das Myokard benötigt dadurch ebenfalls mehr O_2, sodass die Herzkranzgefäße weit gestellt werden.

Atemluft auf und gibt CO_2 in die Alveolen ab. Das sauerstoffreiche Blut gelangt über die Lungenvene in die linke Herzhälfte und von dort über die Aorta in den großen Kreislauf.

Nerven und Hormone steuern das Herz-Kreislauf-System. Das Kreislaufzentrum im verlängerten Rückenmark regelt die Eng- oder Weitstellung der Gefäße, außerdem beeinflusst es das **Reizleitungssystem** des Herzens und somit die Herzaktion (Abb. 7.3).

7.2 Therapie von Herz-Kreislauf-Erkrankungen

7.2.1 Koronare Herzkrankheit

BEISPIELPACKUNGEN AUF EINEN BLICK

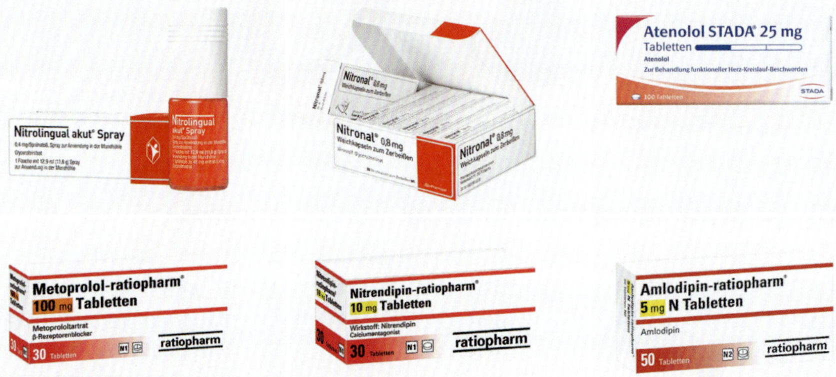

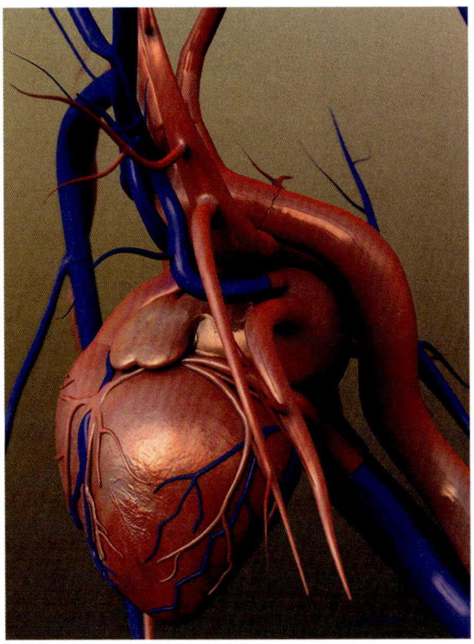

o Abb. 7.5 Modell der Herzkranzgefäße: Koronararterien rot, Koronarvenen blau. Die direkt von der Aorta abgehenden Koronarversorgungsgefäße sind sehr eng und können sich deshalb leicht verschließen.

Bei der chronischen koronaren Herzkrankheit (**KHK**) wird der Herzmuskel aufgrund einer **Verengung** der ihn versorgenden **Herzkranzgefäße** (o Abb. 7.5) nicht mehr ausreichend mit Blut versorgt. Dem Herzmuskel (Myokard) fehlen also O_2 und Energie, deshalb lässt die Pumpleistung des Herzens nach.

Es kommt dadurch zunächst zur sogenannten „Herzenge", der **Angina pectoris**, die sich durch einen Brustschmerz äußert, da das Herz sehr empfindlich auf eine mangelhafte Sauerstoffversorgung reagiert. Wenn das Gefäß vollständig verschlossen ist und kein Blut mehr fließt, ereignet sich ein **Herzinfarkt (Myokardinfarkt)**, bei dem Herzmuskelgewebe abstirbt. Für diese Verengung kann es verschiedene Ursachen geben:

Arteriosklerotische Prozesse: Das sind Ablagerungen in den Herzkranzgefäßen (o Abb. 9.1), was man als Koronarsklerose bezeichnet. Bei erhöhtem Bedarf reicht dann die durchfließende Blutmenge nicht mehr für die ordnungsgemäße Versorgung des Myokards aus.

Nervale Störungen: Durch eine nervale Fehlsteuerung kommt es zu einer vorübergehenden krampfartigen Verengung der Herzkranzgefäße. Beispiele sind Stress oder auf den Brustkorb einwirkende Kälte (Abb. 7.6).

Symptome bei Angina pectoris:
- Engegefühl in der Brust,
- Schmerzen in der Brust, ausstrahlend in Schulter, Arm, Hals, Oberbauch,
- Atemnot,
- Schweißausbruch,
- Angstzustände.

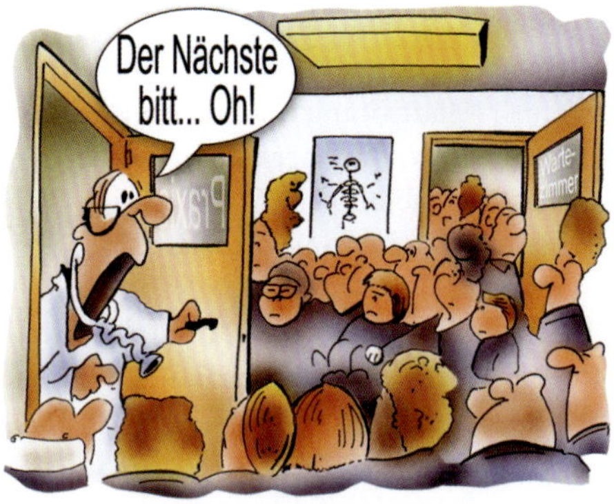

Abb. 7.6 Beispiel für arbeitsbedingten Stress

7

> **MERKE**
> Mit zunehmendem Fortschreiten der Erkrankung erhöht sich die Wahrscheinlichkeit für das Auftreten von Begleiterscheinungen wie Herzrhythmusstörungen, Herzinsuffizienz, Herzinfarkt oder Kardiomyopathie.

Therapie der koronaren Herzkrankheit

Das **Ziel der Therapie** ist die Wiederherstellung der **Perfusion**, also der Durchblutung der Herzkranzgefäße. Die eingesetzten Medikamente haben folgende **Wirkungsweisen**:
- Sie beseitigen die Verkrampfungen der Herzkranzgefäße (Koronarspasmen).
- Sie sorgen dafür, dass wieder mehr Blut und damit mehr Sauerstoff in das Myokard fließt. Die Schmerzen werden rasch gelindert, die Anfallshäufigkeit sinkt.
- Sie senken den Sauerstoffbedarf des Herzmuskels, indem sie die Herzfrequenz senken. Das Arbeitspensum des Muskels verringert sich, der Energie- und Sauerstoffbedarf sinken.
- Sie erhöhen das Sauerstoffangebot im Herzen durch eine Verlängerung der Entspannungsphase des Herzens, erhöhen also die Diastolendauer.

Nitrate (Nitroverbindungen)

Diese Präparate leiten sich chemisch von der Salpetersäure ab und kommen v.a. bei Angina-pectoris-Anfällen zum Einsatz. Sie lösen die Gefäßspasmen der Koronararterien, sodass die Durchblutung des Myokards verbessert wird. Zudem erweitern sie die Körpervenen, damit diese mehr Blut aufnehmen. Dadurch muss das Herz weniger pumpen und wird entlastet, die Schmerzen durch die mangelhafte Sauerstoffversorgung des Myokards fallen weg (Tab. 7.1). Es gibt jedoch erhebliche Unterschiede bei den einzelnen Medikamenten:
- unterschiedlicher Wirkungseintritt: **sofort** oder **verzögert,**
- unterschiedliche Wirkungsdauer: einige **Minuten** bis mehrere **Stunden**.

Mögliche **Nebenwirkungen**:
- Kopfschmerzen,
- Flush (Hautrötung mit Hitzegefühl),
- leichte Erhöhung der Pulsfrequenz,
- Blutdruckabfall,
- beim Aufstehen Schwindelgefühl.

Wechselwirkungen sind v. a. mit folgenden Substanzen bekannt:
- Calciumantagonisten (◘ Tab. 7.3),
- ACE-Hemmer (◘ Tab. 7.4),
- Betablocker (◘ Tab. 7.2),
- Diuretika (◘ Tab. 7.8),
- PDE-5-Hemmer (z. B. Viagra®),
- Ergotamin.

PFLEGETIPP
Da Nitrate den Blutdruck stark senken können, dürfen sie nur bei systolischen Blutdruckwerten von mindestens 110 mmHg gegeben werden. Daher vor jeder Gabe: Blutdruckkontrolle!

Verhalten im akuten Angina-pectoris-Anfall: Die klassischen Mittel sind **Nitroglycerin** (Glyceroltrinitrat) und Isosorbiddinitrat (**ISDN**) in nicht retardierter Form. Am schnellsten wirkt die Sprayform, die in die Mundhöhle gesprüht wird. Der Spraystrahl muss so lange wie möglich im Mund behalten werden. Die Schmerzen und das Engegefühl in der Brust lassen sofort, spätestens jedoch nach 1–3 Minuten nach. Wenn nicht, kann das Mittel nach 5 Minuten erneut angewendet werden. Nach 3-maliger erfolgloser Anwendung muss der Notarzt geholt werden, da ein Herzinfarkt die Ursache sein könnte.

Anwendung eines Nitroglycerin-Sprays: 2 Hübe auf die Mundschleimhaut; nicht inhalieren! Das Aerosol wird in Abständen von etwa 30 Sekunden bei angehaltenem Atem in die Mundhöhle auf die Mundschleimhaut gesprüht, am besten unter die Zunge (z. B. Nitrolingual® Spray.

Anwendung einer Zerbeißkapsel: Die Kapsel (Nitronal®) zerbeißen und im Mund behalten, bis sie leer ist, dann die leere Kapselhülle ausspucken.

Anwendung einer ISDN-Tablette: Tablette zerbeißen und in der Mundhöhle oder unter der Zunge wirken lassen (z. B. Isoket® Sublingualtabletten).

Nitratmedikamente zur Langzeittherapie und Prophylaxe: In der Langzeittherapie werden Nitrate nur noch als Mittel der 2. Wahl eingesetzt. Sie kommen nur dann zur Verwendung, wenn die Belastungssymptome nicht anders zu kontrollieren sind. Sie erweitern zwar die Gefäße, gehen aber die Ursache der Verengung nicht an.

Präparate mit länger anhaltender Wirkung werden hier mit ihren INN genannt. Sie sind wirkungsmäßig weitgehend gleich, unterscheiden sich aber im Wirkungseintritt, in der Wirkdauer und der Nitrattoleranz (siehe Merke-Kasten). Bei Molsidomin kommt es nicht zu einer Nitrattoleranz. Es kann also ohne Pausen gegeben werden (◘ Tab. 7.1).

Tab. 7.1 Nitro-Präparate in der Langzeitanwendung

INN	FAM-Beispiel	Hinweis
Glyceroltrinitrat (Nitroglycerin) als Pflaster	Nitroderm® TTS Membranpflaster	▪ Stärke der Pflaster beachten ▪ Pflaster seitlich am Brustkorb aufkleben ▪ meist 1-mal täglich ein TTS aufkleben ▪ wenn Angina-pectoris-Anfälle tagsüber: morgens Pflaster aufkleben, vor dem Zubettgehen entfernen ▪ wenn Anfälle vorwiegend nachts: Pflaster jeweils vor dem Schlafengehen aufkleben und am Morgen entfernen ▪ Pflaster wegen Toleranzentwicklung täglich nur ca. 12 Stunden auf die Haut kleben
Isosorbiddinitrat	Isoket®, ISDN-ratiopharm® (Retardformen)	▪ In der Regel 1-mal täglich 1 Kapsel: Bei höherem Nitratbedarf kann die Dosis auf 2-mal täglich 1 Kapsel erhöht werden. ▪ Vorsicht: Nitrattoleranz! Bei Retardpräparaten sollte die zweite Einnahme max. 6 Stunden nach der ersten erfolgen (am besten vor 14 Uhr). Bei nichtretardierten Formulierungen kann bis 18 Uhr die letzte Dosis angewandt werden.
Molsidomin	Corvaton® retard, Molsidomin Stada®	▪ keine Nitrattoleranz ▪ Gabe ohne Unterbrechung möglich ▪ Corvaton® retard 8 mg: Matrixtabletten (▸Kap. 3.3.1)

MERKE
Es kommt beim Pflaster bei einer Daueranwendung schnell zu einer deutlichen Wirkungsabschwächung, die als **Nitrattoleranz** bezeichnet wird. Zu deren Vermeidung ist ein Zeitraum von 6 Stunden ohne Nitrate einzuhalten. Die Pflaster müssen in der Regel abends abgenommen werden. Auch bei oralen Arzneiformen kann durch korrekte Einnahme die „Gewöhnung" (Nitrattoleranz) vermieden werden. Ein ausreichend langes nitratfreies Intervall ist dafür nötig. Die Nitratpause sollte mindestens 12 Stunden dauern, bei retardierten und hochdosierten Präparaten länger (Tab. 7.1).

Beta-Rezeptoren-Blocker

Betablocker gehören zu den am häufigsten eingesetzten Mitteln der Langzeittherapie – nicht nur bei KHK und Angina pectoris, sondern auch bei der Nachbehandlung eines Herzinfarkts und bei Hypertonie. Sie besetzen die **Beta-1-Rezeptoren** (β_1) des Sympathi-

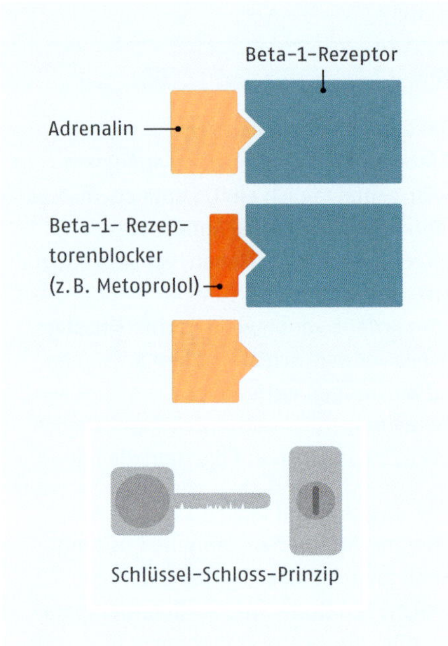

○ Abb. 7.7 Das Hormon Adrenalin ist ein chemischer Stoff mit einer bestimmten Form. Diese passt (wie ein Schlüssel ins Schloss) zu einem Beta-1-Rezeptor und reizt ihn. Ein Rezeptorenblocker verhindert diese Reaktion. Das Adrenalin kann seine herzantreibende Wirkung nicht entfalten.

kus (○ Abb. 7.7) und schirmen so das Herz vor zu hohen Reizen durch den Sympathikus ab. Diese Reize entstehen durch Ausschüttung der körpereigenen Stresshormone Adrenalin und Noradrenalin, die als Neurotransmitter wirken. Durch Betablocker schlägt das Herz langsamer, der Sauerstoffbedarf sinkt, das Herz geht „im Schongang". Dadurch sinkt auch der Blutdruck. Durch diesen Belastungsschutz eignen sich Betablocker auch zur Anfallsvorbeugung eines Angina-pectoris-Anfalls, vor allem bei Patienten mit hoher nervlicher Belastung.

MERKE
Rezeptoren sind die Teile einer Körperzelle, die für Hormone, Neurotransmitter und Medikamente empfindlich sind. Sie lösen damit eine Reaktion an der Zelle aus – z. B. einen schnelleren Herzschlag. Die spezifische Form dieser Auslöserstoffe muss dazu aber in den Rezeptor passen – wie ein Schlüssel ins Schloss. Natürlich können Rezeptoren, genau wie ein Türschloss auch, mit einer Sperre blockiert werden(▸ Kap. 1.2.2).

Nebenwirkungen: Die Wirkung der Betablocker beschränkt sich jedoch nicht nur auf das Herz, diese Präparate wirken auf den gesamten Organismus und dies muss unbedingt beachtet werden.

Folgende unerwünschten Wirkungen kann es bei der Einnahme von Betablockern geben:

- Spannungszunahme der Bronchialmuskulatur und damit Auslösen eines Asthmaanfalls,
- Hemmung der Mobilisierung körpereigener Fettbestände und des Glykogenabbaus mit Gewichtszunahme,

- kalte Extremitäten,
- Hemmung der Insulinausschüttung mit Blutzuckeranstieg,
- Hemmung der Reninfreisetzung in der Niere mit Blutdruckabfall,
- Müdigkeit, Depression und Impotenz.

Dauergebrauch: Werden Betablocker längere Zeit eingenommen, versucht der Körper dies mit einer vermehrten Bildung von Beta-Rezeptoren zu kompensieren und setzt zusätzlich Noradrenalin frei. Wird dann das Medikament abrupt abgesetzt, kommt es zu einer überschießenden Gegenreaktion. Die zahlreich vorhandenen Beta-Rezeptoren sind nicht mehr blockiert, das vermehrt produzierte Noradrenalin dockt an und der Blutdruck steigt. Das kann sich zu einer lebensbedrohlichen Blutdruckkrise entwickeln. Diesen Vorgang nennt man **Rebound-Phänomen**.

PFLEGETIPP

Für Patienten und Pflegende gilt: Keinesfalls darf eine Betablocker-Gabe vergessen werden. Sonst fehlt die Blockade der Beta-1-Rezeptoren, wodurch das vermehrt vorhandene Adrenalin an den Rezeptoren wirken kann. Es kann zur Tachykardie mit erhöhtem Sauerstoffverbrauch und in der Folge zu einem Angina-pectoris-Anfall oder einem Herzinfarkt kommen. Darum: beim Absetzen eines Betablockers die Dosis **langsam reduzieren** (ausschleichen)! Nur so vermeidet man Blutdruckanstieg, Schweißausbrüche, Herzrasen, Angina pectoris bis hin zum Herzinfarkt.

Wirkunterschiede: Die große Zahl von Betablockern auf dem Markt unterscheidet sich v. a. in folgenden Punkten:

- der Blockade unterschiedlicher Rezeptortypen (β_1 und β_2); da Beta-1-Rezeptoren nur am Herzen vorkommen, haben diese Präparate weniger unerwünschte Wirkungen,
- in der Wirkdauer,
- in der Dauer bis zum Wirkungseintritt.

Bedeutung der Angaben auf den Verpackungen von Betablockern (Tab. 7.2):

- Alle INN der Betablocker enden auf **-olol.**
- Metoprolol als **„Succinat"** – abgekürzt oft als „Succ" – wird langsamer vom Körper aufgenommen und eignet sich v. a. für eine Retardwirkung mit einem gleichmäßigeren Wirkstoffspiegel.
- Metoprolol als **„Tartrat"** setzt den Wirkstoff schnell frei und hat deshalb seine volle Wirkung innerhalb von 1,5–2 Stunden erreicht. Deshalb ist es v. a. bei der Akutbehandlung von arterieller Hypertonie, koronarer Herzkrankheit, funktionellen Herzbeschwerden, tachykarden Herzrhythmusstörungen, zur Akutbehandlung des Herzinfarkts sowie bei der Migräneprophylaxe geeignet. Als Retardtblette (z. B. Metobeta 100 retard®) wird das Tartrat-Salz auch zur Dauermedikation eingesetzt.
- Tabletten beider Wirkstoff-Salze können zudem mit bestimmten Filmüberzügen hergestellt oder als überzogene Pellets (kleine Kügelchen) geformt werden, damit der Wirkstoff gleichmäßiger und konstanter freigesetzt wird und ein relativ konstanter Blutplasmaspiegel erreicht wird. Das erkennt man an Bezeichnungen wie **ZOK, ZOT, Zero, Z, ZK, ZNT, NT, NK oder O. K.** Diese Tabletten können an der Bruchrille geteilt wer-

Tab. 7.2 Übersicht der gängigen Betablocker

INN	FAM-Beispiel	Hinweis
Beta-1-Rezeptoren-Blocker (selektive Betablocker)		
Metoprolol	Metoprolol-ratiopharm®	Monopräparat, der am häufigsten verwendete und wichtigste Wirkstoff
	Metohexal® succ. comp	„comp" weist darauf hin, dass ein Diuretikum (Hydrochlorothiazid) zugefügt ist
Atenolol	Atenolol Stada®, Atenolol AL comp. mite	verschiedene Stärken und Kombinationen, meist mit Chlortalidon, im Handel; Dosisangabe wird mit Zahlen, aber auch lateinisch bezeichnet: Atenolol AL comp. mite (Latein für: mild) enthält Atenolol in der Dosierung 50 mg und das Diuretikum Chlortalidon in der Dosierung 12,5 mg
Bisoprolol	Bisoprolol-1A Pharma®	wirkt in geringerer Dosierung, daher kleine mg-Zahlen
Beta-1- und Beta-2-Rezeptoren-Blocker (nichtselektive Betablocker)		
Propranolol	Propranolol AL, Obsidan®	blockiert alle Beta-Rezeptoren im Körper, deshalb die meisten unerwünschten Wirkungen wie Asthma, Synkopen

den, dürfen aber nicht zerkaut oder gemörsert werden, weil sonst die Retardierung zerstört wird.

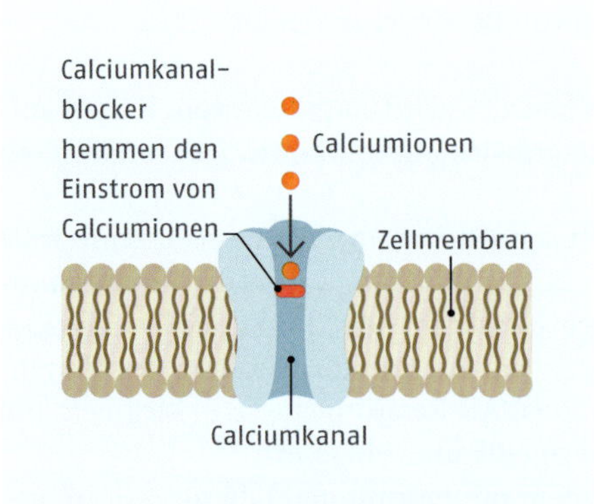

Abb. 7.8 Calciumionen wandern durch den Calciumkanal der Zellmembran in die Muskelzelle. Ein Calciumkanalblocker (Calciumantagonist) hindert sie daran.

Calciumantagonisten (Calciumkanalblocker)

Damit der Herzmuskel regelmäßig Blut durch den Körper pumpen kann, müssen seine Zellen gleichmäßig erregt werden. Dafür ist Calcium unerlässlich. Dies gilt genauso für die Muskelzellen der Blutgefäße, die deren Eng- oder Weitstellung bewirken. Über sogenannte Calciumkanäle gelangt dieser Stoff in die Muskelzellen (Abb. 7.8). So bewirkt Calcium eine Verengung der Blutgefäße und eine vermehrte und kräftigere Kontraktion des Myokards. Das führt zur Blutdrucksteigerung (Tab. 7.3).

Tab. 7.3 Die gebräuchlichsten Calciumantagonisten (Calciumkanalblocker)

INN	FAM-Beispiel	Bemerkung
Nifedipin-Typ		
Nifedipin	Adalat®, Nifedipin AL	■ Tropfen und Kapseln für hypertensiven Notfall: Kapsel zerbeißen und mit dem Inhalt sofort schlucken ■ Gefäßweitstellung auch: – im Gehirn, führt zu Kopfschmerzen, – Darm, führt zu Magen-Darm-Beschwerden
Amlodipin	Norvasc®, Amlodipin-ratiopharm®	■ Amlodipin ist eine Weiterentwicklung von Nifedipin, nicht zusammen einnehmen mit: Simvastatin bei einer Tagesdosis über 20 mg (▶ Kap. 9.2), Ciclosporin (Immunsuppressivum)
Nitrendipin	Nitrendipin Aristo®, Nitrendipin-ratiopharm®	■ während der gesamten Einnahmedauer: keinen Grapefruitsaft trinken oder die Frucht essen; Grapefruit vermindert den Abbau von Nitrendipin in der Leber, Folgen: erhöhte, unkontrollierbare Blutspiegel
Verapamil-Typ		
Verapamil	Isoptin®, Veramex®	■ bei Kombination mit Erythromycin, Metoprolol, Antimykotika auf Wirkungsverstärkung achten ■ unterschiedliche Stärken mit verschiedenen Indikationen (KHK, Angina pectoris, Bluthochdruck etc.) ■ während der gesamten Einnahmedauer: kein Grapefruitsaft trinken oder die Frucht essen (siehe Nitrendipin)

Calciumantagonisten bewirken eine Weitstellung, **Vasodilatation**, der arteriellen Blutgefäße und reduzieren die Kontraktionskraft des Herzens. Dadurch vermindern sich Blutdruck und Sauerstoffbedarf des Herzens, das so nachhaltig entlastet wird.

Indikationen: Bluthochdruck, Herzrhythmusstörungen, für die Dauerbehandlung der koronaren Herzkrankheit.

Unterschiedliche Calciumantagonisten: Calciumantagonisten lassen sich in zwei wichtige Gruppen einteilen:

- Calciumantagonisten vom **Nifedipin-Typ** entfalten ihre Wirkung vorwiegend an der glatten Muskulatur der Gefäße und weiten diese. Dadurch sinkt der Blutdruck und die Angina-pectoris-Beschwerden lassen nach.
- Calciumantagonisten vom **Verapamil-Typ** haben einen Effekt im Myokard. Sie wirken auf die Erregungsbildung und -leitung (dromotrop) und normalisieren diese. Sie vermindern die Kontraktionsleistung (negativ inotrop). Außerdem normalisieren sie den zeitlichen Ablauf der Herzschläge (chronotrop).

Nebenwirkung: Die Hauptnebenwirkung (vor allem des Nifedipin-Typs) sind Beinödeme.

7.2.2 Herzinsuffizienz

BEISPIELPACKUNGEN AUF EINEN BLICK

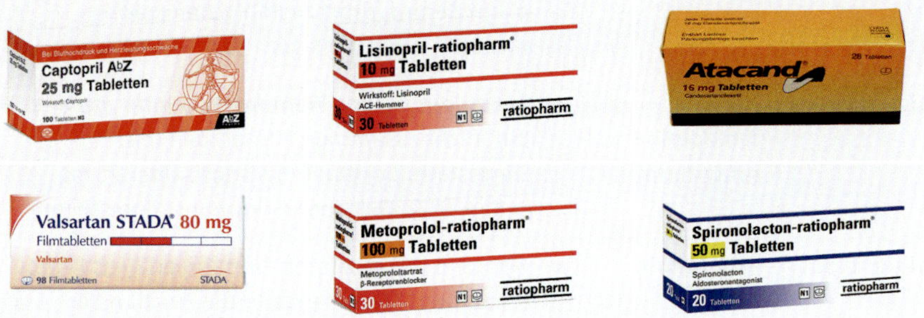

Krankheitsbild

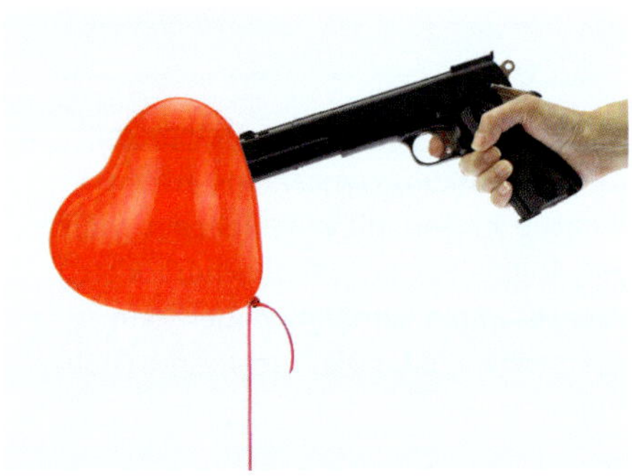

Abb. 7.9 Auch Drohungen nützen nichts, das Herz kann nicht mehr leisten.

Die Herzinsuffizienz ist die krankhafte Schwäche des Herzens, die vom Körper benötigte Menge sauerstoffreichen Blutes zu transportieren (Abb. 7.9).

Die Herzinsuffizienz hat viele Ursachen, z. B. eine Schädigung des Herzmuskels durch eine Entzündung oder einen Herzinfarkt. Zur Klassifizierung teilt man die Krankheit in **4 Schweregrade** nach den Regeln der NYHA (New York Heart Association) ein (Tab. 7.4).

Die Herzinsuffizienzen können neben dem Schweregrad auch in eine Rechts- oder Linksherzinsuffizienz eingeteilt werden.

Rechtsherzinsuffizienz: Eingeschränkte Pumpfunktion der rechten Herzkammer, die das sauerstoffarme Blut aus dem Körper zur Lunge pumpt. Hier staut sich das Blut in den Körperkreislauf zurück. In der Folge kommt es u. a. zu Beinödemen, Halsvenenstauungen, Stauungsleber, Stauungsgastritis oder Aszites (Abb. 7.10).

Linksherzinsuffizienz: Eingeschränkte Pumpleistung der linken Herzkammer, die das sauerstoffreiche Blut zu den Organen (Gehirn, Leber, Nieren usw.) pumpt. Dadurch kommt es dort zu einer Mangelversorgung, die Energiegewinnung ist eingeschränkt (Abb. 7.11). Zudem kann es zum Rückstau des Blutes zurück in die Lunge kommen. Dann entwickelt sich eine schwere Luftnot (Dyspnoe).

Tab. 7.4 Stadien der Herzinsuffizienz. Klassifikation der New York Heart Association (NYHA)

Klasse	Symptome
NYHA I	■ keine körperliche Einschränkung ■ alltägliche körperliche Belastung verursacht keine inadäquate Erschöpfung, Rhythmusstörungen, Luftnot oder Angina pectoris
NYHA II	■ leichte Einschränkung der körperlichen Belastbarkeit ■ keine Beschwerden in Ruhe ■ Erschöpfung, Rhythmusstörungen, Luftnot oder Angina pectoris bei alltäglicher Belastung
NYHA III	■ höhergradige Einschränkung der körperlichen Leistungsfähigkeit bei gewohnter Tätigkeit ■ keine Beschwerden in Ruhe ■ Erschöpfung, Rhythmusstörungen, Luftnot oder Angina pectoris bei geringer körperlicher Belastung
NYHA IV	■ Beschwerden bei allen körperlichen Aktivitäten und in Ruhe ■ Immobilität

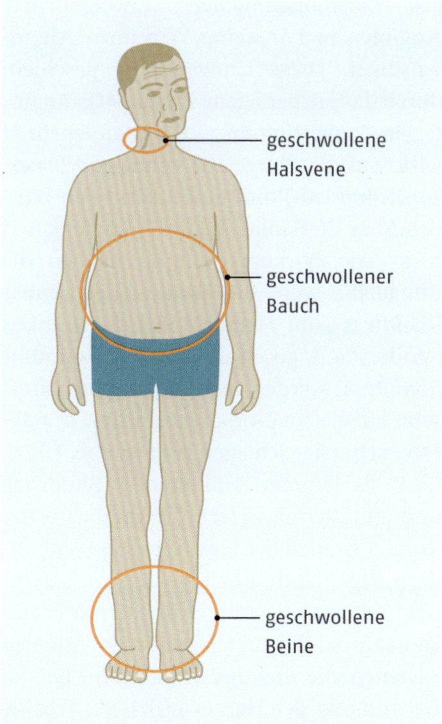

Abb. 7.10 Zeichen einer Rechtsherzinsuffizienz: Beinödeme, Halsvenenstauung, Aszites

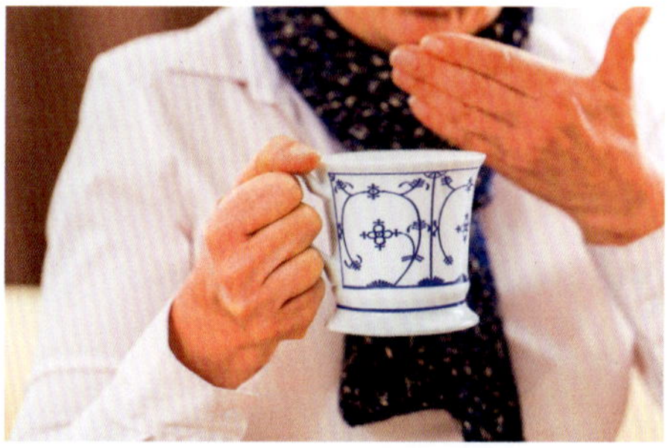

Abb. 7.11 Bei hohen Umgebungstemperaturen kommt es leicht zu Atemnot und Husten, die das Herz stärker fordern. Patienten versuchen die Symptome oft mit Hustentee zu behandeln, weil sie die Ursache ihrer Erkrankung nicht kennen.

7

Pumpen beide Herzkammern eingeschränkt, spricht man von **globaler Herzinsuffizienz**.

Chronische Herzinsuffizienz: Die Herzinsuffizienz liegt in diesem Fall bereits seit mehreren Wochen, Monaten oder Jahren vor. Eine **akute Herzinsuffizienz** dagegen bildet sich z. B. nach einem Herzinfarkt schnell aus.

Therapie der Herzinsuffizienz

Die medikamentöse Therapie hat 4 Ziele:

- Verhinderung von Ausgleichsmechanismen durch z. B. Stresshormone,
- Entlastung des Herzens durch Blutdruckminderung,
- Normalisierung der Herzfrequenz und des Herzrhythmus,
- Steigerung der Kontraktionskraft des Herzens.

Durch diese Therapie steigt die Lebenserwartung.

Beta-Rezeptoren-Blocker

Betablocker müssen gegeben werden, um die antreibende Wirkung von Adrenalin/Noradrenalin auf das Herz-Kreislauf-System abzuschwächen (▸ Kap. 7.2.1).

ACE-Hemmer

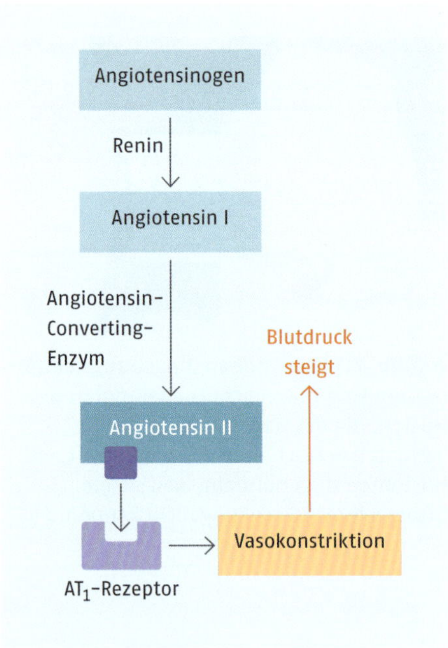

o Abb. 7.12 Das Renin-Angiotensin-Aldosteron-System (hier ohne Aldosteron) ist ein Körpersystem zur Blutdrucksteigerung.

ACE-Hemmer verhindern die Umwandlung des hormonähnlichen Eiweißkörpers Angiotensin I in seine Wirkform Angiotensin II. Diese Umwandlung geschieht durch das körpereigene Enzym **ACE** (**A**ngiotensin-**C**onverting-**E**nzym). Angiotensin II wirkt auf die Blutgefäße verengend (**vasokonstriktorisch**) und treibt damit den Blutdruck in die Höhe. Wenn Angiotensin II nicht zur Wirkung kommt, bleiben die Blutgefäße weit, die **Vorlast** (der venöse Rückfluss zum Herzen) und die **Nachlast** (Widerstand, gegen den das Herz anpumpen muss) werden gesenkt. Angiotensin II setzt außerdem Noradrenalin frei, das das Herz schneller schlagen lässt (o Abb. 7.12).

ACE-Hemmer senken den Blutdruck und entlasten das Herz. Sie verzögern das Voranschreiten der Herzschwäche und lindern begleitende Beschwerden wie Atemnot und Leistungsminderung. Diese Medikamente sind heute, zusammen mit den Sartanen, die wichtigsten Bausteine bei der Behandlung der Herzinsuffizienz. Trockener Husten gilt als Hauptnebenwirkung (□ Tab. 7.5).

Tab. 7.5 Übersicht der wichtigsten ACE-Hemmer

INN	FAM-Beispiel	Bemerkung
Captopril	Captopril AbZ	■ erster ACE-Hemmer ■ wirkt im Körper ohne vorherige Umwandlung ■ kurze Wirkungszeit und 2-mal tägliche Einnahme ■ mehr Nebenwirkungen als neuere Wirkstoffe (bei jedem 10. Patienten kommt es zu trockenem, quälendem Husten)
Enalapril	Benalapril®, Corvo®, Enalapril Stada®	■ Wirkstoff entsteht erst in der Leber, deshalb maximaler Wirkstoffspiegel erst nach ca. 4 Stunden
Lisinopril	Lisi Lich®, Lisinopril-ratiopharm®	■ ACE-Hemmer der 2. Generation, Substanz wirkt direkt ohne Stoffumwandlung ■ muss nur 1-mal täglich gegeben werden, für alle Stadien der Herzinsuffizienz
Ramipril	Delix®, Ramipril-1A Pharma®	■ meistverwendeter ACE-Hemmer ■ erst in der Leber entsteht die wirksame Form ■ maximaler Wirkstoffspiegel des aktiven Metaboliten erst nach ca. 2–4 Stunden ■ Tageshöchstdosis 10 mg, auf 2 Tagesdosen aufzuteilen
Fosinopril	Fosinorm®, Fosino-TEVA®	■ bei älteren Menschen besonders gewissenhafte Dosierung ■ für unter 18-Jährige nicht geeignet

AT_1-Rezeptoren-Blocker (Sartane)

Sartane blockieren selektiv den AT_1-Rezeptor an den Blutgefäßen, sodass Angiotensin II dort nicht wirken kann und es zu keiner Vasokonstriktion und damit Blutdruckerhöhung kommt (Abb. 7.13).

Sartane werden v. a. bei der Hypertonie eingesetzt. Die in Tab. 7.6 genannten haben jedoch auch eine Zulassung für die Behandlung der Herzinsuffizienz. Sie gelten als nebenwirkungsarm. Vor allem tritt weniger Hustenreiz auf. Die Umwandlung zum eigentlichen Wirkstoff erfolgt im Darm, weshalb die Maximalwirkung nach 3–4 Stunden eintritt. Die INN enden auf -sartan, daher nennt man diese Wirkstoffgruppe Sartane.

Neprilysininhibitor mit Sartan

Entresto® ist eine neue Fixkombinationen aus Sacubitril und Valsartan (Tab. 7.7). **Sacubitril** wirkt auf ein im menschlichen Körper verbreitetes Enzym (Neprilysin), das verhindert, dass der Körper gefäßerweiternde Substanzen schnell selbst wieder abbaut. Dadurch kommt es zu einer Senkung des Blutdrucks.

Diese Fixkombination findet sich wegen ihres Zusatznutzens seit 2016 in internationalen Leitlinien für die Herzinsuffizienz.

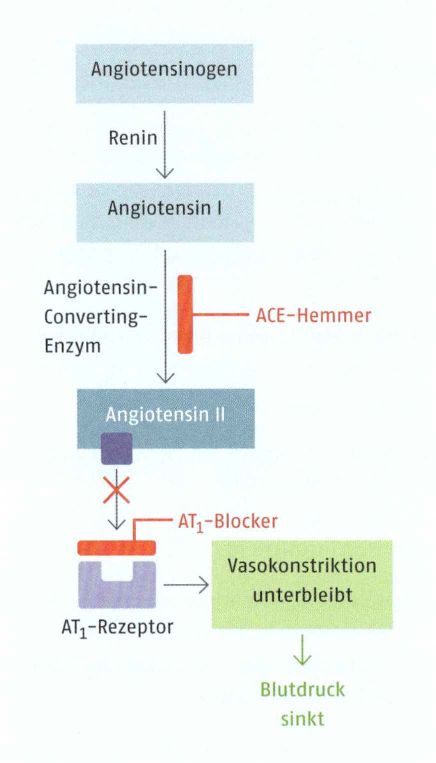

○ **Abb. 7.13** Wirkung der Sartane im Renin-Angiotensin-Mechanismus

Entresto® wird bei erwachsenen Patienten zur Behandlung einer chronischen Herzinsuffizienz mit reduzierter Blutauswurfmenge (HFrEF) angewendet.

Aldosteronantagonisten

Aldosteron (ein Hormon der Nebenniere) hemmt in der Niere im distalen Tubulus und im Sammelrohr (○ Abb. 7.19) die Ausscheidung von Natrium und steigert zugleich die Ausscheidung von Kalium. Weil es dadurch den Natriumgehalt des Körpers erhöht, steigert es das Wasser- und Blutvolumen des Körpers und damit den Blutdruck. Ein **Aldosteronantagonist** bewirkt das Gegenteil, er fördert die kaliumsparende Wasserausscheidung, wirkt also blutdrucksenkend und diuretisch. Dadurch entsteht ein therapeutischer Nutzen bei der Herzinsuffizienz, da sich durch den verminderten Flüssigkeitsanteil die Blutmenge reduziert. Das Herz wird so entlastet (□ Tab. 7.8).

Diuretika

BEISPIELPACKUNGEN AUF EINEN BLICK

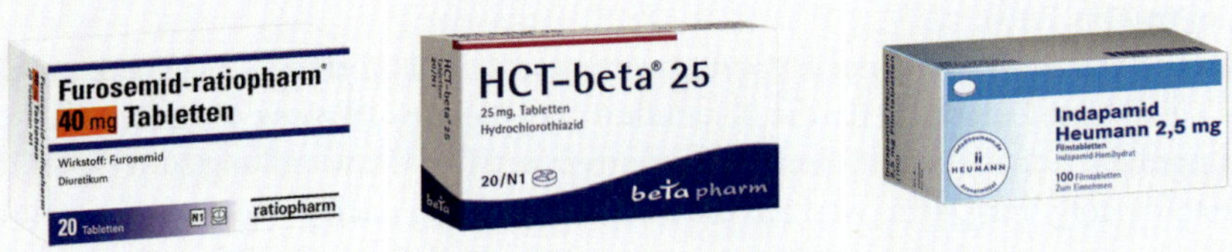

Diuretika (im Volksmund auch „Wassertabletten") steigern die Wasser- und Salzausscheidung über die Niere. Dadurch verringert sich die Flüssigkeitsmenge im Blutkreislauf und der Druck in den Arterien wird geringer. Es kommt zur Ödemausschwemmung. So entlasten sie das Herz und senken den Blutdruck. Diuretika werden unter sorgfältiger Kontrolle des Elektrolythaushalts (Kalium, Natrium) in der Langzeitbehandlung eingesetzt.

Tab. 7.6 Übersicht der bei Herzinsuffizienz gebräuchlichen Sartane

INN	FAM-Beispiel
Candesartan	Atacand®, Candesartan Heumann
Losartan	Lorzaar® protect
Valsartan	Valsartan-1A Pharma®, Valsartan Stada®

Tab. 7.7 Neprilysininhibitor mit Sartan

INN	FAM-Beispiel	Hinweis
Valsartan + Sacubitril	Entresto®	▪ Entresto behandelt nicht Ursache der Herzinsuffizienz, nur Symptome ▪ Angaben in Milligramm weisen auf den Gehalt an Sacubitril und Valsartan hin

Tab. 7.8 Aldosteronantagonisten

INN	FAM-Beispiel	Hinweis
Spironolacton	Aldactone®, Spirobeta®	▪ Wirkung tritt langsam ein ▪ maximaler diuretischer Effekt erst nach 5 Tagen
Eplerenon	Inspra®, Eplerenon-ratiopharm®	▪ Wirkung analog Spironolacton, jedoch sehr lange Plasmahalbwertszeit ▪ verstärkt auf Wechselwirkungen z. B. mit Clarithromycin (▸Kap. 11.2.1) achten

Diuretika (Tab. 7.9) wirken im Tubulussystem des Nephrons, also dort, wo aus dem im Nierenkörperchen abgefilterten Primärharn der Endharn bereitet wird. Je nachdem, wo sie dort eingreifen, kann man sie wie folgt einteilen (Abb. 7.14):

- **Schleifendiuretika** wirken in der Henle-Schleife und hemmen dort die Rückresorption von Natrium, Kalium und Chlorid. Sie sind sehr wirksam, haben jedoch nur eine kurze Wirkdauer.
- **Thiazide** wirken im distalen Tubulus und hemmen die Rückresorption von Natrium und Chlorid.
- **Kaliumsparende Diuretika** wirken am Sammelrohr. Sie sind in Deutschland nur als Kombinationspräparate (meist mit Thiaziden) in Gebrauch. Sie erhöhen selektiv die Natriumausscheidung, die Gefahr von Herzrhythmusstörungen sinkt.
- **Aldosteronantagonisten**.

Herzglykoside

Herzglykoside werden noch immer aus Pflanzen, v. a. dem Fingerhut, hergestellt. Der Fingerhut heißt lateinisch Digitalis, deshalb spricht man auch von Digitalisglykosiden (Abb. 7.15).

Tab. 7.9 Übersicht der gebräuchlichen Diuretika

INN	FAM-Beispiel	Hinweis
Schleifendiuretika		
Furosemid	Furorese®, Furosemid-ratiopharm®	▪ kurz, stark und schnell wirksam mit einer Halbwertszeit von etwa einer Stunde ▪ Einsatz zur forcierten Diurese
Torasemid	Torem®, Torasemid Stada®	▪ längere Verweildauer im Körper (Halbwertszeit 3–4 Stunden) ▪ kann daher 1-mal täglich gegeben werden ▪ intensive Wasserausschwemmung
Thiaziddiuretika		
Hydrochlorothiazid (HCT)	HCT-beta®, HCT-ratiopharm®	▪ lange Wirkdauer (Halbwertszeit bis 12 Stunden), deshalb 1-mal tägliche Gabe ▪ Langzeittherapie bei Hypertonie und chronischer Herzinsuffizienz
Thiazidanaloga		
Chlortalidon	Hygroton®	▪ wesentlich längere Wirkdauer (Halbwertszeit bis 40 Stunden), daher Erhaltungsdosis geringer als Anfangsdosis
Xipamid	Xipagamma®, Xipamid Hexal®	▪ kürzere Halbwertszeit (8 Stunden)
Indapamid	Natrilix®, Indapamid Heumann	▪ mittlere kürzere Halbwertszeit (14–15 Stunden)
Kaliumsparende Diuretika		
Amilorid	Amilorid comp-ratiopharm®	▪ meist kombiniert mit HCT (ein Thiazid) ▪ Halbwertszeit 20 Stunden
Triamteren	Dytide® H, Nephral®, Triamteren comp.-ratiopharm®	▪ meist kombiniert mit HCT (ein Thiazid) ▪ Halbwertszeit 6 Stunden

Herzglykoside verbessern die Pumpleistung des Herzens, indem sie die Menge der Calciumionen in der Herzmuskelzelle erhöhen. Dies führt zu einer **Steigerung der Kontraktionskraft** durch Verkürzung der überdehnten Muskelfasern. Die Wirkung bezeichnet man als positiv inotrop. Das pathologisch vergrößerte Herz wird zudem wieder kleiner.

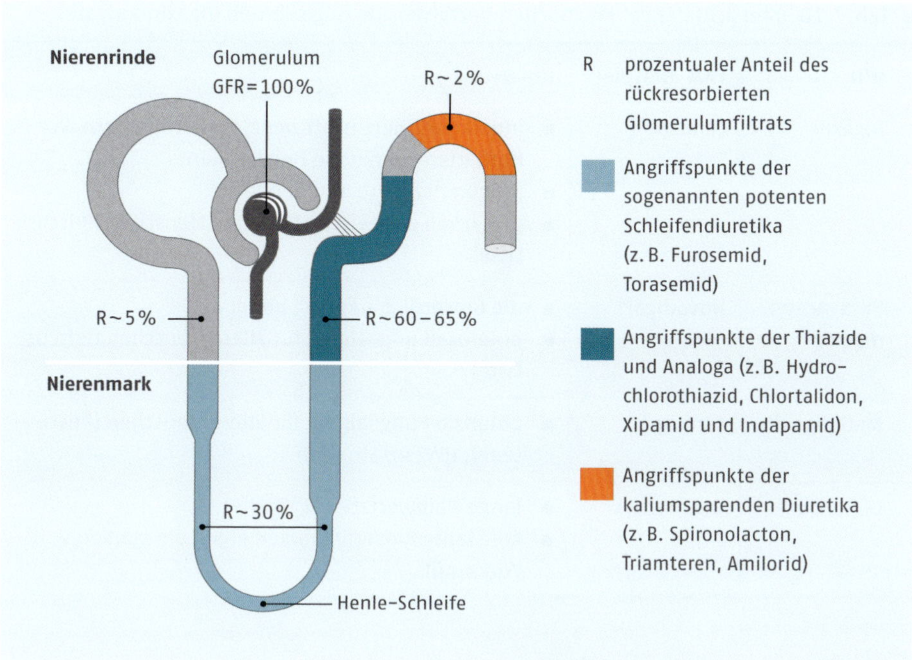

Abb. 7.14 Angriffspunkte der gebräuchlichen Diuretika im Nephron

Die vorher erhöhte **Herzschlagfolge wird langsamer** und ausholender. Man spricht von einer negativ chronotropen Wirkung. Herzglykoside **verlangsamen die Erregungsleitung** (negativ dromotrop) und **begünstigen die Erregungsbildung** (positiv bathmotrop).

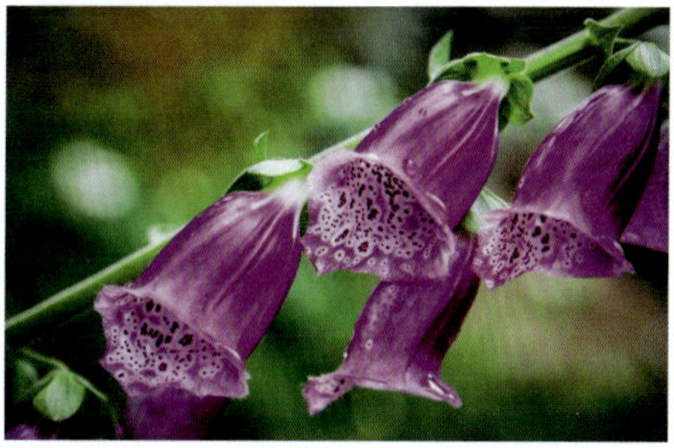

Abb. 7.15 Roter Fingerhut (Digitalis purpurea)

Eingesetzt werden Herzglykoside zur Frequenzkontrolle bei tachykardem Vorhofflimmern, vor allem bei gleichzeitig bestehender Herzinsuffizienz.

Nachteile der Herzglykoside sind ihre geringe therapeutische Breite (Gefahr einer Über- oder Unterdosierung) und die lange Halbwertszeit (bis zu einer Woche). Da der Wirkstoff Digitoxin über die Leber und der Wirkstoff Digoxin über die Nieren ausgeschieden wird, ist die Anwendung bei Patienten mit Leber- und Niereninsuffizienz problematisch. Demzufolge ist der Einsatz bei der Herzinsuffizienz (betrifft v. a. alte Menschen) stark zurückgegangen (Tab. 7.10).

Tab. 7.10 Übersicht der gebräuchlichen Herzglykoside (Digoxin und Digoxinderivate)

INN	FAM-Beispiel	Hinweis
Digoxin	Lenoxin®	■ Indikation: Herzinsuffizienz, Vorhofflimmern, Vorhofflattern; senkt die Herzfrequenz ■ Halbwertszeit 40 Stunden ■ potenziell ungeeignet für ältere Menschen (Priscus-Liste)
Beta-Acetyl-digoxin	Novodigal®	■ die Bioverfügbarkeit ist höher ■ potenziell ungeeignet für ältere Menschen (Priscus-Liste)
Metildigoxin	Lanitop®	■ potenziell ungeeignet für ältere Menschen (Priscus-Liste), HWZ 48 Stunden.
Digitoxin	Digimerck®	■ lange Halbwertszeit (1 Woche) ■ konstante Bioverfügbarkeit ergibt ein stärkeres Wirkprofil

7.2.3 Herzrhythmusstörungen

BEISPIELPACKUNGEN AUF EINEN BLICK

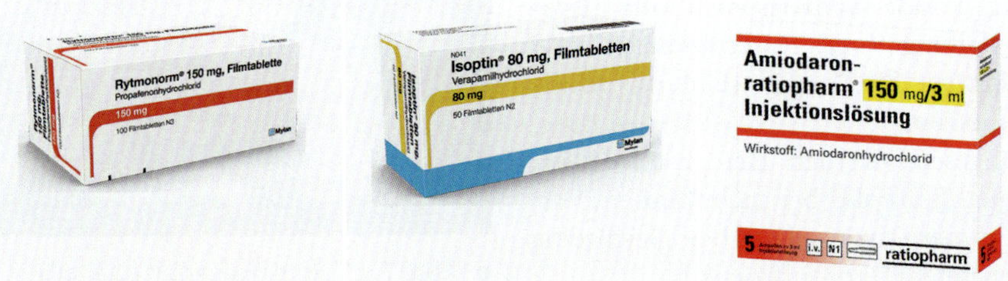

Krankheitsbild

Unter Herzrhythmusstörungen versteht man Veränderungen der Herzschlagfolge. Diese werden wie folgt eingeteilt:

- **bradykarde Rhythmusstörung:** der Herzschlag ist zu langsam, weniger als 60 Herzschläge pro Minute,
- **tachykarde Rhythmusstörung:** der Herzschlag ist zu schnell mit mehr als 100 Herzschlägen pro Minute, bei mehr als 150 spricht man von **Herzrasen,**
- **Brady-** oder **Tachyarrhythmie:** die Schlagabfolge ist unregelmäßig und zu langsam oder zu schnell,
- **Tachyarrhythmia absoluta (TAA):** extrem hoher Puls ohne geordneten Rhythmus,
- **extrasystolische Arrhythmie:** es kommt in der normalen Herzschlagfolge immer wieder zu Extraschlägen, den Extrasystolen (auch „Herzstolpern“ genannt),

- **Vorhofflimmern:** schnelle und ungeordnete Kontraktionen der Vorhofmuskulatur mit Frequenzen von ca. 350 pro Minute; da der AV-Knoten nur einen Teil dieser Impulse zu den Herzkammern weiterleitet, kommt es zu Tachykardien und Rhythmusstörungen (○ Abb. 7.16).

Arzneimittel gegen Herzrhythmusstörungen (Antiarrhythmika)

Bei zu **langsamem Herzschlag** werden Wirkstoffe gegeben, die den **Herzschlag steigern**:

- Beta-Rezeptoren erregende Stoffe,
- die Vaguswirkung blockierende Stoffe,
- Adrenalin,
- Atropin.

Diese Substanzen finden auch bei Asthma bronchiale Anwendung und werden dort abgehandelt (▸ Kap. 5.2.4).

Die Mittel bei zu **schnellem Herzschlag** werden in 4 Klassen (I bis IV) eingeteilt, nach der Art ihrer elektrischen Signalübertragung am Herzen (□ Tab. 7.11). Man bezeichnet dies als elektrophysiologische Eigenschaften. Bei der Therapie mit **Antiarrhythmika** muss die Priscus-Liste berücksichtigt werden, da Senioren die Hauptpatientengruppe sind.

7.2.4 Arterielle Hypertonie

BEISPIELPACKUNGEN AUF EINEN BLICK

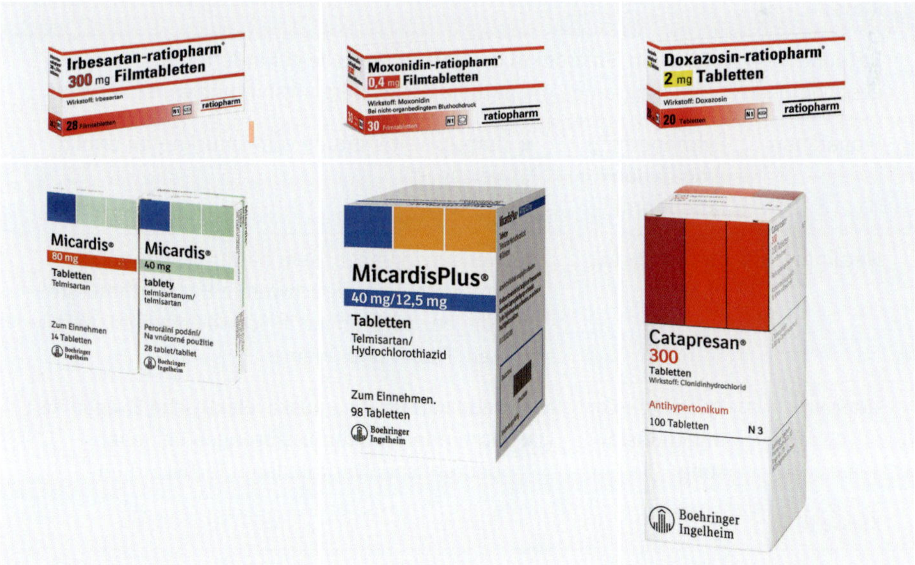

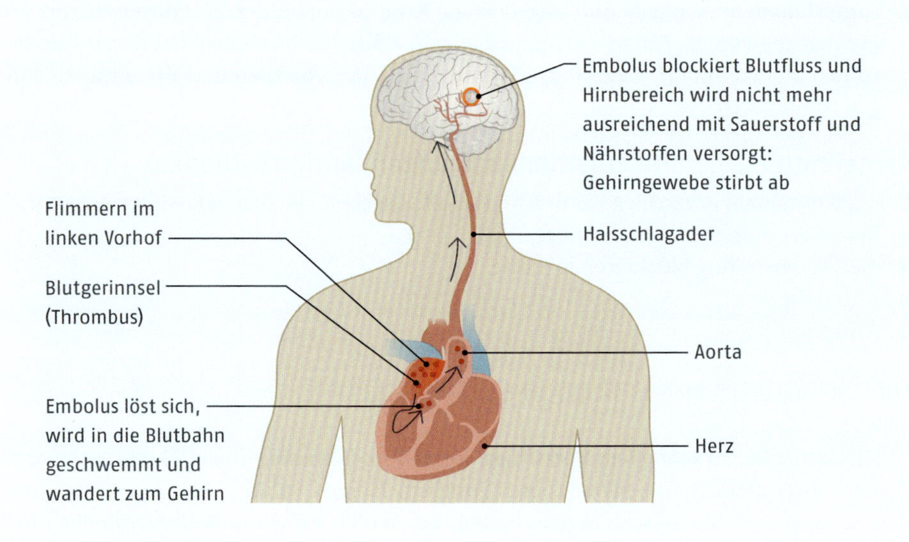

Abb. 7.16 Bei Vorhofflimmern ist das Schlaganfallrisiko stark erhöht, weshalb eine medikamentöse Therapie erforderlich ist.

Tab. 7.11 Übersicht der Antiarrhythmika mit Klasseneinteilung

INN	FAM-Beispiel	Bemerkung
Klasse I		
Natriumionen werden am Einstrom in die Herzmuskelzelle gehindert, die Leitungsgeschwindigkeit wird langsamer, die pathologische Erregungsbildung wird gehemmt.		
Propafenon	Rytmonorm®, Propafenon-ratiopharm®	■ Impulsweiterleitung vom Sinusknoten erfolgt verzögert
Flecainid	Flecainid-1A Pharma®	■ Nebenwirkungen: sehr häufig Schwindel, Sehstörungen; häufig schwerere Herzrhythmusstörungen, Kurzatmigkeit, Schwächegefühl, Müdigkeit, Fieber und Ödeme
Lidocain	Xylocitin®-Cor Injektionslösung	■ reduziert im Herzmuskel elektrische Erregbarkeit ■ verhindert Rhythmusstörungen bei lebensbedrohlichen ventrikulären Tachykardien
Klasse II		
Wirkstoffe blockieren die Beta-Rezeptoren am Herzen, Puls und Blutdruck sinken – Betablocker.		

Tab. 7.11 Übersicht der Antiarrhythmika mit Klasseneinteilung (Fortsetzung)

INN	FAM-Beispiel	Bemerkung
Metoprolol, Atenolol, Propranolol	Siehe Tab. 7.2	
Klasse III		
Kaliumkanäle werden blockiert, dadurch läuft der Zellbetrieb langsamer und ruhiger ab.		
Amiodaron	Amiodaron-1A Pharma®, Amiodaron-ratiopharm®	▪ zurzeit wirksamstes Medikament zur Prävention maligner Rhythmusstörungen bei Patienten mit KHK ▪ Nebenwirkungen bei bis zu 10 % der Patienten: schwarzviolette, reversible Hautverfärbungen, Fotosensibilität, Schilddrüsenerkrankungen, Zittern, Schlafstörungen, Bradykardie, Hypotonie, Muskelschwäche, Lungenveränderungen mit unproduktivem Husten und Atembeschwerden
Klasse IV		
Calciumkanäle werden blockiert, dadurch kann die Zelle schwerer erregt werden.		
Verapamil	Isoptin®, Verapamil-ratiopharm®	▪ Nebenwirkungen: Schwindel, Kopfschmerzen, Flush, Knöchelödeme

Krankheitsbild der Hypertonie

Wird bei der Blutdruckmessung wiederholt ein Wert von 140/90 mmHg oder mehr gemessen, spricht man von Bluthochdruck. Damit ist ein zu hoher arterieller Druck im Körperkreislauf gemeint. Folgende Faktoren beeinflussen die Höhe des Blutdrucks:

- das zirkulierende Blutvolumen,
- der Blutauswurf aus dem Herzen (Kraft und Menge),
- die Gefäßelastizität und der Gefäßquerschnitt.

Die Ursache einer Hypertonie ist in 90 % der Fälle nicht direkt zuzuordnen. Möglich sind bei dieser **primären oder essenziellen Hypertonie** genetische Faktoren, ungesunde Ernährung, Übergewicht, Stress, Alkohol, Rauchen, Diabetes sowie Fettstoffwechselstörungen. Sie wird auf die modernen Lebensumstände, wie Hektik und Überforderung zurückgeführt. Bei der **sekundären Hypertonie** liegt eine bekannte Ursache vor, z. B. eine schwere Nierenerkrankung, angeborene Herzfehler oder Störungen des Hormonsystems. Unbehandelt führt die Hypertonie zu Organschäden:

- **Herz:** Herzinsuffizienz, koronare Herzkrankheit, Herzinfarkt,
- **Gehirn:** Schlaganfall,
- **Nieren:** Niereninsuffizienz, Nierenversagen,
- **Augen:** Sehbehinderungen, Erblindung (Abb. 7.17).

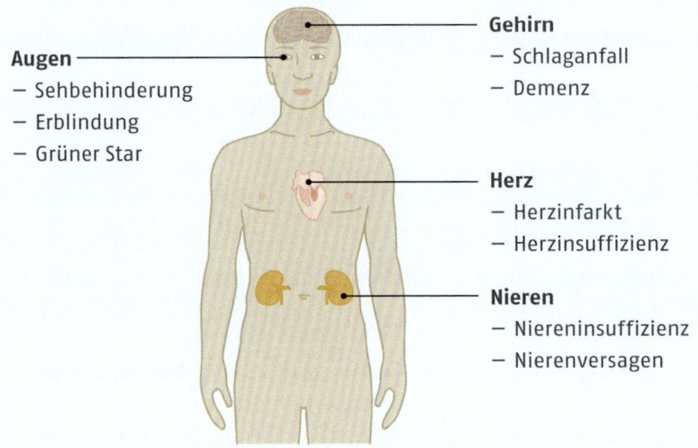

Abb. 7.17 Organe, die durch Bluthochdruck geschädigt werden. Mithilfe des Blutdruckwerts und des Pulses kann die richtige Funktion dieses Systems vom Pflegepersonal eingeschätzt werden.

Therapie der Hypertonie

Die Therapie richtet sich nur nach den Symptomen. Es ist nur eine **symptomatische Therapie** möglich, eine Kausaltherapie, also die Behandlung der Ursachen, gibt es nicht.

Die folgenden Arzneimittelgruppen stehen dazu zur Verfügung. Sie wurden im Wesentlichen schon bei den Herzerkrankungen besprochen. Die Verweisstelle ist angegeben. Hier wird die Kreislaufwirkung der jeweiligen Gruppe kurz aufgezeigt.

Antisympathotonika

Antisympathotonika senken die Produktion, Speicherung und Freisetzung vorwiegend von Noradrenalin und verringern dadurch den Sympathikotonus. Dadurch sorgen sie dafür, dass der Blutdruck fällt und die Herzfrequenz sinkt (◘ Tab. 7.12).

Wechselwirkungen und Gegenanzeigen sind hier besonders zu beachten. Zudem kann plötzliches Absetzen eine **hypertensive Krise** hervorrufen.

Aldosteronantagonisten

Das Hormon Aldosteron (▸ Kap. 7.2.2.) steuert den Flüssigkeitshaushalt und somit auch den Blutdruck des Körpers. Die blutdrucksteigernde Aldosteronwirkung kann durch Medikamente blockiert werden.

Beispiele (INN): Spironolacton, Eplerenon

Reninhemmer

Das in der Niere gebildete Hormon Renin ist Voraussetzung für die Umwandlung von Angiotensinogen in Angiotensin I (▸ Kap. 7.2.2). Wird dieses gehemmt, kann der Körper weniger von dem stark gefäßverengenden Angiotensin II produzieren. Der Blutdruck bleibt niedriger (◘ Tab. 7.13).

Tab. 7.12 Die gebräuchlichsten Antisympathotonika bei Hypertonie

INN	FAM-Beispiel	Bemerkung
Clonidin	Catapresan®, Clonidin-ratiopharm®	▪ Nebenwirkungen: Mundtrockenheit, Obstipation, Müdigkeit, depressive Verstimmung, Sedierung, Potenzstörungen, orthostatische Hypertonie ▪ verstärkt die Wirkung von: Diuretika, Hypnotika
Moxonidin	Moxonidin-ratiopharm®	▪ Nebenwirkungen: Mundtrockenheit, Benommenheit, Hypotonie, Libido- und Potenzstörungen, Ödembildung

Tab. 7.13 Reninhemmer

INN	FAM-Beispiel	Hinweis
Aliskiren	Rasilez®	in der Regel als Bestandteil einer Kombinationstherapie verwendet

Tab. 7.14 Alpha-Rezeptorenblocker (Alphablocker)

INN	FAM-Beispiel	Hinweis
Doxazosin	Doxacor®, Doxazosin-ratiopharm®	neben der Blutdrucksenkung kommt es auch zur Erleichterung der Urinentleerung bei Blasenentleerungsstörungen (Blasenausgangsmuskulatur wird erweitert)

Alpha-Rezeptorenblocker
Alphablocker blockieren die Alpha-1-Rezeptoren (α_1) des Sympathikus, sodass Adrenalin und Noradrenalin nicht mehr wirken können. Dadurch kommt es zur Gefäßerweiterung und zur Blutdrucksenkung (Tab. 7.14).

Beta-Rezeptorenblocker
Betablocker blockieren die Beta-1-Rezeptoren des Sympathikus, deshalb können Noradrenalin und Dopamin nicht mehr wirken. Das Herz zieht sich dadurch weniger stark zusammen und schlägt seltener. Dadurch kommt es zur Blutdrucksenkung (▸ Kap. 7.2.1).

Beispiele (INN):
- **selektiv:** Metoprolol, Atenolol, Bisoprolol,
- **nichtselektiv:** Propranolol.

Diuretika
Sie bewirken eine vermehrte Harn- und Elektrolytausscheidung. Sie reduzieren dadurch die Wassermenge im Körper, was druckmindernd wirkt. In einer 2. Phase bewirken sie ein vermindertes Ansprechen der Gefäßwände, die dadurch entspannter bleiben. Sie sind deshalb wichtige Kombinationspartner bei der Hochdrucktherapie (▸ Kap. 7.2.1).

Beispiele (INN):

- **Schleifendiuretika mit kurzer Wirkdauer:** Furosemid, Torasemid,
- **Thiaziddiuretika und analoge Substanzen:** Hydrochlorothiazid, Chlortalidon,
- **kaliumsparende Diuretika:** Amilorid, Triamteren.

Calciumantagonisten

Sie senken die Gefäßspannung in den Arterien durch einen geringeren Calciumeinstrom in die Muskelzellen der Gefäße (▸ Kap. 7.2.2).

> **MERKE**
> Die Blockade des Calciumkanals führt zu einer schonenden Blutdrucksenkung, was vor allem für ältere Patienten wichtig ist.

Beispiele (INN): Nifedipin, Amlodipin, Nitrendipin, Lercanidipin, Verapamil, Diltiazem

ACE-Hemmer

Sie hemmen die enzymatische Umwandlung des Hormons Angiotensin I in seine Wirkform, das gefäßverengende Angiotensin II. Dadurch bleiben die Blutgefäße weit und der Blutdruck niedrig (▸ Kap. 7.2.1).

Beispiele (INN): Captopril, Enalapril, Lisinopril, Ramipril, Fosinopril

AT_1-Rezeptoren-Blocker (Sartane)

Sartane greifen in das Renin-Angiotensin-Aldosteron-System ein, indem sie ausschließlich den AT_1-Rezeptor in der Gefäßmuskulatur blockieren. Dadurch kann Angiotensin II an diesem Rezeptor nicht mehr wirken und die Arterien werden nicht eng gestellt (▸ Kap. 7.2.2). Zusätzlich zu den in ◘ Tab. 7.6 genannten Sartanen (INN) Candesartan, Losartan und Valsartan werden bei der Hypertonie die in ◘ Tab. 7.15 aufgeführten Sartane eingesetzt.

Wirkstoffe bei Versagen anderer blutdrucksenkender Mittel

- Dihydralazin (Nepresol®),
- Minoxidil (Lonolox®),
- Indapamid (Natrilix®),
- Methyldopa (Presinol®).

◘ **Tab. 7.15** Übersicht der zusätzlich bei Hypertonie gebräuchlichen Sartane

INN	FAM-Beispiel
Irbesartan	Aprovel®, Irbesartan-ratiopharm®
Telmisartan	Micardis®, Telmisartan AbZ
Olmesartan	Votum®, Olmesartan Heumann

Therapieschema

Das Therapieschema beinhaltet zunächst eine Basistherapie aus Gewichtsreduktion, regelmäßiger körperlicher Aktivität und kochsalzarmer Kost (< 6 g/Tag). Die einzelnen Medikamente werden in Kombination entsprechend dem Schema zur Behandlung der Hypertonie eingesetzt. Der Ausgangspunkt einer Behandlung sind die aktuellen Leitlinien-Druckzielwerte von 2018. Hier wird der Blutdruck bei normaler sitzender Tätigkeit zugrunde gelegt. Dazu werden die Hypertonien in Schweregrade eingeteilt (◘ Tab. 7.16).

Es wird als erster Zielwert ein Blutdruck von weniger als 140/90 mmHg angestrebt, um dann, wenn die Therapie vertragen wird, den Blutdruck auf unter 130/80 mmHg abzusenken.

◘ **Tab. 7.16** Schweregrade der Hypertonie

Grad	Definition
Grad 1	▪ systolischer Wert 140–159 und/oder ▪ diastolischer Wert 90–99
Grad 2	▪ systolischer Wert 160–179 und/oder ▪ diastolischer Wert 100–109
Grad 3	▪ systolischer Wert > 180 und/oder ▪ diastolischer Wert > 110
Isoliert erhöhter systolischer Blutdruck	▪ systolischer Wert > 140 und diastolischer Wert normal
Hypertensive Krise	▪ systolischer Wert > 230 und/oder diastolischer Wert > 130

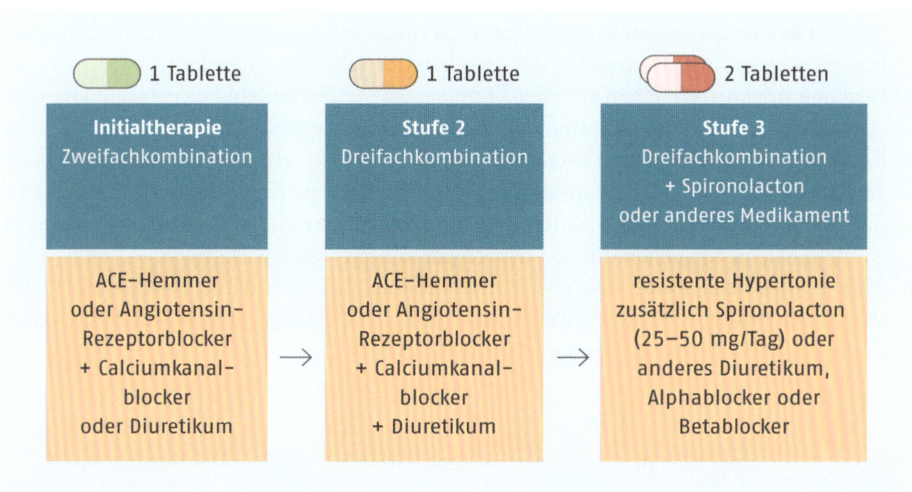

○ **Abb. 7.18** Behandlung der Hypertonie gemäß Europäischer Hypertonie-Leitlinie. Zwei- und Dreifachkombinationen sollten nach Möglichkeit als Fixkombination eingesetzt werden.

Gegenanzeigen, Nebenwirkungen, Wechselwirkungen der Antihypertonika

Bei Medikamenten, die auf eine so vitale Funktion wie den Blutdruck wirken, bleiben auch stärkere unerwünschte Wirkungen nicht aus:

- Bei **gefäßerweiternden Mitteln** (Alphablocker) sind die Nebenwirkungen vor allem Bradykardie, das Gefühl trockener Schleimhäute von Augen und Nase und ein zu schneller unerwünschter Blutdruckabfall mit Schwindel und Kopfschmerz.
- Bei **Betablockern** sind die Gegenanzeigen breiter gefasst. Neben hochgradiger Herzinsuffizienz und Bradykardie gehören dazu obstruktive Bronchialerkrankungen, Asthma sowie eine ausgeprägte Hypotonie. Außerdem können sie Überempfindlichkeitsreaktionen der Haut hervorrufen sowie eine latent bestehende Psoriasis auslösen. Es kann ebenfalls zu einer Einschränkung des Tränenflusses kommen, was Kontaktlinsenträger beachten sollten.
- Auch bei den **Antisympathotonika** müssen dieselben Haut- und Schleimhautreaktionen beachtet werden. Bei endogenen Depressionen dürfen diese nicht verabreicht werden.
- **Schleifendiuretika** verbieten sich bei schwerem Mineralstoffmangel und bei Flüssigkeitsvolumenmangel im Körper. Vorsicht bei der **Gabe** von **ACE-Hemmern**! Es kann zu Hypotonie und Kreislaufkollaps kommen. Vorsichtig dosieren! Diuresebedingter Kopfdruck, Schwindel sowie Schwäche können auftreten, bei Disposition Gichtanfälle ausgelöst werden. Zu beachten sind die gar nicht so seltenen Überempfindlichkeitsreaktionen, die sich auf der Haut als Exantheme und als Vaskulitis zeigen. Durch ausgelösten Kaliummangel kann sich die Wirkung von Herzglykosiden verstärken.
- Für **Thiaziddiuretika** gelten die Angaben der Schleifendiuretika. Hier müssen zudem bei Patienten, die Herzglykoside, Glucocorticoide oder Laxanzien erhalten, die Elektrolytwerte überwacht werden, da es häufiger Störungen geben kann. Kaliummangel kann die Ursache kardialer Arrhythmien sein. Zudem keine Gabe bei starker Niereninsuffizienz außer in Kombination mit Schleifendiuretika.
- Bei den **kaliumsparenden Diuretika** ist noch mehr auf eine hinreichende Nierenfunktion zu achten. Ansonsten gelten die Angaben der Schleifendiuretika.
- **Calciumantagonisten** haben weniger Gegenanzeigen. Primär sind es extreme Hypotonie und Schock. Zu Hautreaktionen kann es auch hier kommen.
- Bei **ACE-Hemmern** ist ganz besonders sorgfältig die Nierenfunktion zu überwachen. Auch für Patienten über 65 Jahren gelten Anwendungsbeschränkungen. Quälend kann der Reizhusten werden. Sie sollten nicht mit kaliumsparenden Diuretika kombiniert werden. Ansonsten gelten die schon oben genannten Nebenwirkungen.
- Zudem muss beachtet werden, dass Nichtsteroidale Antirheumatika (NSAR) die diuretische und antihypertensive Wirkung vermindern. Bei gleichzeitiger Gabe oraler Antidiabetika ist die Blutzuckersenkung vermindert.

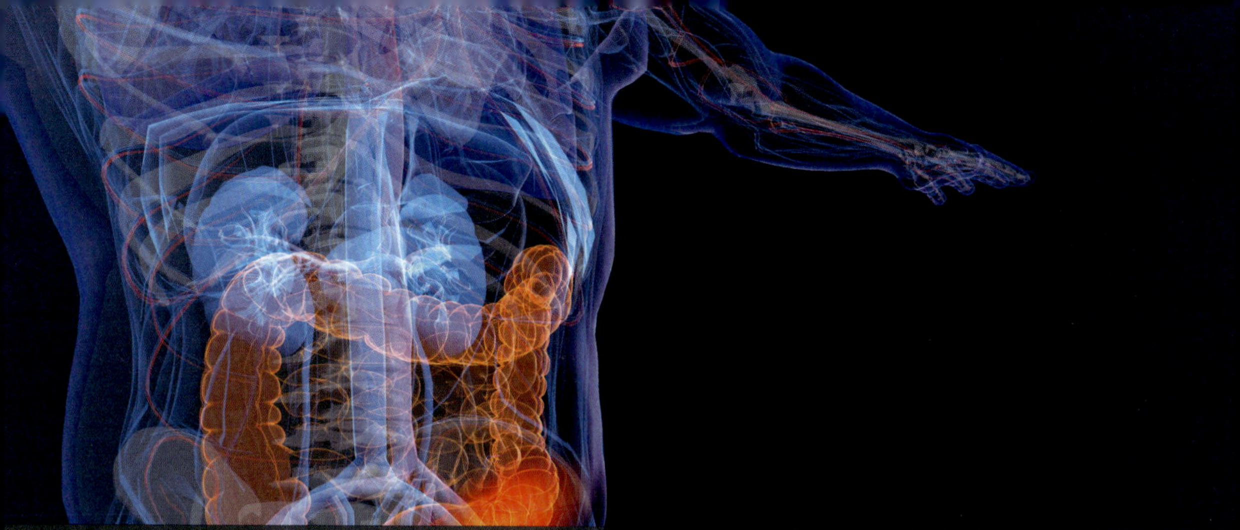

Arzneimittel bei Erkrankungen des Magen-Darm-Trakts 8

„Der Tod sitzt im Darm“, pflegte mein Großvater zu sagen. Er war in Indien aufgewachsen und hatte die vielen schwer verlaufenden Magen-Darm-Erkrankungen gesehen, die dort insbesondere Europäer befielen. Man kann aber auch „das Leben sitzt im Darm“ sagen, denn der Darm produziert mit der Darmflora 70–80 % unserer Immunzellen zur Abwehr von Krankheiten. Deren Leistung trägt zudem nach neuen Erkenntnissen auch zu einer guten Hirnfunktion bei. Krankheiten des Verdauungssystems stören deshalb viele Körperfunktionen. Wichtige Medikamente können Abhilfe schaffen.

8.1 Aufgaben des Verdauungssystems

BEISPIELPACKUNGEN AUF EINEN BLICK

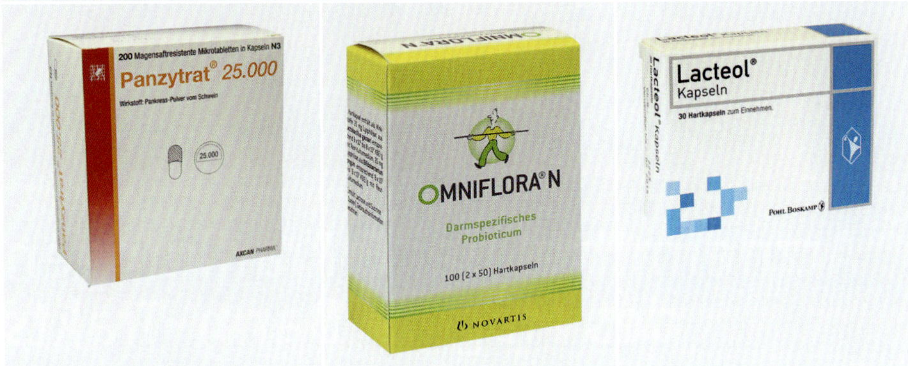

Das menschliche Verdauungssystem (Gastrointestinaltrakt) ermöglicht die Versorgung des Körpers mit Energie, Nährstoffen und Baustoffen. Reststoffe werden wieder ausgeschieden. **Nährstoffe** liefern die Körperenergie, sind also der „Treibstoff des Körpers". Dazu muss der Körper sie allerdings umwandeln und in einfachere Stoffe zerlegen. Die kann er mit Sauerstoff aus der Lunge zur Energiegewinnung verbrennen (▸ Kap. 9). Neben den dort erwähnten Kohlenhydraten und Fetten werden auch **Eiweiße** (Proteine) aufgenommen. Sie sind elementare Bausteine aller lebenden Zellen und bestehen nur aus Aminosäuren, die zu langen Ketten miteinander verknüpft sind. Verknüpft sind diese Aminosäuren (z. B. Lysin, Tryptophan) durch sogenannte Peptidbrücken. Diese Brücken können im Rahmen der Verdauung durch Peptidasen (z. B. Pepsin und Trypsin), also spezielle Enzyme, wieder gesprengt werden. Es entstehen dann wieder einfache Aminosäuren. Daraus kann der Körper erneut Proteine herstellen, wie z. B. Globuline. Binden sich weitere Stoffe an die Aminosäure-Proteinketten, z. B. Eisen, spricht man von Proteiden. Ein Beispiel dafür ist das Hämoglobin (▸ Kap. 15).

Daneben nimmt der Körper über die Nahrung weitere wichtige Stoffe auf, die er für wichtige Prozesse wie Wachstum oder Organfunktion benötigt: **Mineralstoffe und Spurenelemente** (▸ Kap. 9), **Vitamine** (▸ Kap. 15.4) sowie **Wasser** und **Ballaststoffe**.

Entscheidende Faktoren für die Funktion des Verdauungssystems sind Verdauungsenzyme und eine gesunde Darmflora.

Verdauungsenzyme: Sie werden v. a. vom Pankreas (Bauchspeicheldrüse) hergestellt. Bei einem Mangel, z. B. durch eine Pankreasinsuffizienz, werden viele Nahrungsbestandteile unverdaut ausgeschieden. Die Enzyme können dann medikamentös zugeführt werden.

Beispiele für Wirkstoffe und Fertigarzneimittel

Verdauungsenzyme aus dem Pankreas-Pulver vom Schwein zur Kohlenhydrat-, Fett- und Eiweißverdauung (Panzytrat®)

Darmflora: Der Darm des Menschen wird von einem vielfältigen bakteriellen Ökosystem aus bis zu 1000 unterschiedlichen Mikroorganismen besiedelt (o Abb. 8.1). Der Mensch hat mehr Darmbakterien als Körperzellen. Im Dickdarm sind die meisten Darmbakterien angesiedelt, u. a. Escherichia coli.

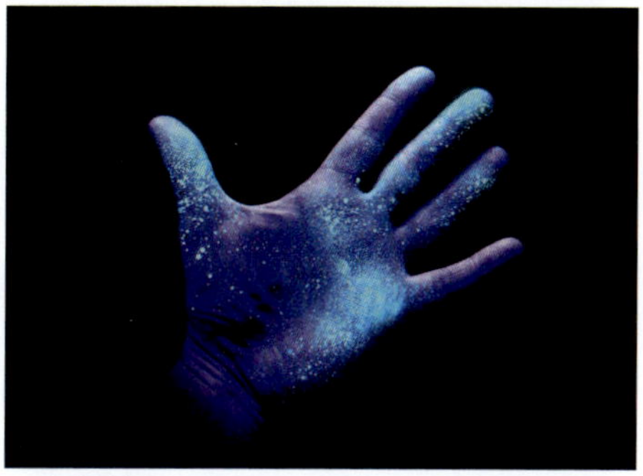

o **Abb. 8.1** Hand mit Bakterienwachstum unter ultraviolettem Licht

PFLEGETIPP

Nur wenn dieser Keim bei einer Abklatschuntersuchung der Hände abwesend ist, hat eine ausreichende Händedesinfektion stattgefunden.

Die Darmflora hat wichtige Funktionen: Sie ist u. a. an der Abwehr von Krankheitserregern beteiligt, sie schärft das Immunsystem, produziert Vitamine (Thiamin, B_{12}, K), hilft bei der Verdauung bestimmter Nahrungsbestandteile und regt die Darmperistaltik an. Die Darmflora muss also gesund erhalten werden, eine Fehlbesiedlung muss vermieden werden (o Abb. 8.2). Dafür ist eine gesunde und ausgewogene Ernährung wichtig. Ist die Darmflora z. B. durch medikamentöse Maßnahmen (Antibiotikagabe) geschädigt worden, sollte sie anschließend durch die Zufuhr von bestimmten Mikroorganismen wieder aufgebaut werden.

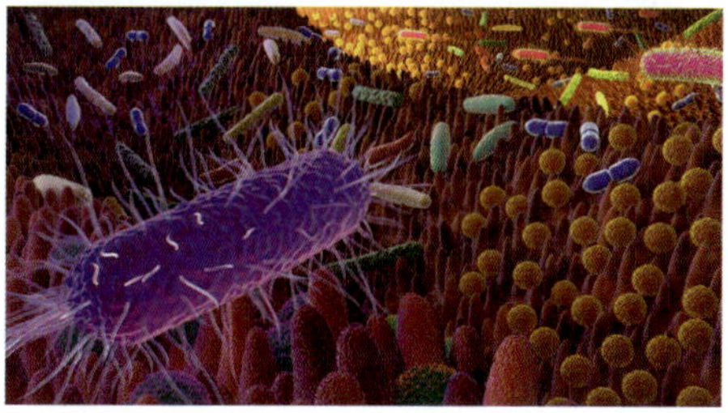

o **Abb. 8.2** Gesunde Darmflora

Beispiele für Wirkstoffe und Fertigarzneimittel

Lactobacillus gasseri und Bifidobacterium longum (Omniflora®), Escherichia coli Stamm Nissle (Mutaflor®)

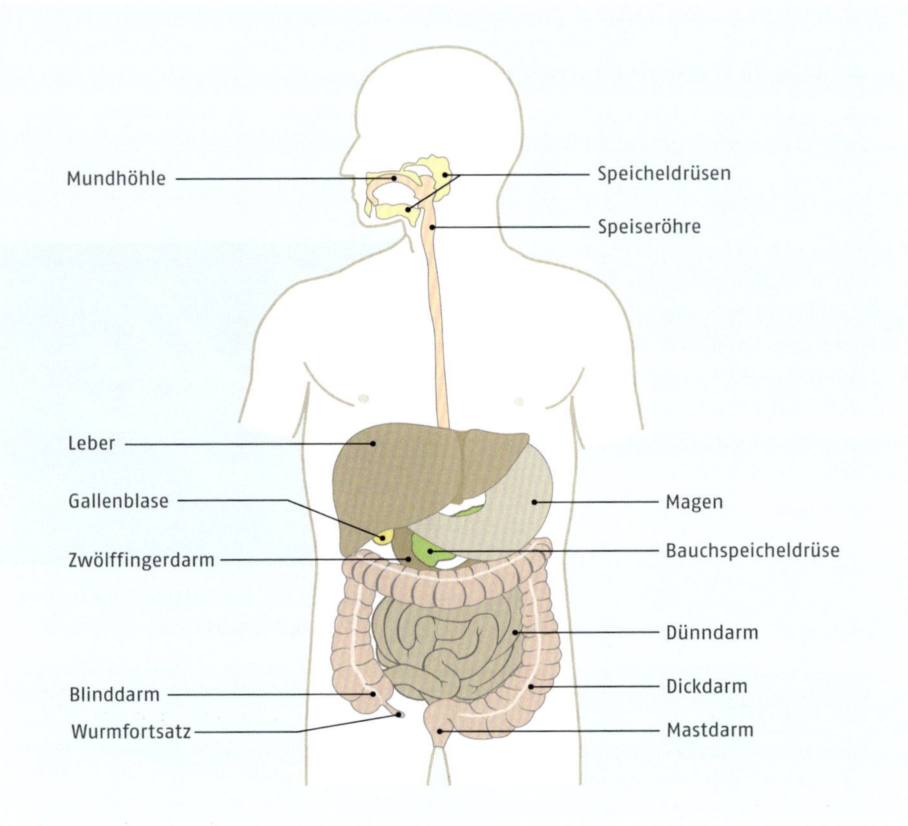

Abb. 8.3 Schematischer Aufbau des Verdauungssystems

8.2 Aufbau und Funktion des Verdauungssystems

Der Aufbau des Verdauungssystems ist in Abb. 8.3 dargestellt. Ein Überblick der Organe des Verdauungssystems, Funktionen und mögliche Störungen sind in Tab. 8.1 gelistet.

8.3 Therapie der Magen-Darm-Erkrankungen

Erkrankungen des Verdauungssystems sind oft schwer zu erkennen und die Symptome sind oft nicht eindeutig. Viele Magenbeschwerden z. B. können auch auf eine Erkrankung der Galle, der Leber oder der Bauchspeicheldrüse hinweisen. Sehr häufig sind Schleimhautentzündungen (z. B. Stomatitis, Gastritis, Colitis), die auch geschwürig entarten können. Im oberen Gastrointestinaltrakt werden viele Störungen durch einen Säureüberschuss des Magens ausgelöst.

Im Folgenden sollen nur die wichtigsten Krankheiten des Systems mit den zugehörigen Medikamenten besprochen werden. Magenmittel werden als Stomachika bezeichnet.

Tab. 8.1 Organe des Verdauungssystems, Funktionen und mögliche Störungen (Überblick)

Funktion	Mögliche Störungen[1]
Mundhöhle	
▪ Speisebrei zerkleinern, durchmischen, mit Speichel vermengen ▪ Speichel: zuckerspaltendes Enzym Amylase (▸Kap. 9.3) und Gleitmittel ▪ Geschmacksknospen der Zunge analysieren Geschmack der Nahrung (bitter, süß, salzig, sauer) und lösen im Magen die Produktion entsprechender Verdauungssäfte aus	▪ Gebissschäden und schmerzhafte Aphthen der Mundschleimhaut verhindern ordnungsgemäße Zerkleinerung des Speisebreis ▪ Dysfunktion der Speicheldrüsen bewirkt zu geringe Speichelproduktion und zu geringe Menge an Amylase ▪ Störung des Geschmacksempfindens verhindert angemessene Verdauungsreaktion des Magens
Speiseröhre/Ösophagus	
▪ Weitertransport des Nahrungsbreis in den Magen durch peristaltische Bewegungen	▪ Transporthindernisse durch Engstellen und Divertikel ▪ Refluxösophagitis durch Säure aus dem Magen ▪ Dysphagie (Schluckstörung) ▪ Regurgitation (Zurückfließen von Mageninhalt in Speiseröhre und Mund)
Magen	
▪ Zwischenspeicher für Speisebrei ▪ Produktion von Salzsäure, die den Speisebrei desinfiziert und die Eiweiße des Speisebreis aufspaltet ▪ Produktion von Schleim, der die Magenschleimhaut vor der Säure schützt, und von Enzymen (v. a. Pepsin) für die Eiweißverdauung	▪ Sodbrennen ▪ Magenschleimhautentzündung (Gastritis) ▪ Magengeschwür (Ulcus ventriculi) und Infektion mit Helicobacter pylori ▪ Magen-Darm-Infekt (Gastroenteritis) ▪ Refluxerkrankung, Erbrechen, Völlegefühl ▪ Magenkarzinom ▪ Enzym- und Salzsäuremangel
Dünn- und Dickdarm	
▪ Aufspaltung der Nahrung ▪ Resorption der Nahrungsbausteine ▪ Ausscheidung der unverwertbaren Reste mit dem Stuhl ▪ **Dünndarm:** Hauptort für Verdauung und Resorption der Nahrungsbestandteile ins Blut ▪ **Dickdarm:** entzieht dem Speisebrei Wasser; ist besiedelt mit Darmflora	▪ Darmentzündungen: Colitis, Divertikulitis ▪ Zwölffingerdarmgeschwür (Ulcus duodeni) ▪ Flatulenz, Obstipation, Diarrhö ▪ Störung der Darmflora (▸Kap. 8.1) ▪ Analfissuren, Hämorrhoiden

[1] Näheres in entsprechenden Unterkapiteln

8.3.1 Sodbrennen

BEISPIELPACKUNGEN AUF EINEN BLICK

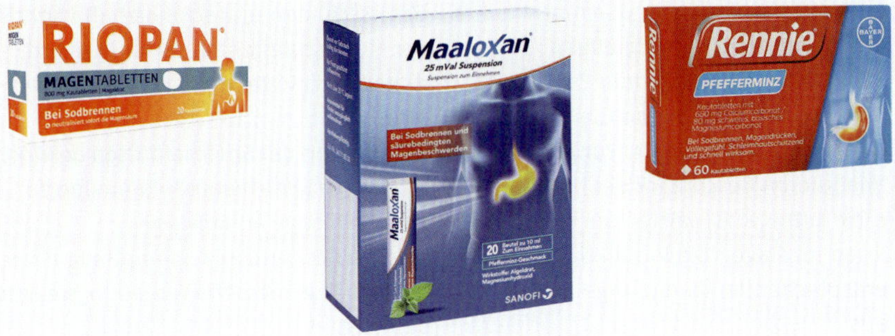

Antazida sind Mittel gegen einen Säureüberschuss im Magen oder sonstige Schutzmittel für die Schleimhaut des Magens, des Ösophagus oder des Duodenums. Sie vermindern die Magensäureproduktion, regen die Schutzfunktion an durch den Magenschleim oder erzeugen selbst durch Gelbildung einen lokalen Schleimhaut-Schutzeffekt. Sie alle verhindern also die Geschwürbildung. Man unterscheidet drei pharmakologische Gruppen:

Klassische Antazida

Antazida neutralisieren überschüssige Magensäure auf chemischem Wege, wirken jedoch nur für wenige Stunden.

Beispiele für Wirkstoffe und Fertigarzneimittel

Algeldrat + Magnesiumhydroxid (Maaloxan®), Magaldrat (Riopan®), Calciumcarbonat + Magnesiumcarbonat (Rennie®)

H_2-Blocker

H_2-Blocker blockieren die Rezeptoren des Histamins in der Magenschleimhaut. Dadurch ist die Säureproduktion für ca. 12 Stunden reduziert.

Beispiele für Wirkstoffe und Fertigarzneimittel

Man erkennt die Wirkstoffe an der Namensendung -tidin: Cimetidin (Cimetidin acis®), Famotidin (Pepdul®, Famotidin-ratiopharm®).

Protonenpumpenhemmer

Protonenpumpeninhibitoren (PPI) unterdrücken die Salzsäureproduktion im Magen, indem sie die Zufuhr von H^+ in die Salzsäure produzierenden Zellen unterbinden und gleichzeitig den Einstrom von K^+ ermöglichen. PPI wirken am besten, wenn sie auf nüchternen Magen mindestens 30 Minuten vor dem Frühstück oder dem Abendessen eingenommen werden. Der Einnahmezeitpunkt hängt davon ab, ob die Beschwerden überwiegend tagsüber oder in der Nacht auftreten.

PPI können die Resorption von anderen Medikamenten beeinträchtigen. Daher müssen sie in 2-stündigem Abstand zu anderen Medikamenten genommen werden. Bei langfristiger Einnahme können Protonenpumpenhemmer die Resorption von Vitamin B_{12} und Eisen behindern und dadurch eine Anämie begünstigen. Auf entsprechende Symptome ist zu achten (▸ Kap. 15.3.1).

Beispiele für Wirkstoffe und Fertigarzneimittel

Man erkennt die Wirkstoffe an der Namensendung -prazol: Omeprazol (Antra MUPS®, Omep®), Esomeprazol (Nexium®, Esomeprazol Heumann), Pantoprazol (Pantozol®, Rifun®, Pantoprazol-CT).

PFLEGETIPP

Die Protonenpumpenhemmer haben einen magensaftresistenten Überzug, da sie erst im Duodenum aufgenommen werden sollen. Sie dürfen nicht geteilt oder gemörsert werden, Kapseln dürfen nicht geöffnet werden (Ausnahme: Esomeprazol AbZ Kapseln).

Magenschleimhautschutzmittel

Diese Substanzen bilden einen pH-neutralen, gelartigen Schutzfilm auf der Magenschleimhaut und verhindern v. a. den Reflux von Magensäure in den Ösophagus.

Beispiele für Wirkstoffe und Fertigarzneimittel

Sucralfat (Sucrabest®), Alginat (Gaviscon®)

8.3.2 Helicobacter-pylori-Infektion

Helicobacter pylori ist ein Bakterium, das sich in der Schleimhaut des Magens ansiedeln und vermehren kann und so eine Entzündungsreaktion auslöst. Es ist die häufigste Ursache einer Gastritis oder eines Magen- oder Duodenalgeschwürs. Zur **Eradikation** (Bekämpfung) dieses Erregers haben sich zwei Standardtherapien durchgesetzt. Bei beiden werden Medikamente in einer Dreifach-Kombination eingesetzt, man spricht von Tripletherapie. Zwei unterschiedliche Antibiotika werden mit einem Protonenpumpeninhibitor (PPI) kombiniert. Der PPI ist austauschbar, am besten nimmt man Pantoprazol, da dieses die wenigsten Wechselwirkungen verursacht. Die Medikamente werden über mindestens 7 Tage, besser bis zu 14 Tage lang eingenommen. Alternativ gibt es jetzt auch die Bismut-Quadrupeltherapie, bei der 10 Tage lang oral ein Protonenpumpenhemmer mit einem Kombinationspräparat aus Bismut, Tetracyclin und Metronidazol gegeben wird (Pylera®).

Therapieschemata

- Französisches Schema: Amoxicillin + Clarithromycin + PPI
- Italienisches Schema: Metronidazol + Clarithromycin + PPI

8.3.3 Erbrechen

BEISPIELPACKUNGEN AUF EINEN BLICK

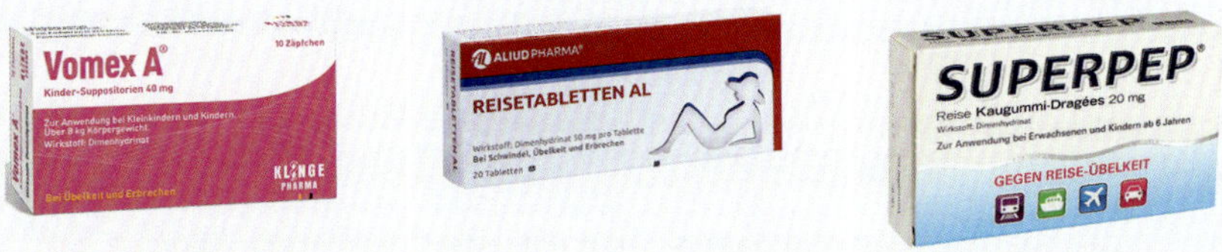

Beim Erbrechen wird der Mageninhalt durch eine Kontraktion der Bauchmuskulatur, des Zwerchfells und der Magenmuskulatur entleert. Es gibt viele Ursachen, z. B.:

- Nahrungsmittelunverträglichkeit,
- Magen-Darm-Infektion,
- Überlastung des Gleichgewichtssinns im Innenohr (Reisekrankheit),
- erhöhter Hirndruck,
- Nebenwirkungen von Medikamenten, z. B. Zytostatika (▸ Kap. 17),
- Schwangerschaftserbrechen.

Während man bei Schwangerschaftserbrechen und ggf. bei Nahrungsmittelunverträglichkeiten möglichst auf Medikamente verzichtet und nur für Flüssigkeitsausgleich und Gabe von Elektrolyten sorgt (▸ Kap. 9.3), setzt man bei den anderen Ursachen **Antiemetika** ein. Reiseübelkeit und Erbrechen sind ein häufiges Anwendungsgebiet für Antihistaminika.

Beispiele für Wirkstoffe und Fertigarzneimittel

Antihistaminika wie Dimenhydrinat (Vomex A®, Reisetabletten-ratiopharm®), bei längeren (Schiffs-)Reisen: Scopolaminpflaster (Scopoderm® TTS)

Antiemetika

Als „Breitband-Antiemetikum“, vor allem in der Chemotherapie oder der Palliativmedizin (▸ Kap. 18.1), setzt man Substanzen ein, die einen Rezeptor für den Botenstoff Serotonin blockieren. Sie können oral eingenommen werden oder als Infusion zugeführt werden.

Beispiele für Wirkstoffe und Fertigarzneimittel

Ondansetron (Zofran®, Ondansetron-ratiopharm), Granisetron (Kevatril®, Granisetron Hexal®)

Prokinetika

Die Verzögerung der Magenentleerung wird mit Prokinetika behandelt. Diese sorgen für die Ausschüttung des Gewebshormons Acetylcholin, das die Motorik von Magen und Duodenum anregt.

Beispiele für Wirkstoffe und Fertigarzneimittel

Metoclopramid (Paspertin®, MCP-ratiopharm®)
Domperidon (Motilium®, Domperidon Hexal®)

PFLEGETIPP

Metoclopramid darf in der Regel nur über einen Zeitraum von 5 Tagen eingenommen werden, Domperidon maximal eine Woche!

8.3.4 Diarrhö

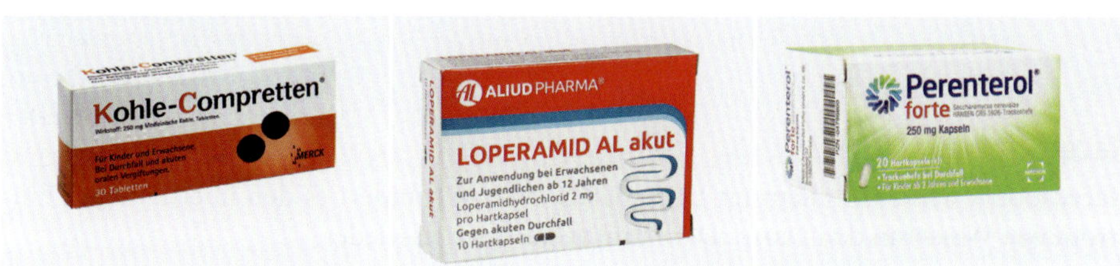

Zur Beseitigung einer Diarrhö (**Durchfall**) werden **Antidiarrhoika** eingesetzt. Unter Diarrhö versteht man ein mehr als dreimaliges Absetzen pro Tag von ungeformtem, flüssigem, also unzureichend eingedicktem Stuhl, der mit Schleim und – in schweren Fällen – auch mit Blut vermengt sein kann (○ Abb. 8.4). Dies entsteht durch eine erhöhte Durchlässigkeit der Darmschleimhaut für Wasser – vor allem bei Colitis ulcerosa – und verstärkte Darmbewegung.

Die Folge kann eine Dehydratation und eine Störung des Elektrolythaushalts (▸Kap. 9.3.1) sein.

Die **akute Diarrhö** bei Gastroenteritis, einer gleichzeitigen Schleimhautentzündung des Magens und des Dünndarms, wird ausgelöst durch:

- Bakterien, z. B. Staphylokokken, Colibakterien (Reisedurchfälle), Shigellen bei Ruhr (dringen in die Darmwand ein), Salmonellen (Lebensmittelvergiftungen),
- Viren (Virusenteritis, Darmgrippe).

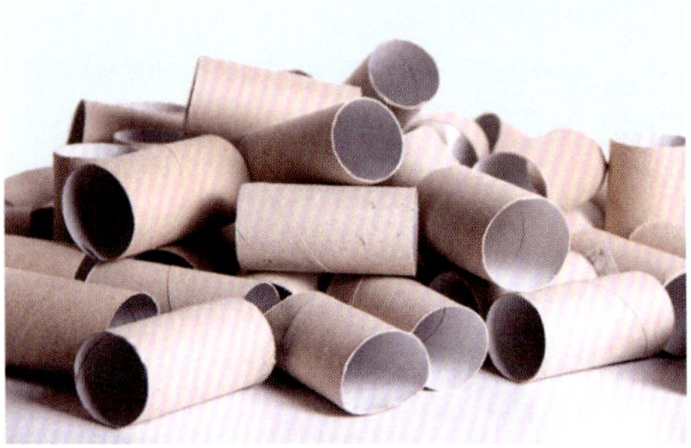

Abb. 8.4 Bei Durchfall kommt es zu häufigem Absetzen von sehr flüssigen Stühlen.

Die **chronische Diarrhö** wird ausgelöst durch:

- Nahrungsmittelunverträglichkeiten (z. B. Gluten) oder Allergien,
- Arzneimittel (z. B. Abführmittelmissbrauch, Zytostatika),
- Strahlenschäden.

Die Therapie muss sich nach den Krankheitserscheinungen richten, weshalb folgende Mittel gegeben werden:

- **Mittel zum Flüssigkeits- und Elektrolytersatz** (▸Kap. 9.3.1),
- **Opioide** zur Verlangsamung der Darmmotilität.

Motilitätshemmer

Durch die Verlangsamung der Darmmotilität werden die Symptome der Diarrhö verbessert.

Beispiele für Wirkstoffe und Fertigarzneimittel

Loperamid (Imodium®, Lopedium®, Loperamid-ratiopharm®)

Racecadotril

Racecadotril wirkt vor allem im Dünndarm. Dort verhindert es den übermäßigen Einstrom von Wasser in den Darm. Der Stuhl verfestigt sich wieder.

Beispiele für Wirkstoffe und Fertigarzneimittel

Racecadotril (Tiorfan®, Vaprino®)

Adsorbenzien

Adsorbenzien binden Giftstoffe, in Kombination mit Quellstoffen auch zur Bindung von Flüssigkeit.

Beispiele für Wirkstoffe und Fertigarzneimittel

Carbo medicinalis (Kohle-Compretten®), Heilerde (Luvos® Heilerde)

Adstringenzien

Adstringenzien wie Gerbstoffpräparate fällen entartetes Schleimhauteiweiß oder Toxine – z. B. aus Bakterien – aus und besitzen zudem eine entzündungshemmende Wirkung.

Beispiele für Wirkstoffe und Fertigarzneimittel

Tannin (Tannalbin®)

Hefelyophilisate

Hefelyophilisate schwemmen lebende Hefepilze auf, die im Darm die Bakterien überwuchern und ihnen die Nährstoffe entziehen sollen.

Beispiele für Wirkstoffe und Fertigarzneimittel

Hefe, z. B. Saccharomyces boulardii (Perenterol®)

Antibiotika

Antibiotika kommen nur bei Infektionen mit Durchfallerregern wie Shigellen oder Salmonellen zur Anwendung.

Beispiele für Wirkstoffe und Fertigarzneimittel

Ciprofloxacin (Ciprobay®, Ciprofloxacin Aristo®), Cotrimoxazol (Cotrim forte-ratiopharm®), Ampicillin (Ampicillin-ratiopharm®)

Pflanzliche Mittel

Pflanzliche Mittel dienen der Behandlung von Darmkrämpfen.

Beispiele für Wirkstoffe und Fertigarzneimittel

Kamillenblüten als Tee (Sidroga® Kamillenblüten), Uzarawurzel (Uzara®)

8.3.5 Motilitätsstörungen

BEISPIELPACKUNGEN AUF EINEN BLICK

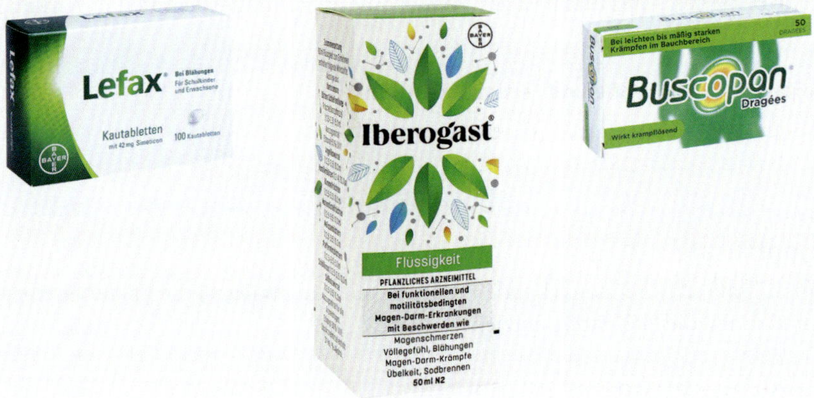

Unter Darmmotilität versteht man die Bewegungsfähigkeit des Verdauungstrakts. Der gegessene Apfel rutscht nicht einfach irgendwie durch die Verdauungsorgane. Mit den wellenartigen Bewegungen der Peristaltik wird er mit dem Speisebrei durch den Darm befördert und mit Verdauungssäften gemischt. Bei Motilitätsstörungen kommt es zu:

- Blähungen,
- Flatulenz (vermehrtes Abgehen von Darmgasen),
- Reizdarm (Colon irritabile) mit Bauchschmerzen, Blähungen, Durchfall oder Obstipation,
- Darmkrämpfen.

Mittel gegen Blähungen

Beispiele für Wirkstoffe und Fertigarzneimittel

- **Pflanzliche Präparate**, die ätherische Öle enthalten, wie Iberogast® (darin u. a. Kümmel, Liebstöckel, Kamille, bittere Schleifenblume),
- **blähungsbindende Mittel** wie Silikonöle (Simeticon, Lefax®, Sab simplex®, Espumisan®),
- **Mittel gegen Darmspasmen:** Butylscopolamin (Buscopan®).

Parasympathomimetika

Eine besondere Form der Motilitätsstörung ist der **paralytische Ileus** oder die Vorstufe **Subileus**. Es kommt zu einer Darmlähmung, entweder:

- infolge einer Thrombose von Darmgefäßen,
- als Reflex bei Gallen- oder Nierenkoliken sowie Rückenmarksverletzungen,
- bei der hochdosierten Gabe von Opioiden oder
- nach Eingriffen im Bauchraum (postoperativer Ileus).

Beispiele für Wirkstoffe und Fertigarzneimittel

Parasympathomimetika, die den Darmtonus anregen, wie Distigmin (Ubretid®)

8.3.6 Darmentzündungen

Entzündungen des Dickdarms bezeichnet man als **Colitis ulcerosa**, die des gesamten Darms als **Morbus Crohn**. Die eingesetzten Medikamente sind stark entzündungshemmend.

Beispiele für Wirkstoffe und Fertigarzneimittel

- **Antientzündliche Wirkstoffe** wie Sulfasalazin (Azulfidine®) und Mesalazin (Claversal®, Salofalk®, Pentasa®),
- **Cortisonpräparate** bei schweren Schüben wie Budesonid (Budenofalk® Rektalschaum zur rektalen Anwendung), Prednisolon (Prednisolon acis®),
- **Immunsuppressiva** bei noch schwereren Verläufen wie Azathioprin (Azafalk®) und biotechnologisch erzeugte **Antikörper** (Biologicals) wie Infliximab in Remicade®).

PFLEGETIPP

Beim Stellen von Azulfidine unbedingt auf die Zusatzbezeichnung achten: **Azulfidine® RA** wird zur Behandlung der aktiven rheumatoiden Arthritis (RA!) eingesetzt. **Azulfidine®** dagegen wird gegen Darmentzündungen verwendet.

Unter einer **Divertikulitis** versteht man die akute Entzündung von Aussackungen der Darmwand. In diesen sammeln sich Stuhl und schwer verdauliche Nahrungsreste und lösen eine Entzündungsreaktion aus. Es kommt zu dumpfen Schmerzen im Unterbauch mit Fieber, Verstopfung, Blähungen, Übelkeit und Krämpfen. Es besteht die Gefahr einer Darmperforation.

Beispiele für Wirkstoffe und Fertigarzneimittel

In leichten Fällen: **Mittel bei Obstipation** (▸Kap. 8.3.7),
in schwereren Fällen: **Antiinfektiva** wie Metronidazol (Clont®), Ciprofloxacin (Ciprobay®, ▸Kap. 11.2.1) und Spasmolytika wie Butylscopolamin (Buscopan®) sowie Novaminsulfon (Novalgin®)

8.3.7 Obstipation

BEISPIELPACKUNGEN AUF EINEN BLICK

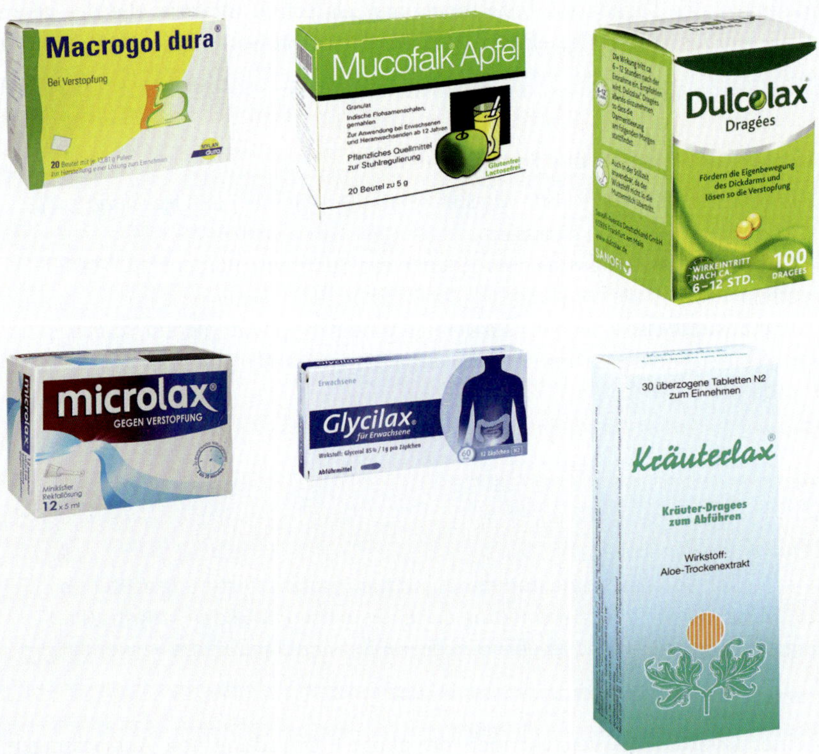

Krankheitsbild

Mit Obstipation (**Verstopfung**) wird eine akute oder chronische Stuhlverstopfung des Darmes bezeichnet. Der Stuhl bleibt zu lange im Darm, dadurch wird ihm zu viel Wasser entzogen, er ist hart und folglich gibt es Probleme beim Absetzen. Die Ursachen der Stuhlträgheit sind meist Flüssigkeitsmangel und ballaststoffarme Ernährung. Um dem vorzubeugen, sollten zum einen täglich 6–8 Gläser Flüssigkeit getrunken werden und zum anderen Vollkornbrot, Vollwertprodukte, Gemüse, Obst etc. gegessen werden. Weißmehlprodukte wie Weißbrot, Kuchen oder Brötchen sollten ebenso wie Pudding, Süßigkeiten und manche Käsesorten vermieden werden. Auch Bewegungsmangel begünstigt eine Obstipation. Bei einer Muskelschwäche im Unterleib fehlt die erforderliche Kraft zur Bauchpresse. Häufiges Ignorieren des Defäkationsdranges stört den Entleerungsreflex ebenfalls nachhaltig. Zudem kommen Darmkrankheiten wie Reizdarm, Hämorrhoiden, Darmpolypen und Darmkrebs als Ursache infrage. Sedativa, Psychopharmaka sowie starke, vor allem opioide Analgetika oder Hustenmittel, die Codein enthalten, begünstigen die Obstipation. Ehe v. a. bei einer chronischen Obstipation medikamentöse Maßnahmen ergriffen werden, muss eine Umstellung der Lebensweise angestrebt werden. Die Daueranwendung von Laxanzien kann ggf. Elektrolytstörungen mit massivem Kaliummangel, chronischen Entzündungen der Darmschleimhaut oder ein Reizdarmsyndrom hervorrufen. **Laxanzien** sind Medikamente, die die Stuhlentleerung beschleunigen. Die folgenden Substanzen werden eingesetzt:

Quellstoffe

Hierbei handelt es sich um quellfähige, nicht verdaubare Polysaccharide. Diese natürlich vorkommenden Stoffe wie Flohsamen, Leinsamen und Weizenkleie lassen den Stuhl quellen und formen ihn weich (○ Abb. 8.5). Dadurch wird auf natürliche Weise der Stuhlreflex ausgelöst. Bei ihrer Einnahme muss viel Flüssigkeit getrunken werden, damit die Stoffe aufquellen können und nicht verhärten. Dies hätte sonst den gegenteiligen Effekt und könnte sogar zu einem Darmverschluss führen. Der Erfolg setzt manchmal erst nach 12 Stunden ein (□ Tab. 8.2).

Osmotisch wirkende Laxanzien

Diese schwer resorbierbaren Stoffe (bestimmte Salze und Mehrfachzucker) binden im Darm Wasser, sodass der Stuhl verflüssigt wird. Je nach Konzentration setzt die Wirkung schon nach wenigen Stunden ein. Lactulose wirkt auch dadurch laxierend, dass sie im Darm z. B. zu Propionsäure vergärt wird, die einen Reiz auf die Peristaltik ausübt (□ Tab. 8.3).

Wasseraufnahmehemmende Mittel, Darmstimulanzien

Sie hemmen die Aufnahme der Natriumionen und die Wasseraufnahme aus dem Darminhalt in den Körper durch die Blockade eines speziellen körpereigenen Transportsys-

□ **Tab. 8.2** Quellstoffe

Wirkstoff	Beispiel	Bemerkung
Indische Flohsamen	Metamucil®, Mucofalk®	immer mit ca. 250 ml Wasser einnehmen
Leinsamen	Linusit®	nicht fein mahlen, sondern ganz einnehmen, da er sonst schon im Magen quillt
Weizenkleie	Granolax® Weizenkleie im Reformhaus	auf feinen Vermahlungsgrad achten, da es sonst zum Darmverschluss kommen kann

8

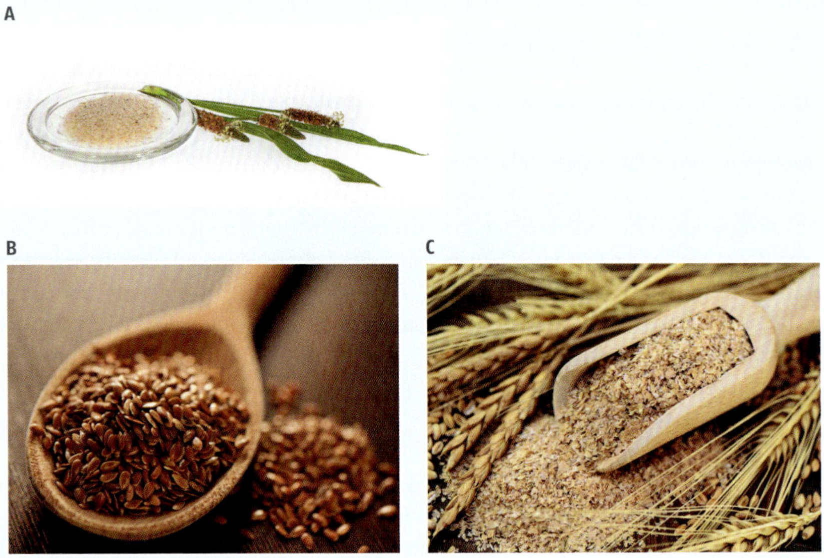

Abb. 8.5 Pflanzliche Quellstoffe: **A** Indische Flohsamen, **B** Leinsamen, **C** Weizenkleie

Tab. 8.3 Osmotisch wirkende Laxanzien

Substanz	FAM-Beispiel	Bemerkung
Salinische Abführmittel	Natriumsulfat (Glaubersalz)	▪ vor allem für gelegentliche gründliche Darmreinigung ▪ Einnahme wegen des salzigen Geschmacks am besten mit Wasser mit Zitronen- oder Orangengeschmack ▪ kann zu Hypertonie führen, nicht bei Niereninsuffizienz, keine gleichzeitige Einnahme mit Digitalis und mit Tetracyclinen
Lactulose (Milchzucker)	Bifiteral®, Lactulose Hexal®	▪ kann zu Blähungen führen
Macrogol	Movicol®, Macrogol Hexal®	▪ viel nachtrinken! ▪ Macrogole sind große, wasserbindende Moleküle

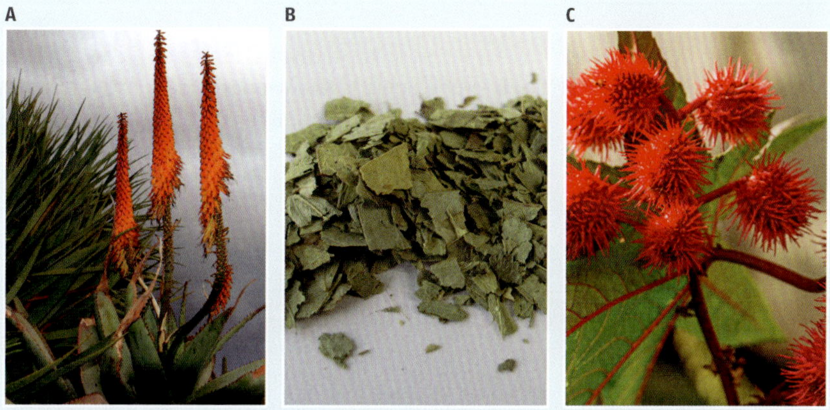

○ **Abb. 8.6** A Kap-Aloe, B Sennesblätter, C Rizinus (Samenkapseln)

□ **Tab. 8.4** Die Wasseraufnahme hemmende Mittel bzw. Darmstimulanzien

Substanz	Beispiel	Bemerkung
Rizinusöl	in der Apotheke abgefüllte Ware	■ nach 2 Stunden erfolgt Entleerung weicher Stühle ■ nur zur kurzzeitigen Anwendung
Anthraglykoside	Aloe vera (in Kräuterlax®), Sennesblätter (in Ramend® Abführtee), Agiolax®	■ Wirkungseintritt nach Spaltung durch Kolibakterien nach ca. 10 Stunden ■ nur zur kurzzeitigen Anwendung
Bisacodyl	Dulcolax®, Bisacodyl Zentiva®	■ als Tabletten magensaftresistent überzogen, da Inhaltsstoff magenirritierend und brechreizerzeugend wirkt ■ nicht mit Milch oder Antazida einnehmen
Natriumpicosulfat	Laxoberal® Tropfen	■ erst im Dickdarm aktiviert

tems. Zudem fördern sie den Einstrom von Elektrolyten und Wasser in das Darmlumen, indem sie dessen Durchlässigkeit erhöhen (○ Abb. 8.6). Dadurch kommt es zu einer Volumenzunahme und der Auslösung eines Fäkalreizes. Zudem wird die Darmperistaltik angeregt (□ Tab. 8.4).

Gleitmittel

Als Gleitmittel wird vor allem Paraffin eingesetzt. Dieses überzieht den Darminhalt, also den Stuhl, mit einem wasserdichten Film, der die Flüssigkeit im Stuhl hält, ihn so weich macht und die Defäkation erleichtert (□ Tab. 8.5).

Tab. 8.5 Gleitmittel

Substanz	FAM-Beispiel	Bemerkung
Paraffin subliquidum	Obstinol® M	■ nur wenige Tage anwenden, da sonst Resorptionsstörungen bei Vitaminen (E, D, K, A) ■ bei Überdosierung kann Paraffin aus After unkontrolliert austreten

Tab. 8.6 Rektale Anwendung von Laxanzien

Substanz	FAM-Beispiel	Bemerkung
Bisacodyl	Dulcolax® Zäpfchen	keine Anwendung bei Verdacht auf Ileus
Fertigklistiere v. a. mit Natriumcitrat, Natriumsalz, Sorbitol	Microlax®	■ beim Einführen Gleitmittel am Anus benutzen
Glycerin	Glycilax®, Glycerin Zäpfchen Rösch	■ Zäpfchen sind sehr weich ■ evtl. 30 Minuten im Kühlschrank fest werden lassen
Kohlensäure	Lecicarbon® Zäpfchen	■ kurzes Eintauchen in Wasser erleichtert das Einführen

Rektale Anwendung von Laxanzien

Rektale Anwendungsformen wie Zäpfchen oder (Mikro-)Klistiere lösen den Fäkalabgang innerhalb von 15–60 Minuten aus. Es kommen verschiedene Wirksubstanzen wie Kohlensäure, hyperosmotisch wirkende Salze, Glycerin, Paraffin und Bisacodyl zum Einsatz (Tab. 8.6).

8.3.8 Hämorrhoiden

BEISPIELPACKUNGEN AUF EINEN BLICK

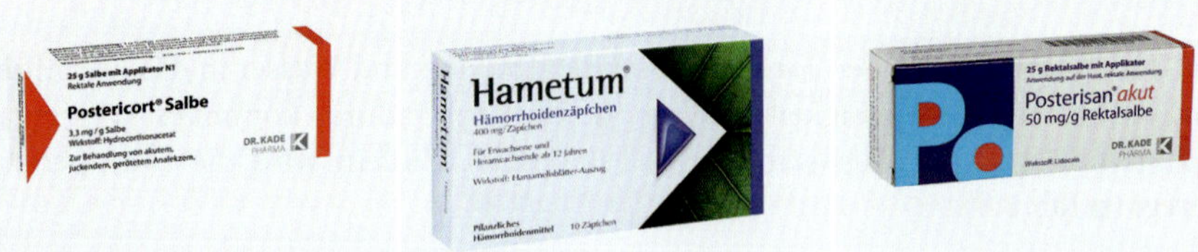

Symptome

Hämorrhoiden sind krampfaderähnliche Erweiterungen der Rektumvenen in der Aftergegend, die meist knotig erweitert sind. Sie können brennen, jucken, nässen und sehr schmerzhaft sein. Nicht selten kommt es auch zu Blutungen aus den Hämorrhoiden. Dann ist immer ärztlich abzuklären, ob sich nicht ein Rektumkarzinom hinter diesen Blutungen verbirgt. Grundsätzlich muss bei Hämorrhoiden immer auf einen weichen Stuhl geachtet werden (▸ Kap. 8.3).

Therapie

Schnelle Hilfe erhält man mit Gerbstoffsitzbädern, z. B. Tannolact®, die juckreizstillend und antientzündlich wirken. Auch gerbstoffhaltige Salben oder Zäpfchen, z. B. Hametum® Hämorrhoidenzäpfchen, lindern die Beschwerden. Sie hemmen leichte Entzündungen und stillen durch ihren Gerbstoffgehalt leichte Blutungen. Posterisan® akut Salbe enthält das Lokalanästhetikum Lidocain. Zäpfchen wie Posterisan® protect mit Analtampons gewährleisten eine intensivere lokale Anwendung, da der Wirkstoff nur in der betroffenen Region freigesetzt wird. Die Anwendung von Posterisan® akut ist in der Selbstmedikation auf 3 Tage begrenzt. Auch glucocorticoidhaltige Salben können gegen das Jucken, Brennen und die Schmerzen eingesetzt werden. Diese dürfen jedoch nur wenige Tage verwendet werden, da sie einen Pilzbefall im Analbereich begünstigen und die Darmschleimhaut schädigen können (Jelliproct® Salbe oder Postericort® Salbe oder Zäpfchen).

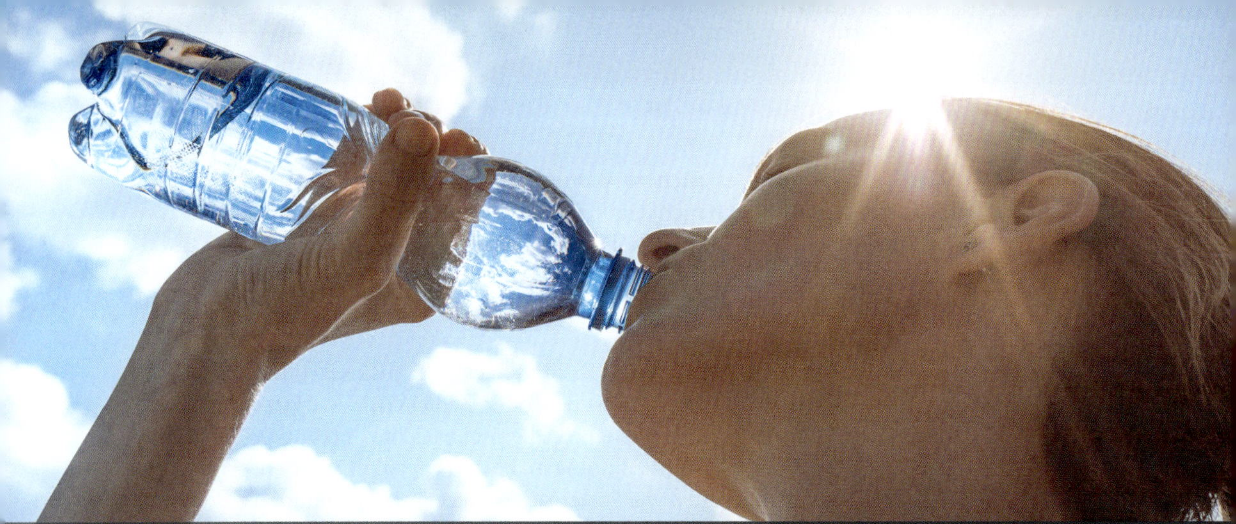

9 Arzneimittel bei Stoffwechselkrankheiten

Die junge Frau macht es richtig. Sie hat durch Schwitzen Mineralstoffe verloren und trinkt zur Kompensation ein Elektrolytgetränk. Kommt es krankheitsbedingt zu einer Elektrolytverschiebung im Stoffwechsel, kann das oft nur durch eine Infusion ausgeglichen werden. Auch bei Störungen des Fettstoffwechsels, des Wasser-Elektrolyt-Basenhaushalts und des Kohlenhydratstoffwechsels ist eine Therapie durch Arzneimittel angezeigt.

9.1 Stoffwechselsystem

Das „Regelsystem Stoffwechsel“ steuert eine Vielzahl körperlicher Vorgänge, die der Energiegewinnung, der Entwicklung, dem Körperwachstum und der Aufrechterhaltung der Organfunktionen dienen. Dabei anfallende Stoffwechselendprodukte werden abgebaut. Dieses Regelsystem wird hier organbezogen mit den Auswirkungen auf die einzelnen Körperfunktionen beschrieben, weshalb an dieser Stelle ein Überblick über Störungen des Stoffwechsels in der Gesamtheit vorangestellt wird.

Der **Stoffwechsel** ist an den zentralen körperlichen Funktionen beteiligt, z.B. der Erneuerung der Körperzellen, der Regulierung des Blutzuckers und der Blutfette, der Aufrechterhaltung der Konzentration von Elektrolyten und der Steuerung des Wasserhaushalts.

Durch Stoffwechselstörungen bzw. durch die oft daraus folgenden Stoffwechselkrankheiten werden im menschlichen Körper wichtige Regelkreise gestört – mit teilweise dramatischen Folgen. Der Auslöser ist meist ein angeborener oder erworbener Mangel an Enzymen und Hormonen. Es fehlen also Substanzen, die in den Stoffwechsel unterstützend, regelnd und verwertend eingreifen. Diese Substanzen können im Rahmen der medikamentösen Therapie ersetzt werden.

9

9.2 Fettstoffwechselstörungen

Diese Erkrankungen werden auch in ▸Kap. 7 und ▸Kap. 15 besprochen. Fettbestandteile wie Fettsäuren und Cholesterin können im Blut nicht transportiert werden, da sie nicht wasserlöslich sind. Deshalb werden sie mit Eiweißen zu **Lipoproteinen** verbunden. Die Einteilung der Lipoproteine erfolgt nach ihrer physikalischen Dichte. Man unterscheidet **LDL** genannte Proteine mit geringer Dichte und viel Cholesterin sowie **HDL** genannte Proteine mit hoher Dichte und weniger Cholesterin sowie Triglyceriden. Gerade ein hoher Anteil von LDL erhöht das Risiko für Arteriosklerose und Schlaganfall, da sich Cholesterin und freie Fettsäuren in den Gefäßen ablagern können und diese verengen (○ Abb. 9.1, ○ Abb. 9.2). Dadurch kommt es zu Durchblutungsstörungen, v.a. in den unteren Extremitäten, den Herzkranzgefäßen und den Hirngefäßen (○ Abb. 9.1). Begünstigt werden diese Durchblutungs-

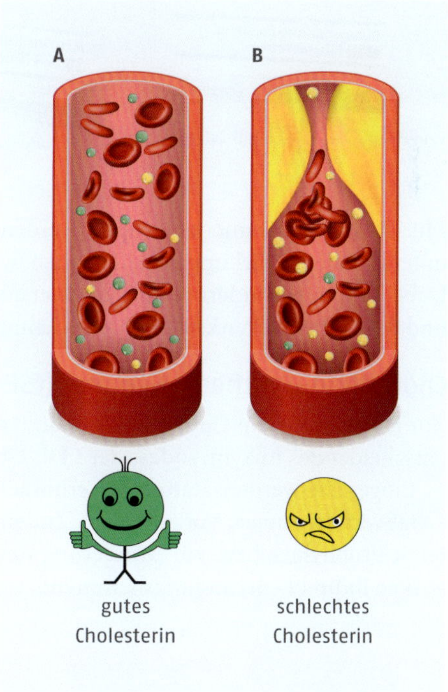

○ **Abb. 9.1** A HDL sammelt überflüssiges Cholesterin in den Adern, sodass es weitergeleitet werden kann, B LDL sorgt dafür, dass sich Cholesterin an die Gefäßwände anlagert.

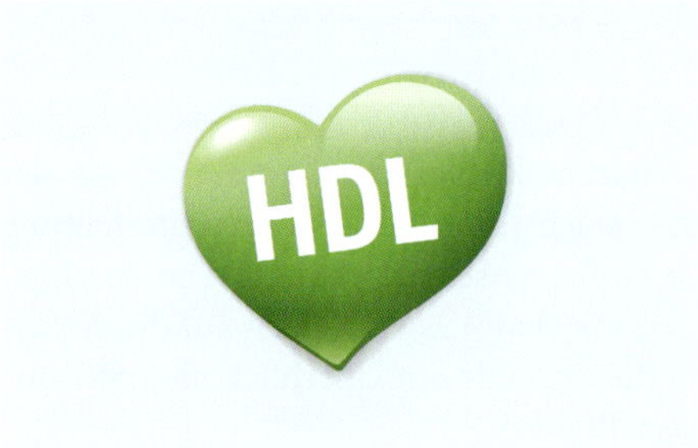

Abb. 9.2 HDL – „Hab Dich Lieb" ist nicht nur eine Abkürzung für Muttertagsgrüße. Bei Cholesterin ist entscheidend, ob es sich um HDL oder LDL handelt. Dies sollten vor allem Senioren im Blick behalten.

störungen durch Krankheiten wie Diabetes mellitus und Hypertonie. Aber auch Medikamente wie Corticosteroide, Östrogene, viele Betablocker und neuere Antipsychotika können eine Erhöhung des Triglyceridspiegels auslösen.

9.2.1 Lipidsenker

BEISPIELPACKUNGEN AUF EINEN BLICK

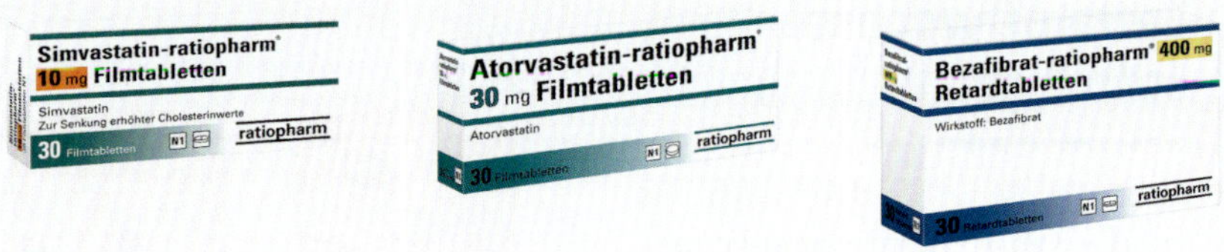

Mit dieser Medikamentengruppe werden die erhöhten Blutfettwerte behandelt. Man unterscheidet 5 Wirkungsmechanismen, wovon 4 derzeit in der Praxis eine Rolle spielen. Dabei führen besonders Statine zu einer ausgeprägten Reduktion des Gesamtcholesterins und des LDL. Die Wirkstoffnamen erkennt man an der Endung -statin.

Cholesterin-Synthese-Hemmer (CSE-Hemmer, Statine)

Zur Herstellung von Cholesterin benötigt der Körper Enzyme. Die Statine blockieren ein entscheidendes Enzym, sodass der LDL-Cholesterinspiegel im Blut abnimmt.

Eingesetzt werden Statine bei erhöhten Cholesterinwerten, um arteriosklerotischen Gefäßveränderungen vorzubeugen. Zudem werden sie nach einem Schlaganfall zur weiteren Prophylaxe bzw. zur Minderung des kardiovaskulären Folgerisikos eingesetzt. Sie wirken indirekt entzündungshemmend, weil sie die Fettplaques abbauen (Tab. 9.1).

Tab. 9.1 Statine/CSE-Hemmer

INN	FAM-Beispiel	Bemerkung
Fluvastatin	Locol®, Fluvastatin-Hexal®	▪ Muskelbeschwerden: Muskelschmerzen, Auflösung von Muskelfasern ▪ erhöhte Blutzuckerwerte ▪ erhöhte Leberwerte ▪ Magen-Darm-Beschwerden ▪ nicht zusammen mit Antibiotika wie Erythromycin und Clarithromycin einsetzen
Pravastatin	Pravasin®, Pravastatin AL	
Simvastatin	Zocor®, Simvastatin-ratiopharm®	
Atorvastatin	Sortis®, Atorvastatin-ratiopharm®	

PFLEGETIPP

Bei Einnahme von Statinen ist der Arzt zu informieren, wenn Muskelschmerzen oder dunkler Urin auftreten (Gefahr der Auflösung von Muskelfasern). Der Blutzucker ist regelmäßig zu kontrollieren.
Statine abends verabreichen – dann wirken sie je nach ihrer Eliminationszeit besser, denn nachts findet hauptsächlich die Cholesterinbildung im Körper statt.

Cholesterin-Resorptionshemmer

Die Aufnahme von Cholesterin aus dem Dünndarm in das Blut trägt erheblich zur Gesamtcholesterinmenge im Blut bei. Das Cholesterin stammt aus der Nahrung oder wurde mit der Galle abgegeben. Diese Medikamente blockieren die Aufnahme ins Blut (Tab. 9.2).

Clofibrinsäurederivate

Diese Präparate greifen in die Triglycerinproduktion in der Leber ein. Sie senken vor allem einen erhöhten Triglyceridspiegel um 30–50 %, den Cholesterinspiegel senken sie jedoch nicht so effektiv(Tab. 9.3).

Bempedoinsäure

Bempoidinsäure ist ein neuer Wirkstoff zur Cholesterinsenkung. Er hemmt ein Enzym des Energiestoffwechsels. In der Folge kommt es zu einer Verringerung der Cholesterin-Biosynthese sowie zu einer Veränderung des Triglyceridspiegels durch Hemmung der

Tab. 9.2 Cholesterin-Resorptionshemmer

INN	FAM-Beispiel	Bemerkung
Ezetimib	Ezetrol®	Der Patient sollte eine geeignete lipidsenkende Diät einhalten, die er auch während der Therapie mit Ezetimib fortsetzen sollte.

◘ **Tab. 9.3** Clofibrinsäurederivate

INN	FAM-Beispiel	Bemerkung
Bezafibrat	Cedur®, Cedur® retard, Bezafibrat-ratiopharm®	Vorsicht bei gleichzeitiger Gabe von Antikoagulanzien, die Gallensteinbildung ist leichter möglich.

◘ **Tab. 9.4** Bempedoinsäure

INN	FAM-Beispiel	Bemerkung
Bempedoinsäure	Nilemdo® 180 mg	Es besteht das Risiko einer Myopathie bei gleichzeitiger Anwendung von Statinen (regelmäßige Labortest auf Muskelschäden).
Bempedoinsaäure + Ezetimib	Nustendi® 180 mg/10 mg	

Biosynthese von Fettsäuren. Bempedoinsäure wird verwendet als Monotherapie und in Kombination (◘ Tab. 9.4).

PFLEGETIPP
Bempedoinsäure selbst verursacht keine muskelbezogenen Nebenwirkungen. Wird sie aber zusammen mit Statinen verabreicht, kann deren Blutspiegel steigen. Dadurch erhöht sich die Gefahr von Myopathien.

9.3 Störungen im Wasser-Elektrolyt- und Säure-Basen-Haushalt

9.3.1 Bedeutung

65 % des Körpergewichts macht **Wasser** aus. Hieran sieht man schon, dass Störungen im Wasserhaushalt große Probleme auslösen. Dabei kann aber nicht nur der mengenmäßige Wassergehalt des Körpers Probleme machen. Da im Körperwasser **Mineralsalze** in einem bestimmten Verhältnis gelöst sind, kann dieses z. B. durch Erbrechen oder Durchfall aus dem Gleichgewicht geraten. Ebenso wichtig ist der damit zusammenhängende **Säure-Basen-Haushalt**, der für den pH-Wert des Blutes verantwortlich ist.

Im Wasser zerfallen die Mineralsalze in ihre elektrisch geladenen Bestandteile, die sogenannten Ionen oder **Elektrolyte**. Diese elektrische Ladung kann positiv oder negativ sein. Sind die Elektrolyte positiv geladen, spricht man von Kationen. Dazu zählen: Ca^{2+} (Calcium), Mg^{2+} (Magnesium), K^+ (Kalium) oder Na^+ (Natrium). Sind sie negativ geladen, heißen sie Anionen, wozu z. B. Cl^- (Chlorid) oder HCO_3^- (Bi- oder Hydrogencarbonat) gerechnet werden, auch die Proteine fallen darunter. Diese elektrisch geladenen Teil-

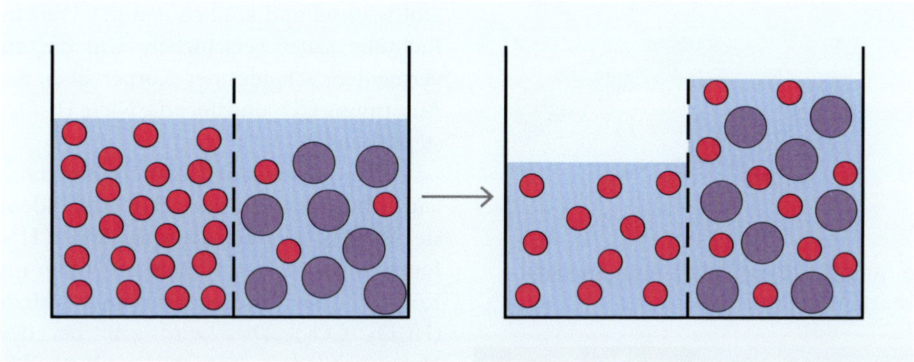

o Abb. 9.3 Konzentrationsveränderungen durch osmotischen Druck zwischen zwei Flüssigkeiten, die durch eine halbdurchlässige (semipermeable) Membran getrennt sind. Die Flüssigkeit fließt auf die Seite mit der höheren Teilchenkonzentration.

chen sind für den **osmotischen Druck** des Körpers verantwortlich und beeinflussen damit auch den Blutdruck.

Für den osmotischen Druck werden benötigt: Wasser, die semipermeable Zellwand und Salze (Elektrolyte). Wasser und Elektrolyte müssen jedoch im richtigen Verhältnis vorhanden sein, im **isotonischen** Verhältnis. Dem entspricht beispielsweise eine 0,9%ige Kochsalzlösung, die denselben osmotischen Druck aufweist wie das Blut. Ist das nicht gegeben, platzen die Zellen oder schrumpfen zusammen. Mit dem Begriff **Wasser-Elektrolyt-Haushalt** weist man in der Medizin auf die enge funktionelle Verknüpfung von Wasser und Elektrolyten hin (o Abb. 9.3).

9

9.3.2 Störung des Wasser-Elektrolyt-Haushalts

Kommt es im Körper zu einem Wassermangel, spricht man von **Dehydratation** oder auch Dehydration, Exsikkose, Dehydrierung oder Austrocknung. Ein Zuviel an Flüssigkeit wird **Hyperhydratation**, Hyperhydration oder Überwässerung genannt. Durch beide Ursachen verschieben sich auch die Konzentrationen der Elektrolyte. Das führt zu schweren Störungen von Körperfunktionen. Besonders gefährdet sind Säuglinge, Kleinkinder und alte Menschen, bei denen es sehr schnell zu lebensbedrohlichen Komplikationen wie Bewusstlosigkeit, Fieber oder Kreislaufstörungen kommen kann.

Zu **Störungen des Wasser-Elektrolyt-Haushalts** kann es kommen bei:

- Erbrechen,
- Durchfall,
- starkem Schwitzen,
- Diuretikatherapie,
- Niereninsuffizienz,
- Diabetes mellitus.

9.3.3 Störungen des Säure-Basen-Haushalts

Ein konstanter pH-Wert (Konzentration der Wasserstoffionen) von 7,35–7,45 in den Körperflüssigkeiten ist überlebenswichtig (o Abb. 9.4). DieWasserstoffionen entstehen im

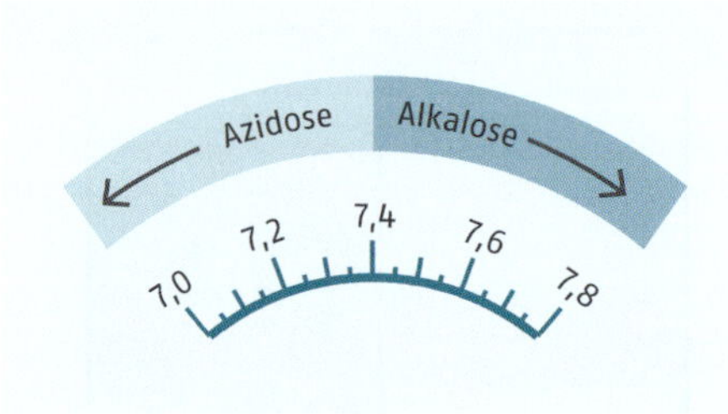

Abb. 9.4 Der pH-Wert muss im Blut konstant gehalten werden.

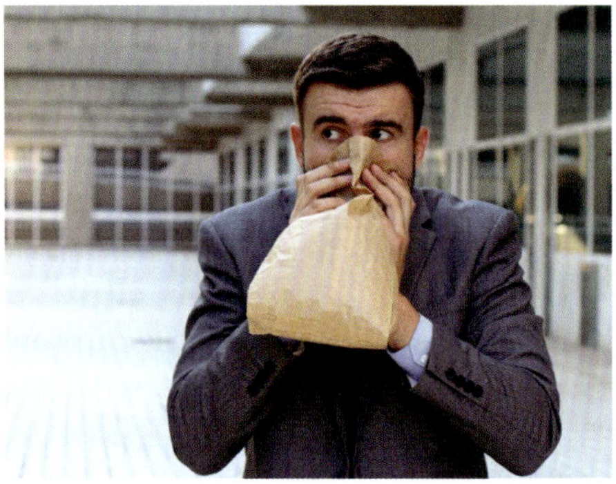

Abb. 9.5 Erste Hilfe bei Hyperventilation: Tütenatmung

Stoffwechsel und können den pH-Wert in Richtung sauer verschieben. Um das zu vermeiden, scheidet der Körper über die Ausatmung CO_2 und über die Niere HCO_3^- ständig aus.

Puffersysteme korrigieren im Blutkreislauf Schwankungen des pH-Werts, indem sie beispielsweise die sauermachenden H^+-Ionen binden. Der wichtigste Puffer im Körper ist das Hydrogencarbonat-System (HCO_3^-/CO_2). Dies wird z. B. bei der Hyperventilation deutlich. Durch psychischen Stress ist die Ausatmung deutlich gesteigert und der Körper verliert zu viel CO_2. In der Folge steigt der pH-Wert des Blutes, es entsteht eine respiratorische Alkalose. Zur Therapie wird hier statt eines Medikaments eine Tüte eingesetzt (Abb. 9.5), in die man ein- und ausatmet. Dadurch wird immer wieder dieselbe verbrauchte, CO_2-haltige Luft eingeatmet. Der CO_2-Gehalt im Blut steigt und in der Folge normalisiert sich der pH-Wert.

Wichtige **Krankheiten** mit **pH-Verschiebung**:

- **metabolische Azidose**: stoffwechselbedingte Übersäuerung des Blutes z. B. infolge einer eingeschränkten Nierenfunktion oder beim diabetischen Koma (durch den Abbau von Fettsäuren entstehen H^+-Ionen und Ketonkörper),
- **metabolische Alkalose**: Verlust von sauren Ionen, z. B. durch starkes Erbrechen oder Diuretikatherapie,
- **respiratorische Azidose**: Anreicherung des Blutes mit CO_2 bei eingeschränkter Atmung, z. B. bei Asthma oder COPD,
- **respiratorische Alkalose**: Verlust von sauren Ionen, tritt v. a. bei der Hyperventilation auf (s. o.).

9.3.4 Therapie bei Wasser-Elektrolyt- und Säure-Basen-Störungen

BEISPIELPACKUNGEN AUF EINEN BLICK

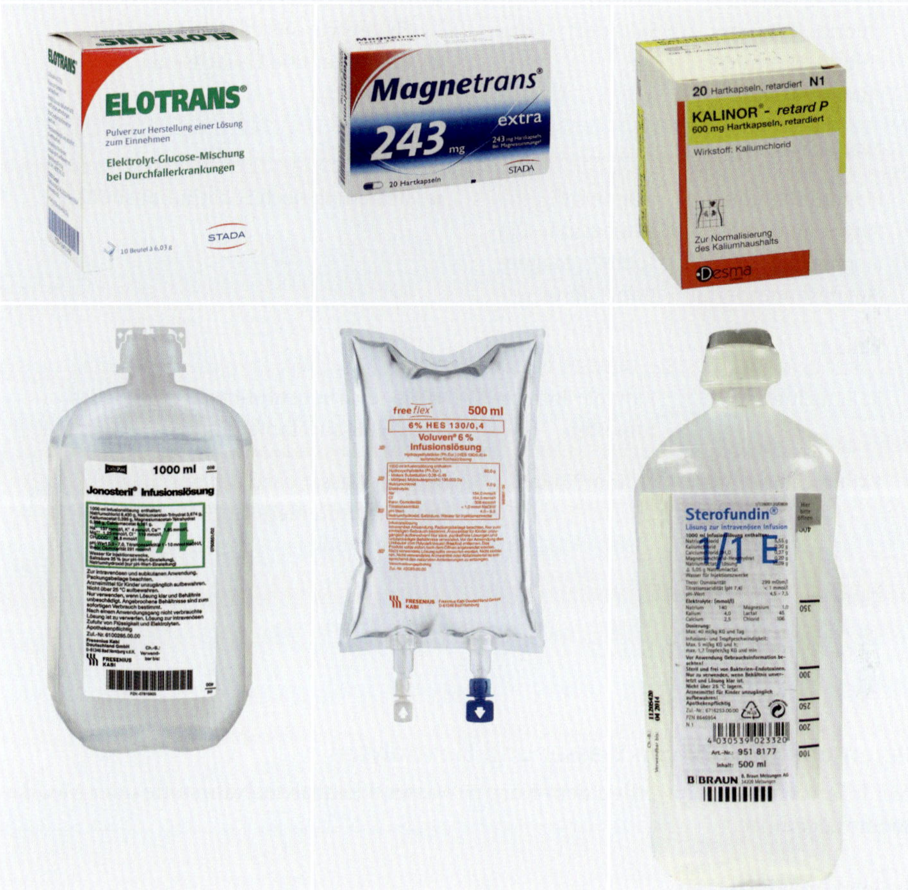

Das Therapieziel ist die Wiederherstellung des Gleichgewichts zwischen den Komponenten Wasser, Elektrolyte, Säuren und Basen. Dabei soll ein Ziel-pH-Wert zwischen 7,35 und 7,45 erreicht werden. Zur Behandlung müssen Wasser und Elektrolyte zugeführt werden – parenteral oder oral.

Orale Zufuhr von Wasser und Elektrolyten

Die fehlenden Elektrolyte können einzeln zugeführt werden, es gibt jedoch auch Präparate, die eine ausgewogene Zusammenstellung der am häufigsten fehlenden Substanzen enthalten. Dabei werden meist Tabletten, Brausetabletten oder Pulver in Wasser zu einer Trinklösung gelöst (◘ Tab. 9.5).

Tab. 9.5 Überblick: orale Elektrolytpräparate

Elektrolyte	FAM-Beispiel	Bemerkung
Elektrolytpräparate		
Glucose, Kaliumchlorid, Natriumchlorid, Natriumcitrat-2-Wasser	Elotrans®, Saltadol®	■ Glucose unterstützt Resorption der Elektrolyte aus dem Darm ■ für Kinder und Erwachsene
Magnesium		
Magnesiumorotat, Magnesiumcitrat, Magnesiumsulfat, Magnesiumaspartat	Magnerot®, Magnesium-Diasporal®, Magnetrans® forte	■ Dosierung nach Substitutionsbedarf
Kalium		
Kaliumcitrat	Kalinor® Brausetabletten	■ je nach Substitutionsbedarf täglich 1–3 Brausetabletten (40–120 mmol K^+)
Kaliumchlorid	Kalinor® retard	■ viel Wasser dazu trinken ■ 1 Retardtablette enthält 315 mg K^+ (8 mmol)
Calcium		
Siehe Osteoporose (Tab. 14.3)		

Parenterale Zufuhr von Wasser und Elektrolyten

Mit Infusionslösungen werden dem Körper Wasser, Elektrolyte, Nährstoffe oder Medikamente zugeführt.

Vollelektrolytlösungen

Diese Infusionslösungen enthalten in unterschiedlicher Zusammensetzung Elektrolyte wie K^+ (Kalium), Na^+ (Natrium) oder Cl^- (Chlorid). Sie eignen sich bei Notfallpatienten (z. B. bei Schock) zum sofortigen Volumenersatz oder bei Exsikkose infolge von Durchfällen und starkem Erbrechen zur Zufuhr von Flüssigkeit. Außerdem können sie Trägerinfusion für Medikamente sein oder zum Offenhalten venöser Zugänge dienen (Tab. 9.6).

Korrigierende Elektrolytlösungen

Diese Infusionen werden – nur **verdünnt** als Zusatz zu Infusionslösungen – zur Therapie der Alkalose oder der Azidose eingesetzt. Die wichtigste Substanz ist die Natriumhydrogencarbonatlösung 8,4 %.

Daneben kann man Infusionslösungen auch Elektrolytkonzentrate zur Substitution bei entsprechenden Mangelzuständen zusetzen, z. B. Kaliumchlorid 7,45 % und Natriumchlorid 10 %.

Tab. 9.6 Parenterale Elektrolytpräparate

FAM-Beispiel	Inhaltsstoff	Indikation, Hinweis
Jonosteril® Infusionslösung	Ionen von: Na, Mg, K, Ca, Cl, Acetat	■ Störungen des Salzhaushalts ■ Dehydratation
Ringerlösung	Ionen von: Na, K, Ca, Cl	■ Ersatz von extrazellulären Flüssigkeitsverlusten
Ringerlactatlösung	zusätzlich mit Milchsäuresalz (Lactat)	
Sterofundin®	Ionen von: Na, K, Mg, Ca, Cl, Lactat	■ Ersatz von Flüssigkeit, die aus dem Kreislauf verlorenging
NaCl 0,9 %	Ionen von: Na, Cl	■ Dehydratation ■ zum Offenhalten venöser Zugänge ■ Trägerinfusion für Medikamente

PFLEGETIPP
Wenn zu Infusionslösungen Medikamente zugefügt werden, muss die Verträglichkeit mit der Infusionslösung überprüft werden (keine Trübung, kein Kristallausfall). Lösungen mit hoher Dichte (z. B. Natriumchlorid 10 %) sollten möglichst nur über zentrale Venenkatheter zugeführt werden, da sie die peripheren Venen reizen können. Lösungen mit hoher Dichte (z. B. mit Kaliumchlorid 7,45 %) dürfen nicht zu schnell einlaufen, da dies schnell zu einer Überdosierung mit Herzrhythmusstörungen führen kann. Daher sind hierbei Infusionspumpen/Spritzenpumpen zu verwenden.

9

Kolloidale Infusionslösungen, Plasmaersatzmittel
Kolloidale Infusionslösungen (Plasmaexpander) enthalten große Moleküle (Makromoleküle), die die Wände der Blutgefäße nicht durchdringen können. Da sie zudem Wasser binden, halten sie die Flüssigkeit in den Gefäßen und stabilisieren so den osmotischen Druck, bis sie enzymatisch abgebaut sind (Tab. 9.7).

Nährstofflösungen

Diese Infusionslösungen enthalten Glucose, Aminosäuren und Fettsäuren. Sie dienen zur parenteralen Ernährung, für den körpereigenen Eiweißaufbau oder zur Behandlung einer Hypoglykämie. Die Inhaltsstoffe werden zumeist einzeln verabreicht, sie können jedoch gerade im Rahmen einer parenteralen Ernährung auch in Mehrkammerfolienbeuteln gleichzeitig infundiert werden (Tab. 9.8).

Tab. 9.7 Übersicht der gebräuchlichen Plasmaexpander

Inhaltstoff	Beispiel	Bemerkung
Gelatine	Gelafusal®	nach 2 Stunden überwiegend ausgeschieden
Humanalbumin	Humanalbumin 200 g/l Baxter	aus Blutprodukten gewonnen, entsprechende Risiken
Hydroxyethylstärke	Voluven®	Zulassung bei intensivpflichtigen Patienten stark eingeschränkt, Gefahr der Nierenschädigung

Tab. 9.8 Übersicht der Nährstofflösungen

Inhaltsstoff	Beispiel	Indikation
Kohlenhydrate	Glucose 5 %	▪ Hypoglykämie ▪ parenterale Ernährung
Aminosäuren	Aminoplasmal® Braun, Aminoven®	▪ Eiweißmangel ▪ parenterale Ernährung
Fette	Lipofundin®	▪ parenterale Ernährung
Kohlenhydrate, Aminosäuren, Fette	Olimel®	▪ parenterale Ernährung

9.4 Störungen des Kohlenhydratstoffwechsels

Komplexe Kohlenhydrate werden nach der Nahrungsaufnahme im Rahmen der Verdauung in Einfachzucker wie z. B. Glucose zerlegt.

Diese werden mit dem Blut in die Körperzellen transportiert, wo sie zur Energiegewinnung benötigt werden.

9.4.1 Kohlenhydratstoffwechsel

Warum nehmen wir Nahrung zu uns?

Der Körper braucht für alle Muskelaktivitäten, den Herzschlag, die Atmung, die Nierentätigkeit, die Gehirnfunktion und vieles mehr Energie. Diese gewinnt er aus der Nahrung.

Wir nehmen drei unterschiedliche Nährstoffe auf (Abb. 9.6):

- Kohlenhydrate,
- Fette,
- Eiweiße.

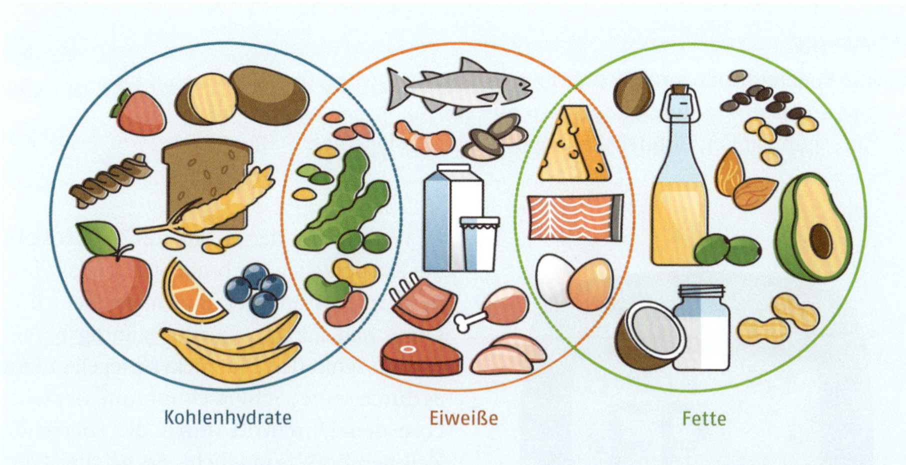

Abb. 9.6 Beispiele für die Nährstoffgruppen

Die Nahrung wird durch die Enzyme der Verdauungssäfte aufgespalten und mithilfe von Katalysatoren „verbrannt", also in Energie umgewandelt (Abb. 9.7).

Bereits der Mundspeichel enthält ein solches Verdauungsenzym – die **Amylase**. Somit kann schon in der Mundhöhle mit der ersten Zerteilung der Nahrung begonnen werden.

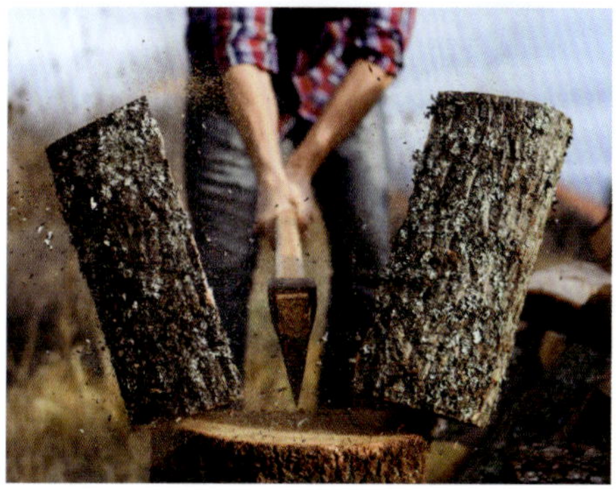

Abb. 9.7 Enzyme spalten die Nahrung in kleine Teile auf.

MERKE

Bei längerem Kauen bemerken Sie diese Zerlegung. Ein Stück Brot beginnt süß zu schmecken. Die Kohlenhydrate werden durch Kauen und Amylase zu Glucose abgebaut. Deren Süße wird von den Geschmacksknospen der Zunge wahrgenommen.

Kohlenhydrat ist ein Oberbegriff für Nährstoffe, die sich aus den 3 Grundbausteinen Glucose (Traubenzucker), Fructose (Fruchtzucker) und Galactose (ein Bestandteil des Milchzuckers) zusammensetzen. Beim Körperstoffwechsel ist die Glucose besonders wichtig. Diese kann dem Körper pur zugeführt werden oder sie wird im Körper aus Kohlenhydraten durch Aufspaltung gewonnen. Glucose löst sich im Blut und ist der Kraftstoff der Körperzellen, gerade von Herz und Gehirn. Deshalb sind ein funktionierender Kohlenhydratstoffwechsel und ein korrekter Blutzuckerwert so wichtig.

MERKE
Die Konzentration von Glucose im Blut beträgt 0,6–1 g Glucose pro Liter Blut. Das entspricht in den Messgeräten 60–100 mg/dl. Bei weniger als 60 mg/dl sprechen wir von Unterzuckerung (Hypoglykämie; o Abb. 9.8).

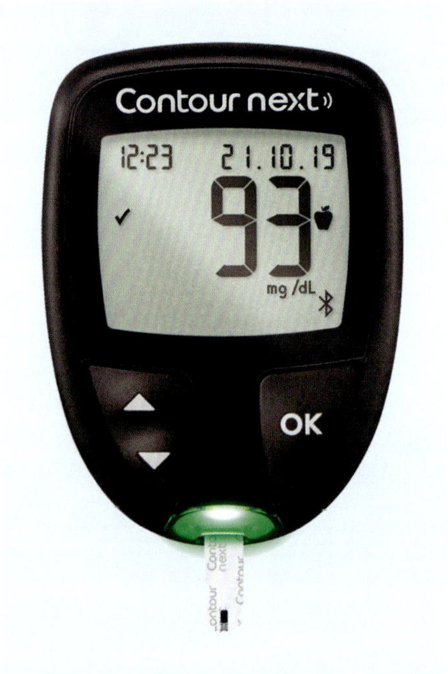

o **Abb. 9.8** Blutzuckermessgerät: 93 mg/dl bedeutet 0,93 g Glucose pro Liter Blut

Wie kommt der „Kraftstoff“ Glucose in die Körperzellen? Er braucht dazu das Hormon **Insulin** aus der Bauchspeicheldrüse. Diese hält 250 I. E. Insulin ständig bereit. Insulin senkt den Blutzuckerspiegel, indem es durch seine „Schlüsselfunktion“ der Glucose den Durchtritt durch die sperrende Zellmembran ermöglicht. So gelangt Glucose aus Blutplasma und Gewebsflüssigkeit in das Zellinnere, wo es zur Energiegewinnung genutzt werden kann. Besonders in der Muskulatur ist diese Funktion von Insulin wichtig, daher nehmen z. B. Sportler Traubenzucker zur Leistungssteigerung. Insulin fördert zudem die Glucosespeicherung (Glykogensynthese) in der Leber und den Muskeln, es steigert die Verwertung von Glucose in der Zelle, hilft beim Kaliumtransport im Herzmuskel und unterstützt den Eiweiß- und Fettaufbau (o Abb. 9.9).

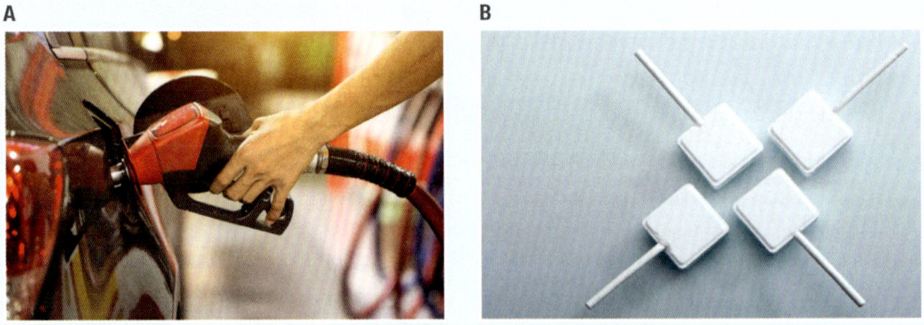

o **Abb. 9.9** Fast so einfach wie an der Tankstelle: Sobald gegessen wird, setzt der Körper Insulin frei. Traubenzucker ist ein Energiespender für Sportler, der nicht auf der Dopingliste steht.

9.4.2 Diabetes mellitus

Dies ist die am weitesten verbreitete Kohlenhydrat-Stoffwechselkrankheit. Ursache ist eine Störung der Bauchspeicheldrüse, die neben dem wichtigeren Insulin aus den Betazellen auch das Glucagon aus den Alphazellen herstellt. Glucagon steigert den Abbau des Speichertraubenzuckers Glykogen und erhöht so den Blutzucker. Diese beiden Hormone regulieren im Zusammenspiel den Blutzuckerspiegel.

MERKE
Steigt der Blutzuckerspiegel im Blut an, so wird aus den Betazellen des Pankreas zur Regulierung Insulin ausgeschüttet; sinkt der Blutzuckerspiegel ab, wird aus den Alphazellen Glucagon ausgeschüttet.

Bei Diabetes mellitus (umgangssprachlich Zuckerkrankheit) werden zwei Krankheitstypen unterschieden.

Typ 1: Es besteht absoluter Insulinmangel. Die Bauchspeicheldrüse produziert überhaupt kein Insulin mehr.

Typ 2: Es besteht relativer Insulinmangel. Die Bauchspeicheldrüse produziert zwar noch Insulin, aber so wenig, dass es für die jeweiligen Körperbedürfnisse nicht ausreicht. Dieser Typ ist 9-mal häufiger. In 80 % aller Fälle sind die Betroffenen übergewichtig. Die Wirkung des Insulins an den Rezeptoren der Körperzellen ist gestört. Dies wird als Insulinresistenz bezeichnet. Dadurch gelangt nicht ausreichend Glucose aus dem Blut in die Zellen und die Glucosekonzentration im Blut ist erhöht. In den Zellen herrscht gleichzeitig ein Glucosemangel.

Therapieziel ist für beide Typen eine gute Blutzuckereinstellung. Damit werden zuverlässig akute Beschwerden und Spätfolgen sowie eine diabetesbedingte Minderung der Lebensqualität vermieden.

Therapie des Diabetes Typ 1

BEISPIELPACKUNGEN AUF EINEN BLICK

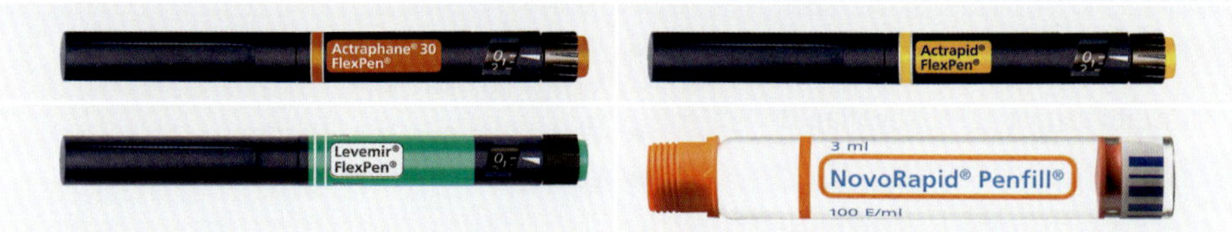

Bei diesem Diabetes-Typ müssen vor allem die häufigen Stoffwechselentgleisungen mit schweren Hypoglykämien oder Hyperglykämien mit Ketoazidosen und Coma diabeticum vermieden werden. Diese Patienten müssen lebenslang Insulin spritzen. Die folgenden Therapieformen stehen für die Behandlung des Typ-1-Diabetikers zur Auswahl.

Konventionelle Therapie (CT): Bei dieser Therapieform wird 1–2-mal täglich ein Mischinsulin gespritzt. Gleichzeitig müssen jedoch auch 5–6 Mahlzeiten über den Tag verteilt zu sich genommen werden, was eine erhebliche Einschränkung des Tagesablaufs zur Folge hat und viel Selbstdisziplin erfordert.

Intensivierte konventionelle Therapie (ICT): Hier wird als Basalinsulin ein Verzögerungsinsulin eingesetzt. Zu den (meist 3) Hauptmahlzeiten wird dann je nach Menge der zugeführten Kohlenhydrate und dem aktuellen Blutzuckerwert (täglich 4 Blutzuckermessungen) Insulin mit kurzer oder sehr kurzer Wirkung injiziert.

Kontinuierliche subkutane Insulin-Infusion (CSII): Hierbei wird über eine Insulinpumpe ständig schnell wirksames Insulin subkutan injiziert. Für zusätzliche Gaben (vor den Mahlzeiten) hat der Betroffene einen Bolusknopf.

Insulinarten

Es sind zwei unterschiedliche Gruppen von Insulinen im Handel, die sich in ihrer Pharmakokinetik unterscheiden: Humaninsuline und Insulinanaloga. **Humaninsuline** werden gentechnisch hergestellt und sind identisch mit dem körpereigenen Insulin. Bei **Insulinanaloga** wurde die Eiweißsequenz der Insuline künstlich verändert, um die Gebrauchseigenschaften zu verbessern. Sie wirken präziser und haben dadurch geringere Wirkspiegelschwankungen (◘ Tab. 9.9).

◘ **Tab. 9.9** Insuline (Auswahl)

INN	FAM-Beispiel	Bemerkung
Kurz wirkende Humaninsuline (Alt-, Normal- oder Bolusinsulin)		
Humaninsulin (normal)	Insuman® Rapid, Actrapid®, Huminsulin® Normal	■ Wirkeintritt nach 15–30 Minuten, bei Huminsulin schneller ■ Wirkdauer 6–8 Stunden ■ Spritz-Ess-Abstand je nach Präparat 15–30 Minuten ■ Lösung klar und farblos
Besonders rasch und kurz wirkende Analoginsuline		
Insulin glulisin	Apidra®	■ Wirkeintritt 5–20 Minuten, deshalb kein Spritz-Ess-Abstand ■ Wirkdauer nur 2–4 Stunden ■ Lösung klar und farblos
Insulin aspart	NovoRapid®	
Insulin lispro	Humalog®	
Verzögerungs-Humaninsuline (Intermediär-, Basal-, Depotinsulin)		
Humaninsulin (Isophan)	Huminsulin® Basal NPH, Insuman® Basal, Protaphane®	■ Wirkdauer < 24 Stunden ■ milchige Suspension ■ Resuspendierung durch Kippen, nicht schütteln

Tab. 9.9 Insuline (Auswahl, Fortsetzung)

INN	FAM-Beispiel	Bemerkung
Lang wirkende Analoginsuline		
Insulin glargin	Lantus®	■ Wirkdauer > 24 Stunden ■ gleichmäßiges, berechenbares Konzentrations-Zeit-Profil, deshalb 1-mal täglich ■ Lösung klar und farblos, ohne sichtbare Partikel
Insulin detemir	Levemir®	
Insulin degludec	Tresiba®	
Misch-Humaninsuline		
Humaninsulin (normal) und Humaninsulin (Isophan)	Actraphane® 30/50	■ als Verzögerungsinsulin enthalten Mischinsuline Isophan-Insulin ■ Zahlenangabe hinter dem Handelsnamen zeigt den Anteil des kurz wirkenden Insulins an
	Insuman® Comb 15/25/50	
Misch-Analoginsuline		
Insulin lispro, Insulin lispro-Isophan	Humalog® Mix 25/50	■ Zahlenangabe hinter dem Handelsnamen zeigt den Anteil des kurz wirkenden Insulins an
Insulin aspart, Insulin aspart-Isophan	Novomix® 30	

Bei den Insulinen wurde bewusst auf die Angabe der Einheit pro ml in der Tabelle verzichtet. De facto sind für Erwachsene nur noch U100-Insuline im Handel, was bedeutet, dass 1 ml 100 Einheiten enthält.

Die Insuline werden heute zumeist per **Insulinpen** (zum einmaligen Gebrauch oder zum Nachfüllen) verabreicht. Diese sind einfach in der Handhabung und ermöglichen eine genaue Dosierung und einfache Applikation (Abb. 9.10).

Im klinischen Alltag und bei Notfällen kommen auch **Insulineinmalspritzen** mit der Skala für U100 zum Einsatz.

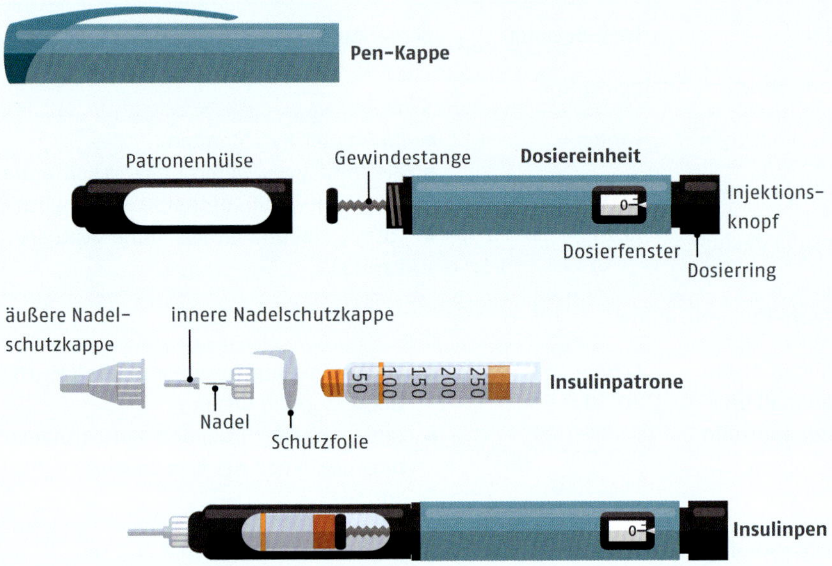

Abb. 9.10 Aufbau eines Insulinpens

Handhabung des Insulinpens

Die folgenden Regeln sollten dabei beachtet werden:

- Patronen für den Pen sollten 1–2 Stunden vor Anwendung aus dem Kühlschrank genommen werden.
- Vor dem Einlegen der Patrone in das Injektionsgerät muss geprüft werden, ob der Inhalt klar, farblos und dünnflüssig ist. Bei Misch- und Verzögerungsinsulinen liegt eine Suspension vor. Diese muss eine gleichmäßige Trübung aufweisen. Dazu wird die Patrone vor dem Einlegen zwanzigmal vorsichtig in der Hand geschwenkt. Bei Ausflockungen, Verfärbungen oder Dickflüssigkeit ist die Patrone zu verwerfen.
- Patronen nur in den dafür vorgesehenen Pen einsetzen!
- Vor jeder Injektion sollte eine neue, zum jeweiligen Pen passende Nadel aufgesetzt werden. Diese wird nach der Injektion direkt wieder entfernt und sachgerecht entsorgt. So können Luftbläschen vermieden werden.
- Falls Luftbläschen in der Lösung zu sehen sind (diese können die Dosiergenauigkeit beeinträchtigen), das Injektionsgerät mit der Nadel nach oben halten und so lange daran klopfen, bis die Luftbläschen oben schwimmen. Dann das Injektionsgerät mit der Nadel nach oben auf 2 Einheiten einstellen und die Luft aus der Nadel drücken.
- Nach jedem Patronenwechsel sollten zur Kontrolle 1–2 Einheiten ausgespritzt werden.

- Nach dem Einlegen der Patrone wird die Spritzeinheit nicht mehr im Kühlschrank gelagert. Sie kann bei unter 25 °C bis zu 28 Tage in Gebrauch bleiben. Das Insulin ist vor Frost und direkter Sonneneinstrahlung zu schützen.
- Eine Insulinpatrone, die aus dem Injektionsgerät herausgenommen wurde, darf nicht wieder zurückgelegt werden, da es sonst zu Fehldosierungen kommt.
- Da es eine große Anzahl unterschiedlicher Insulinpens gibt, müssen die Angaben der Hersteller beachtet werden. Auch ist vom Pflegepersonal darauf zu achten, ob der Pflegebedürftige noch in der Lage ist, den Pen richtig zu benutzen (motorische Fähigkeit, Sehstärke usw.).

Zusatztherapie bei Typ-1-Diabetes

Über die Hälfte der Typ-1-Patienten haben einen Body-Mass-Index von über 25 und leiden deshalb an Insulinresistenz. Deshalb werden sie zusätzlich mit Metformin, GLP-1-Analoga oder SGLT-2-Inhibitoren behandelt.

Therapie des Diabetes Typ 2

BEISPIELPACKUNGEN AUF EINEN BLICK

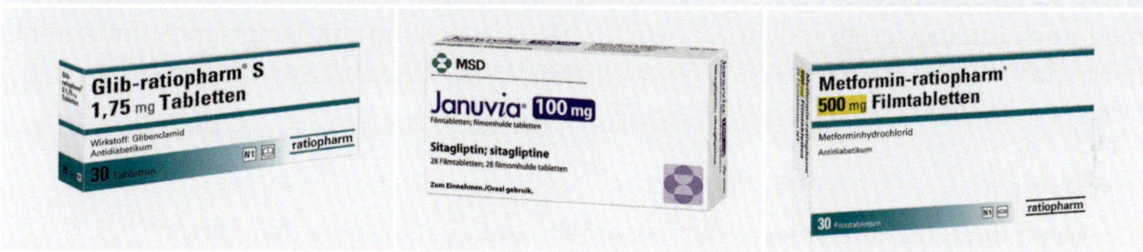

Die Therapie erfolgt in 4 Stufen. Es wird immer versucht, mit der untersten Stufe zu beginnen. Man wechselt erst zur nächsthöheren Stufe, wenn der Blutzuckerwert nicht ausreichend eingestellt werden kann.

Erste Stufe: Der richtige Blutzuckerwert soll zunächst durch eine Basistherapie aus richtiger Ernährung und ausreichender Bewegung erzielt werden. Diese Therapieelemente werden auch in den weiteren Stufen beibehalten.

Zweite Stufe: Hier beginnt die medikamentöse Therapie (○ Abb. 9.11). Die folgenden Wirkstoffe stehen als **orale Antidiabetika** zur Wahl (□ Tab. 9.10):

- **Sulfonylharnstoffe und Glinide** regen die Insulinproduktion in der Bauchspeicheldrüse an. Glinide lassen den Insulinspiegel schneller ansteigen, deshalb ist die Einnahme erst kurz vor den Mahlzeiten möglich.
- **Biguanide** senken die Glucoseproduktion in der Leber, verzögern die Glucoseaufnahme aus der Nahrung in die Darmzellen und reduzieren die Insulinresistenz.
- **Glitazone** verbessern die Insulinempfindlichkeit der Zellen in Leber, Muskel und Fettgewebe. Dadurch senken sie die Insulinresistenz.

- **Alpha-Glucosidase-Hemmer** wirken im Dünndarm und verzögern dort die Aufnahme von Glucose in das Blut.
- **Inkretinmimetika (GLP-1-Analoga)** fördern die Inkretinausschüttung. Das körpereigene Inkretinhormon GLP-1 (Glucagon-like Peptide 1) wird im Darm bei der Nahrungsaufnahme ausgeschüttet und fördert die Insulinfreisetzung sowie die Aufnahme von Glucose in die Zellen. Zudem rufen sie ein Sättigungsgefühl hervor, weil die Magenentleerung verlangsamt wird.
- **DPP-4-Hemmer (Gliptine)** bremsen den enzymatischen Abbau von Inkretin.
- **SGLT-2-Hemmer** verhindern die Rückresorption von Glucose aus dem Urin in den Körper und vermindern so den Blutzuckerspiegel.

Mit diesen Medikamenten wird bei geringem Risiko eine **Monotherapie** durchgeführt. Dabei sind Biguanide Mittel der 1. Wahl, bei Unverträglichkeiten wechselt man zu DPP-4-Hemmern (Gliptine). Bei einer vorliegenden klinisch relevanten Herz-Kreislauf-Erkrankung wird Metformin mit einem SLGT-2-Inhibitor oder einem GLP-1-Rezeptor-Antagonisten **kombiniert.**

Dritte Stufe: Bei weiterhin zu hohen Blutzuckerwerten wechselt man zur **Pharmaka-Zweifachkombination.** Dabei können zwei orale Antidiabetika kombiniert werden, also z. B. ein Biguanid mit einem Sufonylharnstoffpräparat. Häufig wird ab dieser Stufe der Diabetes auch mit Insulin behandelt. Dies wird entweder allein eingesetzt oder gemeinsam mit einem der Wirkstoffe aus Stufe 2.

Vierte Stufe: Als letzte Möglichkeit kann man die Insulin- und Kombinationstherapieformen noch intensivieren, indem z. B. kurz wirkendes Insulin mit Langzeitinsulin kombiniert wird.

MERKE
Wenn der Blutzuckerspiegel zu stark abfällt und es zum **Coma diabeticum** kommt, sollten neben dem Patienten auch die Angehörigen den Umgang mit dem Notfallset kennen: **vermengen, aufziehen, injizieren** (Abb. 9.12).

Tab. 9.10 Orale Antidiabetika

INN	FAM-Beispiel	Bemerkung
Sulfonylharnstoffe (SH)		
Glibenclamid	Glib-ratiopharm®	- Einnahme am Morgen führt zu ausgeglichenen Blutzuckerwerten während des Tages - Erhöhung der Dosis über die angegebene Maximaldosis hinaus löst keinen stärkeren Effekt aus - Beginn mit kleinen Dosen, ggf. langsam steigern
Glimepirid	Amaryl®	- kann ggf. mit Metformin, mit Inkretinmimetika und Insulin kombiniert werden

Tab. 9.10 Orale Antidiabetika (Fortsetzung)

INN	FAM-Beispiel	Bemerkung
Glinide		
Repaglinid	Novonorm®	▪ geringere Gefahr einer Hypoglykämie
Biguanide		
Metformin	Glucophage®, Metformin-ratiopharm®	▪ keine Hypoglykämiegefahr ▪ bei niereninsuffizienten Personen und Alkoholikern Gefahr der Lactatazidose ▪ keine Anwendung bei Herzinsuffizienz ▪ erhöhtes Frakturrisiko ▪ Vorsicht bei Kombination mit Insulin, der Blutzuckerspiegel kann stark abfallen ▪ regelmäßige Kontrolle der Leberwerte
Glitazone		

Pioglitazon	Actos®	▪ Gegenanzeigen:
		  ▪ eingeschränkte Leberfunktion
		  ▪ besondere Vorsicht bei Patienten mit Herzinsuffizienz

Alpha-Glucosidase-Hemmstoffe		
Acarbose	Glucobay®	▪ Blähungen vorwiegend nach Genuss von Haushaltszucker und Zuckerersatzstoffen ▪ Einnahme mit dem ersten Bissen der Mahlzeit
Inkretinmimetika		
Exenatid	Byetta® (im Fertigpen)	▪ Exenatid muss injiziert werden ▪ in Kombination mit Metformin und/oder Sulfonylharnstoffen eingesetzt ▪ Gabe 2-mal täglich
	Bydureon®	▪ muss nur 1-mal wöchentlich verabreicht werden
Gliptine		
Sitagliptin	Januvia®, Xelevia®	▪ kann unabhängig von den Mahlzeiten genommen werden ▪ ist kombinierbar mit Metformin (s. unten), wenige Wechselwirkungen mit anderen Medikamenten
Sitagliptin in Kombination mit Metformin	Velmetia®, Janumet®	▪ in Kombination mit Metformin Zusatznutzen belegt

Tab. 9.10 Orale Antidiabetika (Fortsetzung)

INN	FAM-Beispiel	Bemerkung
Saxagliptin	Onglyza®	▪ als Monotherapie bei Patienten, die durch Diät und Bewegung allein nicht ausreichend kontrolliert sind und für die Metformin aufgrund von Kontraindikationen oder Unverträglichkeit ungeeignet ist ▪ Kombinationen z. B. mit Metformin sind möglich
SGLT-2-Hemmer		
Dapagliflozin	Forxiga®	▪ da Glucose mit dem Urin ausgeschieden wird, relativ häufig (über 10 %) Pilzerkrankungen im Genitalbereich (Balanitis, Vulvovaginitis)

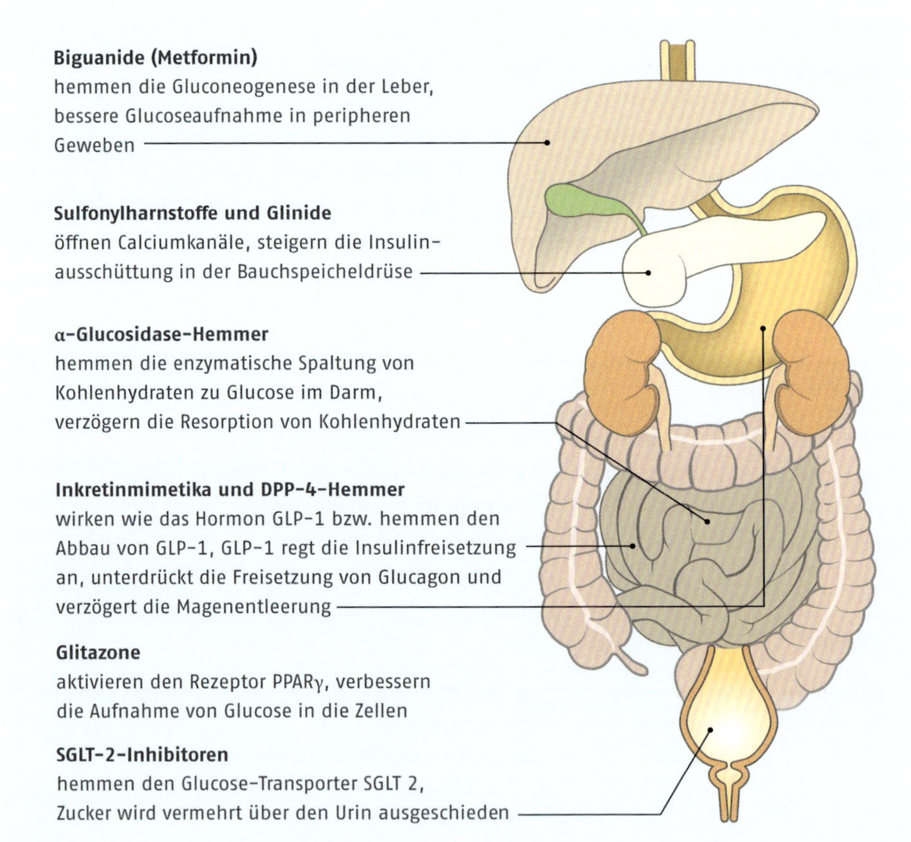

Abb. 9.11 Übersicht der Wirkung der oralen Antidiabetika

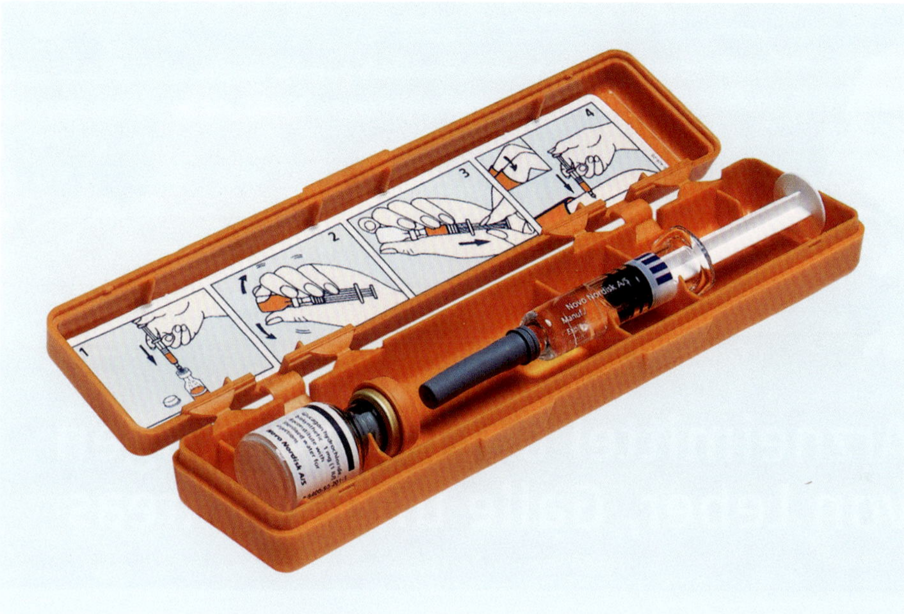

Abb. 9.12 GlucaGen® HypoKit: Ein solches Notfallset mit Glucagon sollte jeder Diabetiker kennen.

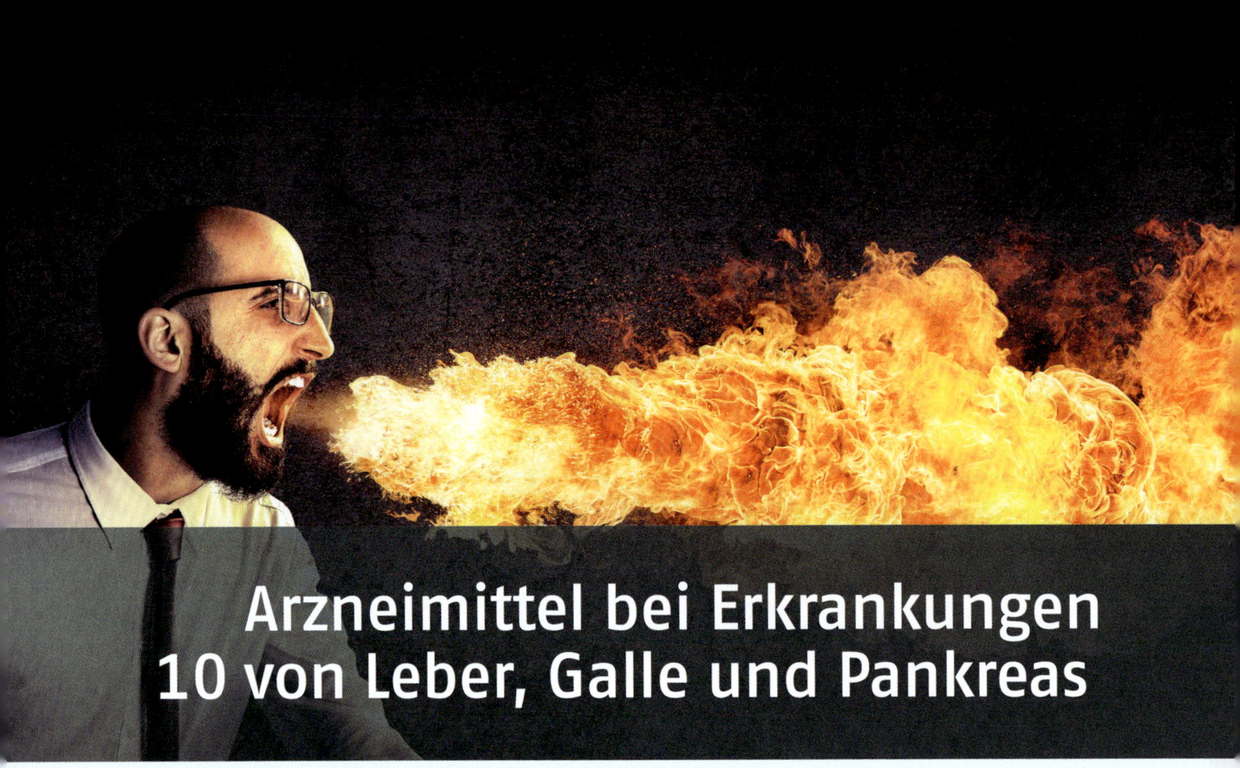

10 Arzneimittel bei Erkrankungen von Leber, Galle und Pankreas

Waren Sie auch schon so zornig, dass sie „Gift und Galle gespuckt" haben? Galle steht für Ärger, Bitterkeit und Aggression. Viele Redensarten benutzen die Bildsprache des menschlichen Körpers, und drücken damit Gefühle aus, denn zwischen Körper und Psyche besteht eine Wechselwirkung. Diese Wechselwirkung kann zu behandlungsbedürftigen Krankheiten führen, weil sie sich auf die Abgabemenge der Verdauungssekrete auswirkt. Dieses hochkomplexe Zusammenspiel kann gestört sein und muss dann mit Medikamenten behandelt werden.

10.1 Aufgaben der Leber

Im rechten Oberbauch platziert, ist die Leber über die Pfortader (Vena portae) mit dem Darmsystem verbunden. Diese transportiert sauerstoffarmes, aber nährstoffreiches Blut aus den Verdauungsorganen zur Leber. Die oral eingenommenen Arzneimittel gelangen meist so in die Leber (▸Kap. 3.3). Als das wichtigste Stoffwechselorgan ist die Leber eine kleine „chemische Fabrik“: Sie baut aus den Bausteinen der Nährstoffe Proteine wie z. B. die Gerinnungsfaktoren oder Albumin als Transportprotein auf. Das ebenfalls in der Leber gebildete Cholesterin ist das chemische Grundgerüst für viele Hormone. Die Leber sorgt auch dafür, dass überschüssige Glucose in kompakter Form als Glykogen und Nahrungsfette als Lipide gespeichert werden können. Bei Bedarf stellt die Leber diese Stoffe dem Organismus wieder zur Verfügung. Die in der Leber erzeugten Gallensäuren ermöglichen den Fettabbau bei der Nährstoffresorption. Vitamine und Spurenelemente wie Eisen, Kupfer, Zink und Mangan werden ebenfalls in der Leber gespeichert und stehen bei Bedarf als Cofaktoren zur Verfügung, die die katalytische Aktivität von Enzymen ermöglichen. Giftige Stoffe wie z. B. Alkohol werden chemisch gebunden und möglichst ausgeschieden (eliminiert). Das Hämoglobin aus zerfallenen Erythrozyten wandelt die Leber in direktes Bilirubin um, das dann über den Stuhl ausgeschieden wird. Kann die Leber krankheitsbedingt nicht mehr richtig arbeiten, staut sich das Bilirubin und führt zu einem Ikterus (Gelbsucht).

10.2 Therapie von Lebererkrankungen

Als Symptome treten v. a. Müdigkeit und Abgeschlagenheit, ein Druckgefühl im rechten Oberbauch, Ikterus, Juckreiz durch Ablagerungen von Leberabbaustoffen in der Haut und ein altbierfarbener Urin auf.

Hepatitiden: Die häufigste Lebererkrankung ist die Leberentzündung, die Hepatitis, meist als Folge einer Virusinfektion. Man unterscheidet Hepatitis A, B, C, D und E.

Hepatitis A: Sie wird v. a. übertragen durch kontaminierte Lebensmittel und Trinkwasser. Sie verläuft meist komplikationsfrei.

Beispiele für Wirkstoffe und Fertigarzneimittel

Zur Prophylaxe: Impfstoff Havrix®

Hepatitis B: Sie wird v. a. durch Geschlechtsverkehr und bei Blutkontakt übertragen.

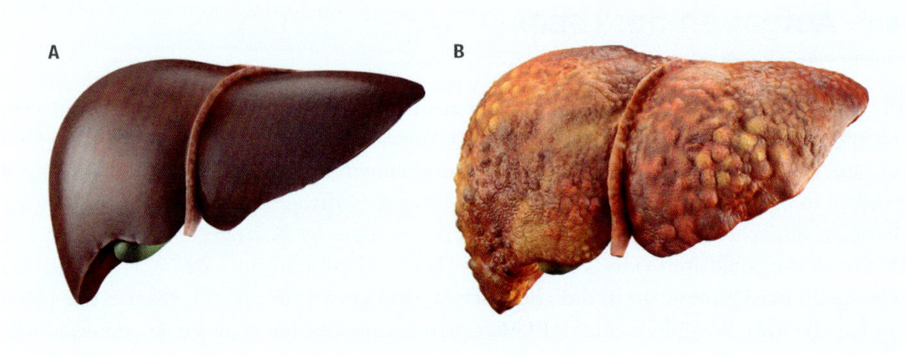

Abb. 10.1 **A** gesunde Leber, **B** Leberzirrhose

Beispiele für Wirkstoffe und Fertigarzneimittel

Zur Prophylaxe: Impfstoff Engerix®
Zur Behandlung: spezielle Virostatika wie Adefovir (Hepsera®) oder Lamivudin (Zeffix®)

Hepatitis C: Sie wird durch Blutkontakt übertragen, z. B. durch verunreinigte Nadeln bei Drogenkonsum oder Piercings.

Beispiele für Wirkstoffe und Fertigarzneimittel

Zur Behandlung: Virostatika aus mehreren Klassen einzeln oder kombiniert, z. B. Sofosbuvir (Sovaldi®) und Ledipasvir (in Harvoni®, Kombination mit Sofosbuvir).

Durch eine Hepatitis und eine Fettleber, bei der Fett in den Leberzellen abgelagert wird, kann eine **Leberzirrhose** entstehen, bei der das Lebergewebe vernarbt und seine Funktion verliert (Abb. 10.1).

Aszites: Bei einer Leberzirrhose kommt es häufig zu Aszites (Wasseransammlung im Bauchraum), Gerinnungsstörungen oder Magen- und Ösophagusvarizen. Durch die mangelhafte Entgiftungsfunktion der Leber steigt der Ammoniakspiegel im Blut, was zu psychischen und neurologischen Störungen bis hin zum Leberkoma führen kann. Gegen Aszites werden Diuretika eingesetzt (▸ Kap. 7.2.2), zum Abbau von Ammoniak (Tab. 8.3) setzt man Lactulose ein.

10.3 Therapie von Gallenerkrankungen

Auf der Rückseite der Leber liegt die Gallenblase, die den von der Leber produzierten Gallensaft aufnimmt. Entzündet sich diese, spricht man von einer Cholezystitis. Die Ursache sind meist Gallensteine, die aus eingedicktem Gallensaft entstehen. Sie können den Gallenausführungsgang versperren und es kommt zu einer bakteriellen Entzündung durch Keime, die über den Gallengang aus dem Darm in die Gallenblase gelangt sind.

Beispiele für Wirkstoffe und Fertigarzneimittel

Bei Cholezystitis: Schmerzmittel und krampflösende Medikamente wie Metamizol (▸Kap. 6), Antibiotika (▸Kap. 11),
bei Gallensteinen (die nicht zu groß sein dürfen): Ursodeoxycholsäure (Ursofalk®).
Die früher beliebten Cholagoga, die entweder als Choleretika die Leber zur vermehrten Bildung von Gallensaft anregen oder als Cholekinetika die Kontraktion der Gallenblase anregen, sind kaum mehr im Gebrauch. Auf eine Besprechung wird deshalb verzichtet.

10.4 Therapie von Pankreaserkrankungen

BEISPIELPACKUNGEN AUF EINEN BLICK

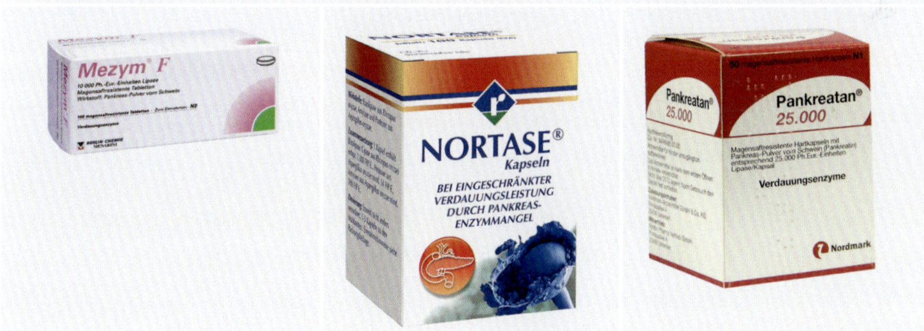

Das **Pankreas** (Bauchspeicheldrüse) liegt im Oberbauch und produziert in seinen endokrinen Zellen Hormone und in seinen exokrinen Zellen Verdauungsenzyme. Diese Enzyme fließen in den Zwölffingerdarm. Die Hormone sind in ▸Kap. 14 und ▸Kap. 9, die Verdauungsenzyme in ▸Kap. 8.1 besprochen.

Folgende **Erkrankungen** können die Bauchspeicheldrüse betreffen:

- akute und chronische Pankreatitis,
- Pankreasinsuffizienz,
- Pankreaskarzinom.

Die **Pankreatitis** entsteht durch eine Verlegung des Ausführungsgangs, z. B. durch Gallensteine oder Alkoholabusus. Sie führt zu heftigsten Oberbauchschmerzen mit Übelkeit und Erbrechen. Es kann zur Selbstverdauung von Teilen des Organs kommen. Die Therapie besteht neben einer Nahrungskarenz mit **parenteraler Ernährung** v. a. aus einer effektiven **Schmerztherapie** (▸ Kap. 6). Bei schweren Verläufen oder Infektionen werden Antibiotika verordnet. Infolge der Pankreatitis kann es zu einer **Pankreasinsuffizienz** kommen, wenn das entzündete Gewebe bindegeweblich umgebaut wird.

Bei der **endokrinen Pankreasinsuffizienz** kommt es durch den Insulinmangel zu einem Diabetes mellitus (▸ Kap. 9.4.2).

Bei der **exokrinen Pankreasinsuffizienz** werden nicht mehr genügend Verdauungsenzyme gebildet. Besonders bei der Fettverdauung kommt es dann zu Problemen mit Fettstühlen und Diarrhö. Die Therapie erfolgt durch die Substitution von Pankreas-Enzymen:

Beispiele für Fertigarzneimittel

Enzyme vom Schwein gewonnen: Mezym®, Pankreatan®, Panzytrat®,
Enzyme aus Pilzkulturen gewonnen: Nortase®

Das **Pankreaskarzinom** ist die dritthäufigste Krebserkrankung des Gastrointestinaltrakts (▸ Kap. 17).

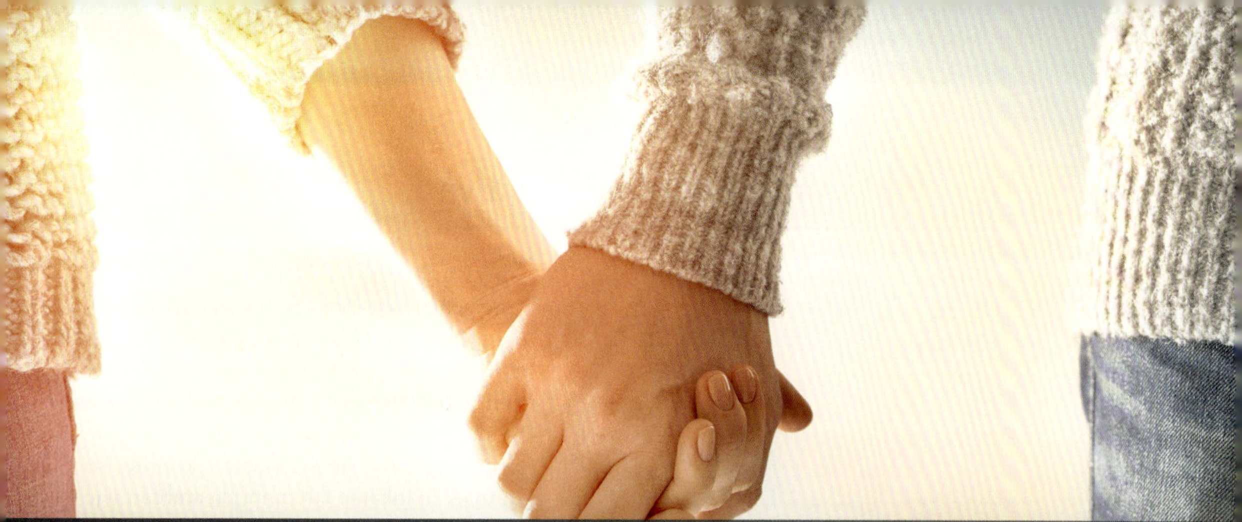

Arzneimittel bei Infektionskrankheiten 11

Trotz der Ähnlichkeit der Begriffe: Nicht immer geht von der Lebensgefährtin Lebensgefahr aus. Ernster ist das bei bestimmten Infektionen, wenn man Krankheitserregern zu nah gekommen ist. Dann kann es ohne den Einsatz moderner Antiinfektiva, z. B. den Antibiotika, lebensgefährlich werden.

11.1 Wirksamkeit der Antiinfektiva

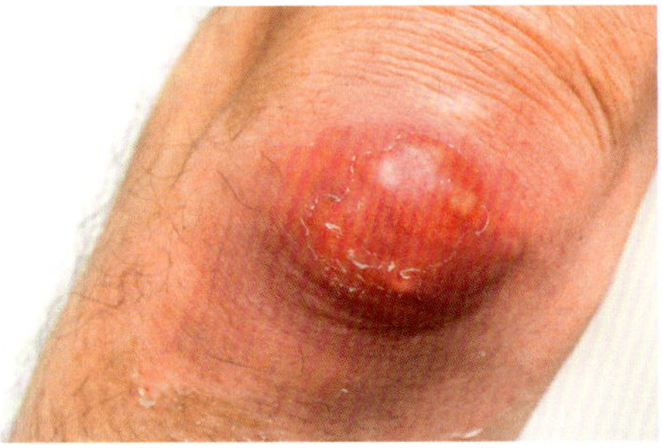

Abb. 11.1 Abszess mit Eiterbildung

Überwinden Krankheitserreger die körpereigene Haut- oder Schleimhautbarriere, dringen in das Gewebe ein und vermehren sich dort, so sprechen wir von einer **Infektion.** Können sich die eingedrungenen Keime schneller vermehren, als die körpereigene Abwehr sie vernichten konnte, so kann es zu **lokalen Entzündungsherden** wie einem Abszess kommen (Abb. 11.1). Ist die Infektion so stark, dass es zu einer Aktivierung des gesamten Immunsystems mit Allgemeinsymptomen wie Abgeschlagenheit und Fieber kommt, spricht man von einer **Infektionskrankheit** (wie z. B. bei einem massiven Harnwegsinfekt). Gelangen Krankheitserreger in großer Menge ins Blut und lösen eine massive Abwehrreaktion aus, so wird dies als **Sepsis** oder **SIRS** (**S**ystemic **I**nflammatory **R**esponse **S**yndrome) bezeichnet, einer lebensgefährlichen Komplikation.

Zur Behandlung von Infektionskrankheiten werden **Antiinfektiva** eingesetzt. Das sind Substanzen, die die eingedrungenen Mikroorganismen abtöten oder in ihrer Vermehrung hemmen, ohne den Körper dabei empfindlich zu schädigen. Dazu müssen sie bei den Mikroorganismen an solchen Zell- und Lebensstrukturen angreifen, die sich von denen der menschlichen Zellen unterscheiden. Werden die Krankheitserreger durch die Substanzen so geschädigt, dass sie zugrunde gehen, sagt man das Mittel hat eine ...**zide** Wirkung (z. B. Penicillin bei Bakterien). Stört ein Mittel lediglich die Fähigkeit zur Fortpflanzung, so gehen die Erreger nicht zugrunde, sie werden aber in ihrer Vermehrung gehindert. Dann spricht man von einer ...**statischen** Wirkung (z. B. Sulfonamide bei Bakterien). Haben die Antiinfektiva keine Wirkung auf die Mikroorganismen, so besteht eine **Resistenz** gegen das Mittel. Liegt dies daran, dass es für die Präparate grundsätzlich keine Angriffspunkte bei einigen Erregern gibt, so handelt es sich um eine **Primärresistenz**. Tritt die Resistenz erst nach mehrmaliger Anwendung ein, spricht man von **Sekundärresistenz**, einer erworbenen Resistenz. Entweder überstehen hier einzelne Erreger durch zufällige Mutationen die Therapie oder sie tauschen mit anderen Erregern diese Informationen aus. Da dies natürliche Vorgänge sind, kann eine sekundäre Resistenz auch ohne Einfluss von Medikamenten entstehen.

11.2 Wirkstoffe gegen Bakterien

BEISPIELPACKUNGEN AUF EINEN BLICK

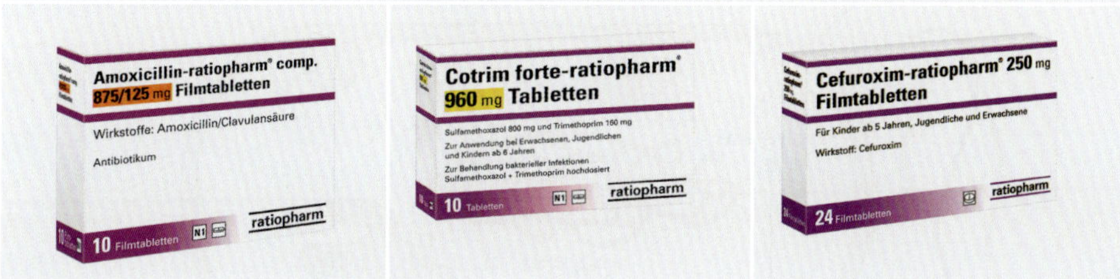

Bakterien sind einzellige Lebewesen, die sich durch Querteilung vermehren. Ihr Enzymsystem ermöglicht ihnen bestimmte Stoffwechselvorgänge. Sie bestehen aus dem Zellkörper, der die Erbinformation in Form von DNA oder RNA enthält und von einer Zellwand umschlossen ist. In Abhängigkeit von der Zellwandstärke lassen sich Bakterien unterschiedlich anfärben (grampositiv und gramnegativ), was Rückschlüsse auf den Bakterientyp erlaubt und für den Arzt die Wirkstoffauswahl erleichtert. Infektionen mit Bakterien können seit 80 Jahren wirkungsvoll mit **Antibiotika** behandelt werden und haben daher ihren Schrecken verloren. Jedoch spielt bei Antibiotika das Problem der Resistenzbildung eine immer größere Rolle. Aus diesem Grund muss auf die optimale Arzneimittelauswahl geachtet werden, möglichst abgesichert durch einen Empfindlichkeitstest des Erregers (**Antibiogramm**). Das Mittel darf auch nicht zu kurz gegeben werden, um ein Überleben der weniger empfindlichen Keime zu verhindern. Hierbei hat das Pflegepersonal eine wichtige Aufgabe. Um einen gleichmäßigen Wirkstoffspiegel zu erreichen und die Entstehung von mehrfach resistenten Keimen (**Hospitalkeimen**) in der Einrichtung zu vermindern, muss es:

- die Patienten animieren, orale Antibiotika regelmäßig und so lange wie verordnet einzunehmen,
- parenterale Antibiotikagaben nach einem festen Zeitschema geben.

Zudem muss jeder Antibiotikagabe eine strenge Indikationsstellung vorausgehen, um die Darmflora der Patienten nicht unnötig zu schädigen und allergische Reaktionen zu vermeiden. Allergien können sehr ausgeprägt auftreten. Wir teilen die Antibiotika ein nach:

- **chemischer** Struktur und deren Verwandtschaft,
- **Wirkungsspektrum** (z. B. Wirkung bei gramnegativen oder grampositiven Bakterien),
- **Wirkungstyp** (z. B. bakterizid oder bakteriostatisch).

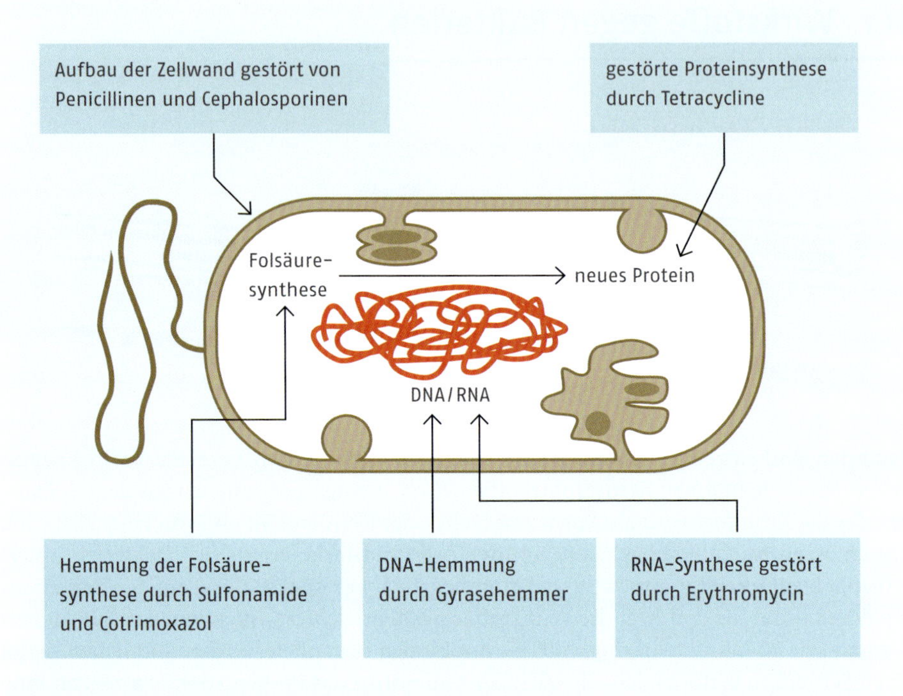

Abb. 11.2 Antiinfektiva greifen in den Aufbau der Zellwand und in die Steuerung des Zellstoffwechsels an unterschiedlichen Stellen ein.

11.2.1 Antibiotikagruppen

Betalactam-Antibiotika

Betalactame (auch β-Lactam-Antibiotika) hemmen den Aufbau der Wand der Bakterienzelle (Abb. 11.2) und wirken dadurch bakterizid. Zu dieser Gruppe gehören folgende Antibiotika mit einem chemisch ähnlichen Grundgerüst (Tab. 11.1):

- Penicilline,
- Cephalosporine,
- Carbapeneme (für Problemkeime).

Die Bakterien können jedoch durch ein von ihnen gebildetes Enzym, die zu den Betalactamasen gehörende Penicillinase, die Wirkung dieser Antibiotika verhindern. Um dies zu vermeiden, hat man einen Teil der Betalactam-Antibiotika „penicillasefest" gemacht (z. B. Amoxicillin durch die Zugabe von Clavulansäure).

PFLEGETIPP

Gerade bei den Betalactam-Antibiotika sind allergische Reaktionen, v. a. in Form einer Urticaria, nicht selten. Die Patienten müssen diesbezüglich beobachtet werden und bei entsprechenden Symptomen muss das Präparat unverzüglich abgesetzt werden und mit dem Arzt das weitere Vorgehen besprochen werden.

Tab. 11.1 Übersicht der gebräuchlichen Betalactam-Antibiotika

INN	FAM-Beispiel	Bemerkung
Penicilline		
Penicillin G (Benzylpenicillin)	Infectocillin®	■ nur parenterale Gabe möglich
Phenoxymethyl-penicillin	Isocillin®	
Flucloxacillin	Staphylex®	■ erfasst auch Betalactamase-produzierende Staphylokokken und Streptokokken
Ampicillin	Ampicillin-ratiopharm®	■ häufig Magen-Darm-Beschwerden
Amoxicillin	Amoxihexal®, Kombination mit Clavulansäure: Augmentan®, Amoxicillin-ratiopharm® comp.	■ schwere allergische Reaktion möglich
Cephalosporine		
Cefaclor	Panoral®, Cefaclor-ratiopharm®	bei 1–10 %: ■ allergische Reaktionen (Hautausschlag, Juckreiz, Rötung) ■ und/oder Beschwerden des Magen-Darm-Trakts (Übelkeit, Erbrechen, Appetitlosigkeit, Blähungen oder Durchfall)
Cefuroxim	Elobact®, Cefuroxim-ratiopharm®	
Cefixim	Cefixim-ratiopharm®	
Cefpodoxim	Orelox®	
Carbapeneme		
Kombination aus Imipenem + Cilastatin	Zienam®	■ gegen Abbau in der Niere mit Cilastatin kombiniert, ■ Reserveantibiotikum
Meropenem	Meronem®	
Ertapenem	Invanz®	

Sulfonamide

Sie wirken antibakteriell, indem sie die Krankheitserreger an der Produktion von Folsäure hindern. Folsäure benötigen die Bakterien bei der Zellteilung zur Herstellung ihrer DNA und RNA. Ohne Folsäure können keine neuen Bakterien entstehen. Dadurch wirken Sulfonamide bakteriostatisch. Die Kombination Cotrimoxazol (Sulfamethoxazol und Trimethoprim) wirkt stärker als jeweils die Einzelsubstanzen. Der Einsatz in der Medizin ist

Tab. 11.2 Übersicht der gebräuchlichen Sulfonamide

INN	FAM-Beispiel	Bemerkung
Cotrimoxazol	Eusaprim®, Cotrim forte-ratiopharm®	▪ Kombination aus den Antibiotika Sulfonamid (Sulfamethoxazol) und Trimethoprim ▪ Antibiotikum bei unkomplizierten Harnwegsinfektionen
Sulfadiazin (äußerlich)	Flammazine®	▪ Kombination mit Silber ▪ äußerliche Anwendung bei Haut- und Wundinfektionen

wegen der eher schwachen Wirkung und vieler Nebenwirkungen deutlich zurückgegangen (Tab. 11.2)

Fluorchinolone (Gyrasehemmer)

Gyrasehemmer stören die Ablesbarkeit der DNA oder RNA. Dadurch kann die Zelle nicht mehr die für den Bau und das Wachstum erforderlichen Eiweiße herstellen. So wirken Gyrasehemmer bakterizid.

PFLEGETIPP
Milch und Milchprodukte (Quark, Joghurt, Käse), Mineralwasser, mit Calcium angereicherte Getränke und Mineralstoffpräparate, sind innerhalb von 2 Stunden vor und 4 Stunden nach der Einnahme zu meiden (Tab. 11.3).

MERKE
Laut Rote-Hand Brief des BfArM haben die Fluorchinolone ein besonderes Risiko für schwere und lange anhaltende Nebenwirkungen im Bereich Muskeln, Gelenke und Nervensystem. Daher ist der Einsatz dieser Medikamente zurückgegangen und sie werden kaum noch zur Erstwahl-Behandlung eingesetzt.

Tab. 11.3 Übersicht der gebräuchlichen Fluorchinolone (Gyrasehemmer)

INN	FAM-Beispiel	Bemerkung
Ofloxacin	Ofloxacin AL	▪ für Kurztherapie
Ciprofloxacin	Ciprobay®	▪ Sonnenbäder vermeiden
Norfloxacin	Barazan®	▪ kann viele Störungen, z. B. Verwirrtheit, auslösen

Tab. 11.4 Übersicht der gebräuchlichen Nitroimidazolderivate

INN	FAM-Beispiel	Bemerkung
Metronidazol	Metronidazol-ratiopharm®, Arilin®	▪ kann Urin dunkel färben ▪ während der Therapie kein Alkoholkonsum
Tinidazol	Tindamax®	▪ nur in den USA zugelassen

Nitroimidazolderivate

Diese Antibiotika stören die Synthese der DNA oder RNA und rufen so Schäden an der Erbinformation hervor. Sie wirken an solchen Bakterien, die unter Sauerstoffabschluss wachsen und z. B. im Darm vorkommen. Systemisch werden sie z. B. bei einer Divertikulitis oder bei Harnwegsinfekten eingesetzt. Eine lokale Anwendung ist z. B. der Einsatz in Form von Cremes und Zäpfchen bei Vaginalinfektionen (Tab. 11.4).

Tetracycline

Ähnlich wie die Gyrasehemmer wirken die Tetracycline auf die Ablesbarkeit der DNA oder RNA und hindern so die Bakterienzelle daran, Bakterieneiweiße zu produzieren. Sie haben ein breites Wirkungsspektrum und gehören daher zu den **Breitbandantibiotika**. Auch Tetracycline wirken bakterizid. Bei der Einnahme von Tetracyclinen ist zu beachten, dass sie die Fotosensibilität erhöhen und so bei starker UV-Einstrahlung im Sommer, z. B. an der See oder im Hochgebirge, schwere Sonnenbrände begünstigen können. Zudem muss bei der Einnahme beachtet werden, dass Tetracycline mit Metallsalzen unlösliche Komplexe bilden. Darum darf man sie nie zusammen mit Fruchtsäften (hoher Eisengehalt), mit Milch (hoher Calciumgehalt), mit Magentabletten wie Bullrich-Salz® (Natriumsalz) oder mit Mineralwasser (hoher Mineraliengehalt) einnehmen, sondern nur mit Leitungswasser (Tab. 11.5).

Makrolide

Das Wirkprinzip der Makrolide entspricht dem der Tetracycline (Tab. 11.6). Bei Makroliden muss mit vielen Wechselwirkungen mit anderen Arzneistoffen gerechnet werden. Da Makrolide Herzrhythmusstörungen hervorrufen können, sollten sie nicht bei Patienten mit Herzerkrankungen angewandt werden.

Tab. 11.5 Übersicht der gebräuchlichen Tetracycline

INN	FAM-Beispiel	Bemerkung
Doxycyclin	Doxyhexal®, Doxycyclin-ratiopharm®	erhöht Digoxinwerte und Werte oraler Antikoagulanzien
Minocyclin	Minocyclin-ratiopharm®	in niedriger Dosierung auch bei Akne

Tab. 11.6 Übersicht der gebräuchlichen Makrolide

INN	FAM-Beispiel	Bemerkung
Erythromycin	Erythrocin-neo®	▪ Wirkungserhöhung bei gleichzeitiger Einnahme v. a. bei Digoxin, Warfarin, Fentanyl und Opioiden, Lovastatin ▪ verstärkt die Nebenwirkungen von: Carbamazepin, Valproinsäure, Psychopharmaka, Theophyllin, Ciprofloxacin
Roxithromycin	Rulid®	▪ Wirkung der Antibabypille kann durch das Arzneimittel beeinträchtigt werden ▪ Superinfektionen mit anderen Bakterien oder mit Hefepilzen (Infektionen der Scheide, Mundsoor) möglich ▪ nicht für Kinder unter 40 kg Körpergewicht
Azithromycin	Zithromax®	▪ Wirkung der Antibabypille kann durch das Arzneimittel beeinträchtigt werden ▪ Superinfektionen mit anderen Bakterien oder mit Hefepilzen (Infektionen der Scheide, Mundsoor) möglich ▪ nicht für Kinder unter 15 kg Körpergewicht

Besonderheiten bei der Antibiotikatherapie

MERKE

Gefürchtete Krankenhausinfektionen werden durch Methicillin-resistente Staphylococcus-aureus-Stämme verursacht (**MRSA**). Diese Bakterienstämme besiedeln Haut und Schleimhäute und können auf chirurgischen Intensivstationen sowie auf Frühgeborenenstationen gefährliche Hospitalkeime sein. Außer gegen Methicillin (inzwischen außer Handel) sind sie gegen alle Betalactam-Antibiotika und weitere Antibiotikaklassen resistent. Daher versterben z. B. an einer schweren Sepsis doppelt so viele Erkrankte wie vor der Resistenzentwicklung. Aus diesem Grund haben alle Einrichtungen des Gesundheitswesens inzwischen Hygieneanweisungen zur MRSA-Prävention, die genau zu beachten sind. Daneben sind **VRE** (Vancomycin-resistente Enterokokken) und **MGRN** (multiresistente gramnegative Erreger) inzwischen genauso gefürchtet. Reserveantibiotika bei diesen Keimen sind Vancomycin, Linezolid, Rifampicin (▸ Kap. 11.2.3), Tuberkulostatika und Fusidinsäure.

Bei der **oralen Verabreichung** von Antibiotika kommt es immer wieder zu Problemen:

- Die Tabletten sind oft sehr groß und können schlecht geschluckt werden. Daher enthalten viele Präparate den Hinweis, dass die Tabletten problemlos geteilt werden können. Den Patienten muss man zudem immer viel Wasser zum Schlucken anbieten und eine Einnahme in aufrechter Position ermöglichen.
- Viele Antibiotika sind elektrolytempfindlich, deshalb nur Leitungswasser zur Einnahme verwenden.
- Für Kinder werden die Antibiotika meist als Säfte angeboten. Da bei Kindern die Gewichtsunterschiede sehr groß sind, müssen die Antibiotika richtig dosiert werden. Dazu liegen den Medikamenten spezielle Messlöffel bei. Die Verwendung zeigt o Abb. 11.3.
- Einfacher und sicherer erfolgt die Dosierung mit der Pipette statt mit dem Löffel (o Abb. 11.4).

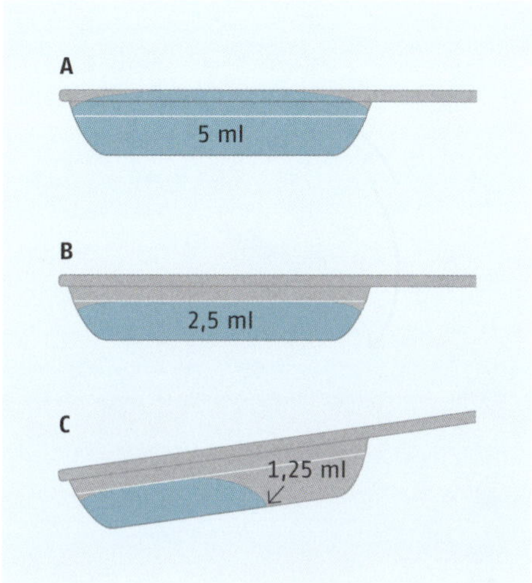

o **Abb. 11.3** Korrekte Benutzung der Messlöffel: **A** Um 5 ml abzumessen wird der Messlöffel so gefüllt, dass der Flüssigkeitsspiegel an der Oberkante steht. **B** Die Markierung für 2,5 ml befindet sich an der Löffelinnenseite. **C** Zum Abmessen von 1,25 ml muss der Messlöffel schräg gehalten werden.

11.3 Therapie der Tuberkulose

Die Mittel gegen Tuberkuloseerreger werden als Tuberkulostatika bezeichnet, da viele Präparate nur die Vermehrung der Keime verhindern können. Die Erreger der Tuberkulose sind stäbchenförmige Bakterien – sogenannte Mykobakterien. Diese Keime verfügen über eine ausgeprägte Schleimkapsel um ihre Zellwand, welche sie vor der Immunabwehr schützt und den Einsatz vieler Antibiotika verhindert. Daher kommen bei einer Tuberkulose spezielle Mittel zum Einsatz. Die Erkrankung Tuberkulose manifestiert sich bei etwa 80 % der Erkrankten als Lungentuberkulose, sie kann aber prinzipiell jedes Organ befallen, was insbesondere durch eine eingeschränkte Immunabwehr (z. B. bei HIV-Infektion, immunsuppressiver Therapie) begünstigt wird. Die effektive Behandlung der Tuberkulose erfolgt ausschließlich mit einer Kombination spezifischer Medikamente. Dadurch soll auch die Entwicklung resistenter Keime verhindert werden.

Zur Behandlung der Tuberkulose stehen die folgenden 5 Standardmedikamente zur Verfügung:

- **Isoniazid** (INH): Es stört den Zellwandaufbau und den Nukleinsäureaufbau in den Bakterien.
- **Rifampicin** (RMP): Es stört die Proteinsynthese der Bakterien und wirkt besonders gut auf sich vermehrende Tuberkulosebakterien.

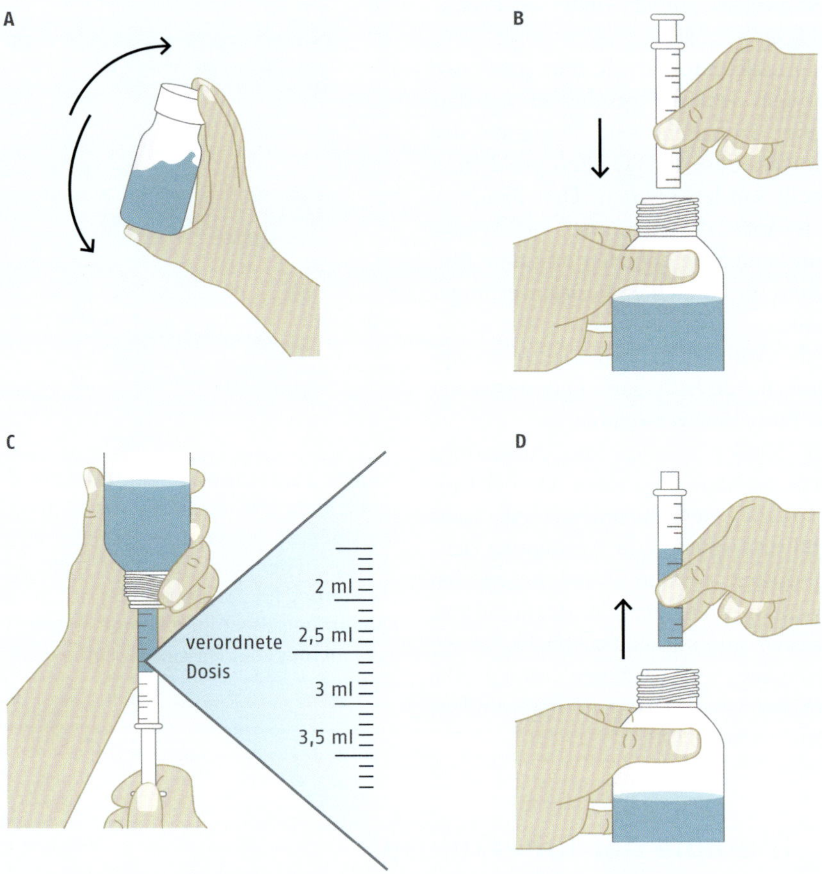

Abb. 11.4 Entnahme einer gebrauchsfertigen Suspension: **A** Flasche schütteln und Schaum absetzen lassen, **B** Dosierspritze aufsetzen, **C** Flasche umdrehen und Spitzkolben nach oben ziehen, **D** Flasche wieder aufrecht stellen und Spritze aus dem Stopfen ziehen

- **Ethambutol** (EMB): Es stört ebenfalls den Zellwandaufbau und den Nukleinsäureaufbau in den Bakterien.
- **Pyrazinamid** (PZA): Es ist ein ideales Ergänzungsmittel, weil es gegen langsam wachsende Tb-Erreger wirkt.
- **Streptomycin** (SM): Dies ist ein Antibiotikum, das auch auf Tuberkuloseerreger bakterizid wirkt. Wegen erheblicher Nebenwirkungen wird es nur als Reserveantibiotikum gegen resistente Erreger eingesetzt.

Darüber hinaus gibt es sogenannte Zweitrang- oder Reservemedikamente, die bei Resistenzen oder Unverträglichkeiten zum Einsatz kommen.

Die Therapie der Tuberkulose ist sehr langwierig – sie dauert mindestens 6 Monate:

- Initialphase (2 Monate): zur Verfügung stehen Rifamcipin, Isoniazid, Pyrazinamid, Ethambutol,
- Erhaltungsphase (4 Monate): zur Verfügung stehen Rifamcipin und Isoniazid.

PFLEGETIPP

Die Einnahme der Tabletten muss täglich zur selben Zeit erfolgen und konsequent durchgeführt werden. Dies erfordert von den Patienten sehr viel Disziplin. Die Pflegekräfte müssen sie dabei motivierend unterstützen.

Wenn die Tuberkuloseerreger Resistenzen entwickelt haben, muss die Therapie laut WHO-Leitlinie über einen Zeitraum von mindestens 20 Monaten mit mindestens 4 wirksamen Medikamenten erfolgen.

11.4 Therapie von Virenerkrankungen

BEISPIELPACKUNGEN AUF EINEN BLICK

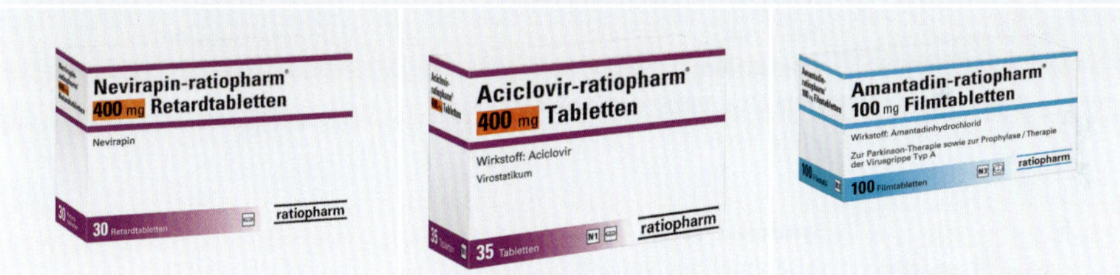

Viren sind sehr klein (ca. $^1/_{100}$ eines Bakteriums) und einfach aufgebaut. Sie bestehen in der Regel nur aus einer Hülle aus Proteinen und ihrem Erbmaterial in Form von DNA (Desoyribonukleinsäure) oder RNA (Ribonukleinsäure). Viren verfügen über keinen eigenen Stoffwechsel, daher sind sie keine Lebewesen im klassischen Sinn. Für die Vermehrung sind sie auf lebende **Wirtszellen** angewiesen, in die sie eindringen und die sie mittels ihrer DNA oder RNA umprogrammieren. So muss die Wirtszelle dann die DNA oder RNA und die Hüllproteine des Virus herstellen. Im weiteren Verlauf werden diese Einzelteile zu einem fertigen neuen Virus zusammengesetzt. Anschließend erfolgt das Ausschleusen der Viren aus der Wirtszelle. Diese befallen dann weitere Zellen. Virusinfektionen begegnen Pflegekräften zunehmend in ihrem beruflichen Alltag. Beispiele dafür sind HIV-Infektionen, Norovirus-Ausbrüche in Pflegeeinrichtungen, Grippewellen und die Corona-Pandemie (o Abb. 11.5).

Die **Behandlung** von Virusinfektionen ist schwierig. Antibiotika wirken nicht gegen Viren. Da sich Viren in Körperzellen aufhalten, können Therapeutika immer auch diese schädigen. Seit den 1960er-Jahren stehen für die Therapie **Virostatika** zur Verfügung

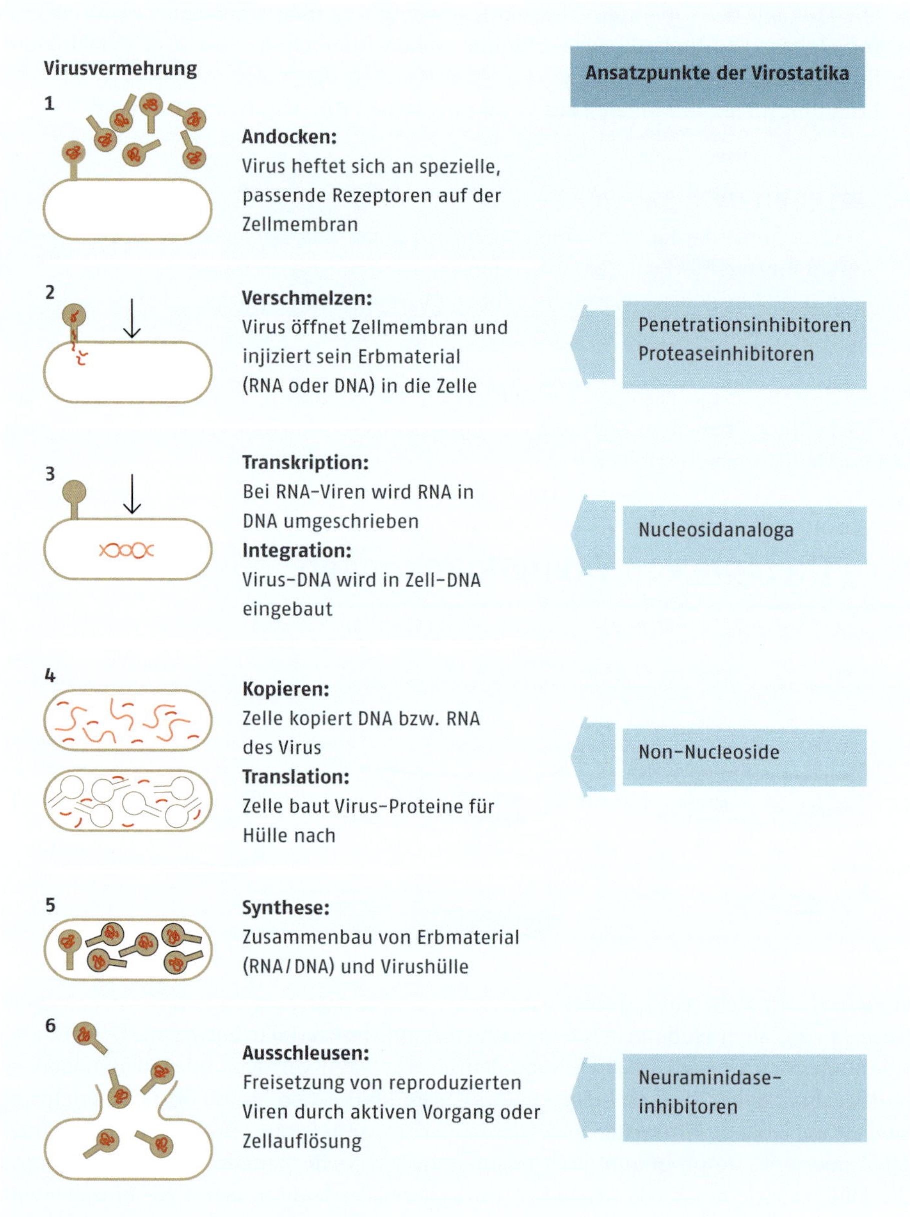

○ **Abb. 11.5** Schematischer Ablauf der Virusvermehrung und -bekämpfung

(◻ Tab. 11.7). Sie nutzen unterschiedliche Mechanismen, um Virusinfektionen zu bekämpfen:

- **Penetrationsinhibitoren** verhindern das Eindringen des Virus in die menschliche Zelle.
- **Proteaseinhibitoren** verhindern, dass die Erbinformation der Viren nach dem Eindringen in die menschliche Zelle freigesetzt werden kann.

Tab. 11.7 Überblick: gebräuchliche Virostatika

INN	FAM-Beispiel	Indikation	Bemerkung
Penetrationsinhibitoren			
Amantadin	Amantadin-ratiopharm®	Virusgrippe	■ Gabe spätestens 24–48 Stunden nach den ersten Symptomen
Proteaseinhibitoren			
Indinavir	Crixivan®	HIV-Infektion	■ meist kombiniert mit Ritonavir und Nukleosidanaloga
Lopinavir + Ritonavir	Kaletra®	HIV-Infektion	■ zahlreiche Wechselwirkungen mit anderen Arzneimitteln beachten
Nukleosidanaloga			
Aciclovir	Zovirax®, Aciclovir-ratiopharm®	Herpes-simplex-Infektion	■ bei den ersten Anzeichen einer Infektion einsetzen ■ Aciclovir: lokale und systemische Anwendung ■ Famciclovir: nur systemische Anwendung
Famciclovir	Famvir®		
Brivudin	Zostex®	Herpes zoster	■ v. a. bei immungeschwächten Erwachsenen (unbedingt innerhalb der ersten 48–72 h einsetzen)
Adefovir	Hepsera®	chronische Hepatitis B	■ Nierenfunktion muss überwacht werden
Sofosbuvir	Sovaldi®	Hepatitis C	■ sehr hohe Therapiekosten
Zidovudin	Retrovir®	HIV-Infektion	■ meist kombiniert mit Proteaseinhibatoren
Lamivudin	Epivir®	HIV-Infektion	
Ribavirin	Rebetol®	Hepatitis C	■ Anwendung (außer Saft) nicht unter 18 Jahren ■ Frauen und Männer im zeugungsfähigen Alter müssen verhüten
Non-Nukleoside			
Nevirapin	Nevirapin-ratiopharm®	HIV-Infektion	■ Wirkung der Antibabypille kann beeinträchtigt werden

11

Tab. 11.7 Überblick: gebräuchliche Virostatika (Fortsetzung)

INN	FAM-Beispiel	Indikation	Bemerkung
Neuraminidaseinhibitoren			
Zanamivir	Relenza®, Dectova®	Virusgrippe	▪ reduziert Dauer und Schwere der Erkrankung ▪ kein Ersatz für Grippeschutzimpfung
Oseltamivir	Tamiflu®		

- **Nukleosidanaloga** greifen in die Synthese der DNA ein und schädigen nur die Erbinformationen des Virus, sodass diese nicht mehr abgelesen werden können.
- **Non-Nukleoside** schalten das Enzym aus, das beim Virus für die Verdopplung der DNA verantwortlich ist.
- **Neuraminidaseinhibitoren** verhindern das Ausschleusen der Viren aus der menschlichen Zelle.

PFLEGETIPP

Viruserkrankungen werden bei der Pflege und in allen Pflegeeinrichtungen gefürchtet. Wie oben gezeigt, sind die Therapiemöglichkeiten mit Medikamenten beschränkt. Umso wichtiger ist deshalb das pflegerische Vorgehen:

- Medikamente müssen korrekt unter Einhaltung der Dosis und der Einnahmezeit gegeben werden.
- Hygieneregeln, insbesondere die Händedesinfektion, sind korrekt zu befolgen.

11.5 Therapie von Pilzerkrankungen

BEISPIELPACKUNGEN AUF EINEN BLICK

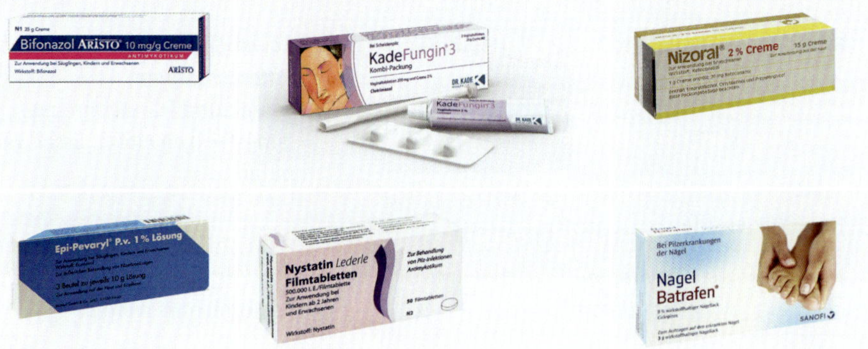

Krankheiten, die durch pathogene Pilze verursacht werden, heißen Mykosen. Pilzerkrankungen sind sehr häufig und können sich auf der Haut oder den Schleimhäuten leicht ausbreiten und Organe wie Lunge oder Gehirn befallen. Wichtige pathogene Pilze sind:

- Dermatophyten, die die Epidermis sowie Haare und Nägel befallen können.
- Hefepilze wie Candida albicans, die besonders Schleimhäute schädigen können und bei immungeschwächten Patienten auch innere Organe infizieren können (Abb. 11.6).
- Schimmelpilze wie die Aspergillus-Arten können bei Allergikern massive Immunreaktionen hervorrufen und bei Immungeschwächten innere Organe infizieren. Betroffen sind Schwerstkranke mit einer Immunschwäche.

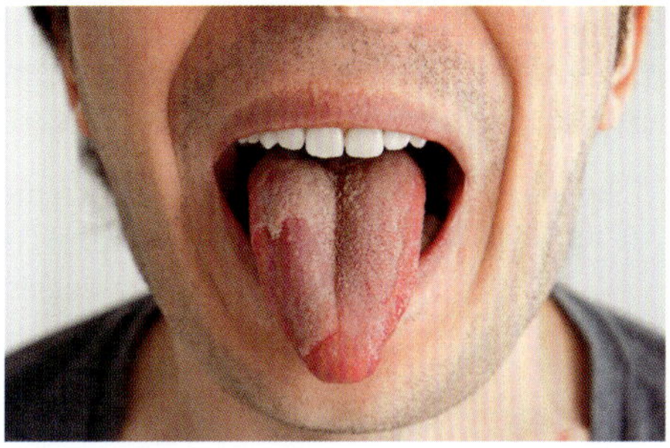

Abb. 11.6 Beispiel für eine Soorinfektion des Mundes mit Candida albicans

Pilzinfektionen werden mit **Antimykotika** behandelt. Wenn diese die Pilze abtöten, werden sie als **fungizid** bezeichnet. Können sie lediglich die Pilze in ihrem Wachstum hindern, spricht man von **fungistatischen** Antimykotika. Da sich die meisten Pilzinfektionen oberflächlich ausbreiten, ist die Lokaltherapie das Mittel der Wahl. Eine systemische Therapie erfolgt in erster Linie bei einem Befall innerer Organe, bei ausgedehnten Candidosen (Hefepilzerkrankungen) oder bei Nagelmykosen, die auf eine lokale Behandlung nicht ansprechen. Folgende Wirkstoffgruppen werden unterschieden (Tab. 11.8):

Tab. 11.8 Übersicht der wichtigsten Antimykotika

INN	FAM-Beispiel	Einsatzgebiet
Azole		
Itraconazol	Itraconazol-1A Pharma®, Sempera® (Kapseln)	■ nur systemische Anwendung ■ bei Pilzbefall der Haut und Organ- oder Systemmykosen
Ketoconazol	Nizoral® Tabletten, Nizoral® Creme, Terzolin® Lösung	■ v. a. bei Dermatomykosen
Miconazol	Daktar® Mundgel, Micotar® Creme, InfectoSoor® Mundgel	■ Hautmykosen ■ Mundschleimhautmykosen ■ Vaginalmykosen
Econazol	Epi-Pevaryl® 1 % Creme, Epi-Pevaryl® P. v. Lösung	■ Hautmykosen, ■ Kleienpilzflechte
Clotrimazol	Canesten® Creme, KadeFungin® 3 Kombipackung	■ v. a. Mykosen der Fußhaut ■ Vaginalsoor

11

Tab. 11.8 Übersicht der wichtigsten Antimykotika (Fortsetzung)

INN	FAM-Beispiel	Einsatzgebiet
Bifonazol	Bifonazol Aristo® Creme, Canesten® extra Bifonazol Creme/Spray, Canesten® extra Nagelset Salbe	bei Pilzbefall von: ■ Haut ■ Nägeln ■ Haaren
Polyene		
Amphotericin B	Ampho-Moronal® Lutschtabletten, Suspension, Tabletten Ambisome® liposomal 50 mg (i. v.)	■ Soorbefall im Mund (lokal) ■ Mykosen innerer Organe (systemisch)
Nystatin	Nystatin acis Creme, Mundgel, Suspension; Biofanal® Vaginaltabletten, Nystatin Lederle Tabletten	■ nur bei Candidainfektionen der Haut und Schleimhäute
Allylamine		
Terbinafin	Terbinafin AbZ 10 mg/g Creme, Fungizid-ratiopharm® extra, Lamisil® Once 1 %, Lamisil® Tabletten	■ bei Mykosen der Haut und der Nägel ■ bei schweren Formen auch systemisch
Pyridonderivate		
Ciclopirox	Ciclopoli® Creme, Batrafen® Vaginalcreme 10 mg/g, Ciclopoli® gegen Nagelpilz, Nagel Batrafen®	■ bei Haut-, Haar-, Nagelmykosen ■ auch bei Vaginalsoor

Azole: Hierzu gehören die meisten antimykotischen Wirkstoffe. Die zugehörigen Präparate erkennt man an der Endung -azol. Sie haben ein breites Wirkungsspektrum und wirken z. T. auch gegen einige Bakterienstämme. So kann z. B. Bifonazol gegen einige Corynebakterien eingesetzt werden. Da sie nur den Aufbau der Zellwand des Pilzes schädigen, wirken sie nur pilzhemmend (= fungistatisch) und müssen so lange angewendet werden, bis alle Pilzbestandteile aus der Unterhaut herausgewachsen sind, was meist erst nach einigen Wochen der Fall ist.

Polyene: Sie stören den Stoffaustausch durch die Zellmembran und wirken je nach Dosierung fungizid oder nur fungistatisch.

Allylamine: Die Wirkung ist ähnlich wie bei den Polyenen.

Pyridonderivate: Hemmen die Aufnahme von Bausteinen, die für die Pilzzelle lebenswichtig sind, schädigen innere Zellstrukturen und behindern die Zellteilung.

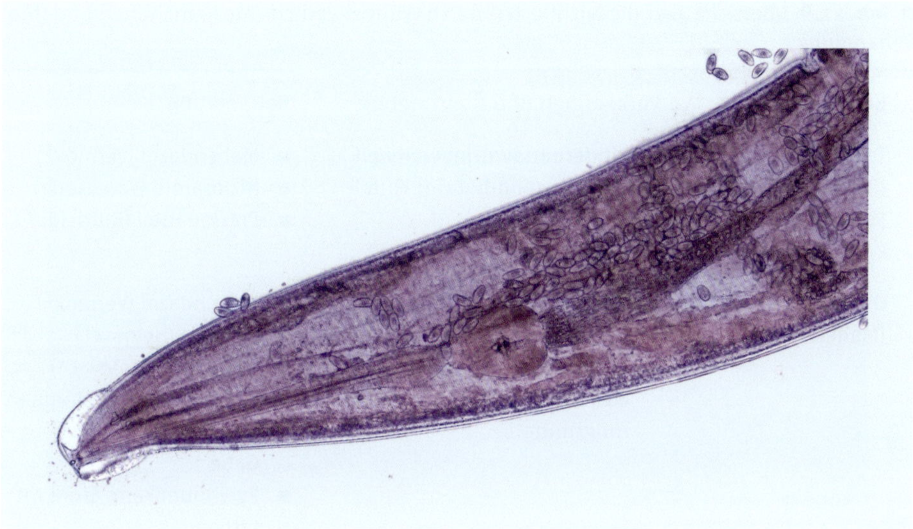

Abb. 11.7 Mit Eiern gefüllter Madenwurm

11.6 Therapie von Wurmerkrankungen

Würmer sind Organismen, die ausdifferenzierte Organe und ein Nervensystem haben und sich über Eier vermehren (Abb. 11.7). Ein Wurmbefall kommt in Deutschland zumeist bei Kindern vor, die sich oft mit Madenwürmern infizieren (Oxyuriasis).

Die in den hiesigen Regionen vorkommenden Würmer kann man bis auf den seltenen und gefährlichen Hundebandwurm zuverlässig bekämpfen. Anders sieht es mit tropischen Würmern aus, die durch Fernreisen eingeschleppt werden können. Medikamente gegen einen Befall durch Würmer werden als **Anthelminthika** bezeichnet. Die Therapie erfolgt im Rahmen einer „Wurmkur". Dabei wird beispielsweise die Nährstoffaufnahme der Würmer blockiert, sodass die Würmer absterben und mit dem Stuhl ausgeschieden werden. Die Mittel wirken nur gegen die Würmer selbst, nicht jedoch gegen die Eier. Daher muss eine Wurmkur meist wiederholt werden, bis der Stuhl ohne Befund ist (Tab. 11.9).

PFLEGETIPP

Bei Wurmerkrankungen ist eine strikte Einhaltung der Hygiene (v. a. Händehygiene) unerlässlich. Unterwäsche und Bettzeug müssen täglich gewechselt werden und desinfizierend gewaschen werden. Nahe Kontaktpersonen müssen mit untersucht werden.

Tab. 11.9 Übersicht über die wichtigsten durch Würmer verursachte Krankheiten und ihre Behandlung

Erkrankung	Vorkommen und Übertragung	Behandlung
Taeniasis (Rinder- und Schweineband-wurm)	▪ **Rinderbandwurm:** weltweit ▪ **Schweinebandwurm:** Mittel- und Südamerika ▪ Übertragung: rohes Fleisch	▪ Mebendazol (Vermox®) ▪ Niclosamid (Yomesan®) ▪ Praziquantel (Biltricide®)
Oxyuriasis (Madenwürmer)	▪ weltweit, v. a. bei Kindern und Jugendlichen ▪ Übertragung: von Mensch zu Mensch über Hände und Nahrungsmittel	▪ Mebendazol (Vermox®) ▪ Pyrantel (Helmex®) ▪ Pyrvinium (Molevac®) ▪ je nach Präparat einmalige oder mehrmalige Gabe ▪ Pyrvinium kann Stuhl rot färben
Askariasis (Spulwürmer)	▪ in Mitteleuropa selten, in Entwicklungländern hohe Durchseuchung ▪ Übertragung: v. a. kontaminiertes Wasser, Obst, Gemüse (nach Fäkaldüngung)	▪ Mebendazol (Vermox®) ▪ Pyrantel (Helmex®) ▪ je nach Präparat einmalige oder mehrmalige Gabe
Trichinose	▪ weltweit, in Europa sehr selten ▪ Übertragung: rohes Fleisch	▪ Mebendazol (Vermox® forte)
Zystische Echinokokkose (Hundebandwurm)	▪ weltweit, Europa v. a. Mittelmeerraum ▪ Übertragung: Kontakt zu Hunden	▪ meist operativ ▪ Mebendazol (Vermox® forte) ▪ Albendazol (Eskazole®)

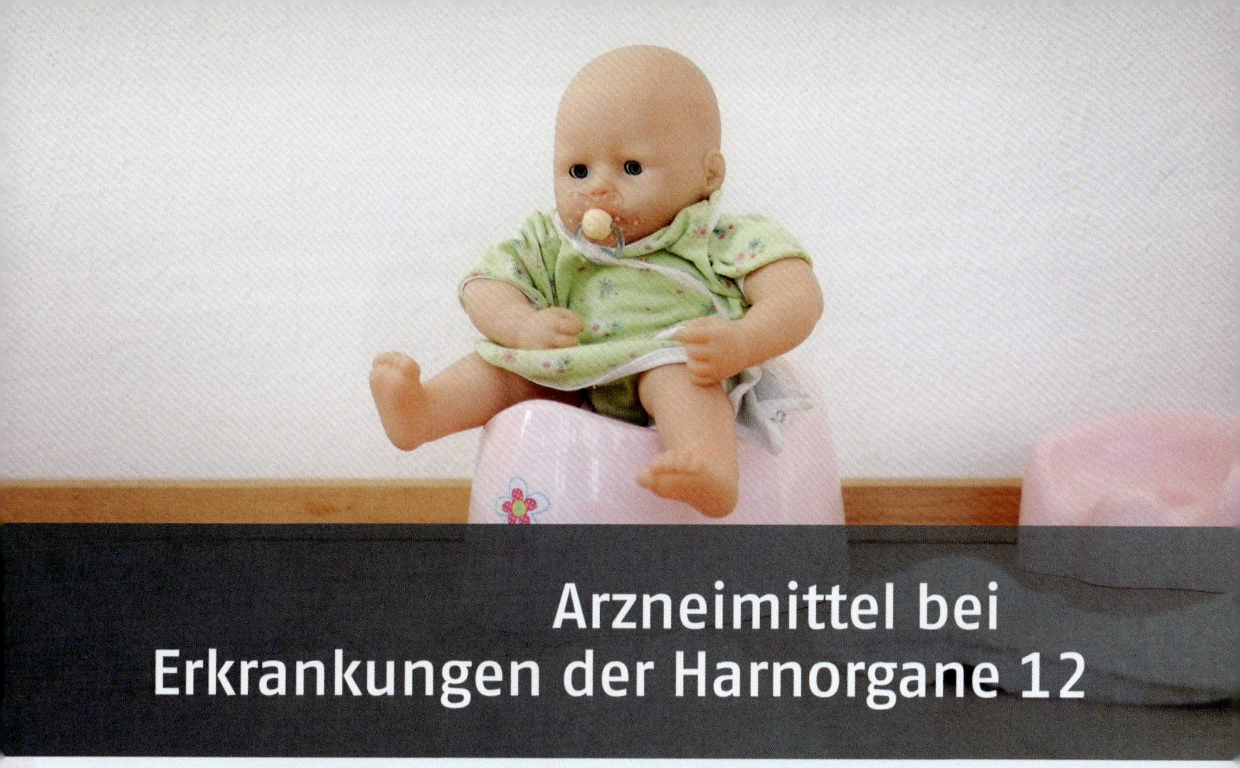

Arzneimittel bei Erkrankungen der Harnorgane 12

Dass Harnorgane wie Blase oder Niere erkranken können, ist für uns meist nur schwer vorstellbar, da alles automatisch funktioniert. Dazu hat die frühkindliche Erziehung ihren Beitrag geleistet. Das Harnsystem ist eines der wichtigsten Systeme im menschlichen Körper. Es regelt das Gleichgewicht der Körperflüssigkeiten mithilfe der Blutfiltration und der Bildung des Urins. Im Kapitel werden die Störfaktoren, die Krankheitsbilder auslösen, beschrieben und die Therapiemöglichkeiten dargestellt. Es erfolgt auch eine Kurzbeschreibung der Dialyse.

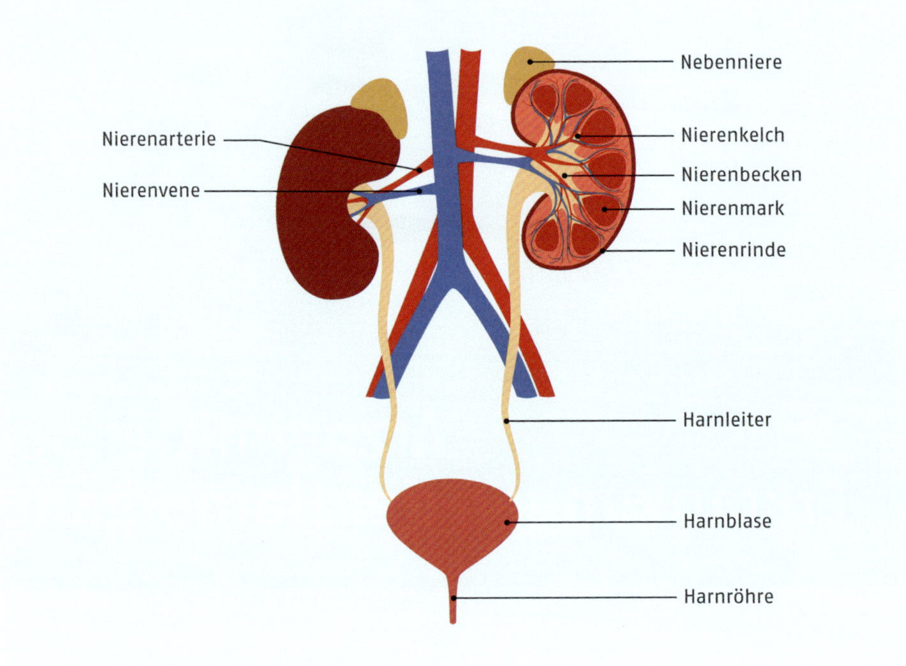

o **Abb. 12.1** Übersicht der Harnorgane

Die Harnorgane bestehen aus den beiden Nieren und den ableitenden Harnwegen (o Abb. 12.1). Während die Nieren den Urin produzieren, sind die Harnwege für den Urintransport bis hin zur Urinentleerung (**Miktion**) zuständig.

Die Nieren liegen im rückwärtigen Abdomen beidseits der Wirbelsäule. Ihre wichtigsten Aufgaben sind:

- Die Entfernung von Stoffwechselendprodukten und Fremdstoffen aus dem Blut. Beispiele: Harnstoff als Endprodukt des Eiweißstoffwechsels und Arzneistoffe.
- Die Regulation des Wasser-, Elektrolyt- und Mineralstoffhaushalts sowie des pH-Werts durch die Ausscheidung von Wasser, Elektrolyten und Protonen.
- Beteiligung an der Regulation des Blutdrucks über die Regulation des Wasserhaushalts und die Ausschüttung des Hormons Renin (▸ Kap. 7).
- Beteiligung an der Bildung von roten Blutkörperchen durch die Bildung von Erythropoetin (▸ Kap. 14.1).

12.1 Therapie von Nierenerkrankungen

BEISPIELPACKUNGEN AUF EINEN BLICK

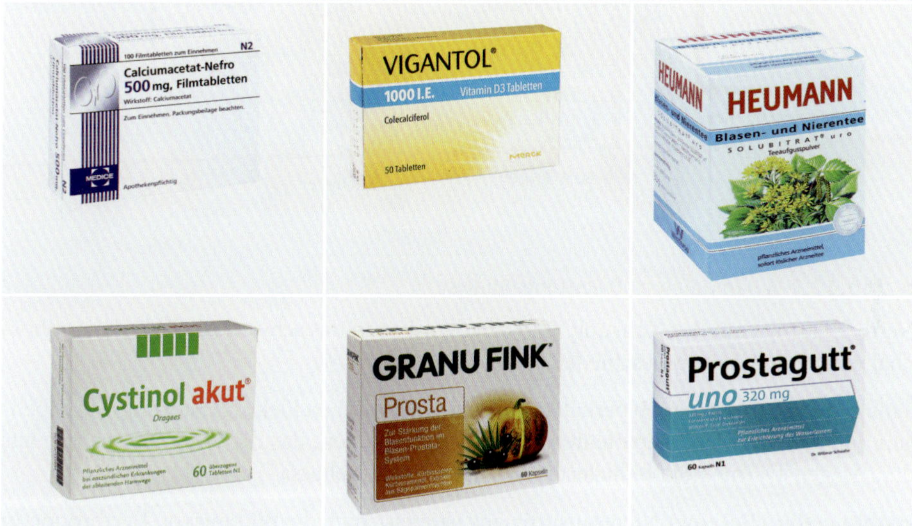

Die häufigste Erkrankung der Nieren ist die **Niereninsuffizienz**. Die Harnbildung ist stark vermindert oder hört ganz auf. Akut tritt das **Nierenversagen** z. B. nach einem Kreislaufschock oder allergischen Reaktionen auf; chronisch wird es durch Krankheiten wie Bluthochdruck oder Diabetes mellitus ausgelöst. Als medikamentöse Therapie steht neben der Behandlung der Ursache, z. B. mit Glucocorticoiden (▸ Kap. 14.5), der Einsatz von Diuretika im Vordergrund (▸ Kap. 7.2.2). Gelingt diese Therapie nicht, muss eine Dialyse durchgeführt werden.

12.2 Arzneimittel bei Dialyse

Mit **Dialyse** (Blutwäsche) wird in der Medizin ein Verfahren bezeichnet, mit dem das Blut gereinigt wird (○ Abb. 12.2). Es kommt bei einer massiven Niereninsuffizienz oder bei Nierenversagen zum Einsatz. Substanzen, die sonst mit dem Urin ausgeschieden werden, wie Flüssigkeit, Salze oder Abbauprodukte der verschiedenen Stoffwechselvorgänge, sammeln sich im Blut an (Urämie). Das Blut wird mithilfe einer semipermeablen Membran filtriert. Zwei Dialysearten werden unterschieden:

- **Hämodialyse**, bei der der Blutkreislauf direkt an das Dialysegerät angeschlossen wird,
- **Peritonealdialyse** (Bauchfelldialyse), bei der eine in den Bauchraum eingebrachte Flüssigkeit die zu entfernenden Substanzen aufnimmt.

Phosphatbinder: Mit einer Dialyse kann nur bedingt überschüssiges Phosphat aus dem Blut entfernt werden. Man gibt deshalb täglich 1–3 g Calciumsalze (z. B. Calciumacetat

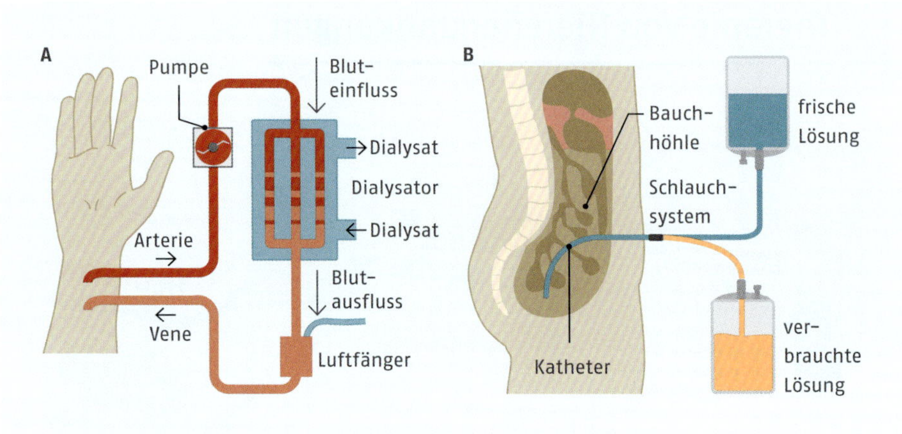

Abb. 12.2 A Hämodialyse, B Peritonealdialyse

Nefro® 950 mg) mit der Nahrung. Phosphat wird so in das schwerlösliche Calciumphosphat verwandelt und ausgeschieden.

Kaliumbinder: Um einer Hyperkaliämie (einer gefährlichen Elektrolytstörung) vorzubeugen, müssen viele Dialysepatienten ein Präparat nehmen, das die Kaliumaufnahme aus dem Magen-Darm-Trakt reduziert (z. B. Patiromer in Veltassa®).

Erythropoetin: Bei einer Niereninsuffizienz ist meist auch die Bildung von Erythropoetin (▸Kap. 14.1) vermindert. Um einer Anämie vorzubeugen, erhalten diese Patienten dann dieses Hormon injiziert (Epoetin alfa wie z. B. ERYPO® FS 4000 I. E).

Eisenpräparate: Während der Dialysebehandlung verlieren die Patienten pro Jahr ca. 2 Liter Blut und viel Eisen. Diese Substanz wird meist durch Injektionen ersetzt (Eisenpäparate wie z. B. Ferrlecit®).

Vitamin D: Durch den gestörten Calcium- und Phosphathaushalt kommt es auch zu einem Vitamin-D-Mangel. Um eine Überfunktion der Nebenschilddrüsen und eventuell folgende Knochenschäden zu verhindern, müssen die Patienten Vitamin-D-Präparate einnehmen (z. B. Vigantol® 1000 I. E., ▸Kap. 14.3).

12.3 Therapie bei Harnwegsentzündung

Harnwegsentzündungen können unterschiedlich lokalisiert sein: im Nierenbecken (**Pyelonephritis**), in der Harnblase (**Zystitis**) oder in der Harnröhre (**Urethritis**). Zumeist ist die Ursache eine aufsteigende bakterielle Infektion. Die wichtigsten Symptome sind verstärkter Harndrang und Schmerzen beim Wasserlassen. Der Harn ist häufig trüb und teilweise auch blutig gefärbt. Zusätzlich können noch hohes Fieber mit Schüttelfrost und ein allgemeines Krankheitsgefühl hinzukommen. Eine Pyelonephritis ist zusätzlich gekennzeichnet durch plötzlich einsetzende Rückenschmerzen oder Nierenkoliken (▸Kap. 12.4).

Behandelt wird die Krankheit mit Antibiotika (▸Kap. 11.2), reichlicher Flüssigkeitszufuhr und ggf. Bettruhe. Unbehandelt oder unzureichend behandelt kann die Krankheit in

Tab. 12.1 Pflanzliche Therapeutika bei Harnwegsentzündungen

Pflanzliches Mittel	Inhaltsstoff (Beispiele)	FAM-Beispiele
Fruchtsäfte	Cranberrysaft	▪ Avitale Cranberrysaft
	Heidelbeersaft	▪ Donath Vollfrucht Heidelbeere
	Preiselbeersaft	▪ Skylge Preiselbeersaft
Blasen- und Nierentees	Mateblätter, Bärentraubenblätter, Schachtelhalmkraut, Birkenblätter, Goldrutenkraut	▪ HEUMANN Blasen- und Nierentee Solubitrat® uro ▪ H&S® Blasen- und Nierentee
Tropfen, Kapseln, Dragees	Bärentraubenblätter, Orthosiphonblätter, Schachtelhalmkraut, Birkenblätter, Goldrutenkraut, u. a.	▪ Cystinol® ▪ Aqualibra® ▪ Uvalysat®

eine chronische Nierenbeckenentzündung übergehen, aus der eine Niereninsuffizienz resultieren kann. Unterstützt werden kann die Behandlung v. a. bei unkomplizierten Infektionen (keine funktionellen oder anatomischen Anomalien im Harntrakt, keine Nierenfunktionsstörungen) durch die Einnahme von pflanzlichen Mitteln (Tab. 12.1). Diese können die Keimzahl im Urin reduzieren, die Anlagerung der Bakterien an die Wand der Harnwege verhindern oder die Schmerzen lindern.

12.4 Therapie bei Nierensteinen

Nierensteine sind Ablagerungen von Stoffwechselprodukten, die sich unter besonderen Bedingungen im Harn bilden und sich dann in der Niere oder in den Harnwegen ablagern (**Urolithiasis**). Unterschieden werden Nieren**kelch**steine, Nieren**becken**steine, **Ureter**steine und **Blasen**steine (Abb. 12.3).

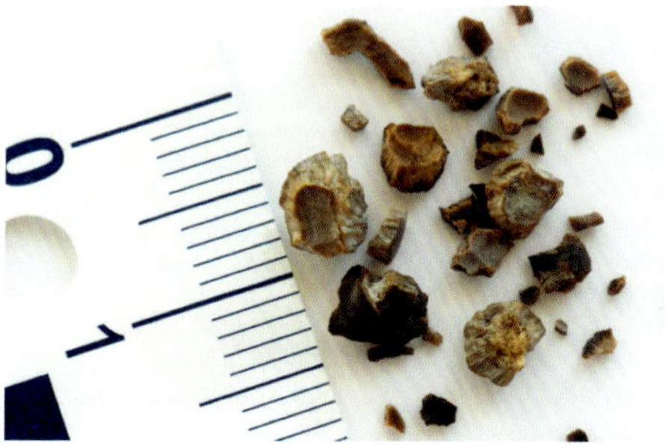

Abb. 12.3 Sammlung unterschiedlicher Nierensteine

Beschwerden stellen sich meist erst ein, wenn die Steine den Harnabfluss beeinträchtigen (Nierenstau) oder beim Abgang die Wand des Harnleiters reizen. Dann kann es zu einer Nierenkolik mit wellenartigen Schmerzen in der Flankengegend kommen. Bei den meisten Steinen handelt es sich um Kristalle aus Calciumoxalat und Calciumphosphat (ca. 80 % der Fälle). Weniger oft sind es Kristalle aus Ammoniumphosphat oder Harnsäure. Auch wenn in den meisten Fällen eine invasive Therapie durch z. B. eine Harnleiterschiene, Schlingenentfernung oder Stoßwellenzertrümmerung angezeigt ist, gibt es doch medikamentöse Therapieansätze.

Nierenkoliken: Standardtherapie gegen die Schmerzen: Metamizol, auch andere NSAR (z. B. Diclofenac), wenn dies nicht ausreicht auch Opioide (▸ Kap. 6). Gegen die Spasmen kann ein Anticholinergikum wie Butylscopolamin (Buscopan®) eingesetzt werden, das Präparat Buscopan® plus enthält zusätzlich noch Paracetamol.

Auflösung von Nierensteinen: Dies gelingt nur bei kleinen Harnsäuresteinen oder Calciumoxalatsteinen. Bei Harnsäuresteinen verwendet man Allopurinol, das die Harnsäurekonzentration im Urin senkt (▸ Kap. 6.4.2). Bei Calciumoxalatsteinen wird der Wirkstoff Kaliumnatriumhydrogencitrat eingesetzt, der den pH-Wert des Urins erhöht; entsprechende Präparate sind Uralyt-U® oder Blanel®.

12.5 Therapie bei Miktionsstörungen

Miktionsstörungen treten als Inkontinenz, erschwertes Wasserlassen oder Harnverhalt auf. Die Ursachen sind vielfältig und müssen vor einer medikamentösen Therapie immer abgeklärt werden (○ Abb. 12.4).

Harninkontinenz: Ist die Ursache eine **Reizblase** oder eine **Dranginkontinenz**, können Parasympatholytika eingesetzt werden. Sie heben die Wirkungen von Acetylcholin an den Blasenwandrezeptoren auf, sodass diese nicht übermäßig Impulse aussenden. Zudem verhindern sie unwillkürliche Kontraktionen der Blasenwandmuskulatur. **Beispiele:** Tolterodin (Detrusitol®), Trospium (Spasmex®, Spasmolyt®). Bei einer Stressinkontinenz kommen eher Acetylcholinesterase-Hemmstoffe wie z. B. Distigmin (Ubretid®) zum Einsatz. Diese erhöhen die Spannung der Blasenmuskulatur sowie der Muskulatur des Beckenbodens.

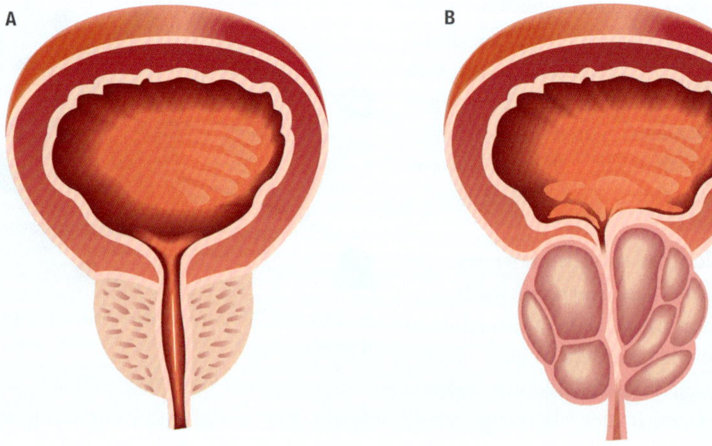

○ **Abb. 12.4** A normale Prostata, B vergrößerte Prostata

Tab. 12.2 Pflanzliche Prostatamittel

Inhaltsstoff	FAM-Beispiel
Brennnesselwurzelextrakt	Natuprosta® uno
Kürbissamenextrakt	Granu Fink® Prosta forte
Sägepalmenfruchtextrakt (Sabalextrakt)	Sabaluno®, Prostagutt® uno
Sägepalmenfruchtextrakt + Brennnesselwurzelextrakt	Prostagutt® duo
Phytosteral z. B. aus Sägepalmenfrüchten, Kürbissamen, afrikanischen Kartoffeln	Harzol®

Prostatahyperplasie: Hierbei handelt es sich um eine gutartige Wucherung des Prostatagewebes, das auf die Harnröhre drückt und durch Hormonveränderungen meist Männer im Alter über 50 Jahren betrifft. Diese ist bei der Behandlung unbedingt vom Prostatakarzinom (▸ Kap. 17.5) zu unterscheiden.

Es kommt zu Beschwerden beim Wasserlassen wie Harnträufeln, Restharn mit ständigem Harndrang und häufigem Wasserlassen in kleinen Portionen. Zur Behandlung werden eingesetzt:

Alpha-1-Rezeptorenblocker: Sie wirken auf die Muskulatur des Blasenhalses, der Prostata und der Harnröhre, indem sie den Muskeltonus herabsetzen und so die Blasenentleerung erleichtern. Wirkstoffe sind beispielsweise Tamsulosin (Alna® ocas® oder Tamsublock®) und Alfuzosin (Alfuzosin Winthrop®).

5-Alpha-Reduktasehemmer: Diese Arzneistoffe hemmen das Enzym 5α-Reduktase, das für die Umwandlung von Testosteron zu Dihydrotestosteron sorgt. Dieses Hormon lässt die Prostata wachsen. Wirkstoffe sind Finasterid (Proscar®) oder Dutasterid (Avodart®).

Auch pflanzliche Mittel werden gerade im Bereich der Selbstmedikation benutzt. Eine Übersicht gibt Tab. 12.2.

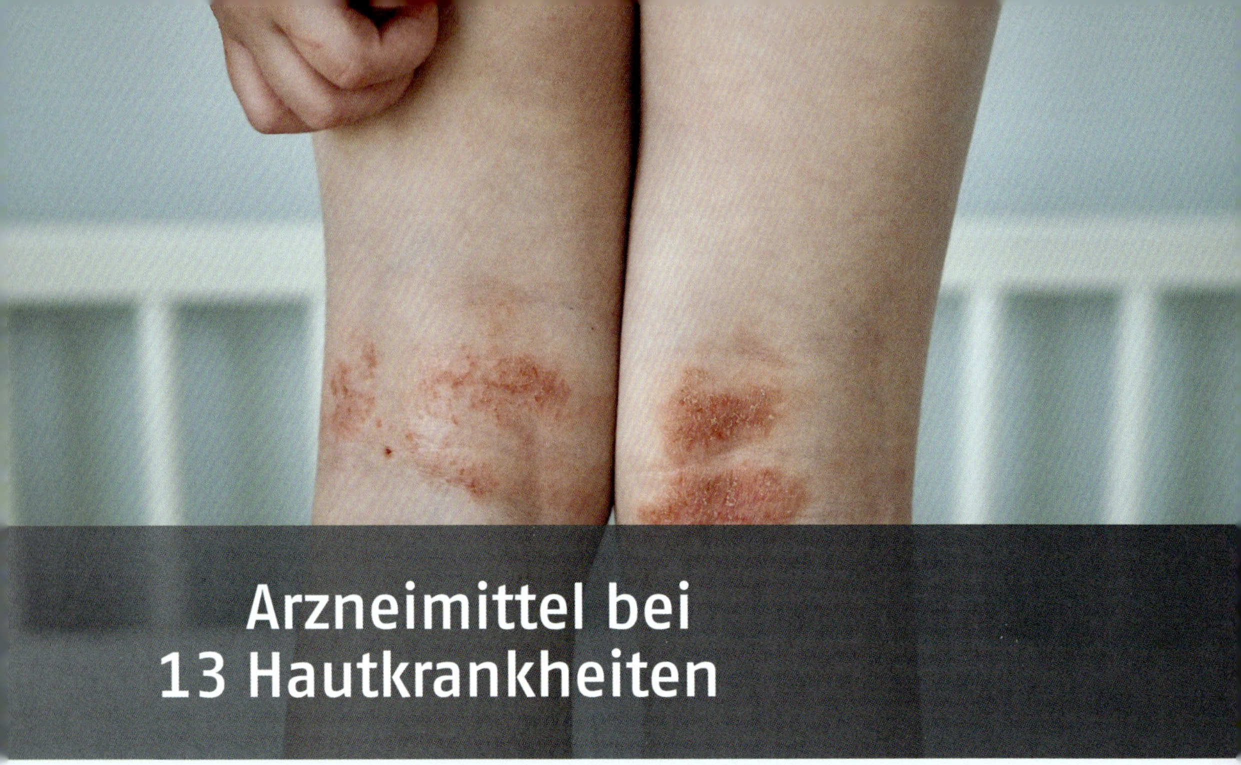

13 Arzneimittel bei Hautkrankheiten

Juckreiz, Hautausschlag, soziale Stigmatisierung ... Hautkrankheiten führen nicht nur zu krankheitsbedingtem Leid, sondern auch zu sozialer Ausgrenzung. Von Eltern von Neurodermitiskindern wurde schon eine ärztliche Bescheinigung verlangt, dass das Kind keine Gefahr für die übrigen Kinder des Kindergartens oder der Schule ist. Auch Menschen mit Psoriasis können von erheblichen Problemen im täglichen Zusammenleben mit anderen Menschen berichten. Um die auffälligen Symptome zu reduzieren, ist eine gute Kenntnis der medikamentösen Therapiemöglichkeiten und die richtige Anwendung der manchmal großflächig aufgebrachten Arzneimittel unerlässlich.

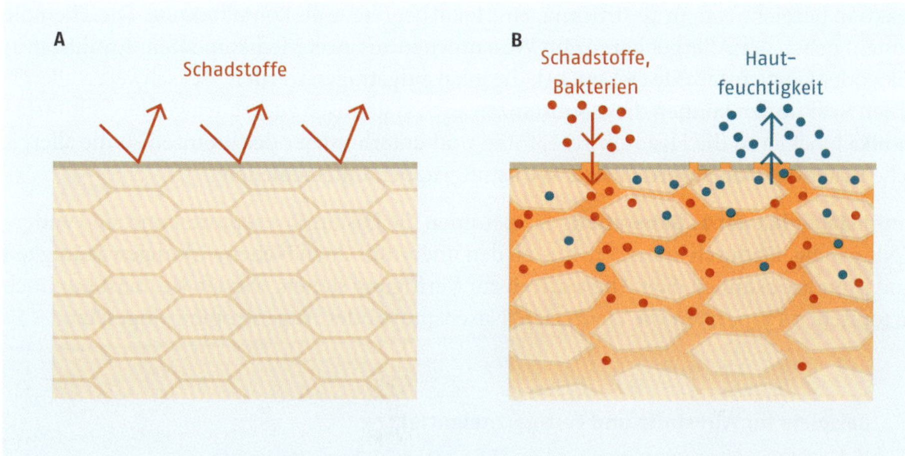

○ Abb. 13.1 Funktion der Hautbarriere: **A** Hornhautschicht mit natürlichem Hautschutz, **B** gestörte Hornschicht

13.1 Aufbau und Funktion der Haut

Die Haut besteht von außen nach innen aus den 3 Schichten Oberhaut (**Epidermis**), Lederhaut (**Dermis**) und Unterhautfettgewebe (**Subcutis**). Sie ist nicht nur die Hülle des Körpers, sondern sie gehört auch zu den Sinnesorganen. Für ihre Funktion ist eine intakte Hautbarriere erforderlich. Diese besteht zum einen aus einer dichten Zellstruktur, die durch Lipide zusammengehalten wird, und zum anderen aus dem Säureschutzmantel, der aus den Fettsäuren der Talgdrüsen und aus dem Schweiß (**Hydrolipidfilm**) gebildet wird (○ Abb. 13.1).

13.2 Therapie bei allergischen Hautreaktionen

BEISPIELPACKUNGEN AUF EINEN BLICK

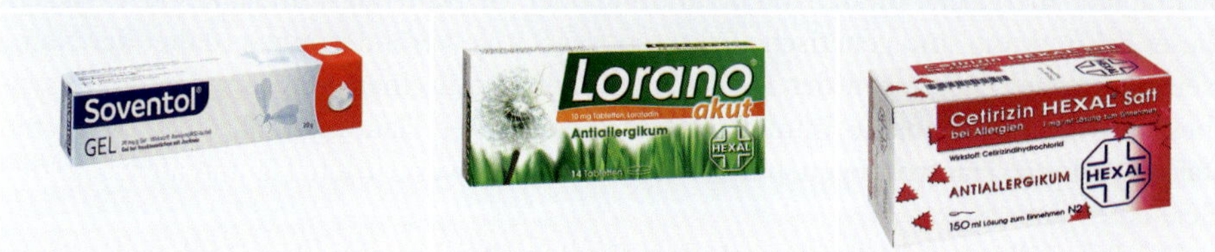

Auf zahlreiche Substanzen kann die Haut allergisch reagieren. Dies kann eine Kontaktallergie (z. B. gegen Nickel), eine Nahrungsmittelallergie (z. B. gegen Nüsse) oder die Reaktion auf ein Medikament wie Penicillin sein. Symptome dieser Überempfindlichkeitsreaktion sind meist Rötung, Schwellung, Juckreiz und Sekretaustritt. Eine großflächige Hautreaktion bezeichnet man als **Urticaria,** eine lokal begrenzte als **Kontaktekzem**. Die Therapie besteht neben der Allergenkarenz im Wesentlichen aus zwei Medikamenten: Antihistaminika oder Corticosteroide (▸ Kap. 14), die lokal aufgetragen werden. Bei schweren allergischen Reaktionen können diese Substanzen auch systemisch zugeführt werden. **Antihistaminika** blockieren die Histaminrezeptoren und unterbinden oder bremsen so die allergische Reaktion. Dabei werden zwei Wirkstoffgruppen unterschieden:

Antihistaminika der 1. Generation: Sie hemmen die Histaminrezeptoren und sind zudem ZNS-gängig. Dadurch kommt es u. a. zu den unerwünschten Nebenwirkungen Müdigkeit und Mundtrockenheit. Seit Alternativen zur Verfügung stehen, werden sie meist nur noch in topischen Präparaten wie Hautgelen, Nasensprays oder Augentropfen eingesetzt.

Beispiele für Wirkstoffe und Fertigarzneimittel

Dimetinden (Fenistil®), Bamipin (Soventol®), Clemastin (Tavegil®)

Antihistaminika der 2. Generation: Sie blockieren spezifisch die Histaminrezeptoren und passieren nicht die Blut-Hirn-Schranke. Daher sind die Nebenwirkungen geringer ausgeprägt.

Beispiele für Wirkstoffe und Fertigarzneimittel

Loratadin (Lorano®), Desloratadin (Desloratadin-ratiopharm®), Cetirizin (Cetirizin Hexal®), Levocetirizin (Levocetirizin AbZ)

13.3 Therapie bei Neurodermitis

Neurodermitis, auch **endogenes Ekzem** oder **atopische Dermatitis** genannt, ist eine Erkrankung, die zum **atopischen Formenkreis** gehört, wie allergisches Asthma, allergischer Schnupfen, allergische Bindehautentzündung oder die Nahrungsmittelallergie. Ursachen dieser Erkrankung sind genetische Faktoren, vegetative Veränderungen (daher der Name Neurodermitis), Störungen der Hautschutzfunktion mit einer gestörten Linolsäuresynthese sowie eine abnorme Immunreaktion bestimmter Hautzellen. Kennzeichen sind starker Juckreiz, Hautrötungen, blutig aufgekratzte und verkrustete Hautareale v. a. in den Gelenkbeugen.

Die Behandlung richtet sich nach dem Stadium des Ekzems: akut – subakut – chronisch, nässend oder trocken. Es gilt der Grundsatz „feucht auf feucht“: Ein nässendes Ekzem wird mit feuchten Umschlägen behandelt. Erst danach sind fetthaltige Cremes oder Salben erlaubt (▸ Kap. 3.10).

Die Basistherapie besteht je nach Hautzustand aus O/W- oder W/O-Pflegeprodukten (▸ Kap. 3.10). Sie muss lebenslang durchgeführt werden, um die Zerstörung der Hautbarriere und das Eindringen hautirritierender Substanzen zu vermeiden (Abb. 13.2). **Präparatebeispiele** sind Linola® Fett und Dermasence Adtop Creme.

PFLEGETIPP

Um zu vermeiden, dass Kinder eine negative Beziehung zu ihrer erkrankten Haut aufbauen, hilft es, sie an der täglichen Hautpflege zu beteiligen oder dabei die aktuelle Lieblingsmusik des Kindes zu hören.

Zahlreichen Präparaten ist auch **Urea** (Harnstoff) zugesetzt. Dieses auch im Körper vorkommende Abbauprodukt des Eiweißstoffwechsels hat eine wasserbindende, juckreizstillende und entzündungshemmende Wirkung. Nachteilig ist ein leichtes Brennen nach dem Auftragen, sodass es für Kinder weniger gebräuchlich ist. **Präparatebeispiele** sind Optiderm® Creme oder Dermasence Adtop® plus.

Im akuten Schub werden topische Glucocorticoide (▸ Kap. 14.4) sowie **Pimecrolimus-Präparate** eingesetzt. Letztere sind spezielle Immunsuppressiva, die die Entzündungsreaktion unterbinden und den Juckreiz hemmen. Das Nebenwirkungsspektrum soll günstiger sein als bei Glucocorticoiden. Ein FAM-Beispiel ist Elidel®. Nur bei großflächigem Hautbefall werden systemische Glucocorticoide (▸ Kap. 14.5) eingesetzt.

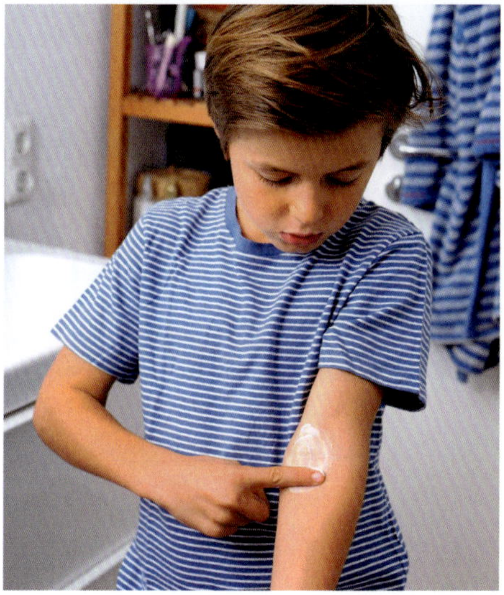

Abb. 13.2 Kinder können die tägliche Hautpflege teilweise auch selbst durchführen.

13

13.4 Therapie bei Psoriasis (Schuppenflechte)

BEISPIELPACKUNGEN AUF EINEN BLICK

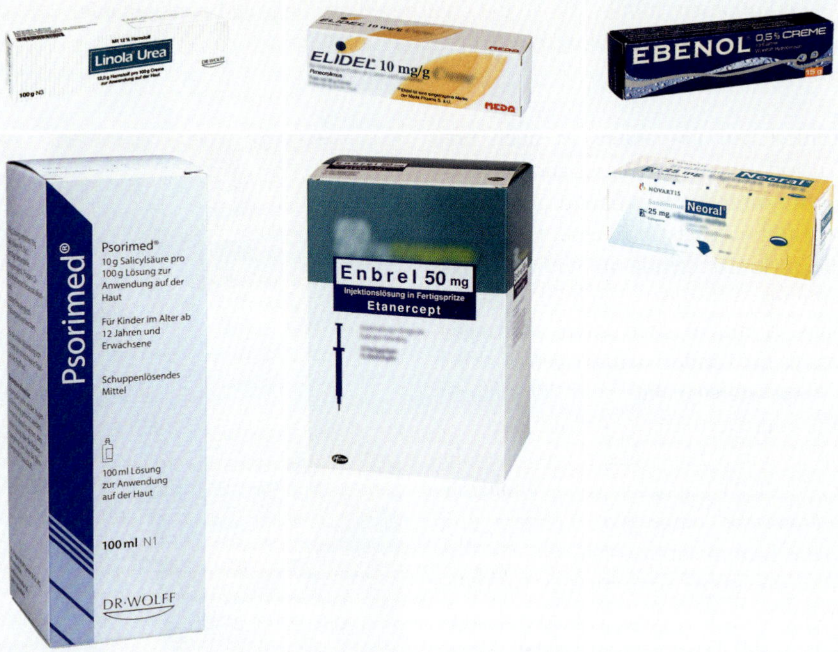

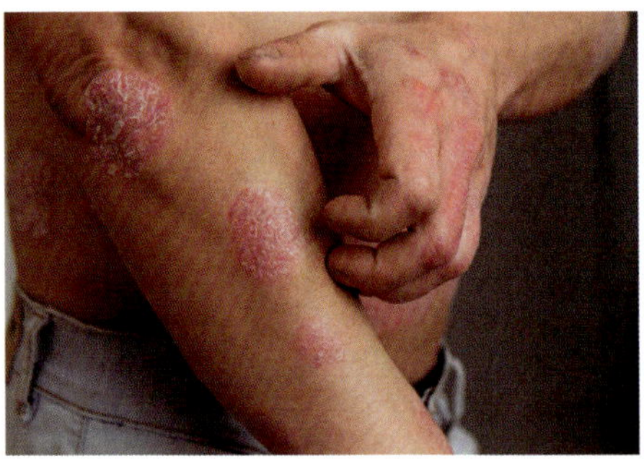

Abb. 13.3 Typische Erscheinung einer Psoriasis

Bei der Psoriasis handelt es sich um eine Autoimmunerkrankung aufgrund einer genetischen Veranlagung. Trigger wie Streptokokkeninfektionen, Medikamente (z. B. Betablocker) oder Hautverletzungen können zu einem Ausbruch der Erkrankung führen. Durch eine Entzündungsreaktion in der Basalzellschicht ist die Teilungsrate der Basalzellen verzehnfacht. Dadurch erneuert sich die Epidermis statt alle 30 Tage schon alle 3–7 Tage. Es kommt zu starker Schuppenbildung mit wechselndem Befall der Körperstellen, oft an Ellbogen und Knien (Abb. 13.3).

Die typischen Anzeichen der Erkrankung sind **Schuppung**, **Plaque**bildung und **Erythrodermie** (Hautrötung) sowie **Juckreiz**. **Komplikationen** der Psoriasis sind: Arthritis mit Befall von Fingergelenken und größeren Gelenken, Befall von Finger- und Zehennägeln mit Nagelverlust oder ein lebensgefährlicher Ganzkörperbefall. Die topische Therapie wird in Tab. 13.1 dargestellt.

Tab. 13.1 Externe Therapie der Schuppenflechte (Psoriasis)

Arzneimittel	FAM-Beispiel	Bemerkung
Basistherapie		
Unguentum emulsificans (aquosum), Unguentum leniens, Eucerinum anhydricum/cum aqua	keine, Salbengrundlagen können in der Apotheke abgefüllt werden	■ Hautrückfettung ■ die Verträglichkeit muss getestet werden
Ölbäder	Linola® Fett N Ölbad, Balneum Hermal®	■ Hautrückfettung
Harnstoffzubereitungen 3–10%ig	Basodexan®, Nubral®, Linola® Urea	■ Rehydrierung der Hornschicht ■ Schuppenablösung
Arzneitherapie		
Salicylsäure 3–10%ig	Psorimed® 10 %	■ Schuppenablösung
Pimecrolimus-Präparate	Elidel®	■ bei akuten Schüben
Tacrolimus-Präparate	Protopic®	■ bei akuten Schüben
Dithranol	nur als Standardrezeptur in Apotheken hergestellt	■ bremst Zellteilung in der Basalzellschicht ■ Behandlung 4–6 Wochen
Glucocorticoide	Ebenol®, Prednitop®	■ bei akuten Schüben
Steinkohlenteer	Tarmed®	■ juckreizstillend ■ antientzündlich ■ Anwendung max. 4 Wochen
Vitamin-D_3-Analoga: ■ Calcipotriol ■ Tacalcitol ■ Calcitriol	Daivonex®, Curatoderm®, Silkis®	■ bremsen Zellteilung ■ Kontrolle des Calciumspiegels nötig ■ max. 15–35 % der Körperoberfläche behandeln je nach Wirkstoff

Bei schwersten Formen, Komplikationen oder unzureichendem Erfolg anderer Therapien kommen auch zum Einsatz:

- systemisch verabreichte Zytostatika wie Methotrexat,
- Immunsuppressiva wie Ciclosporin (Neoral®),
- Fumarinderivate wie Fumaderm®, sie wirken auf die Hautzellen wachstumshemmend,

- Retinoide wie Acitretin (Acicutan®), sie bremsen das übermäßige Wachstum der Hornzellen,
- Biologicals wie Etanercept (Enbrel®), Infliximab (Remicade®) und Adalimumab (Humira®).

PFLEGETIPP

Retinoide wie Aciretin werden neben der Schuppenflechte auch gegen Akne angewandt. Die Substanzen sind stark fruchtschädigend. Daher muss während der Therapie auf konsequente Verhütung geachtet werden.
Die Substanzen reizen die Haut und führen zu Abschuppungen. Um die Therapie nicht zu gefährden, darf die Hautpflege nur mit speziellen, nicht fettenden Cremes erfolgen.

13.5 Therapie bei bakteriellen Hautinfektionen

Mögliche Hautinfektionen, die durch Bakterien hervorgerufen werden, sind:
- Furunkel,
- Karbunkel,
- Phlegmone,
- Abszess,
- Impetigo (Borkenflechte),
- Erysipel.

Es kommt durch die Vermehrung der Erreger schnell zu den klassischen Entzündungszeichen. Die lokale Therapie erfolgt mit **Antiseptika**:
- Octenidindihydrochlorid (Octenisept®),
- Chlorhexidin (Bepanthen® Antiseptische Wundcreme),
- Ölschieferextrakt (Ammoniumbituminosulfonat, Ichthyol®),
- iodhaltige Präparate (Betaisodona®),
- pflanzliche Mittel aus Lärchenterpentin, Strandkiefernterpentin, Eukalyptusöl (ilon® Salbe).

Bei großflächiger Ausbreitung der Infektion werden systemisch Antibiotika eingesetzt (▸Kap. 11.2).

13.6 Therapie bei Hautinfektionen durch Parasiten

Krätze (**Skabies**) wird durch eine Infektion mit der Krätzmilbe verursacht. Diese ernährt sich von den Hautzellen der obersten Hautschichten und gräbt dort Gänge zur Eiablage. Die Betroffenen klagen in den betroffenen Hautarealen über Juckreiz und Brennen, später sieht man auch Infektionszeichen im Hautgebiet (○ Abb. 13.4).

BEISPIELPACKUNGEN AUF EINEN BLICK

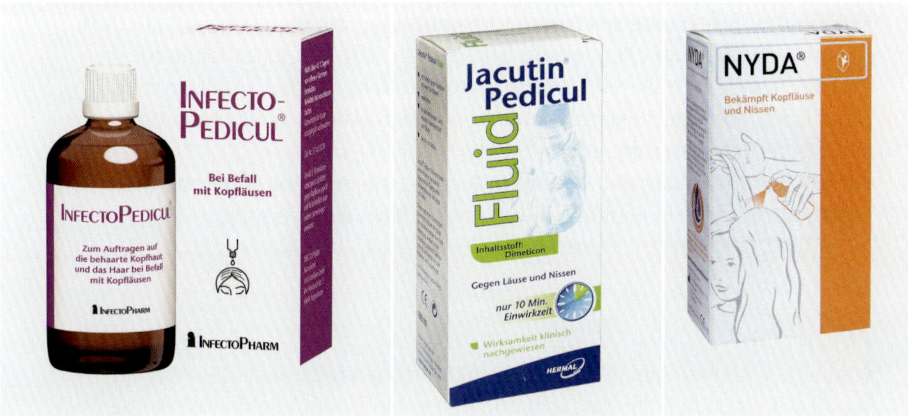

Beispiele für Wirkstoffe und Fertigarzneimittel

Topisch: Permethrin, ein spezielles Insektizid (Infectoscab®, Biomopedicul®) wird einmalig abends aufgetragen und morgens abgeduscht.
Systemisch: Ivermectin, ein Makrolid (▸ Kap. 11.2.1, FAM-Beispiel: Driponin® 3 mg); einmalige Einnahme 2 Stunden vor oder nach dem Essen.
Nach 2 Wochen muss der Erfolg der Behandlung überprüft werden und die Behandlung ggf. wiederholt werden.

Kopfläusebefall (**Pediculosis capitis**) wird durch die Kopflaus, ein Insekt ohne Flügel, verursacht. Die Parasiten stechen die Kopfhaut an und saugen mehrmals täglich Blut. Die Weibchen legen knapp über der Haarwurzel Eier (Nissen, o Abb. 13.4) ab. Die Hauptsymptome sind starker Juckreiz auf der Kopfhaut mit Kratzspuren und Krustenbildung.

13

A B

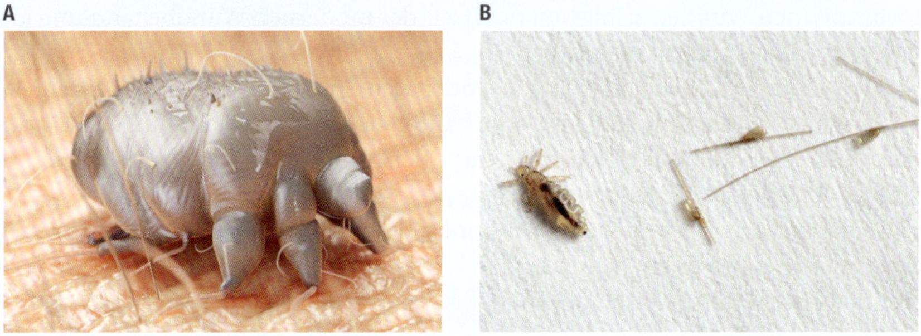

o **Abb. 13.4** A Krätze und B Kopfläusebefall (hier mit Nisse) auslösende Parasiten

Beispiele für Wirkstoffe und Fertigarzneimittel

Nur topisch: Insektizide aus Chrysanthemenblüten mit dem Wirkstoff Allethrin (Jacutin® Pedicul) oder Permethrin (siehe unter Skabies). Da zunehmend Resistenzen gegen diese Mittel beobachtet werden, wurden als Alternative Dimeticonpräparate (Silikonöl) entwickelt, die physikalisch wirken und die Läuse ersticken (Etoprin®, Hedrin®, NYDA®).
Für alle Behandlungen gilt, dass nach 9 oder 10 Tagen eine **Wiederholungsbehandlung** mit dem Kopflausmittel durchgeführt werden sollte.

PFLEGETIPP
Für beide Erkrankungen gilt, dass Kontaktpersonen (also auch das Pflegepersonal) auf einen Befall untersucht und ggf. entsprechend behandelt werden müssen. Außerdem gelten die Vorgaben des Infektionsschutzgesetzes: Erkrankte dürfen Gemeinschaftseinrichtungen (Schulen, Kindergärten) nicht betreten, bis die erste Behandlung durchgeführt wurde. Zudem müssen sie diese Einrichtung informieren.

13.7 Therapie bei chronischen Wunden

Die häufigsten chronischen Wunden in der Pflege sind Ulcus cruris, Dekubitus und das Diabetische Fußsyndrom. **Ulcus cruris** (umgangssprachlich offenes Bein) ist ein Unterschenkelgeschwür, das meist infolge einer chronisch venösen Insuffizienz entstanden ist. Es kommt jedoch auch bei arteriellen Durchblutungsstörungen wie der pAVK vor. Ein **Dekubitus** (Druckgeschwür) entsteht durch Verschluss der Blutgefäße der Haut infolge zu starken Drucks. Ursache ist zumeist eine Mobilitätseinschränkung z. B. bei Bettlägerigkeit. Das **diabetische Fußsyndrom** (umgangssprachlich diabetischer Fuß) entwickelt sich bei Diabetes mellitus durch Schädigung von Nerven und Blutgefäßen. Die Behandlung dieser chronischen Wunden erfolgt auf der Basis der modernen Wundbehandlung je nach Phase der Wundheilung (◻ Tab. 13.2).

Die Maßnahmen sollten mit dem behandelnden Arzt abgesprochen werden. Wichtigste Grundlage für die Abheilung ist jedoch die gleichzeitige Behandlung der Ursache:

- beim Dekubitus die Druckentlastung, zum Beispiel durch spezielle Matratzen, regelmäßiges Umlagern oder Lagerungshilfen,
- beim Ulcus cruris Verbesserung des venösen Rückflusses durch Kompressionsverbände oder Kompressionsstrümpfe,
- beim diabetischen Fuß durch optimale Einstellung des Blutzuckers, passende Schuhe oder professionelle Fußpflege.

Tab. 13.2 Phasengerechte Wundversorgung nach IGAP (Institut für Innovationen im Gesundheitswesen und angewandte Pflegeforschung e. V.)

Verlaufsphase	Anforderungen an Wundverbände	Beispiele
Reinigungsphase: Förderung der Selbstreinigungsmechanismen der Wunde		
Schwarze, trockene Nekrose	■ Feuchtigkeit zuführen ■ Feuchtigkeitsretention ■ Aufweichen von Nekrosen	primär chirurgisches Débridement, ansonsten: ■ Hydrogele + Deckverband ■ evtl. Feuchtverbände
Graugelbe, feuchte Nekrose	■ ausreichende Absorption ■ Auflösen von Belägen ■ bei tiefen Wunden: Kontakt zur Wundfläche ■ Erhaltung eines feuchten Wundmilieus	chirurgisches Débridement und zusätzlich: ■ Alginate in Kompressenform oder als Tamponade ■ Polyurethanschäume ■ Hydrokolloide ■ Hydrogele + Deckverband
Infizierte, belegte Wunde	Aufnahme von: ■ Wundsekret ■ Bakterien ■ Eiter	■ Alginate ■ Polyurethanschäume ■ kristalline Kochsalzverbände ■ Aktivkohle-Silber-Auflage ■ Vorsicht bei Okklusivverbänden
Granulationsphase: Förderung der Gewebsneubildung, Schutz des neugebildeten Gewebes		
Blassrosa, schlechte Granulation	■ Absorption von Wundsekret ■ Wärmeisolierung ■ Erhaltung eines feuchten Wundmilieus ■ Wundkonditionierung	■ Alginate ■ Hydrogele ■ Hydrokolloide ■ Polyurethanschaumauflage
Rote, feste Granulation	■ Schutz vor Austrocknung ■ kein Verkleben mit der Wunde	■ Hydrokolloide ■ Hydrogele + Deckverband ■ Hydropolymere ■ Kollagenschwämme ■ Polyurethanschaumauflage
Epithelisierungsphase: Förderung der Zellteilung und -wanderung im feuchten Milieu		
Rosa, epithelisierend	■ Schutz vor Austrocknung ■ mechanischer Schutz der Wunde ■ kein Verkleben mit der Wunde	■ dünne Hydrokolloidverbände ■ Hydrogele + Deckverband ■ Hydropolymere

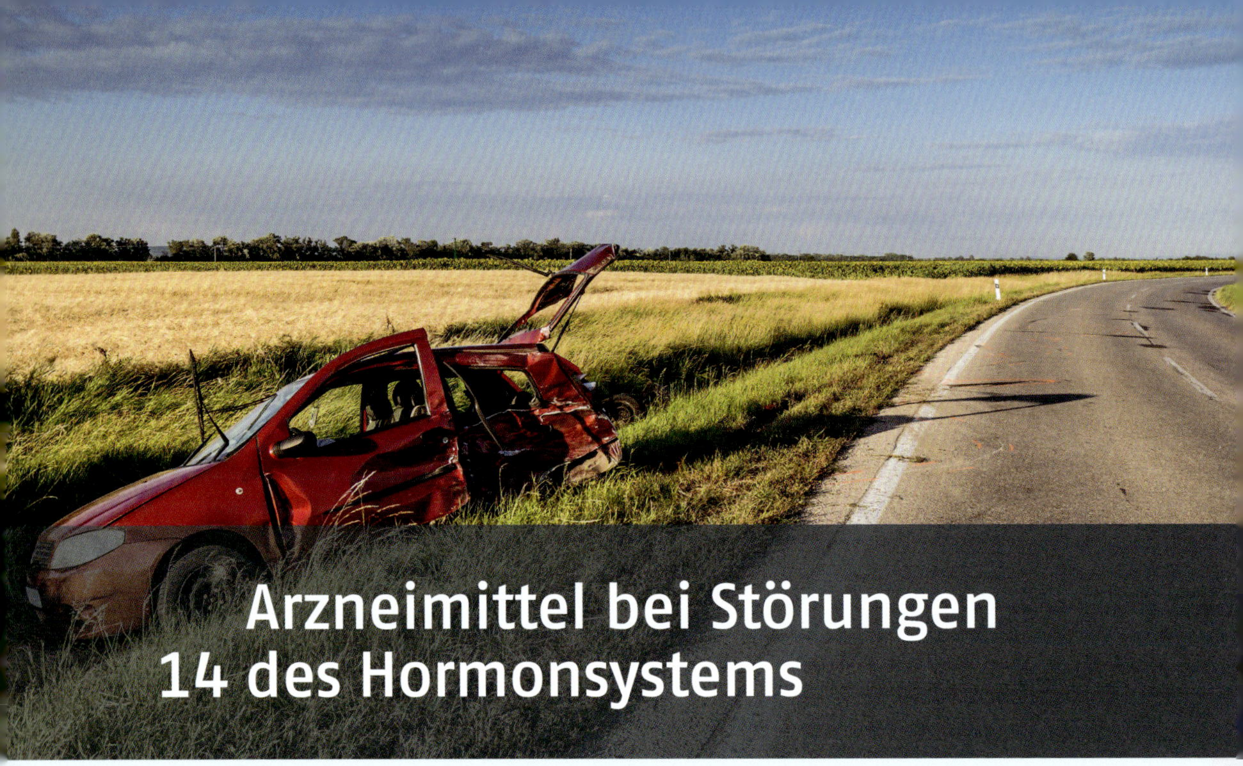

14 Arzneimittel bei Störungen des Hormonsystems

Hormone sind Steuerungselemente im Körper. Als chemische Aktivstoffe übermitteln sie den Zellen Informationen und lenken und regulieren sie. Sie können auch bremsend wirken, wenn einmal „übersteuert", sprich zu viel Hormon ausgeschüttet wurde. Zahlreiche Körpervorgänge wie Stoffwechsel, Ernährung, Atmung, Blutdruck, Salz- und Wasserhaushalt, Sexualfunktionen und Schwangerschaft können nur mit Hormonen geordnet ablaufen. Wenn die Hormone ausfallen oder nicht im richtigen Verhältnis wirken, gibt es schwere Krankheitsbilder. Mit entsprechenden Medikamenten können Hormone ersetzt werden oder ihre Ausschüttung kann stimuliert oder gebremst werden.

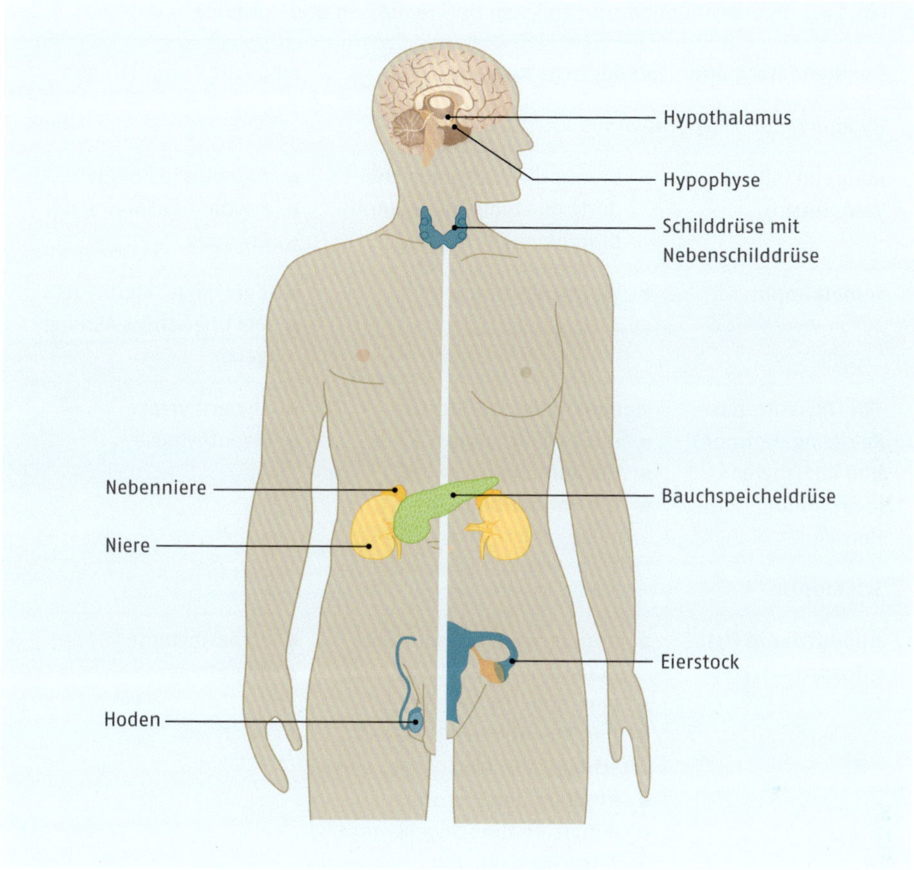

Abb. 14.1 Die wichtigsten Hormondrüsen

14.1 Funktion des Hormonsystems

Neben dem Nervensystem, das für eine schnelle Steuerung zuständig ist, ist das Hormonsystem die zweitwichtigste Steuerungs- und Regulationseinrichtung unseres Körpers. Es ist für eine langsamere, aber nachhaltigere Steuerung da. Die Wirkung der Hormone (übersetzt Antreiber), spüren wir bei allen wichtigen Körperfunktionen. Sie steuern beispielsweise das Herz, den Kreislauf, die Verdauung oder die Gehirntätigkeit. Hormone werden mit dem Blut von den Hormondrüsen zu den Zielorganen transportiert. In diesen endokrinen Drüsen, z. B. der Schilddrüse, werden die Hormone gebildet und gespeichert. Die Ausschüttung aus diesen Speichern wird von Hypothalamus und Hypophyse durch Steuerhormone kontrolliert. Zu therapeutischen Zwecken kann man die Hormonausschüttung durch die Gabe der Steuerhormone beeinflussen (Abb. 14.1, Tab. 14.1).

14

Tab. 14.1 Übersicht über die wichtigsten Hormondrüsen und Hormone

Gebildete Hormone	Biologische Aufgabe	Mögliche Erkrankungen
Hypophyse und Hypothalamus		
Adiuretin (ADH, Vasopressin)	■ bremst die Wasserausscheidung durch die Nieren (Antidiuretikum)	■ Diabetes insipidus ■ bestimmte Formen der Enuresis
Somatotropin	■ Wachstumshormon	■ bei Mangel Kleinwuchs ■ bei Überschuss Akromegalie
TRH (Thyreotropin-Releasing-Hormon) und TSH (Thyreoidea-stimulierendes Hormon)	steuern in der Schilddrüse: ■ das Zellwachstum ■ die Aufnahme von Iod ■ die Hormonbildung	■ Hyperthyreose ■ Hypothyreose
Schilddrüse		
Triiodthyronin (T_3), L-Thyroxin (T_4)	■ erhöhen den Grundumsatz (Kalorienverbrauch in Ruhe) ■ erweitern die Blutgefäße ■ beschleunigen den Herzschlag ■ erhöhen den Blutdruck ■ aktivieren die Schweiß- und Talgdrüsenaktivität ■ verstärken Glucoseresorption aus Darm	■ Hyperthyreose ■ Hypothyreose
C-Zellen der Schilddrüse		
Calcitonin bzw. Thyreocalcitonin (nach dem Bildungsort)	■ senkt den Calcium- und Phosphatspiegel im Blut ■ hemmt Calciumfreisetzung aus dem Knochen ■ Gegenspieler des Parathormons	
Nebenschilddrüse		
Parathormon	■ erhöht Calciumspiegel im Blut durch Freisetzung aus den Knochen ■ Gegenspieler von Calcitonin	■ Hyperparathyreoidismus ■ Hypoparathyreoidismus

Tab. 14.1 Übersicht über die wichtigsten Hormondrüsen und Hormone (Fortsetzung)

Gebildete Hormone	Biologische Aufgabe	Mögliche Erkrankungen
Inselzellen der Bauchspeicheldrüse		
Insulin, Glucagon (▸Kap. 9.4)	Insulin ■ fördert Glucosetransport in die Zellen ■ senkt den Blutzucker Glucagon ■ fördert Glucosefreisetzung aus Glykogen ■ erhöht den Blutzucker	■ Diabetes mellitus
Nieren		
Renin (▸Kap. 7)	■ erhöht Blutdruck, verengt Gefäße	■ arterielle Hypertonie
Erythropoetin	■ fördert Bildung von Erythrozyten	■ Anämie
Nebennierenrinde (NNR)		
Glucocorticoide: Cortisol (Hydrocortison), Corticosteron, Cortison	■ fördern Glucoseaufbau ■ unterdrückt überschießende Reaktionen des Immunsystems	■ Cushing-Syndrom
Eierstock/Ovar		
Östrogen, Progesteron	■ Follikelreifung und Eisprung ■ Steuerung des Menstruationszyklus ■ Erhalt der Schwangerschaft	■ Zyklusstörungen ■ Brustkrebs ■ Wechseljahresbeschwerden ■ Endometriose
Hoden/Testes		
Testosteron	■ Spermienbildung ■ Erektionsfähigkeit	■ Erektionsstörungen ■ Zeugungsunfähigkeit

14.2 Schilddrüse

BEISPIELPACKUNGEN AUF EINEN BLICK

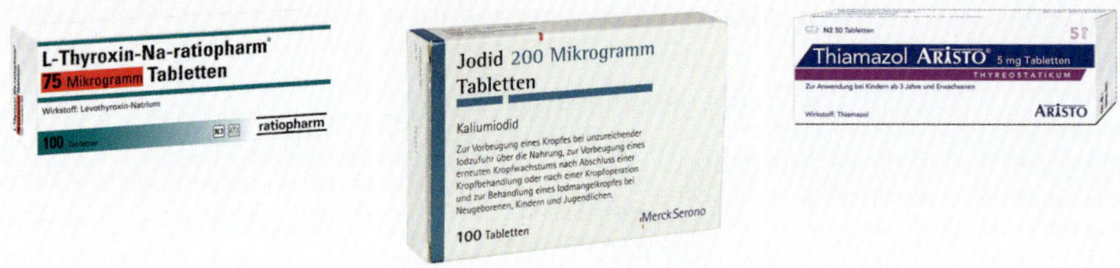

14.2.1 Therapie von Schilddrüsenerkrankungen

Die Schilddrüse ist ein kleines Organ, das unterhalb des Kehlkopfes der Luftröhre anliegt und wichtige Prozesse steuert (o Abb. 14.2).

Für die Bildung der Hormone T_3 und T_4 benötigt die Schilddrüse Iod. In der Schilddrüse werden Iodidionen mit Thyronin, der iodfreien Grundsubstanz der Hormone, gekoppelt. Die Hormone unterscheiden sich dann durch ihren Aufbau:

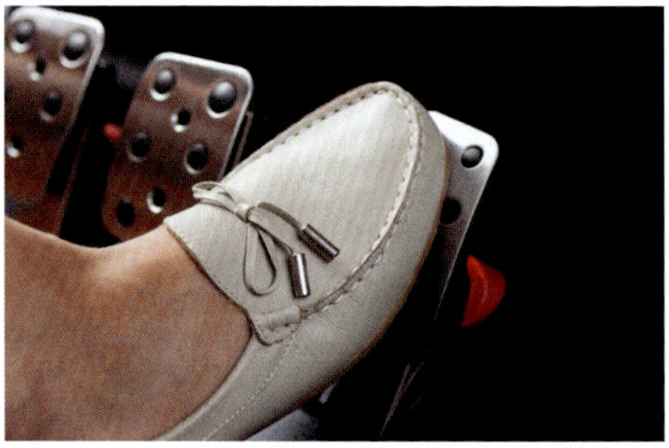

o **Abb. 14.2** Die Hormone der Schilddrüse wirken in unserem Körper wie ein Gaspedal.

- **T_4** (L-Thyroxin oder Levothyroxin) heißt so, weil es 4 Iod-Atome gebunden hat. Es wirkt langsamer, aber anhaltender als T_3.
- **T_3** (Triiodthyronin oder Liothyronin) hat seinen Namen von der Bindung von 3 Iodatomen. Es ist ca. 100-mal aktiver als T_4 und wirkt dadurch viel schneller. Der größte Anteil von T_3 entsteht durch die Umwandlung von T_4 zu T_3.

Die Steuerung der Hormonproduktion erfolgt über das thyreoidea-stimulierende Hormon (TSH) der Hypophyse.

Bei einer Schilddrüsenunterfunktion (**Hypothyreose**) werden die fehlenden Hormone und ggf. Iod substituiert, bei einer Schilddrüsenüberfunktion (**Hyperthyreose**) kommen Thyreostatika zum Einsatz. Sollte es zu einer Schilddrüsenvergrößerung (**Struma**) gekommen sein, kann zusätzlich Iod substituiert werden. Bei den L-Thyroxin-Präparaten ist zu beachten, dass ein einmal gewähltes Medikament nicht gewechselt werden soll, weil infolge der winzigen Wirkstoffmengen durch die unterschiedlichen Herstellungsprozesse Wirkunterschiede bestehen können (□ Tab. 14.2).

Der Einnahmezeitpunkt der Schilddrüsenpräparate ist genau zu beachten, da sich infolge der kleinen Wirkstoffmengen durch Wechselwirkungen mit Lebensmitteln beachtliche Wirkunterschiede ergeben können.

Tab. 14.2 Schilddrüsenmedikamente

INN	FAM-Beispiel	Wirkung
Schilddrüsenhormone		
Levothyroxin-Natrium (T_4 = Tetraiodthyronin)	L-Thyroxin Henning®, L-Thyroxin-Na-ratiopharm®	▪ 75 µg decken ca. ¾ des Tagesbedarfs an T_4 ab
Levothyroxin + Kaliumiodid	Thyronajod®	▪ ergänzender Iodanteil bei Vorhandensein einer Struma
Liothyronin (T_3 = Triiodthyronin)	Thybon®	▪ wenn zu wenig T_4 in T_3 umgewandelt wird
Levothyroxin + Liothyronin (= T_4 + T_3)	Novothyral®	▪ Kombipräparat mit T_4 und T_3 im Verhältnis 5:1 (physiologische Relation)
Iodpräparate		
Kaliumiodid	Jodid 200 Mikrogramm, Jodid-ratiopharm®	▪ Kaliumiodid wird zugeführt, wenn zu wenig Iod mit der Nahrung zur Hormonbildung aufgenommen wird
Thyreostatika		
Thiamazol	Thiamazol Aristo®	▪ hemmt die Umwandlung von Kaliumiodid in Iod ▪ Hormonbildung wird unterdrückt ▪ Hyperthyreose schwächt sich ab

PFLEGETIPP

Von den Herstellern wird vorgegeben: „Zeitpunkt der Einnahme: 30 Minuten vor dem Frühstück“
Es gibt jedoch auch laut Deutscher Apotheker Zeitung vom 29.03.2018 eine Alternative: „Eine **abendliche** L-Thyroxin-Einnahme, entweder 30 Minuten vor dem Abendessen oder **vor dem Schlafengehen** mit mindestens 2 Stunden Abstand zur letzten Mahlzeit ist **ebenso effektiv** wie eine morgendliche Nüchterneinnahme 30 Minuten vor dem Frühstück".

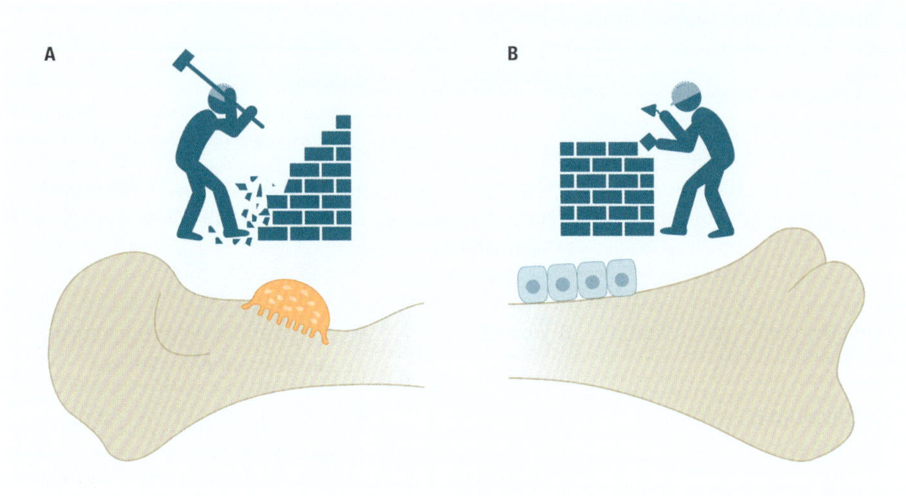

○ Abb. 14.3 A Osteoklasten klauen. Sie bauen Knochenzellen ab. **B** Osteoblasten bauen Knochen auf.

14.2.2 C-Zellen der Schilddrüse und Nebenschilddrüse

Die hier gebildeten Hormone sind v. a. für den Calciumhaushalt und die Knochenbildung zuständig. Calcium ist der im Körper am häufigsten vorkommende Mineralstoff und wird als Mineral nicht nur für einen regelmäßigen Herzschlag oder die Nierenfunktion gebraucht, sondern auch für den Aufbau unserer Knochen und Zähne.

Im Knochengewebe liegen **Osteozyten** (Knochenzellen) vor, die in **Osteoblasten** (Knochen aufbauende Zellen) und **Osteoklasten** (Knochen abbauende Zellen) differenziert werden (○ Abb. 14.3). Weiter besteht das Knochengewebe aus kollagenen Fasern und einer verkalkten Grundsubstanz.

Am ständigen Auf- und Umbau des Knochengewebes und am Knochenstoffwechsel sind beteiligt:

- **Calcium und Phosphat**: Hieraus wird von den Osteoblasten das harte Gewebe des Knochens gebildet, der Apatit. Die Knochen bestehen zu über 50 % aus Apatit. Der Zahnschmelz besteht zu fast 100 % aus diesem Mineral, allerdings in seiner Fluorform.
- **Parathormon**: Das Hormon der Nebenschilddrüsen erhöht den Calciumgehalt im Blut u. a. durch Calciumfreisetzung aus den Knochen mithilfe der Osteoklasten. Die dabei entstehenden Defekte an den Knochen können zur Osteoporose führen.
- **Calcitonin**: Dieses Schilddrüsenhormon senkt den Blutcalciumspiegel, wenn dieser zu hoch wird. Es bremst die Osteoklasten und ist der Gegenspieler des Parathormons.
- **Calcitriol**: Das ist die biologisch aktive Form, die aus Vitamin D_3, gebildet wird. Dies geschieht in einem mehrstufigen Prozess in der Leber, der Haut und der Niere. Dazu sind UV-Strahlen (Sonnenlicht) und Cholesterin erforderlich. Es erhöht in der Zelle die Calciumkonzentration, regt im Dünndarm die Calciumresorption an und reduziert die Calciumausscheidung über die Niere.

14.3 Therapie der Rachitis

Durch einen Vitamin-D-Mangel kommt es vor allem bei Säuglingen und Kleinkindern zu einer Rachitis, bei der die Knochen weich werden und sich verformen (○ Abb. 14.4). Zur Prävention erhalten Kleinkinder Arzneimittel (z. B. Vigantol® 500 I. E.), über die Vitamin D_3 zugeführt wird.

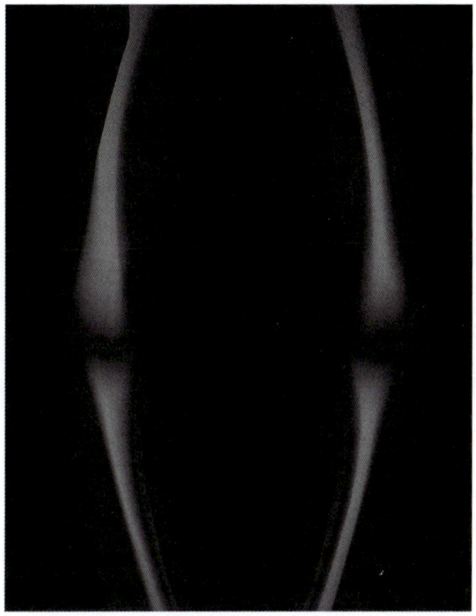

○ **Abb. 14.4** Röntgenbild von durch Rachitis verformten Beinen

14.4 Therapie der Osteoporose

BEISPIELPACKUNGEN AUF EINEN BLICK

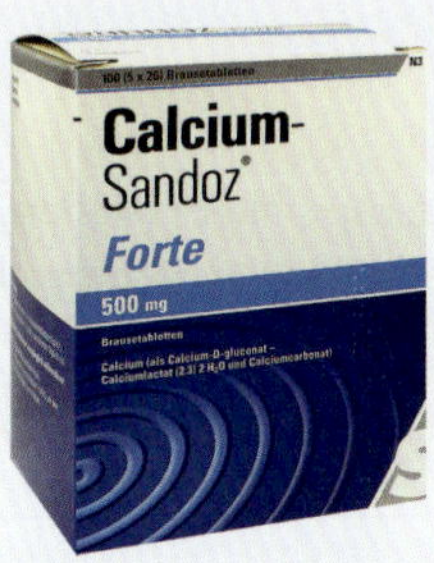

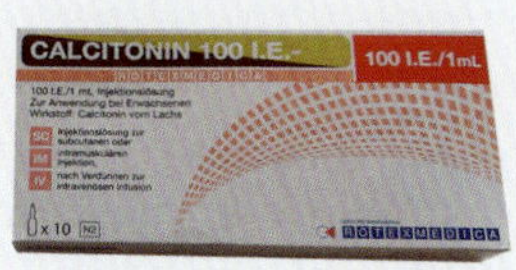

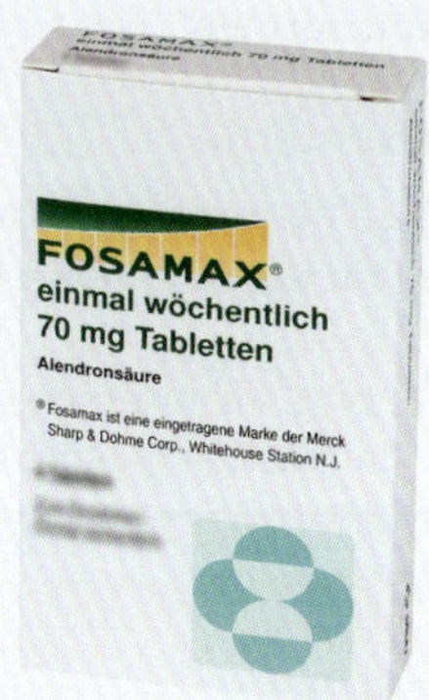

Symptome

Bei dieser Krankheit überwiegt die Tätigkeit der Osteoklasten. Dadurch vermindert sich die Knochenmasse und dies führt zu einer vermehrten Knochenbrüchigkeit (○ Abb. 14.5). Besonders häufig kommt es zu Knochenbrüchen am Schenkelhals und im Brust- und

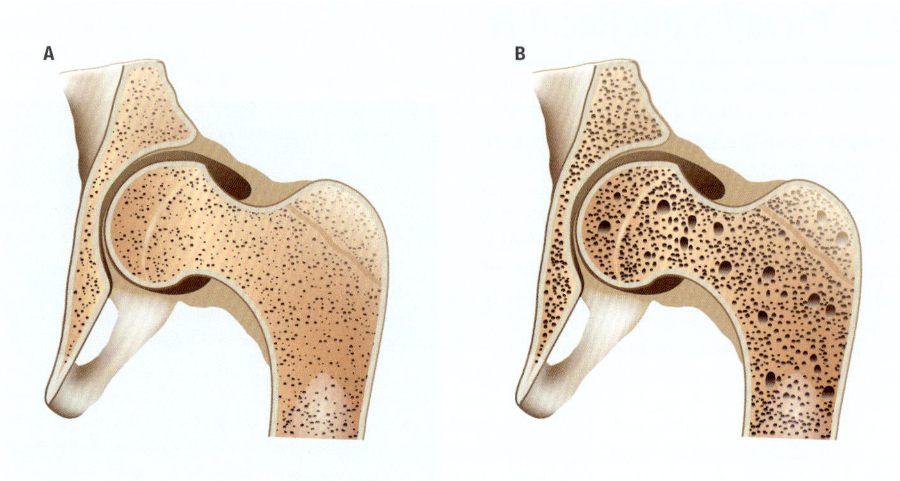

Abb. 14.5 Abbau der Knochensubstanz bei Osteoporose: **A** gesunder Knochen, **B** Osteoporose

oberen Lendenwirbelbereich. Zudem klagen die Betroffenen über Knochenschmerzen v. a. im Rückenbereich, die entweder durch Risse der sensiblen Knochenhaut entstehen oder die Folge von unbemerkten Frakturen der Wirbelkörper sind. Dies kann dann auch eine Fehlhaltung mit entsprechenden Muskel- oder Sehnenschmerzen zur Folge haben.

Der Knochenabbau kann durch verschiedene Einflüsse gefördert werden und wird – je nach Ursache – z. B. unterscheiden in:

- postmenopausale Osteoporose (Östrogenmangel fördert eine Osteoporose) und senile Osteoporose,
- medikamentös bedingte Osteoporose, z. B. durch Glucocorticoide, Schilddrüsenhormone, Antiöstrogene (wie Tamoxifen) oder Laxanzien,
- mechanisch bedingte Osteoporose durch mangelnde Belastung der Knochen, z. B. durch Immobilität, Bettruhe oder Lähmungen,
- onkologische Osteoporose, z. B. durch Knochenmetastasen oder bei bestimmten Leukämieformen.

Medikamente

Bei der Therapie ist mit **Calcium** und **Vitamin D$_3$** eine Basisversorgung sicherzustellen. Die Gabe von **Natriumfluorid** führt durch Umlagerung im Knochen zu dessen weiterer Här-

Tab. 14.3 Medikamente bei Calcium-Resorptionsstörungen oder Osteoporose und ähnlichen Krankheiten in einer Übersicht

INN	FAM-Beispiel	Bemerkung
Calcitonin	Calcitonin Rotexmedica	■ beugt akutem Verlust an Knochenmasse vor
Colecalciferol (Vitamin D$_3$)	Vigantol®	■ ▸Kap. 14.3

Tab. 14.3 Medikamente bei Calcium-Resorptionsstörungen oder Osteoporose und ähnlichen Krankheiten in einer Übersicht (Fortsetzung)

INN	FAM-Beispiel	Bemerkung
Vitamin-D_3-Derivate, z. B. Alfacalcidol	Alfacalcidol Hexal®	■ bei Osteoporose ■ bei Vitamin-D_3-Mangel, z. B. bei Dialyse
Vitamin-D_3-Derivate zur äußerlichen Anwendung: Calcipotriol	Daivonex®	■ Lokaltherapie der Psoriasis, hemmt Wachstum und Vermehrung von Keratinozyten ■ entzündungshemmend
Calcitriol	Rocaltrol®	■ Wirkform des Vitamin D_3 (Colecalciferol) ■ 20-mal stärker als Vitamin D_3 ■ zur Korrektur eines gestörten Calcium- und Phosphatstoffwechsels, besonders bei Nierenfunktionsstörungen
Calciumsubstitution		
Calciumcarbonat, Calciumlactogluconat	Calcium dura®, Calcium Sandoz® forte (enthält beide Formen)	■ nicht bei Nierensteinen ■ zusätzliche Gabe von Vitamin D_3 steigert die Wirkung
Bisphosphonate		
Alendronsäure	Fosamax®, Alendronsäure Stada®, Binosto® (Brausetabletten)	■ blockiert Funktion der Osteoklasten, fördert Aufbau gesunder Knochensubstanz ■ Gefahr der Speiseröhrenverätzung, mind. 30 Minuten vor dem Essen einnehmen, anschließend sich nicht hinlegen ■ Tabletten nicht zerbeißen ■ nicht mit Kaffee, Tee, Saft oder Milch, sondern mit 200 ml Leitungswasser einnehmen

tung. Mit **Bisphosphonaten** kann die Tätigkeit der Osteoklasten blockiert und damit der weitere Knochenabbau verhindert werden. **Calcitonin** ist der stärkste Hemmstoff des Parathormons. Es kann nur injiziert oder als Nasenspray angewendet werden, wobei bei letzterem die Zulassung ruht und kein Produkt verfügbar ist. Es muss abgewartet werden muss, ob der Nutzen das Risiko, Krebs zu entwickeln überwiegt (Tab. 14.3).

14.5 Hormone der Nebennierenrinde

Glucocorticoide, die Hormone der Nebennierenrinde, gehören zur Gruppe der Steroidhormone. Sie werden im Körper aus Cholesterin synthetisiert. Die Produktion dieser Hormone erfolgt in einem spezifischen **Tag-Nacht-Rhythmus**: Während der Nacht sinkt der Hormonspiegel und steigt dann in der aktiven Tageszeit wieder an. Bei einem gesunden Erwachsenen werden täglich 20 mg Glucocorticoide gebildet, bei Stress jedoch bis zu 240 mg. Die Medikamente, die Glucocorticoide enthalten, werden als Corticoide oder auch als Cortisone bezeichnet. Die Schreibweise selbst kann variieren. Daneben gibt es auch die ebenfalls in der Nebennierenrinde gebildeten **Mineralcorticoide**. Das wichtigste heißt Aldosteron (▸ Kap. 7.2.2).

14.5.1 Cortisontherapie

Corticoide sind unverzichtbare Arzneimittel, weil sie bei schweren Krankheiten, die oft mit einem körpereigenen Cortisonmangel einhergehen, eingesetzt werden können. Wichtige Indikationen sind alle Erkrankungen mit einem immunologischen Krankheitsgeschehen wie Asthma, Allergien, Rheuma, Nesselsucht oder dem anaphylaktischen Schock.

Tab. 14.4 Wichtige Nebenwirkungen der Cortisone bei systemischer Anwendung

Angriffsort	Nebenwirkung
Zentrales Nervensystem	▪ Euphorie ▪ Schlaflosigkeit ▪ Psychose ▪ Verstärkung psychischer Störungen ▪ periphere Neuropathie
Elektrolytregulation	▪ Kaliumverlust ▪ Natriumretention ▪ Ödeme ▪ Herzinsuffizienz
Glucosestoffwechsel	▪ erhöhter Blutzuckerspiegel ▪ manifester Diabetes
Äußere Erscheinung	▪ Adipositas ▪ Mondgesicht
Haut	▪ Hautrötung ▪ Striae ▪ Elastizitätsverlust ▪ Atrophie ▪ schlechte Wundheilung
Knochen	▪ Osteoporose

Tab. 14.4 Wichtige Nebenwirkungen der Cortisone bei systemischer Anwendung (Fortsetzung)

Angriffsort	Nebenwirkung
Augen	■ Glaukom, Katarakt
Muskulatur	■ Muskelatrophie
Gastrointestinaltrakt	■ Magenulkus ■ Pankreatitis ■ Dünndarmulzera
Hemmung der zellulären Immunität	■ Manifestation latenter Infektionen ■ Infektion mit Mykobakterien (Tuberkulose) ■ Pilzinfektionen ■ Virusinfektionen

Sie sind entzündungshemmend, weil sie die Bildung der klassischen Entzündungsbotenstoffe wie Histamin unterdrücken. Dadurch sind sie auch schmerzstillend. Sie können die Immunreaktion stark bremsen, weshalb sie auch bei Organtransplantationen eingesetzt werden.

Als stark wirkende Arzneimittel haben sie sehr viele Nebenwirkungen, was bei manchen Patienten zu einer „Cortisonangst" führt. Ihre Anwendung muss deshalb von den Pflegenden immer gut erklärt werden (Tab. 14.4).

MERKE

- Die Dosierung der Corticoide wird vom Arzt individuell festgelegt und richtet sich danach, wie der Patient auf den Wirkstoff anspricht, sowie nach der Art und Schwere der Erkrankung. Die Anfangsdosen z. B. für Prednisolon, das am meisten verwendet wird, können zwischen 30 und 1000 mg schwanken.
- Entsprechend dem physiologischen Hormonspiegel sollte die Einnahme der Corticoide am Morgen erfolgen.
- Bei bedrohlichen Zuständen werden die Präparate intravenös gegeben.
- Nach längerer Einnahme müssen die Präparate ausschleichend abgesetzt werden, da die körpereigene Hormonproduktion erst wieder aktiviert werden muss und es sonst zu Rezidiven der Erkrankung kommt.

14

14.5.2 Systemische Corticoidpräparate (Übersicht)

Außer Hydrocortison sind die Substanzen chemische Abwandlungen der körpereigenen Hormone. Man kann sie nach ihrer entzündungshemmenden Stärke einteilen. Diese wird auf Hydrocortison bezogen (Tab. 14.5).

Tab. 14.5 Übersicht der wichtigsten systemischen Glucocorticoide. „Relative antiphlogistische Wirkung" (RaW) bezieht sich auf den Vergleich mit Hydrocortison.

INN	FAM-Beispiel	Bemerkung	RaW
Hydrocortison	Hydrocortison Hoechst®	Ersatz des körpereigenen Hydrocortisons	1
Prednison	Decortin® 20 mg, Prednison Galen®	Rheumatherapie, Notfall	4
Prednisolon	Solu-Decortin® H bis 1000 mg, Predni-H-Tablinen®, Prednisolon Galen®	meist parenteral als Notfalltherapie bei Status asthmaticus oder anaphylaktischem Schock, „H" weist auf Prednisolon hin	4
Methylprednisolon	Urbason® solubile bis 1000 mg, Predni-M-Tablinen®	Notfalltherapeutikum, s. o., M weist auf Methylprednisolon hin	5
Triamcinolon	Volon® 4–16 mg	sehr breites Spektrum an Anwendungsmöglichkeiten	5
	Volon® A 10 Kristallsuspension®	Depoteffekt bei intraartikulärer Anwendung (Gelenkentzündungen)	
Dexamethason	Fortecortin® 0,5–8 mg, Dexamethason-ratiopharm®	besonders geeignet zur Prophylaxe und Behandlung eines Hirnödems	30
Betamethason	Celestamine® Lösung	breites Indikationsspektrum	25
	Celestan® solubile 4 mg	zur Injektion in kleine Gelenke	

BEISPIELPACKUNGEN AUF EINEN BLICK

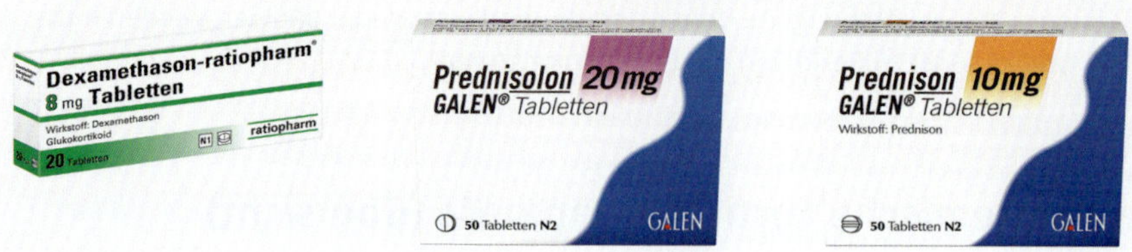

14.5.3 Topische Corticoidpräparate (Übersicht)

Eine wichtige Rolle in der Dermatologie spielen die Glucocorticoide für die äußere (**topische**) Anwendung, also in Cremes, Salben, Fettsalben oder Hautmilch (Tab. 14.6 Seite 295). Sie reduzieren nicht nur Entzündungsreaktionen in der Haut, sondern wirken auch stark juckreizstillend.

BEISPIELPACKUNGEN AUF EINEN BLICK

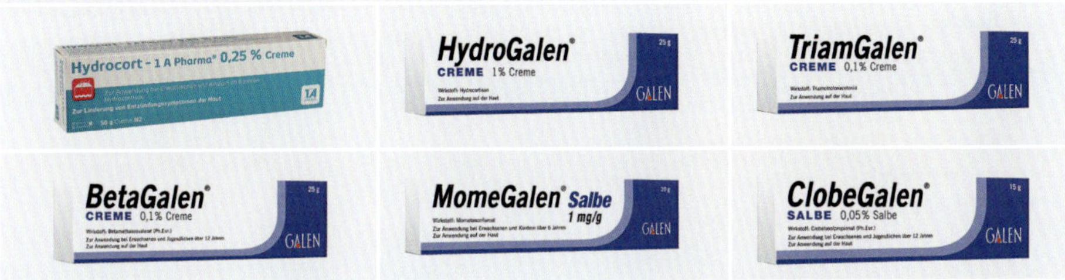

Auch bei der topischen Anwendung von Glucocorticoiden können spezifische **Nebenwirkungen** auftreten:

- die Haut wird dünner und verliert kollagene und elastische Fasern,
- es kommt zu Haarausfall, v. a. bei der Anwendung auf dem behaarten Kopf,
- durch die immunsuppressive Wirkung können Hautinfektionen begünstigt werden.

MERKE

- Topische Glucocorticoide sollten nur im akuten Schub und zeitlich und örtlich begrenzt angewendet werden.
- Bei längerer Anwendung langsam ausschleichen, da sonst ein erneuter Schub möglich ist.
- An dünnen Hautstellen, v. a. im Genitalbereich, im Gesicht und auf der Kopfhaut, nur verdünnte Cortisonsalben anwenden (werden in der Apotheke angefertigt).
- Unter Okklusivverbänden (dazu zählen auch Windeln bei Kleinkindern oder Inkontinenzschutzhosen bei Erwachsenen) steigt das Risiko von Nebenwirkungen stark an.
- Als Basistherapie werden wirkstofffreie Cremes eingesetzt.

14.6 Hormone der Geschlechtsdrüsen

14.6.1 Geschlechtshormone der Frau

Neben den in ▸Kap. 14.1 genannten Effekten haben v. a. die weiblichen Geschlechtshormone weitere Wirkung auf Psyche und Körper (○ Abb. 14.6).

Gestagene wirken gemeinsam mit den Östrogenen auf nahezu alle weiblichen Fortpflanzungsvorgänge. Alle Gestagene unterdrücken dosisabhängig die Ovulation und hemmen die Tubenmotilität. Gestagene werden vor allem in der „Pille" zur hormonalen Kontrazeption (Empfängnisverhütung) eingesetzt. Dabei erfolgt die Einnahme nach einem festen Schema. Die hormonale Kontrazeption ist auf folgende Weise möglich:

Kombination von Östrogenen und Gestagenen z. B.:

- als Einphasenpräparat mit konstanter Dosierung von Östrogen und Gestagen,
  FAM-Beispiele: Lovelle® enthält Ethinylestradiol und Levonorgestrel in gleichbleibendem Verhältnis,

Östrogenmangel	Östrogenwirkung
Haare – Haarausfall – evtl. »Damenbart«	– dichtes und volles Haar
ZNS – Nervosität – Reizbarkeit – Schlafstörungen – reduzierte Merkfähigkeit	– hebt die Stimmung – fördert Merkfähigkeit
Brustdrüse – Verlust Elastizität	– fördert Entwicklung
Herz- und Blutgefäße – Herzjagen – Schweißausbrüche – Hitzewallungen – Schwindel – Anstieg Cholesterin – erhöhtes Risiko für Arteriosklerose und Herzinfarkt	– schützt vor Cholesterin – Schutz vor Herzinfarkt – Schutz vor Arteriosklerose
Knochen – Sinken des Mineralgehalts – Abbau der Knochenmasse – evtl. Osteoporoseentwicklung	– Förderung des Knochenaufbaus
Haut – Faltenbildung – Hauttrockenheit	– Elastizität durch Kollagenbildung
Uterus – Zyklusstörungen	– normaler Zyklus
Vagina – Trockenheit der Vaginalschleimhaut	– saurer pH-Wert – fördert Durchblutung

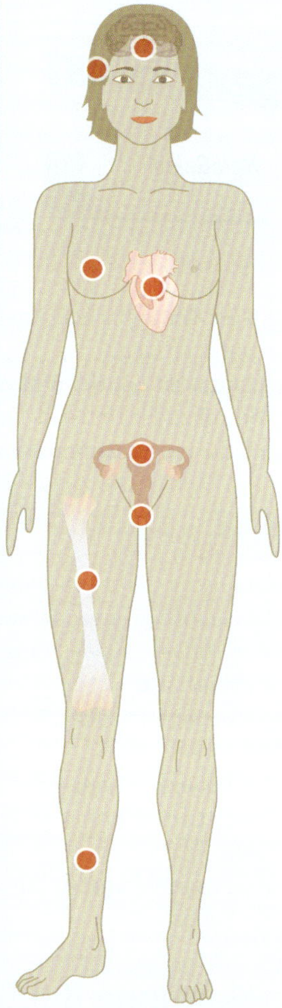

Abb. 14.6 Wirkung der Östrogene auf Körper und Psyche sowie Veränderungen bei Östrogenmangel

- als Mehrphasenpräparat, mit wechselnder, dem weiblichen Zyklus besser angepasster Hormondosierung,
  FAM-Beispiele: Triquilar® enthält Ethinylestradiol und Levonorgestrel in 3 verschiedenen Stärken.

Kontrazeptiva, die **nur Gestagen** enthalten werden als „Minipille“ bezeichnet. **FAM-Beispiele:** Microlut® enthält nur Levonorgestrel – die „Dreimonatsspritze“ enthält Medroxyprogesteronacetat, z. B. Depo-Clinovir®.

Tab. 14.6 Einteilung der topischen Glucocorticoide in 4 Wirkklassen

Klasse	INN	FAM-Beispiel
1 Schwache Wirkung	Hydrocortison	Ebenol®, Hydrocort-1A Pharma ® (nicht rezeptpflichtig), HydroGalen®
2 Mittelstarke Wirkung	Clobetasonbutyrat	Emovate®, ClobeGalen®
	Flupredniden-21-acetat	Decoderm®
	Hydrocortisonbutyrat	Alfason®
	Triamcionolonacetonid	Volonimat®, TriamGalen®
3 Starke Wirkung	Betamethasonvalerat	Betnesol®, BetaGalen®
	Methylprednisolonaceponat	Advantan®
	Mometasonfuroat	Ecural®, MomeGalen® (gilt als verträglichstes Mittel)
	Prednicarbat	Dermatop®
4 Sehr starke Wirkung	Clobetasolpropionat	ClobeGalen®, Dermoxin®

Als **Pille danach** bezeichnete Präparate verhindern auf unterschiedlichem Weg das Einnisten des befruchteten Eis in die Gebärmutter. Die Dosierungen sind höher als in den normalen oralen Antikonzeptiva. **FAM-Beispiele:** PiDaNa® und EllaOne®.

14.6.2 Geschlechtshormone beim Mann

Sie werden mit dem Sammelbegriff Androgene bezeichnet, unter den verschiedene Hormone fallen. Das wichtigste davon ist das Testosteron. Neben den in ▸Kap. 14.1 genannten Wirkungen fördert es die Entwicklung der Geschlechtsorgane und der sekundären männlichen Geschlechtsmerkmale wie Bartwuchs und Muskelkraft. Außerdem verbessert es die Knochenstruktur. Durch Testosteronmangel kann es beim Mann zu Unfruchtbarkeit, Impotenz, Verlust der Körperbehaarung, reduzierte Muskelmasse oder einer Gynäkomastie kommen.

Beispiele für Wirkstoffe und Fertigarzneimittel

Testosteron zur Anwendung auf der Haut wie Testogel® oder Testosteron-Tabletten wie Andriol® Testocaps

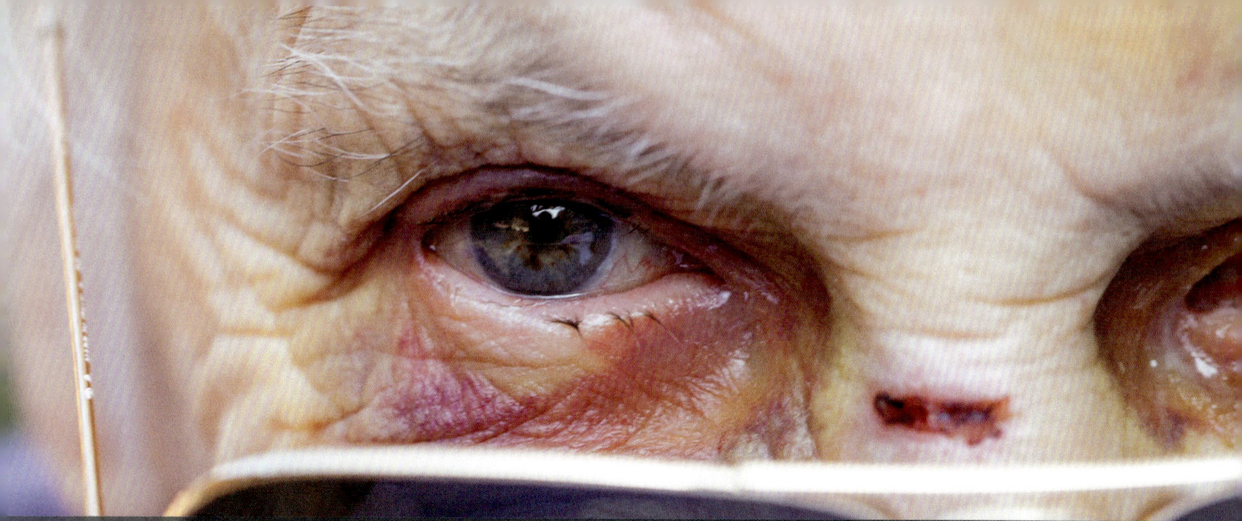

15 Arzneimittel bei hämatologischen Erkrankungen

Der allmähliche Farbwechsel eines „blauen Auges" hat etwas mit Hämatologie zu tun! Darunter versteht man die Erkrankungen des Blutes, also v. a. den Mangel an bestimmten Blutkörperchen oder eine Veränderung der Blutgerinnung. Ein zentrales Thema ist zudem die medikamentöse Beeinflussung der Blutgerinnung im Rahmen der Thromboembolieprophylaxe.

15.1 Aufgaben und Zusammensetzung des Blutes

Die Hauptaufgabe des Blutes besteht im Stofftransport: O_2 muss aufgenommen, CO_2 abtransportiert werden. Nährstoffe, Hormone, Mineralien und Arzneistoffe sind an ihren Bestimmungsort zu bringen, Stoffwechselabbauprodukte müssen entfernt werden. Zudem müssen in den Körper eingedrungene Krankheitserreger abgewehrt werden. Neben der Aufrechterhaltung des pH-Werts ist die Wärmeregulation mit dem Ziel einer optimalen „Prozesstemperatur" von entscheidender Bedeutung. Das Blut stellt als „flüssiges Organ" eine Verbindung zwischen allen Organen, Geweben und Zellen des Körpers her und sichert so deren Lebensfunktion.

15.1.1 Blutbestandteile

Blutplasma: Es besteht überwiegend aus Wasser, Mineral- und Eiweißstoffen. Einer der Eiweißstoffe ist das für die Blutgerinnung wichtige Fibrinogen. Plasma ohne Fibrinogen heißt **Serum**. Die Eiweiße des Blutplasmas umfassen etwa 100 weitere unterschiedliche Proteine, u. a. Immunglobuline (für die körpereigene Abwehr wichtig), Transportglobuline (sie transportieren auch Arzneistoffe im Körper), Enzyme und Enzymhemmstoffe (o Abb. 15.1).

Nährstoffe: Auch die Substanzen für die Körperernährung (Kohlenhydrate, Proteine und Fette) werden vom Blut transportiert.

Vitamine, Spurenelemente, Mineralien: Sie sind ebenfalls im Plasma gelöst oder an Eiweiße gebunden.

Blutzellen: Der zelluläre Anteil beträgt ca. 45 % und ist für die Zähflüssigkeit des Blutes verantwortlich. Die meisten Blutzellen sind Erythrozyten. Sie transportieren den Sauerstoff durch Anlagerung an den Hauptbaustein Hämoglobin. Weitere Blutzellen sind die Leukozyten mit mehreren Unterarten. Dazu zählen die Monozyten und die Granulozyten, die u. a. durch Phagozytose die unspezifische Abwehr übernehmen. Daneben sind Lymphozyten für die spezifische Funktion des Immunsystems zuständig. Thrombozyten, auch Blutplättchen genannt, können durch ihre große Haftfähigkeit Defekte in Blutgefäßen wieder verschließen. Sie stellen so den ersten Wundverschluss her.

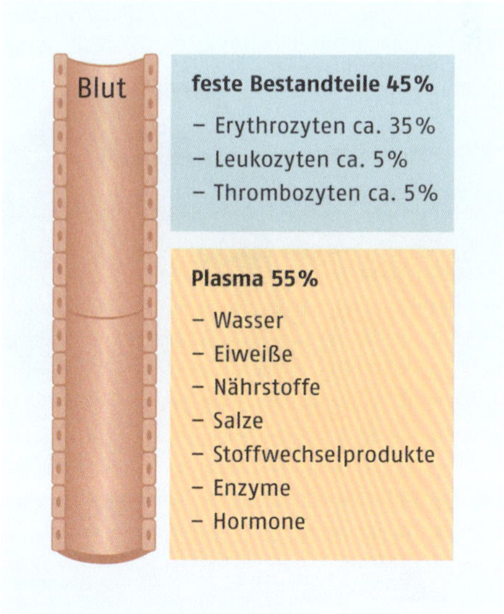

o **Abb. 15.1** Übersicht über die Blutbestandteile

15

15.2 Medikamentöse Beeinflussung der Blutgerinnung

15.2.1 Blutgerinnung und Fibrinolyse

Bei Verletzungen des Körpers kommt es zu Schädigungen der Blutgefäße mit nachfolgenden Blutungen. Diese „Lecks" kann der Körper durch ein spezifisches System wieder schließen. Nur so kann ein Verbluten, also der Verlust einer zu großen Blutmenge, verhindert werden. Deshalb ist der Organismus auf ein normal funktionierendes Blutgerinnungssystem angewiesen (o Abb. 15.2).

Die **Blutgerinnung** (Hämostase) ist ein komplexer Vorgang, der in mehreren Phasen verläuft und durch Gerinnungsfaktoren (I bis XIII) gesteuert wird. Die Faktoren X, II (Prothrombin) und I (Fibrinogen) spielen eine Schlüsselrolle. Das Ziel dieser genau abgestimmten Phasenschritte ist die Bildung von **Fibrin**, des vernetzten „Klebstoffs" der Blutgerinnung, der einen dichten Wundverschluss an der Wunde bildet.

Zum ersten, zunächst provisorischen Wundverschluss kommt es schon durch die **Thrombozyten** (Blutplättchen), die sich an der geschädigten Wand der Blutgefäße miteinander verhaken (**Thrombozytenaggregation**) und so den Defekt verschließen. Dann senden sie Botenstoffe aus, die die Blutgerinnung aktivieren. Durch das dabei entstehende Fibrin wird der provisorische Wundverschluss stabilisiert. Fehlt ein Faktor, z. B. Faktor VIII bei Hämophilie A (Bluterkrankheit), kommt es nicht zur Blutgerinnung.

In der Medizin gibt es für das Verkleben von Wundrändern, zum Verschluss von verletztem Gewebe oder zur Stillung von unbeherrschbaren Blutungen inzwischen Fibrin-

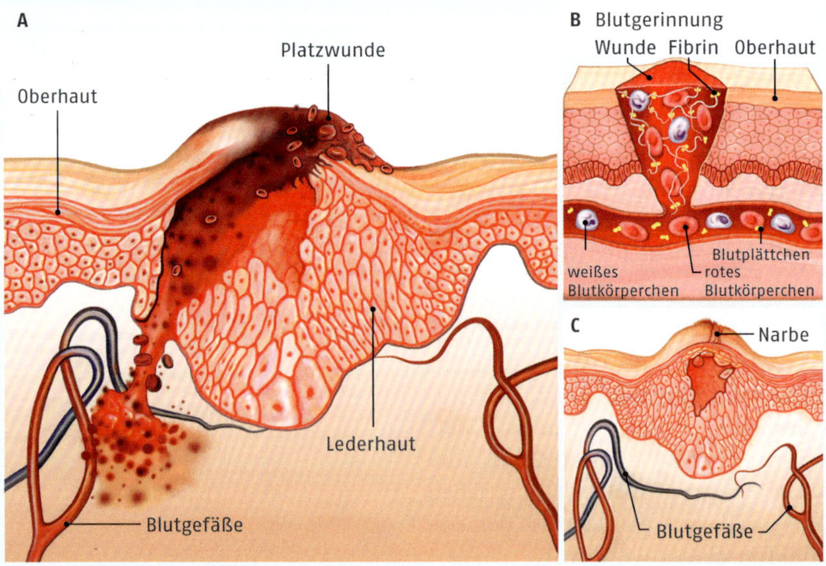

o **Abb. 15.2** Thrombozyten lagern sich an die verletzte Stelle und verschließen sie. Gleichzeitig senden sie Botenstoffe aus. Fibrin verbindet die Thrombozyten und es bildet sich eine Kruste, die die Wunde verschließt.

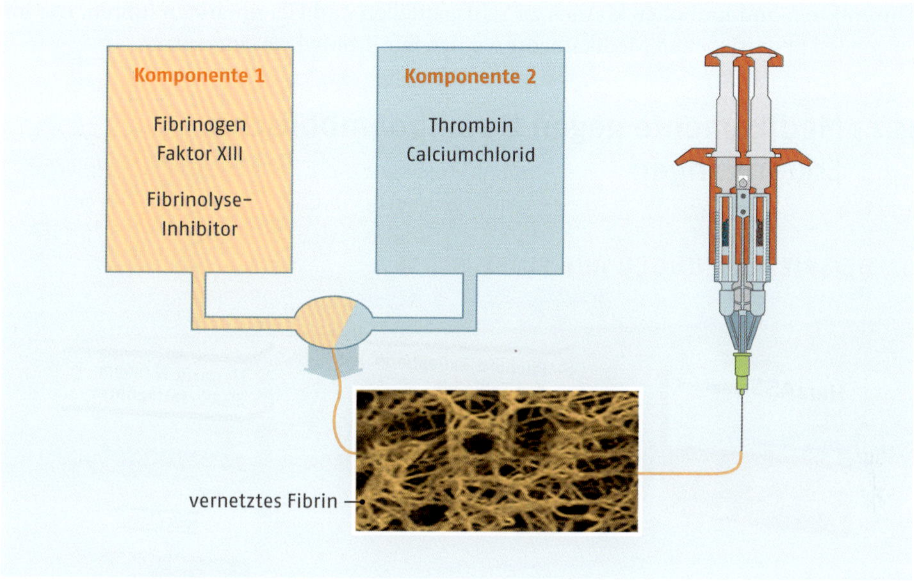

Abb. 15.3 Zwei-Komponenten-Fibrinkleber zum Wundverschluss

kleber. Diese bestehen aus 2 Komponenten der Blutgerinnung und bilden bei der Zusammenführung Fibrin (Abb. 15.3).

Damit entstandene Blutgerinnsel nicht wichtige Blutgefäße verstopfen, kann der Körper Fibrin auch wieder auflösen. Diese **Fibrinolyse** wird v. a. durch das Enzym Plasmin erreicht.

MERKE
Die 3 Faktoren Blutgerinnung, Thrombozytenaggregation und Fibrinolyse müssen sich in einem Gleichgewicht befinden. Es darf weder zu unkontrollierten Blutungen noch zu **Thrombosen** kommen. Dies sind Blutpfropfen, die sich in Gefäßen bilden und **Embolien** auslösen können. Ein Embolus ist ein losgerissener Thrombus, der ein Gefäß verschließt.

15.2.2 Ursachen für Thrombosen und Embolien

Es gibt v. a. 3 Ursachen für Thrombosen und Embolien:

1. Das Blut fließt mit verringerter Strömungsgeschwindigkeit zum Herzen zurück, z. B. bei bettlägerigen Patienten. Dadurch kann der Prozess der Blutgerinnung ausgelöst werden.
2. Die Zusammensetzung des Blutes ist krankheitsbedingt verändert, z. B. bei einer Exsikkose. Es gerinnt dann leichter.
3. An kleinen Gefäßwandschäden, z. B. bei der Arteriosklerose, bilden sich Blutgerinnsel.

Thrombosen und Embolien können zu Schlaganfällen und Herzinfarkten führen. Die im Folgenden beschriebenen Medikamente werden zur Prophylaxe eingesetzt.

15.2.3 Medikamente gegen thromboembolische Erkrankungen

BEISPIELPACKUNGEN AUF EINEN BLICK

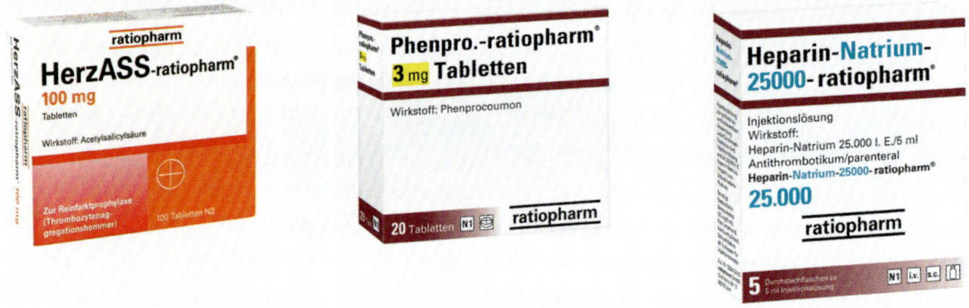

Diese Medikamente sollen die an der Bildung von Blutgerinnseln beteiligten Körperprozesse auf unterschiedliche Weise unterbrechen.

Thrombozytenaggregationshemmer

Sie verhindern das Zusammenballen der Blutplättchen und so das Wachstum von Thromben. Man setzt sie ein zur Vorbeugung und Behandlung von Schlaganfällen, Herzinfarkten und Durchblutungsstörungen v. a. des Herzmuskels. Der Wirkstoff **A**cetyl**s**alicyl**s**äure (ASS) hemmt die Ausschüttung von Prostaglandinen, die auch die Thrombozyten aktivieren. Daneben werden auch **ADP-Antagonisten** (**Ad**enosintri**p**hosphat = Energiespeicher von Zellen) eingesetzt. Diese besetzen die Rezeptoren für ADP auf den Thrombozyten, sodass diese sich nicht mehr miteinander vernetzen können (◘ Tab. 15.1).

> **PFLEGETIPP**
> Der Arzt oder Zahnarzt muss immer über die Einnahme von Thrombozytenaggregationshemmern informiert werden. Da durch die Einnahme von Thrombozytenaggregationshemmern die Blutungszeit verlängert ist, müssen diese zumeist rechtzeitig (5–10 Tage) vor bestimmten operativen Eingriffen abgesetzt werden. Die Anzahl der Thrombozyten muss regelmäßig bestimmt werden. Magen- und Darmblutungen können auch von diesen Medikamenten ausgelöst werden.

Thrombinhemmer (Thrombininhibitoren)

Diese Medikamente hemmen die Bildung von Thrombin, das die Umwandlung von Fibrinogen in Fibrin bewirkt. Dadurch wird eine Thrombusbildung verhindert (○ Abb. 15.4). Im Gegensatz zu den Heparinen können diese Präparate oral aufgenommen werden.

Tab. 15.1 Thrombozytenaggregationshemmer

INN	FAM-Beispiel	Bemerkung
Acetylsalicylsäure		
Acetylsalicylsäure (ASS)	Aspirin® protect, HerzASS-ratiopharm®	▪ nur in geringer Dosierung, z. B. 1-mal täglich 100 mg
ADP-Antagonisten		
Ticlopidin	Tiklyd®	▪ 2-mal täglich 250 mg, zu den Hauptmahlzeiten (nach der Hälfte des Essens: verringert die Nebenwirkungen am Magen-Darm-System) ▪ Vorsicht: Blutbildveränderungen möglich; bei Symptomen einer Neutropenie (Fieber, Halsentzündung, Mundgeschwüre) sofort den Arzt kontaktieren
Clopidogrel	Iscover®, Plavix®, Clopidogrel-ratiopharm®	▪ maximale Wirkung erst nach 3–5 Tagen ▪ Beginn mit einer einmaligen Aufsättigungsdosis von 300 mg (loading dose), dannach 1-mal täglich 75 mg einnehmen
Prasugrel	Efient®	▪ schneller Wirkungseintritt ▪ häufig kombiniert mit ASS

Daher und weil sie einen Blutgerinnungsfaktor direkt hemmen, spricht man auch von „**D**irekten **O**ralen **A**nti**K**oagulanzien (**DOAK**)".

Wesentliche Einsatzgebiete von Thrombinhemmern sind:

- tiefe Venenthrombose: prophylaktische Langzeittherapie,
- Lungenembolie: prophylaktische Langzeittherapie,
- Thromboembolie-Prophylaxe bei Hüft- und Kniegelenkersatzoperationen,
- Vorbeugung von Schlaganfall bei Vorhofflimmern oder künstlichen Herzklappen,
- Gefäßprothesen und Stents: prophylaktische Langzeittherapie,
- prophylaktische Langzeittherapie nach Herzinfarkt.

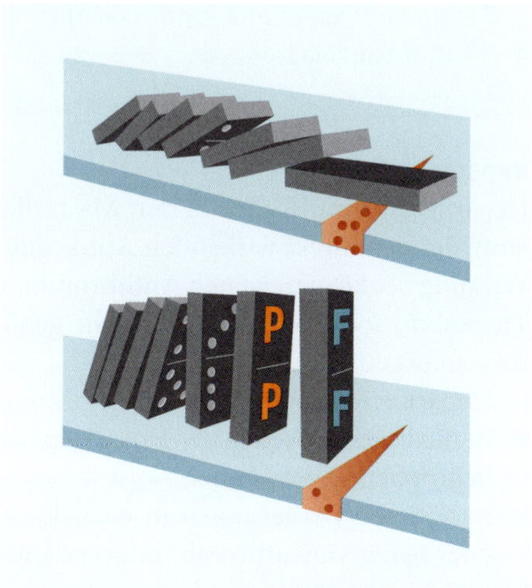

Abb. 15.4 Bei der Hemmung von Gerinnungsfaktoren können Prothrombin (P) und Fibrinogen (F) nicht aktiviert werden und ein Thrombus kann sich nicht bilden.

Beispiele für Wirkstoffe und Fertigarzneimittel

Dabigatran (Pradaxa®)

Faktor-Xa-Inhibitoren

Mit diesen Wirkstoffen wird die Umwandlung des inaktiven Faktors Xa in die aktive Form X unterbunden. So wird der weitere Ablauf der Blutgerinnung bis hin zur Fibrinbildung unterbrochen. Auch diese Medikamentengruppe zählt zu den DOAK. Die Indikationen sind im Wesentlichen identisch.

Beispiele für Wirkstoffe und Fertigarzneimittel

Rivaroxaban (Xarelto®), Apixaban (Eliquis®), Edoxaban (Lixiana®), Fondaparinux (Arixtra®)

PFLEGETIPP

Bei den DOAK ist keine regelmäßige INR- oder Quick-Kontrolle erforderlich. Da die Halbwertszeit dieser Substanzen recht kurz ist, müssen sie meist erst 24–48 Stunden vor einer OP abgesetzt werden. Durch **Antidotgabe** kann die Wirkung schnell gestoppt werden, z. B. bei Notoperationen. Für Dabigatran gibt es Idarucizumab (Praxbind®) als Gegenmittel, für Apixaban und Rivaroxaban steht Andexanet alfa (Ondexxya®) zur Verfügung. Für Edoxaban ist noch kein Antidot zugelassen.

Heparin

Heparin wird im Körper in den Mastzellen gebildet und ist ein gerinnungshemmender Stoff, der den direkt wirkenden Antikoagulanzien zugerechnet wird. Heparin steigert die Wirkung des körpereigenen Antithrombins um das 1000-Fache. Antithrombin inaktiviert Thrombin, sodass kein Fibrin mehr gebildet werden kann. Die Wirkung von Heparin setzt sofort ein.

Heparine werden:

- in niedrigen Dosen (Low-Dose-Heparinisierung) zur postoperativen Thromboembolieprophylaxe verwendet,
- in höheren Dosierungen in der Akutphase eines Herzinfarkts, bei Lungenembolien oder tiefen Venenthrombosen verwendet.

Heparin wird überwiegend aus Schweinedärmen gewonnen. Es kann nur parenteral (i. v. oder s. c.) zugeführt werden. Zwei Gruppen werden unterschieden:

- hochmolekulares Heparin (unfraktoniertes Heparin),

- niedermolekulare Heparine (fraktoniertes Heparin) haben eine längere Wirkdauer und eine bessere Bioverfügbarkeit, sodass eine einmalige Gabe am Tag meist ausreicht.

Beispiele für Wirkstoffe und Fertigarzneimittel

Hochmolekulares Heparin: Calciparin®, Heparin-Natrium Braun®, Heparin-Natrium-ratiopharm® Ampullen,
Niedermolekulare Heparine: Enoxaparin (Clexane®), Nadroparin (Fraxiparin®), Certoparin (Mono-Embolex®)

PFLEGETIPP

Bei der Gabe von niedermolekularem Heparin ist keine regelmäßige INR- oder Quick-Kontrolle erforderlich. Durch die Gabe des **Antidots** Protamin kann die Wirkung schnell gestoppt werden, z. B. bei Notoperationen.

Vitamin-K-Antagonisten

Sie verhindern die Bildung der Gerinnungsfaktoren, für die Vitamin K erforderlich ist. Weil sie nicht direkt auf die Gerinnungsfaktoren wirken und ihre Wirkung erst nach 36–72 Stunden einsetzt, werden sie als „indirekte Antikoagulanzien" bezeichnet. Sie werden wie die DOAK zur Langzeitantikoagulation bei entsprechenden Indikationen eingesetzt, um thromboembolischen Erkrankungen vorzubeugen und um die Gerinnungsfähigkeit des Blutes langfristig herabzusetzen. Ihre Wirkung tritt erst nach einigen Tagen ein, weshalb zu Beginn der Therapie noch zusätzlich Heparin gegeben werden muss. Da nach einem Absetzen der Medikamente erst die fehlenden Gerinnungsfaktoren nachgebildet werden müssen, haben sie eine lange Wirkdauer von bis zu 10 Tagen.

Beispiele für Wirkstoffe und Fertigarzneimittel

Phenprocoumon (Marcumar®, Phenpro-ratiopharm®), Warfarin (Coumadin®)

MERKE

- Die Wirkung der Vitamin-K-Antagonisten muss regelmäßig mit der Kontrolle des INR-Werts oder des Quick-Werts überwacht werden (Abb. 15.5).
- Die Patienten müssen bei der Ernährung auf den Vitamin-K-Gehalt der Lebensmittel achten, da dies den Gerinnungswert beeinflussen kann. Viel Vitamin K ist z. B. in allen Kohlarten, Bohnen, Spinat, Schweinefleisch und Innereien enthalten.
- Das Medikament muss ca. 10 Tage vor einer geplanten OP abgesetzt werden, der Patient wird dann auf Heparin umgestellt.

- Das Antidot ist ein Vitamin-K-Präparat (Konakion® MM, Ka-Vit® Tropfen), das hochdosiert zugeführt nach ca. 6–10 Stunden wieder zu einer ausreichenden Anzahl an Gerinnungsfaktoren führt.
- Im Notfall können die fehlenden Gerinnungsfaktoren auch i.v. zugeführt werden.

PFLEGETIPP

- Schwarz verfärbte oder blutige Stühle unter Therapie mit Antikoagulanzien müssen dem Arzt gemeldet werden.
- Auf gehäuftes Nasenbluten und starkes Zahnfleischbluten ist zu achten. Dies kann ein Hinweis für eine zu starke Gerinnungshemmung sein.
- Patienten sollen ihren Antikoagulanzien-Ausweis immer mitführen und bei jedem Arztbesuch vorlegen.
- Die Einnahme von Medikamenten soll nur nach Rücksprache mit dem Arzt erfolgen, da es viele Wechselwirkungen gibt. Bei Marcumar® gilt dies z.B. für Ginkgo-Präparate.
- Im Freizeit- und Urlaubsverhalten sollten nur Reiseziele ausgewählt werden, bei denen eine Versorgung mit sicheren Blutkonserven sichergestellt ist und keine Sportarten mit hohem Verletzungsrisiko betrieben werden.

Fibrinolytika

Wenn es in den Gefäßen schon zur Thrombenbildung gekommen ist, können die Gerinnsel mit den bisher besprochenen Antikoagulanzien nicht mehr aufgelöst werden. Dann setzt man **Fibrinolytika** ein, die das Fibrin auflösen und so ein Zerfallen des Blutpfropfs herbeiführen. Fibrinolytika, auch Thrombolytika genannt, werden bei akuten Gefäßverschlüssen wie einem Herzinfarkt, einem Schlaganfall oder einer Lungenembolie eingesetzt. Die damit verbundene Blutungsgefahr erfordert eine engmaschige Überwachung des Patienten. Daher ist eine Anwendung nur in der Klinik möglich.

Beispiele für Wirkstoffe und Fertigarzneimittel

Alteplase (Actilyse®), Urokinase (Urokinase HS medac)

Antifibrinolytika

Bei Überdosierungen von Fibrinolytika und bei verschiedenen pathologischen Zuständen (z.B. nach Operationen im Urogenitalbereich, bei manchen Karzinomen, bei Leberzirrhose) kann es zu einer gesteigerten Fibrinauflösung (**Hyperfibrinolyse**) kommen. Die Folge können massive Blutungen sein, die mit Hemmstoffen der Fibrinolyse (**Antifibrinolytika**) behandelt werden müssen.

Beispiele für Wirkstoffe und Fertigarzneimittel

Tranexamsäure (Cyclokapron®)

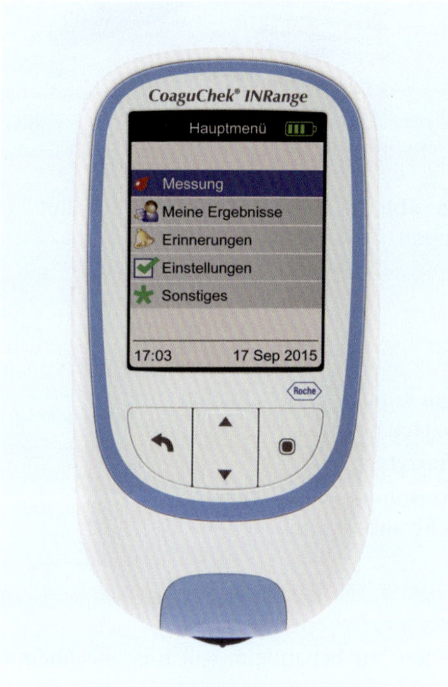

Abb. 15.5 Den INR-Wert bei der Behandlung mit Marcumar® können geschulte Patienten auch selbst zu Hause messen.

15.3 Therapie bei organischen Krankheiten des Blutes

BEISPIELPACKUNGEN AUF EINEN BLICK

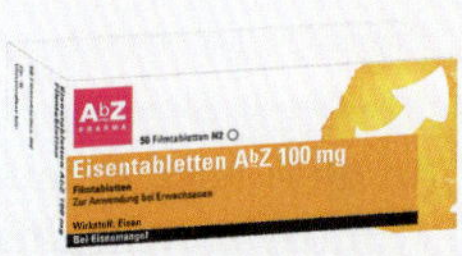

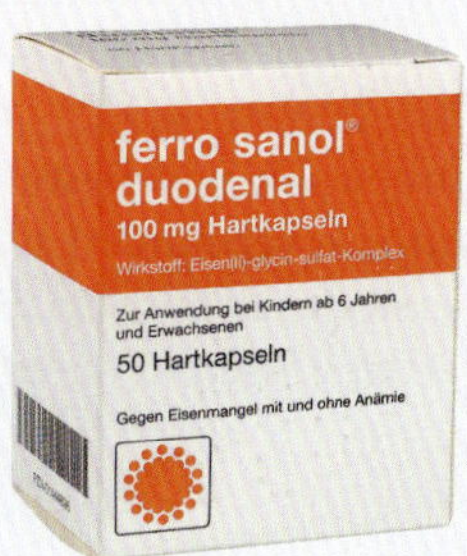

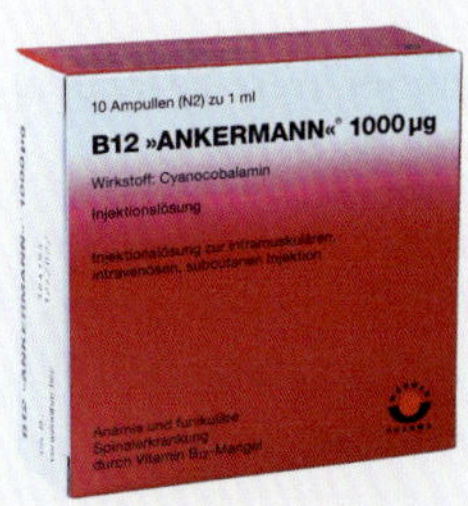

15

Wegen der engen Verbindung des Blutes mit allen Körperteilen sind durch Bluterkrankungen, auch **hämatologische** Erkrankungen genannt, alle Organe betroffen. Durch Laboruntersuchungen des Blutes, z. B. durch ein großes Blutbild, kann man viele Krankheiten diagnostizieren. Ein Beispiel dafür ist die Feststellung der Zahl der Thrombozyten, um eine Thrombopenie auszuschließen, die Auswirkungen auf die Blutgerinnung hat (o Abb. 15.6).

Hämatologische Erkrankungen haben Einfluss auf:
- die Anzahl und Funktion der Blutzellen,
- die Proteine des Gerinnungssystems (▸ Kap. 15.2.1),
- das Immunsystem.

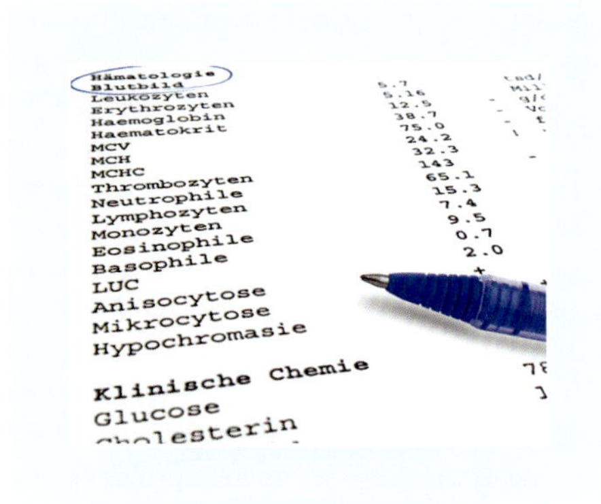

o **Abb. 15.6** Ausdruck eines großen Blutbilds

Folgende Erkrankungen bezüglich der Blutzellen können unterschieden werden:
- **Anämie:** Verringerung der Zahl der Erythrozyten oder des Hämoglobins,
- **Leukopenie:** Verringerung der Zahl der Leukozyten,
- **Leukämie:** massenhafte Vermehrung funktionsunfähiger Leukozyten,
- **Thrombopenie:** Verringerung der Zahl der Thrombozyten.

15.3.1 Anämien

Beispielhaft, weil mit spezifischen Medikamenten zu behandeln, soll hier die **Anämie** besprochen werden.

Symptome

Die Symptome der Anämie werden v. a. durch den Hämoglobinmangel verursacht (▸ Kap. 15.1). Dieses eisenhaltige Protein ist für die rote Farbe des Blutes verantwortlich. Symptome einer Anämie sind:
- Blässe,
- Müdigkeit,
- körperliche Abgeschlagenheit,
- Tachykardie,
- Schwindel.

Es gibt mehrere Ursachen für eine Anämie.

Eisenmangelanämie: Sie ist in Europa der wichtigste Grund (in 80 % aller Anämien). Dadurch wird die Hämoglobinsynthese vermindert und die Erythrozyten enthalten zu wenig Hämoglobin, was den Sauerstofftransport einschränkt. Die Therapie erfolgt mit **Eisenpräparaten**, die meist zweiwertiges Eisen in anorganischer oder organischer Anionenbindung enthalten:

Beispiele für Wirkstoffe und Fertigarzneimittel

Eisen(II)-sulfat in: Eryfer®, Kendural-C®, Eisentabletten AbZ,
Eisen(II) in organischer Bindung: Ferro Sanol® duodenal wird erst im Zwölffingerdarm gelöst und kann den Magen nicht belasten. Lösferron® ist eine gut verträgliche Brausetablette.

PFLEGETIPP

Bei der Einnahme von Eisenpräparaten muss Folgendes beachtet werden:

- Grüner und schwarzer Tee, Kaffee und Kakao hemmen die Eisenresorption.
- Eisenpräparate sind 30 Minuten vor der Mahlzeit einzunehmen.
- Bei höherer Dosierung können Magenschmerzen auftreten.
- Der Stuhl kann sich schwarz verfärben.
- Die Medikamente können eine Obstipation begünstigen.

Perniziöse Anämie: Sie beruht auf einem Mangel an Vitamin B_{12}. Dieses Vitamin wird für die Neubildung von Erythrozyten benötigt.

Beispiele für Wirkstoffe und Fertigarzneimittel

Vitamin B_{12} Ankermann 1000 µg Tabletten® oder Vitamin B_{12} 1000 µg Lichtenstein Ampullen

PFLEGETIPP

Bei einer Resorptionsstörung müssen diese Präparate zeitlebens parenteral verabreicht werden, bei einer mangelhaften Aufnahme oder Verwertung ist eine orale Zufuhr möglich.

Folsäuremangelanämie: Sie ist relativ selten. Der Mangel an Folsäure führt zu entarteten Vorstufen von roten Blutkörperchen, aus denen sich keine gesunden Erythrozyten entwickeln können. Betroffen sind primär alte Menschen, Patienten mit psychiatrischen Erkrankungen oder Alkoholkranke. Zudem kann diese Erkrankung bei der Einnahme von Medikamenten auftreten, die die Resorption von Folsäure reduzieren oder deren Wirkung aufheben. Dazu zählen das Zytostatikum Methotrexat, das Antibiotikum Trimethoprim, die Antiepileptika Phenytoin, Barbiturate und das Diuretikum Triamteren. Als Therapie muss Folsäure oral zugeführt werden.

15

Beispiele für Wirkstoffe und Fertigarzneimittel

Folsäure: (Folverlan®), Kombintion mit Eisen (Ferro Sanol® comp)

15.4 Therapie bei Vitaminmangelzuständen und Avitaminosen

BEISPIELPACKUNGEN AUF EINEN BLICK

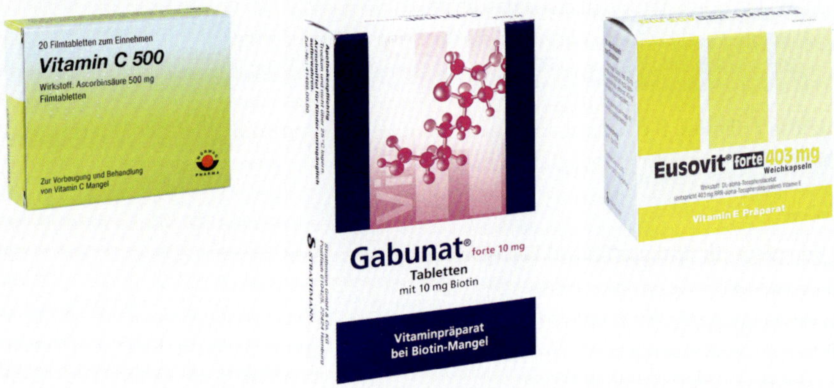

Vitamine sind unterschiedliche organische Verbindungen, die im Körper bestimmte Vorgänge als Co-Enzyme und Biokatalysatoren mitsteuern. Beispiele sind die Blutbildung (▸ Kap. 15.1), der Energiestoffwechsel, das Zellwachstum oder die Immunabwehr. Vitamine sind im Blutplasma gelöst oder dort an Eiweiß gebunden und werden so im Körper verteilt. Der Körper kann mit Ausnahme von Vitamin D diese nicht selbst herstellen. Er ist darauf angewiesen, sie täglich mit der Nahrung zugeführt zu bekommen, denn die körpereigenen Vitaminreserven reichen nur für eine begrenzte Zeit (○ Abb. 15.7).

Bei Mangelzuständen oder eingeschränkter Ernährung können auch Vitaminprärate zugeführt werden. Die folgende Tabelle gibt die biologische und biochemische Funktion wichtiger Vitamine sowie ihre pharmazeutischen Präparatenamen an (□ Tab. 15.2).

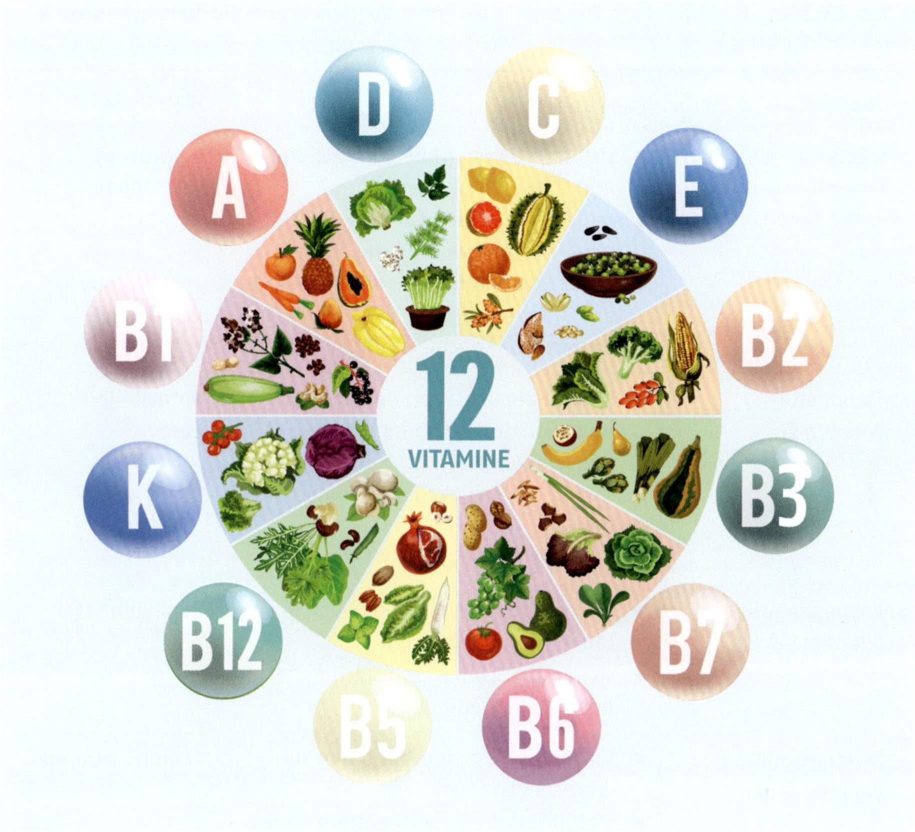

Abb. 15.7 Nur mit einer ausgewogenen Ernährung können alle lebenswichtigen Vitamine ausreichend zugeführt werden.

Tab. 15.2 Übersicht über die Vitamine und ihre biologischen und biochemischen Funktionen

Vitamin	Funktion	FAM-Beispiel
Retinol (Vitamin A)	▪ sichert die Lichtempfindlichkeit der Netzhaut und die Anpassungsfähigkeit beim Hell-Dunkel-Sehen ▪ erhält die Struktur und Funktion der Epithelzellen der Haut und der Schleimhäute ▪ wirkt im Eiweißstoffwechsel vieler Zellen (z. B. Keimzellen) mit ▪ Infektionsschutz	Vitamin A Jenapharm®
Betacaroten (Provitamin A)	▪ wird im Körper in Vitamin A umgewandelt	Carotinora® 15

Tab. 15.2 Übersicht über die Vitamine und ihre biologischen und biochemischen Funktionen (Fortsetzung)

Vitamin	Funktion	FAM-Beispiel
Colecalciferol (Vitamin D_3)	▪ sichert die Resorption von Calcium und Phosphat aus dem Darm ▪ bildet im Blut eine Calcium-Phosphat-Komplexverbindung ▪ fördert den Aufbau der Knochen und des Zahngewebes ▪ steuert den Knochenstoffwechsel	D_3-Vicotrat®, Vigantoletten®
Tocopherol (Vitamin E)	▪ hemmt die Oxidation der mehrfach ungesättigten Fettsäuren (Antioxidanswirkung) ▪ sichert die Festigkeit der Zellmembranen ▪ verzögert das Altern der Zellen	Optovit® forte, Eusovit®
Phytomenadion (Vitamin K_1)	▪ erforderlich für die Bildung von 4 Blutgerinnungsfaktoren ▪ sichert den Einbau von Calcium bei der Knochenreifung	Konakion® MM
Ascorbinsäure (Vitamin C)	▪ fördert den Transport und den Stoffwechsel von Eisen ▪ stabilisiert die Entgiftungsreaktionen ▪ stärkt die Abwehrkraft gegen Infektionen ▪ wirkt bei der Hormonbildung mit	Cebion® Vitamin C
Thiamin (Vitamin B_1)	▪ wirkt als Enzymbaustein bei der Regulierung des Kohlenhydratstoffwechsels mit ▪ fördert die Erregungsleitung in den Nervenzellen	Vitamin B_1-ratiopharm®
Riboflavin (Vitamin B_2)	▪ ist an der Steuerung der Zellatmung beteiligt	Vitamin B_2-Injektopas®
Nicotinamid (Vitamin B_3, Nicotinsäure, Niacin)	▪ ist als Enzymbaustein an der Sicherung des Zellstoffwechsels beteiligt ▪ schützt vor Hauterkrankungen	Nicotinsäureamid Jenapharm®
Pyridoxin (Vitamin B_6)	▪ ist als Enzymbaustein am Eiweißstoffwechsel beteiligt ▪ steuert den Aminosäurestoffwechsel	Vitamin B_6-ratiopharm®

Tab. 15.2 Übersicht über die Vitamine und ihre biologischen und biochemischen Funktionen (Fortsetzung)

Vitamin	Funktion	FAM-Beispiel
Biotin (Vitamin B_7)	▪ ist als Enzymbaustein an der Synthese von Fettsäuren und an der Neubildung von Glucose beteiligt ▪ fördert den Abbau von Aminosäuren.	Gabunat®
Folsäure (Vitamin B_9)	▪ ist als Enzymbaustein an der Zellteilung und Zellneubildung beteiligt ▪ wirkt bei der Bildung von Purinen im Stoffwechsel mit	Folverlan®
Cyanocobalamin (Vitamin B_{12})	▪ fördert die Blutbildung	Vitamin B12 Ankermann

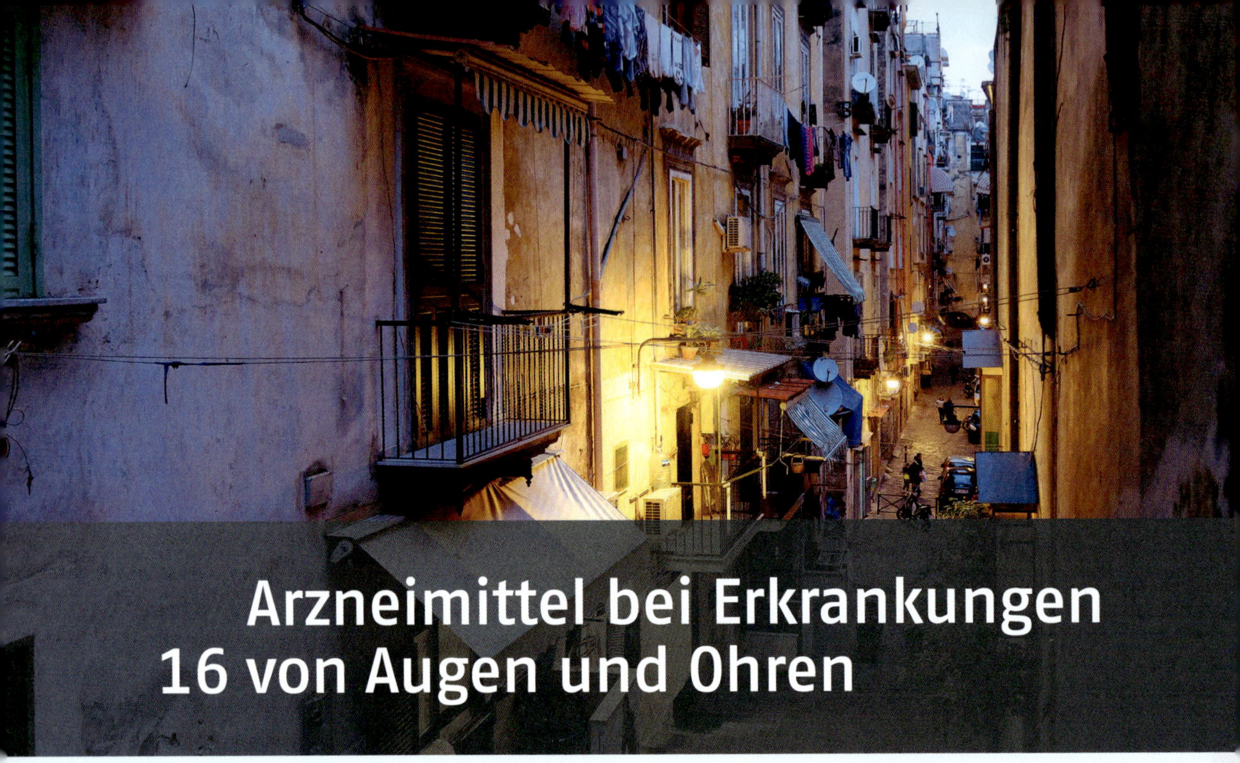

Arzneimittel bei Erkrankungen 16 von Augen und Ohren

„Schmerzen zwingen ihn, einen Arzt zu konsultieren. Am ersten Weihnachtsfeiertag bricht er auf einer Straße in Neapel bewusstlos zusammen ..." Die Rede ist vom bekanntesten deutschen Archäologen und Ausgräber, Heinrich Schliemann, und schildert seinen letzten Lebenstag. Der Bericht ist zwar 130 Jahre alt, aber obwohl es heute Antibiotika gibt, bleibt die Mittelohrentzündung gefährlich. Besonders Kinder sind davon betroffen.

Bei der Darstellung der Augenerkrankungen wurde besonders Wert auf die Systematisierung der Mittel gegen den „Grünen Star" gelegt. Die Pflegekräfte müssen gerade ältere Pflegebedürftige bei der Verabreichung dieser Augentropfen unterstützen.

16.1 Augenerkrankungen

BEISPIELPACKUNGEN AUF EINEN BLICK

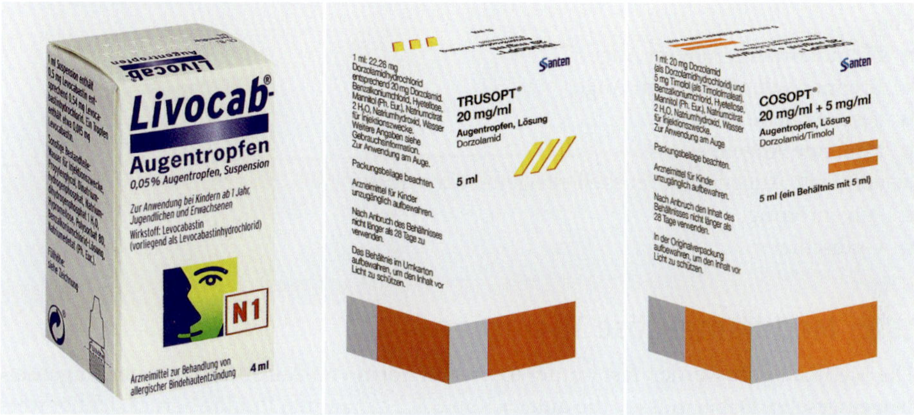

Die Augen sind unverzichtbare Sinnesorgane, auf deren Funktion wir alle angewiesen sind (○ Abb. 16.1). Da es hier nur wenige Schmerzrezeptoren besitzt, fallen Schmerzen als Warnhinweise bei Krankheiten oft aus. Sie treten meist nur bei bakteriellen Erkrankungen des Auges und des Augenlids (Lederhautentzündung, Gerstenkorn) oder beim Grünen Star (Glaukom) auf. Umso wichtiger ist es deshalb, selbst auf kleinere Symptome zu achten, denn es gibt neben gut behandelbaren Erkrankungen des Auges auch schwerwiegende. Dazu zählen z. B. die altersabhängige Makuladegeneration, die Netzhautablösung,

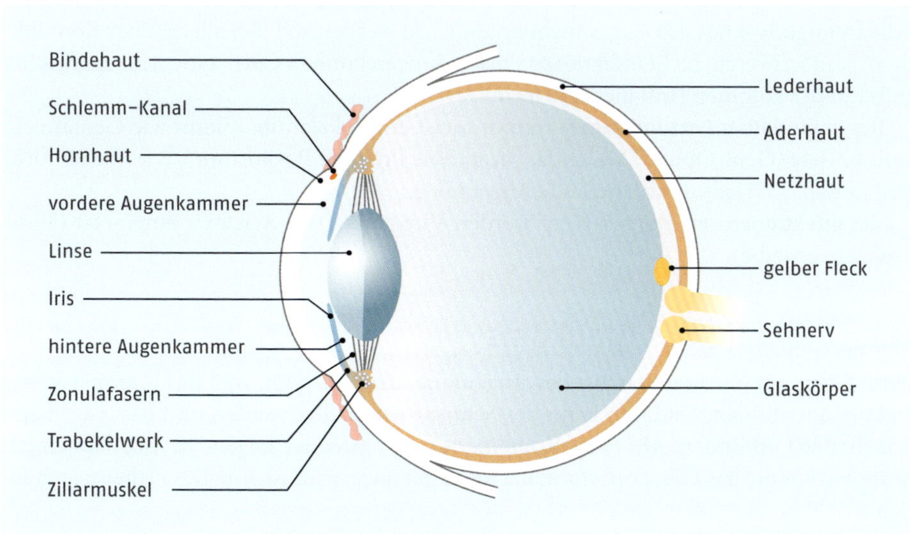

○ **Abb. 16.1** Das Auge in schematischer Darstellung

die diabetische Retinopathie, der Graue Star oder Augenherpes. Auch auf Fehlsichtigkeit, gerade im Alter, muss geachtet werden. Dem Pflegemitarbeiter kommt deshalb eine große Verantwortung zu, wenn er Ratschläge geben soll. Dies ist häufig der Fall, da zum einen bei einer Augenerkrankung die „Eigendiagnose" oft nur schwer möglich ist. Zum anderen sind Termine beim Augenarzt oft nur schwer zu bekommen. Die Symptomtabelle, die Hinweise auf eine Erkrankung gibt, ist lang und relativ unspezifisch. Geklagt wird z. B. über:

- Fremdkörpergefühl im Auge,
- Brennen oder Jucken im Auge,
- geschwollene Lider,
- tränende Augen,
- verklebte Augen mit eventuell eitrigem Sekretfluss,
- Augenrötung,
- Grauschleier.

16.1.1 Medikamentöse Therapien

Die Medikamente werden fast immer topisch in Form von Augentropfen oder Augensalben eingesetzt. Dabei müssen die unter ▸ Kap. 3.7.2 genannten Punkte berücksichtigt werden.

Bei **trockenem Auge**, also geröteten und brennenden Augen mit Trockenheitsgefühl, z. B. infolge von Heizungsluft, Kontaktlinsen, zu geringem Trinken, hohem Ozongehalt oder Zugluft, verwendet man Augentropfen mit Hyaluronsäure. **Präparatebeispiel:** Hyaluron-ratiopharm® Augentropfen.

Juckreiz, Rötungen, unspezifische Reizungen oder Schwellungen können durch eine allergische Reaktion wie beim Heuschnupfen verursacht werden. Dann setzt man Antihistaminika wie Azelastin (Allergodil®) und Levocabastin (Livocab®) oder als Mastzellstabilisator Cromoglicinsäure (Vividrin® antiallergische Augentropfen) ein. Auf Sympathomimetika wie Tetryzolin (Berberil®) sollte möglichst verzichtet werden, weil die Selbstreinigungskraft des Auges nicht unterdrückt werden soll. Bei allergischer Konjunktivitis und schweren, nicht infektiösen Entzündungen können Corticoide wie Prednisolon zum Einsatz kommen (Inflanefran® forte).

Bei **bakteriellen Entzündungen** kommt meist ein Lokalantibiotikum wie Gentamicin zum Einsatz (Gent-Ophtal®) oder das rezeptfreie Präparat Posiformin® 2 % mit Bibrocathol (▸ Kap. 3.7.1) als desinfizierende Augensalbe.

Bei **Infektionen mit Herpes-Viren** werden Virostatika wie Aciclovir eingesetzt (Virupos® Augensalbe).

16.1.2 Therapie des Glaukoms

Beim Glaukom (Grüner Star) ist der Augeninnendruck erhöht, weil das Kammerwasser zu langsam abfließt. Dadurch kann der Sehnerv geschädigt werden und das Auge kann unbehandelt erblinden. Mit einer Kombination von zwei der folgenden Medikamentengruppen, auf die das Glaukom normalerweise gut anspricht, ist eine Dauertherapie möglich.

Medikamente zu Verminderung der Kammerwasserproduktion

- **Betablocker** wie Timolol (Timo-Comod®) oder Levobunolol (Vistagan®),
- **Carboanhydrasehemmer** als Augentropfen wie Dorzolamid (Trusopt®) oder Brinzolamid (Azopt®); in Akutfällen stärker wirksame Tabletten mit Acetazolamid (Glaupax®),
- **Alpha-2-Agonisten** wie Clonidin (Clonid-Ophtal®) oder Brimonidin (Alphagan®).

Medikamente zur Erhöhung des Kammerwasserabflusses

- **Prostaglandine** wie Latanoprost (Xalatan®),
- **Parasympathomimetika** (nur noch beim akuten Anfall) Pilocarpin (Spersacarpin®).

Diese Medikamente werden häufig in Therapieschemata und Substanzkombinationen verordnet (◻ Tab. 16.1).

Die Kombinationen sind teilweise auch als Fertigpräparate verfügbar, was die Handhabung vereinfacht. Verschiedenartige Kombinationspräparate sind zudem ohne Konservierungsmittel erhältlich (Ein- und Mehrdosisbehälter).

◻ **Tab. 16.1** Therapieschema und Möglichkeiten der Wirkstoffkombination zur Therapie des Glaukoms

<table>
<tr><th>Stufe</th><th colspan="4">Wirkstoff(kombination)</th></tr>
<tr><td>1. Stufe</td><td colspan="4">Prostaglandine (1-mal täglich) oder Betablocker (2-mal täglich)</td></tr>
<tr><td rowspan="2">2. Stufe</td><td colspan="2">Prostaglandine (1-mal täglich)</td><td colspan="2">Carboanhydrasehemmer **oder** Betablocker (2-mal täglich)</td></tr>
<tr><td colspan="4">kombinierte Präparate z. B. Dorzolamid + Timolol (Cosopt®) oder Latanoprost + Timolol (Xalacom®): für Patienten mit Sehstörungen eine große Erleichterung</td></tr>
<tr><td>3. Stufe</td><td>Prostaglandine</td><td colspan="2">Betablocker</td><td>Carboanhydrasehemmer (2-mal täglich)</td></tr>
<tr><td>4. Stufe</td><td>Prostaglandine</td><td>Betablocker</td><td>Carboanhydrasehemmer</td><td>Alpha-2-Agonisten (2-mal täglich)</td></tr>
<tr><td colspan="5">Die Wirkstoffe lassen sich je nach Verträglichkeit und möglichen Kontraindikationen frei kombinieren.</td></tr>
</table>

16.2 Ohrenkrankheiten

BEISPIELPACKUNGEN AUF EINEN BLICK

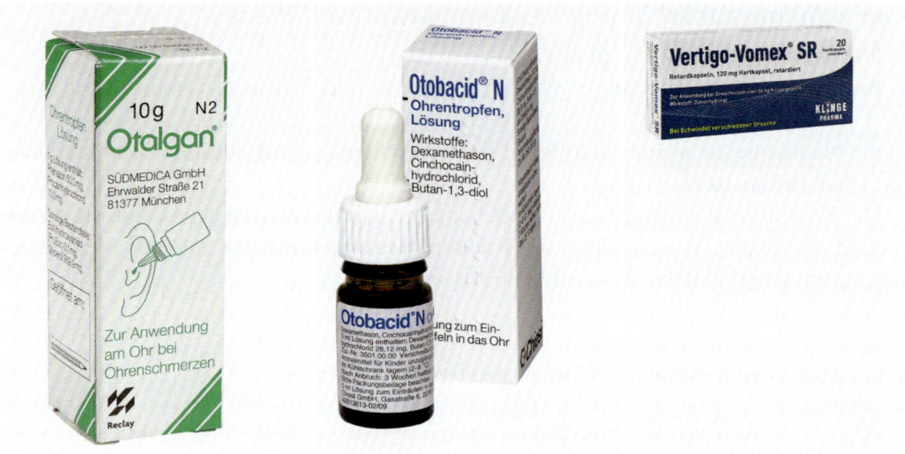

Das Ohr, ein komplex aufgebautes Sinnesorgan, ermöglicht nicht nur das Hören, sondern ist auch für den Gleichgewichtssinn zuständig. Symptome einer Erkrankung sind Schmerzen, Ohrgeräusche (Tinnitus), Schwerhörigkeiten oder Schwindel. Chronische und unbehandelte Ohrenkrankheiten können zu dauerhaftem Hörverlust führen (o Abb. 16.2).

16.2.1 Erkrankungen des Ohrs

Entzündungen

Dies sind die häufigsten Erkrankungen und werden nach den betroffenen Bereichen gegliedert: **Otitis externa** (Gehörgangentzündung), **Otitis media** (Mittelohrentzündung – tritt am häufigsten im Kindesalter auf), **Otitis interna** (Innenohrentzündungen). Ursachen sind Bakterien oder Viren, die von außen, insbesondere durch den Nasen-Rachenraum, in den Ohrbereich gelangen.

Medikamentöse Therapie: Primär werden Medikamente eingesetzt, die unter ▸ Kap. 5.1 aufgeführt sind. Zudem können Ohrentropfen mit Antibiotika und ggf. mit Cortison (InfectoCiproCort®, Otobacid®, Panotile® Cipro) oder ohne Antibiotika (Aconit Ohrentopfen® WALA, Otalgan®) in den Gehörgang eingeträufelt werden. Das homöopathische Präparat Otovowen® Tropfen wird oral verwendet.

Morbus Menière

Das ist eine Erkrankung des Innenohrs, die zu Hörminderung, Tinnitus und Schwindel führt.

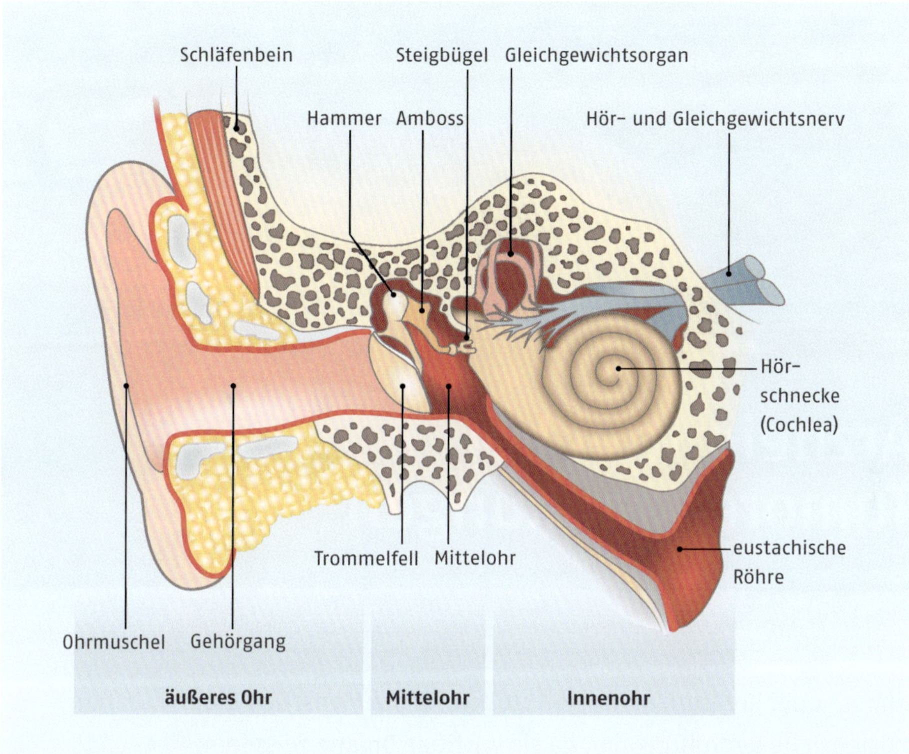

o Abb. 16.2 Das Ohr in schematischer Darstellung

Medikamentöse Therapie: Gegen den Schwindel und das Erbrechen können Anti-Schwindelmedikamente (**Antivertiginosa**) eingesetzt werden, v.a. mit dem Wirkstoff Dimenhydrinat (Vertigo Vomex® SR). In schweren Fällen können auch Betahistin oder Benzodiazepine wie Diazepam zum kurzfristigen Einsatz kommen.

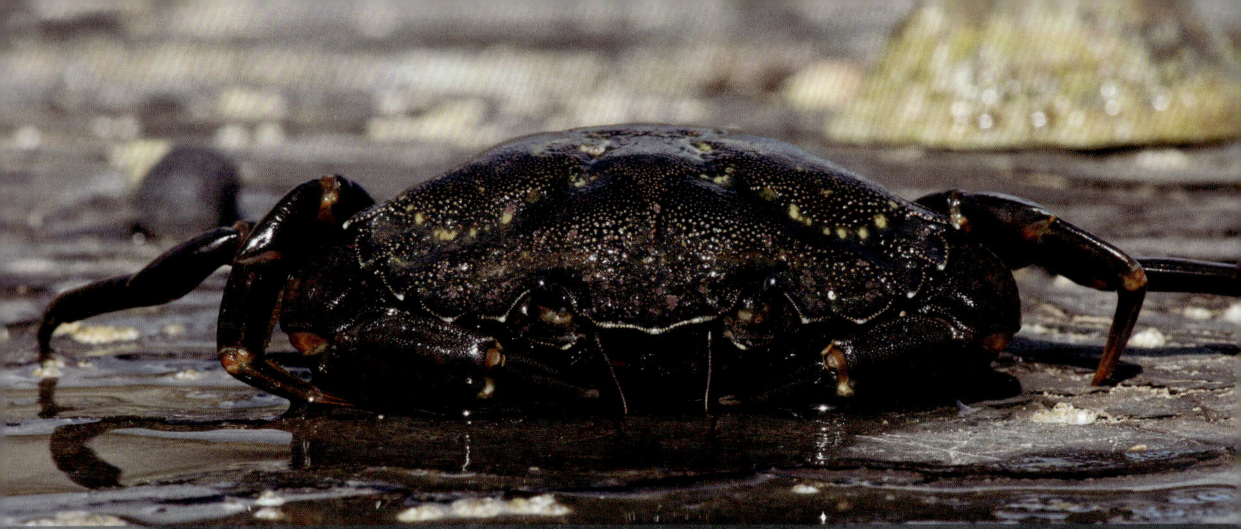

Arzneimittel bei 17 Tumorerkrankungen

Tumor- oder Krebserkrankungen stellen für die Menschen eine existenzielle Bedrohung dar, da sie wichtige Organe zerstören, sich im Körper ausbreiten und so zum Tod führen können. Dank moderner Therapien, zu denen auch die Therapie mit Zytostatika gehört, haben diese Erkrankungen ein wenig von ihrem Schrecken verloren.

Unter einem Tumor versteht man eine örtlich umschriebene Zunahme des Gewebevolumens. Der maligne (bösartige) Tumor hält sich aber nicht an Gewebegrenzen, sondern bricht auch in Organe und Gefäße ein, zerstört das ursprüngliche Gewebe und bildet im Körper **Metastasen** (Tochtergeschwülste).

17.1 Chemotherapie und Nebenwirkungen

Die medikamentöse Behandlung erfolgt im Wesentlichen im Rahmen einer **Chemotherapie** durch **Zytostatika**. Diese Substanzen hemmen die Entwicklung aller im Körper schnell wachsenden Zellen (also nicht nur die Tumorzellen), indem sie diese Zellen schädigen oder zerstören. Dadurch können auch schwere Schäden an anderen Organen und Gewe-

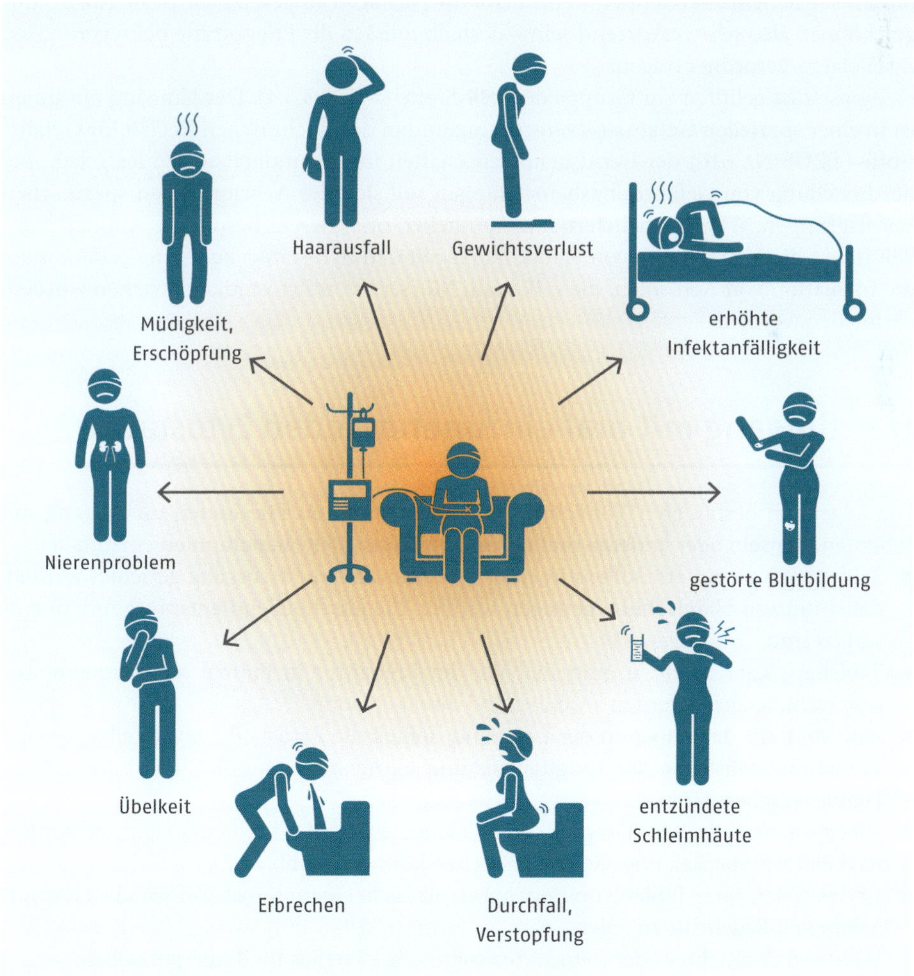

Abb. 17.1 Die wichtigsten Nebenwirkungen der Chemotherapie

ben mit hoher Zellteilungsrate auftreten, z. B. Knochenmark, Haut und Haaren sowie an den Schleimhäuten (○ Abb. 17.1). Eine Ausnahme bilden hier die krebshemmenden Hormone.

Den „Krebs" gibt es nicht. Jeder Tumor ist durch die veränderten Zellstrukturen und den Verlauf anders. Daher wird jede Behandlung nach erprobten Therapieschemata und Mittelkombinationen auf den Patienten zugeschnitten. Die daraus resultierenden Verabreichungsanweisungen listen die jeweils erforderlichen Zytostatikagaben nach ihrer Menge und in ihrer zeitlichen Reihenfolge auf. So sollen die Nebenwirkungen in Grenzen gehalten werden.

Wenig überschaubar sind die oft in den Medikationsplänen verwendeten Therapieabkürzungen bei Medikamentenkombinationen. Meist werden sie aus den Anfangsbuchstaben der einzelnen Bestandteile zusammengesetzt. Bei der Brustkrebstherapie wird z. B. das „**EPC**" Schema verwendet – entsprechend den Anfangsbuchstaben der verwendeten Medikamente **E**pirubicin, **P**aclitaxel und **C**yclophosphamid. Manchmal wird es aber auch nur als **ECT**-Schema bezeichnet, wenn **T**axol für Paclitaxel eingesetzt wird. Die Abkürzungen können also sehr verwirrend sein – deshalb müssen die Pflegekräfte beim geringsten Zweifel den Verordner fragen.

Zytostatika gehören zur Gruppe der **CMR**-Stoffe (▸ Kap. 3.3.4). Der Umgang mit ihnen ist in einer speziellen Gefahrstoffverordnung und in den Technischen Regeln für Gefahrstoffe (TRGS Nr. 610) der Berufsgenossenschaften im Gesundheitswesen festgelegt. Bei der Erstellung von Gefährdungsbeurteilungen soll sich der Arbeitgeber an spezifischen Berufsgruppen, z. B. den beliefernden Apotheker, orientieren. Besondere Aufmerksamkeit ist auf die Vermeidung von Hautkontakt mit den Zytostatika zu legen. Zudem muss die Inhalation von Aerosolen, die z. B. beim Mörsern von Zytostatika entstehen würden, vermieden werden.

17.2 Umgang mit oral einzunehmenden Zytostatika

Die folgenden besonderen Vorsichtsmaßnahmen sind von Pflegenden im **Umgang mit Tabletten, Kapseln oder anderen oral einzunehmenden CMR-Arzneiformen** einzuhalten:

- Tabletten, Kapseln etc. sollten in einem getrennten Arbeitsvorgang gerichtet werden, dabei müssen Handschuhe getragen werden, die anschließend entsprechend zu entsorgen sind.
- Tabletten, Kapseln etc. unmittelbar vor der Einnahme in Einmal-Medikamentenbecher richten. Diese werden anschließend direkt entsorgt.
- Patienten, die dazu noch in der Lage sind, sollten die Zytostatika unmittelbar vor der Einnahme selbst aus der Originalpackung entnehmen und sich anschließend die Hände waschen.
- Tabletten, Kapseln oder Dragees sollten nicht gemörsert, geteilt oder geöffnet werden, da dabei zytostatikahaltige Stäube entstehen können (○ Abb. 17.2).
- Ist das Teilen einer Tablette unumgänglich, ist sie in einem Kunststoffbeutel an der vorgesehenen Bruchrille zu teilen.
- Während des Richtens der Zytostatika sollte keine Zugluft im Raum herrschen.

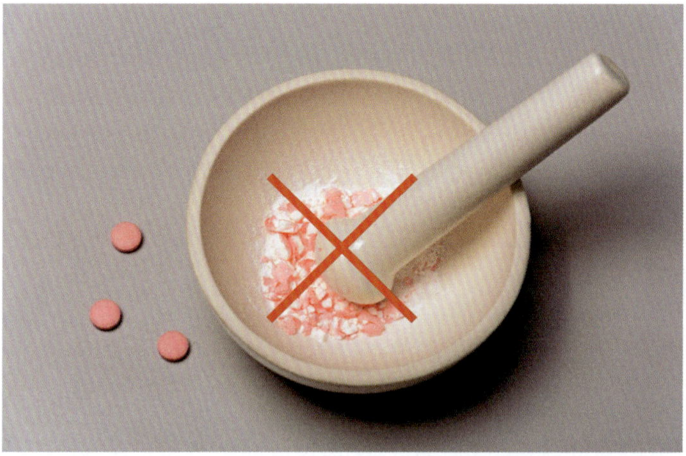

Abb. 17.2 So darf mit Zytostatika nicht umgegangen werden.

17.3 Umgang mit parenteral verabreichten Zytostatika

Beim Anhängen der Infusionen, die im Reinraum der Apotheke zubereitet wurden, müssen Spezialhandschuhe getragen und nachweislich geschlossene Infusionssysteme verwendet werden (Abb. 17.3). Diese Bestecke werden nach der Infusion nicht vom Infusionsbehältnis getrennt, um keine zytostatische Restflüssigkeit austreten zu lassen. Sie werden wie die Handschuhe in Sondermüllbehälter entsorgt.

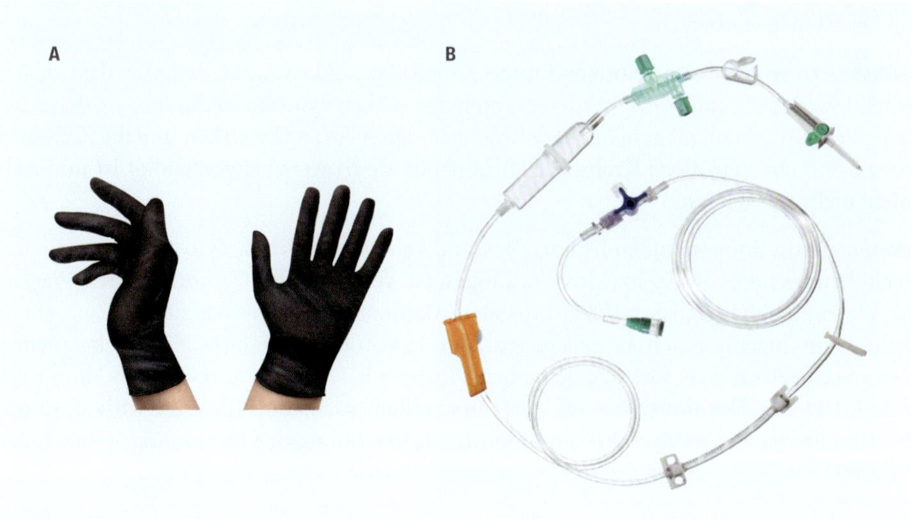

Abb. 17.3 A Spezialhandschuhe und B Infusionsset zur Verabreichung von Zytostatika

17.4 Wichtige Zytostatika

BEISPIELPACKUNGEN AUF EINEN BLICK

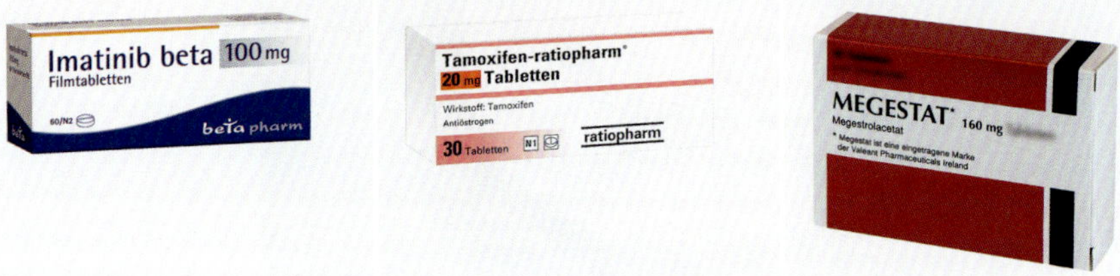

Antimetaboliten: Diese Wirkstoffe stören die Stoffwechselvorgänge in den Tumorzellen und können so die Fähigkeit zur Zellteilung hemmen oder sogar das Absterben der Zellen bewirken.

Alkylierende Zytostatika: Sie schädigen die DNA der Krebszellen irreversibel und hemmen so die Zellteilung.

Topoisomerasehemmer: Auch diese Substanzen schädigen die Erbsubstanz der Tumorzellen, indem sie dort nicht behebbare Brüche im DNA-Strang bewirken. Die Zellen können sich dann nicht mehr teilen und sterben ab.

Taxane und andere Mitosehemmstoffe: Diese Präparate verhindern bei der Mitose die Aufteilung des genetischen Materials auf beide Tochterzellen. So misslingt die Zellteilung und die Zellen sterben ab.

Zytostatisch wirkende Antibiotika: Einige Antibiotika sind so starke Zellgifte, dass sie bei Infektionen nicht eingesetzt werden können. Sie wirken zytostatisch, indem sie den Aufbau der DNA stören, nicht behebbare Brüche im DNA-Strang bewirken und die Zellwand schädigen. Die betroffene Krebszelle stirbt ab, da sie irreversibel geschädigt ist und sich nicht mehr teilen kann.

Hormone und Hormonantagonisten: Dies sind keine eigentlichen Zytostatika, sie greifen nicht hemmend in den Zellzyklus ein. Eingesetzt werden sie bei Tumoren, deren Wachstum hormonabhängig ist, z. B. bei Prostata-, Mamma- und Uteruskarzinom. Zum einen kann man hierfür einen Gegenspieler zum Hormon des ursprünglichen befallenen Organs einsetzen (z. B. Östrogengabe beim Prostatakarzinom), zum anderen kann man den Effekt der Hormone, die auf die Tumorzellen wachstumsfördernd wirken, durch Hemmung der Hormonproduktion oder durch Hemmung der Hormonrezeptoren blockieren.

Neuere Therapieformen: Bei den neueren Mitteln gelingt es annähernd, die Tumorzellen selektiv auszuschalten, ohne andere Körperzellen zu schädigen. Die verwendeten Mittel werden wie folgt unterteilt:

- Bei der **Antikörpertherapie** werden gentechnisch hergestellte Antikörper gegeben, die sich an bestimmte Zelloberflächenstrukturen anlagern, die nur die Krebszellen haben.

Tab. 17.1 Übersicht der hauptsächlich verwendeten Zytostatika

Gruppe	Wirkstoff, FAM-Beispiel	Anwendungsgebiet
Antimetaboliten	Methotrexat	u. a. Leukämie
	5-Fluorouracil (5-FU)	u. a. Darm-, Pankreas-, Magenkrebs
	Gemcitabin	u. a. Pankreaskrebs
Alkylierende Zytostatika	Cyclophosphamid (Endoxan®)	zahlreiche Tumorformen
	Busulfan (Myleran®)	Krebszellen des blutbildenden Systems
	Treosulfan (Ovastat®)	Eierstockkrebs
	Cisplatin	Hoden-, Ovarialtumoren
Topoisomerase-hemmer	Topotecan (Hycamtin®)	fortgeschrittene Krebserkran-kungen
Taxane und andere Mitose-hemmstoffe	Docetaxel (Docetaxel Stada®)	u. a. Mammakarzinom, Bronchialkarzinom
	Vincristin (Cellcristin®)	u. a. Hodenkarzinom
Zytostatisch wir-kende Antibiotika	Doxorubicin, Bleomycin, Mito-mycin	unterschiedliche Krebsarten
Hormone und Hormonantago-nisten	Buserelin (Profact®), Goserelin (Zoladex®), Estramustin (Estra-cyt®), Flutamid (Flutamid AL)	Prostatakrebs
	Tamoxifen (Tamoxifen-ratio-pharm®)	Blockade von Östrogenrezep-toren
	Letrozol (Femara®), Anastrozol (Arimidex®), Exemestan (Aro-masin®)	Aromatasehemmer vermindern körpereigene Östrogenbildung
	Megestrol (Megestat®)	bei bei Mamma- und Endome-teriumkarzinom wirken Gesta-gene wachstumshemmend
Neuere Therapien		
Monoklonale Antikörper	Trastuzumab (Herceptin®)	Brustkrebs
Kinaseinhibitoren	Erlotinib (Tarceva®), Imatinib (Imatinib beta)	Pankreas- und Bronchialkarzi-nom

- **Kinaseinhibitoren** setzen an Merkmalen der Krebszelle an, die sie von den meisten gesunden Körperzellen unterscheiden. Dadurch blockieren sie bestimmte Enzyme, die sogenannten Proteinkinasen, und stören so die Energieverteilung innerhalb der Krebszelle (□ Tab. 17.1).

Im Folgenden sollen beispielhaft die beiden Krebserkrankungen besprochen werden, die bei Männern (Prostatakrebs) und Frauen (Brustkrebs) am häufigsten auftreten.

17.5 Therapiebeispiel Prostatakrebs

Der Prostatakrebs geht vom Drüsengewebe der Prostata aus. Er wird gefördert durch das körpereigene männliche Hormon Testosteron.

Der Prostatakrebs wächst bei den meisten Patienten hormonabhängig. Wird das Hormon Testosteron ausgeschaltet, kann das Tumorwachstum meist für lange Zeit aufgehalten werden. Eine Heilung ist aber mit der alleinigen Hormontherapie nicht möglich.

Folgende Medikamentengruppen kommen zum Einsatz:

GnRH-Agonisten: Sie verhindern über eine Verminderung der Rezeptorenzahl in der Hypophyse die Bildung der Steuerhormone für die Hoden, sodass diese kein Testosteron mehr bilden. Dadurch wird das Tumorwachstum gestoppt.

Beispiele für Wirkstoffe und Fertigarzneimittel

Goserelin (Zoladex®), Buserelin (Profact®). Sie werden als s. c. Depotspritzen verabreicht.

GnRH-Antagonisten unterdrücken durch Rezeptorenblockierung ebenfalls die Ausschüttung der Steuerhormone für die Hoden in der Hypophyse, sodass kein Befehl zur Testosteronbildung in den Hoden erfolgen kann. Das Tumorwachstum stoppt.

Antiandrogene blockieren entweder die Rezeptoren der männlichen Geschlechtshormone in der Prostata oder sie blockieren deren Synthese.

Beispiele für Wirkstoffe und Fertigarzneimittel

Cyproteron (Androcur®), Enzalutamid (Xtandi®), Flutamid (Fugerel®, Flutamid-ratiopharm®) Sie können oral täglich als Tablette eingenommen werden.

Behandlung mit weiblichen Geschlechtshormonen. Die Östrogene unterdrücken ebenfalls in der Hypophyse die Ausschüttung der Steuerhormone für die Hoden. Nach dem Auftreten von Thrombosen ist der Einsatz stark zurückgegangen.

Beispiele für Wirkstoffe und Fertigarzneimittel

Estramustin (Estracyt®)

Steroide blockieren die Synthese von Testosteron, sodass der Hormonspiegel abfällt

Beispiele für Wirkstoffe und Fertigarzneimittel

Abirateron (Zytiga®)

17.6 Therapiebeispiel Brustkrebs

Brustkrebs geht zumeist vom Gewebe der Milchgänge und der Drüsenläppchen aus. Die weiblichen Geschlechtshormone Östrogen und Progesteron spielen bei der Entstehung eine wichtige Rolle. Die weibliche Brust ist von einem weitverzweigten Lymphsystem durchzogen, das überwiegend in den Lymphknoten der Achselhöhlen mündet. Metastasen siedeln sich deshalb hier zuerst ab. Für die Prognose ist die Zahl der befallenen Lymphknoten deshalb wichtig. Deren Zahl dient zur Therapieeinteilung.

Die **Chemotherapie** wird als Kombinationstherapie nach dem Therapieschema EPC vorgenommen (▸ Kap. 17.1). Eine individuell abgestimmte **antihormonelle Therapie** wird, falls der Tumor auf Hormone anspricht, z. B. mit Tamoxifen durchgeführt. Vor der Menopause erfolgt ein Eingriff in die Hormonsteuerung mit GnRH-Agonisten (▸ Kap. 17.5). Nur nach der Menopause gibt man **Aromatasehemmer**. Diese blockieren das Enzym Aromatase, das bei der Östrogensynthese als Katalysator wirkt. Dadurch wird die Östrogenbildung unterdrückt (◻ Tab. 17.1). Eine **Antikörpertherapie** mit Trastuzumab (◻ Tab. 17.1) findet nur bei entsprechend sensitiven Tumoren statt.

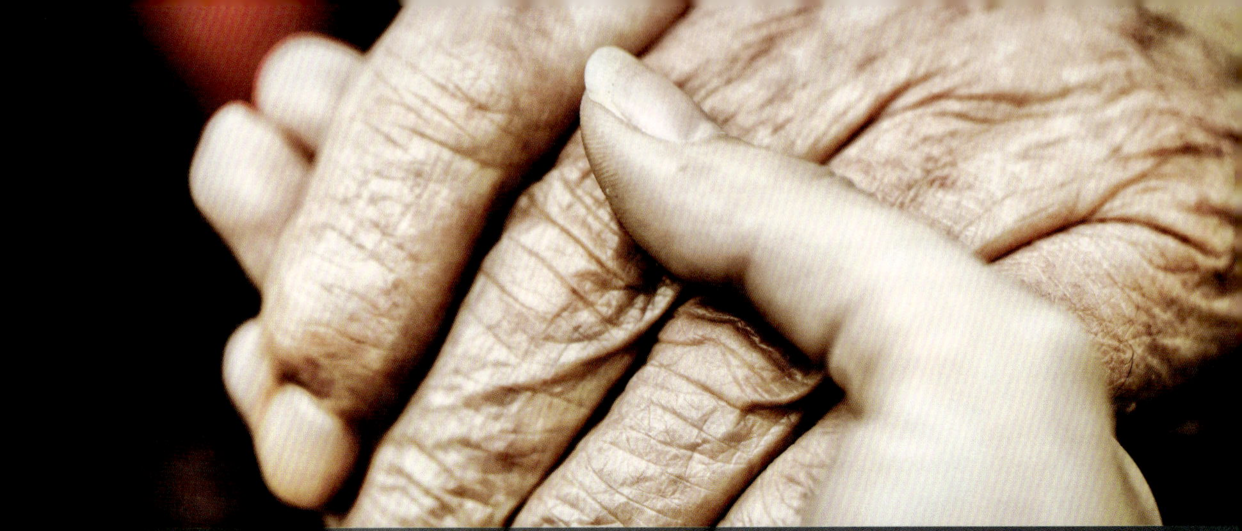

18 Arzneimittel in der Palliativversorgung

In Würde sterben, leben bis zuletzt: Diese Wünsche haben dazu geführt, dass Palliativmedizin und -pflege, Palliative Care und der Hospizgedanke selbstverständliche Elemente von Medizin und Pflege geworden sind. Ein wesentlicher Aspekt dabei ist die Symptomkontrolle, die zumeist mit entsprechenden Medikamenten erreicht werden kann. Dazu sollen in diesem Kapitel Grundlagen vermittelt werden.

Die Palliativmedizin und die Palliativpflege haben sich in den letzten Jahren zu einem unverzichtbaren Element in der Versorgung und Betreuung unheilbar kranker und sterbender Menschen entwickelt. Der prägende Leitgedanke wird mit Palliative Care beschrieben. Das beinhaltet eine ganzheitliche Grundhaltung gegenüber Menschen, die an einer fortschreitenden Erkrankung mit begrenzter Lebenserwartung leiden. Im Vordergrund steht dabei der Erhalt oder – wenn möglich – die Verbesserung der Lebensqualität von Patienten und ihren Angehörigen durch das Lindern von Krankheitsbeschwerden (**Symptomkontrolle**) sowie die psychologische, soziale und spirituelle Betreuung. Zahlreiche Publikationen belegen, dass die belastenden Symptome mit einer entsprechenden Therapie so weit gelindert werden können, dass zumeist ein würdevolles Leben bis zum Tod möglich ist. Hierbei kommen viele medizinische, pflegerische, physiotherapeutische und physikalische Maßnahmen zum Einsatz. Unverzichtbar ist jedoch auch eine angemessene medikamentöse Therapie. Auch wenn die meisten Arzneimittel in den vorherigen Kapiteln bereits behandelt worden sind, sollen im Folgenden gesondert die wesentlichen Arzneimittel in der palliativen Versorgung nochmals aufgeführt werden.

Die wichtigsten (medikamentös behandelbaren) Symptome von Palliativpatienten sind:

- Schmerzen (▸ Kap. 6),
- Übelkeit, Erbrechen (▸ Kap. 8.3.3),
- Obstipation (▸ Kap. 8.3.7),
- Dyspnoe (▸ Kap. 5),
- Rasselatmung,
- Husten (▸ Kap. 5),
- Juckreiz (▸ Kap. 13.1),
- Angst und Unruhe (▸ Kap. 4.3.4).

Für die Behandlung dieser Beschwerden werden in der Palliativmedizin regelmäßig auch Arzneimittel abweichend von der Zulassung, also im **Off-Label-Use**, eingesetzt (○ Abb. 18.1).

Dies liegt v. a. daran, dass kaum evidenzbasierte Studien für die Anwendung bei sterbenden Menschen vorliegen. So sind z. B. Dexamethason zur Appetitsteigerung oder Haloperidol bei Singultus (Schluckauf) nicht zugelassen, beide Wirkstoffe werden in der Palliativmedizin aber durchaus entsprechend eingesetzt. Auch die Verabreichung gemörserter Arzneimittel über eine Sonde fällt darunter. Die Pflegekraft sollte wissen, dass der Arzt im Rahmen seiner Therapiefreiheit unter Beachtung der ihm auferlegten Sorgfaltspflicht auch Arzneimittel außerhalb der Zulassung anordnen kann.

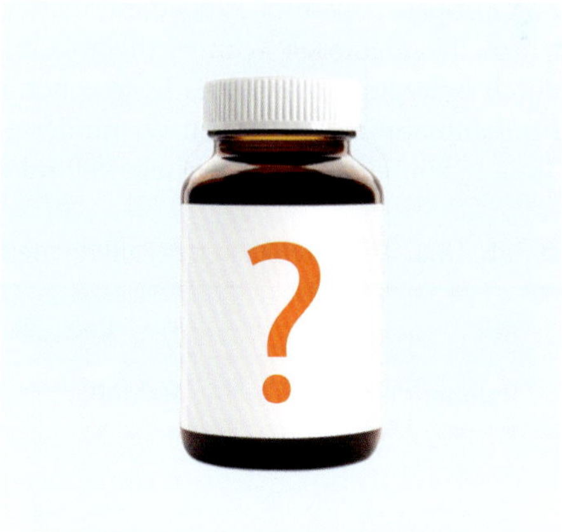

○ **Abb. 18.1** Unter Off-Label-Use versteht man den Einsatz eines Arzneimittels bei nicht zugelassener Indikation, mittels nicht zugelassener Applikationswege, über eine von der Zulassung abweichende Behandlungsdauer oder in einer nicht zugelassenen Dosierung.

MERKE
Wenn im Rahmen der Palliativversorgung die Verabreichung i. v. oder s. c. genannt wird, so ist damit zumeist die Pumpen-Gabe über einen Port oder eine subkutane Infusionsnadel gemeint.

18.1 Therapie bei Übelkeit und Erbrechen

Übelkeit und Erbrechen können unterschiedliche Ursachen haben. So können Tumortoxine, Hindernisse der Magen-Darm-Passage, Chemotherapeutika, Hirnschädigungen oder Ängste dieses Symptom auslösen. Die Beschwerden werden von den Betroffenen unterschiedlich erlebt. Während Übelkeit eigentlich von allen Betroffenen als sehr belastend empfunden wird, kann Erbrechen für einige Patienten eine große Qual sein, andere fühlen sich durch das Erbrechen eher erleichtert. ◘ Tab. 18.1 listet Antiemetika, die in der Palliativmedizin über die in ▸ Kap. 8.3.3 gelisteten Arzneimittel hinaus eingesetzt werden.

Häufig werden diese Arzneimittel kombiniert (z. B. Haloperidol mit Dimenhydrinat), um eine ausreichende Wirkung zu erzielen. Bei einem Ileus sollte auf Metoclopramid verzichtet werden, da es die Darmmotorik anregt. Hier sind eher Haloperidol, Droperidol oder Dimenhydrinat angezeigt.

18.2 Therapie bei Obstipation

Zu Obstipation kommt es bei dieser Patientengruppe vor allem infolge einer durchdachten medikamentösen Schmerztherapie mit Opioiden. Begünstigt wird dieses Symptom durch Bewegungsmangel als Folge einer allgemeinen Schwäche, durch reduzierte Nahrungsaufnahme sowie durch verminderte Flüssigkeitsaufnahme. Auch gastrointestinale Tumore können die Darmpassage behindern. Die Patienten leiden dann an Mundgeruch,

◘ **Tab. 18.1** Antiemetika in der Palliativmedizin

INN	FAM-Beispiel	Bemerkung
Haloperidol	Haldol®	niedrig dosiert, z. B. 3-mal täglich 3 Tropfen oder 1-mal täglich, max. 3 mg s. c.
Droperidol	Xomolix®	nur per Pumpe i. v. oder s. c.
Domperidon	Motilium®	oral, max. 30 mg täglich
Dexamethason	Dexa-ratiopharm® 4 mg	3-mal 2–8 mg i. v. oder s. c.
Cannabinoide, THC (Tetrahydrocannabinol)	Sativex®	Spray zur Anwendung in der Mundhöhle

Tab. 18.2 Einschränkungen in der Palliativversorgung bei Obstipation

INN	FAM-Beispiel	Bemerkung
Natriumpicosulfat	Laxoberal®	nicht bei gastrointestinaler Obstruktion
Bisacodyl	Dulcolax®	kann bei Subileus zu Schmerzen führen
Lactulose	Bifiteral®	führt jedoch häufig zu Blähungen und Völlegefühl
Sorbit	Microlax®	setzt vorhandene Fähigkeit zum Einhalten voraus
Methylnaltrexon	Relistor®	Opioidantagonist, der bei der opioidinduzierten Obstipation s. c. verabreicht wird
Naloxegol	Moventig®	Opioidantagonist, der oral verabreicht werden kann

Völlegefühl, Übelkeit, Erbrechen, Darmkoliken oder schmerzhaftem Stuhldrang. Die Pflegekräfte müssen um diese Gefahren wissen und die Symptomatik rechtzeitig erkennen, um einer massiven Stuhlverhärtung oder einem (Sub-)Ileus vorzubeugen. Bei einer Schmerztherapie mit Opioiden ist somit die regelmäßige Abfrage oder Kontrolle der Darmentleerung durch das Pflegepersonal unerlässlich. Da die üblichen Gegenmaßnahmen wie ballaststoffreiche Kost, ausreichende Bewegung oder vermehrte Flüssigkeitszufuhr bei diesen Patienten zustandsbedingt kaum eingesetzt werden können, steht hier die medikamentöse Therapie im Vordergrund. Die meisten eingesetzten Präparate werden in ▸Kap. 8.3.7 genannt, dabei gibt es in der Palliativversorgung jedoch Einschränkungen (▫Tab. 18.2).

Auch hier werden häufig Arzneimittel kombiniert, z. B. Bisacodyl als Dauermedikation und Sorbit bei akutem Stuhlverhalt.

18.3 Therapie bei Atemnot

Atemnot (**Dyspnoe**) ist zunächst, wie Schmerzen, eine subjektive Empfindung des Menschen und muss nicht immer mit objektiven Veränderungen wie einer auffälligen Blutgasanalyse (BGA) oder einer **Zyanose** einhergehen. Gleichzeitig kann jedoch eine vertiefte oder beschleunigte Atmung auf eine Dyspnoe hinweisen, ohne dass der Betroffene entsprechende Beschwerden äußert. Dabei ist die Angst vor dem Ersticken für den Menschen extrem bedrohlich und kann die subjektive Atemnot wie in einem Teufelskreis verstärken. Ursachen einer Dyspnoe können sein:

- verkleinerte Gasaustauschfläche der Lunge, z. B. nach einer Teilresektion,
- Pleuraergüsse,
- Verdrängung des Zwerchfells nach oben durch Aszites oder abdominelle Tumore,
- COPD,
- Herzinsuffizienz,
- Schwäche der Atemmuskulatur, z. B. bei neurologischen Erkrankungen.

MERKE

Opioide reduzieren die Angst und verändern das Atemmuster, sodass der Patient nicht mehr „hechelnd" atmet, sondern tiefere Atemzüge durchführt und so mehr O_2 aufnimmt. Außerdem werden die CO_2-Rezeptoren blockiert, sodass sie keine erhöhten Kohlenstoffdioxid-Spiegel an das Gehirn melden und das Gefühl der Luftnot nicht auftritt.

Da bei Palliativpatienten häufig die Ursache nicht ausreichend behoben werden kann, kommen Opioide und Benzodiazepine zum Einsatz.

- **Opioide** niedrig dosiert:
  - oral (z. B. Morphin Merck® Tropfen 2 %),
  - s. c./i. v. (z. B. Morphin Hexal® 10 mg/ml), 2,5–5 mg alle 4 Stunden,
  - als Bedarfsmedikation Fentanyl-Nasenspray (z. B. Instanyl® 25–100 µg/Hub),
- **Benzodiazepine** bei einer starken Angstkomponente allein oder mit Opioiden kombiniert:
  - Midazolam (z. B. Dormicum®) 10–30 mg s. c.,
  - Lorazepam (z. B. Tavor® Expidet®) 1–2,5 mg bukkal.

PFLEGETIPP

Eine **Sauerstoffgabe** muss sehr kritisch gesehen werden, da bei dieser Personengruppe die Ursache der Atemnot häufig nicht ein zu niedriger O_2-Gehalt, sondern eher ein erhöhter CO_2-Wert im Blut ist, der durch die Sauerstoffgabe nicht verändert wird. Zudem schränkt die Sonde oder Maske die Kommunikation ein. Sie kann Druckstellen hervorrufen und der Sauerstoff selbst trocknet die Schleimhäute aus. Dennoch wirkt diese Therapie für einige Patienten oder Angehörige als hilfreiches Placebo.

18.4 Therapie bei Rasselatmung

Die Rasselatmung (auch „Todesrasseln" genannt) tritt zumeist in der Endphase auf. Es kommt dabei zu typischen in- und exspiratorisch rasselnden Geräuschen, die durch Sekretansammlungen im Rachenbereich und in der Trachea, die die Patienten nicht mehr abhusten können, und außerdem durch Obstruktionen in den Atemwegen wie eine zurückfallende Zunge verursacht werden. Nur selten wird dadurch die Atmung signifikant eingeschränkt, dennoch ist dieses Rasselgeräusch für viele Angehörige und Pflegekräfte unangenehm und oft ein Impuls, tätig zu werden (◘ Tab. 18.3).

Tab. 18.3 Arzneimittel bei Rasselatmung

INN	FAM-Beispiel	Bemerkung
Scopolamin	Scopoderm® TTS	wirkt nach ca. 12 Stunden
Scopolamin, nasal	kein Fertigprodukt, kann in der Apotheke hergestellt werden	für den sofortigen Wirkungseintritt
Butylscopolamin	Buscopan® Ampullen 20 mg/1 ml	10–20 mg s. c. oder 3–5 Tr. bukkal 6-mal täglich
Glycopyrronium	Robinul®	0,2 mg s. c. 4-mal täglich

PFLEGETIPP
Mit speziellen Präparaten kann man die Neubildung von Sekret verhindern, bereits vorhandenes Sekret lässt sich so jedoch nicht entfernen. Daher müssen diese Arzneimittel frühzeitig eingesetzt werden. So lässt sich das meist wenig effektive und den Patienten massiv belastende und quälende Absaugen wirkungsvoll vermeiden.

18.5 Therapie bei Husten

Husten entsteht bei Palliativpatienten meist durch bronchopulmonales Tumorwachstum, Atemwegsinfekte, ösophagealen Reflux oder Sekretansammlungen in den Atemwegen. Dieses Symptom belastet die Betroffenen häufig sehr, da es viel Kraft kostet, die Nachtruhe stört, die Kommunikation behindert, eine vorhandene Atemnot verstärkt und die Erstickungsgefahr vergrößern kann. Auch die Angehörigen können durch das permanente Husten sehr beunruhigt oder „genervt" werden. Als symptomorientierte Therapie können zur **Schleimreduktion** die in ▸Kap. 5.2.4 genannten Arzneimittel eingesetzt werden. Der **Hustenreiz** wird mit zentral wirksamen Antitussiva gedämpft.

Beispiele für Wirkstoffe und Fertigarzneimittel
Codein (Codeintropfen-CT 1 mg), 3-mal täglich 10 mg (entspricht 10 Tropfen)

PFLEGETIPP
Bei der Therapie mit Codein, einem Morphinderivat, muss unbedingt an die Verordnung von Laxanzien gedacht werden. Bei der Dosierung von Codeintropfen ist auf die genaue Anweisung in der Packungsbeilage zu achten. Der Codeingehalt pro Tropfen ist je nach Hersteller unterschiedlich.

18.6 Therapie bei Juckreiz

Für Juckreiz bei Palliativpatienten gibt es vielfältige Ursachen. Infolge einer Leber- oder Niereninsuffizienz können sich Stoffwechselprodukte in der Haut ablagern, durch eine Zytostatika- oder Strahlentherapie kann die Haut geschädigt werden, auch ist Juckreiz eine mögliche Nebenwirkung von eingesetzten Medikamenten wie z. B. Opioiden. Neben kühlenden Verbänden sowie den in ▸Kap. 13.2 und ▸Kap. 13.3 genannten Präparaten können auch Opioidantagonisten eingesetzt werden.

18.7 Therapie bei Angst und Unruhe

Angst ist bei Menschen am Lebensende eine leicht nachvollziehbare Reaktion auf die Schwere der Erkrankung, das Leiden und den nahenden Tod, die nicht nur den Patienten, sondern auch seine Angehörigen betrifft. Sie kann so starke Ausmaße annehmen, dass sie behandlungsbedürftig wird. Häufig äußert sie sich auch in starker Unruhe. Obwohl auch hier zunächst menschliche Zuwendung, Entspannungstechniken oder psychologische und seelsorgerliche Begleitung angezeigt sind, lassen sich ausgeprägte Angstzustände häufig nur medikamentös lindern. Oft ist auch die Durchführung der genannten Hilfsmaßnahmen nur bei einer begleitenden medikamentösen Dämpfung möglich (◻ Tab. 18.4).

Bei nicht kontrollierbaren Symptomen kann auch in Absprache mit dem Betroffenen, seinen Angehörigen und dem Behandlungs- und Pflegeteam eine **palliative Sedierung** erwogen werden. Dazu werden Benzodiazepine, Midazolam, Clonazepam (z. B. Rivotril®), Neuroleptika (z. B. Levomepromazin wie in Neurocil®) s. c. oder i. v. eingesetzt.

◻ **Tab. 18.4** Arzneimittel bei Angst und Unruhe

INN	FAM-Beispiel	Bemerkung
Lorazepam	Tavor® Expidet®	schnell wirksame Bedarfsmedizin, v. a. bei Panikattacken
Midazolam	Dormicum®	oral, s. c., i. v. oder auch als in der Apotheke hergestelltes Nasenspray für die Bedarfsmedikation
Mirtazapin	Remergil®	
Amitriptylin	Saroten®	hier wird v. a. die angstlösende Komponente des Präparats genutzt

18.8 Notfallarzneimittel in der Palliativmedizin

BEISPIELPACKUNGEN AUF EINEN BLICK

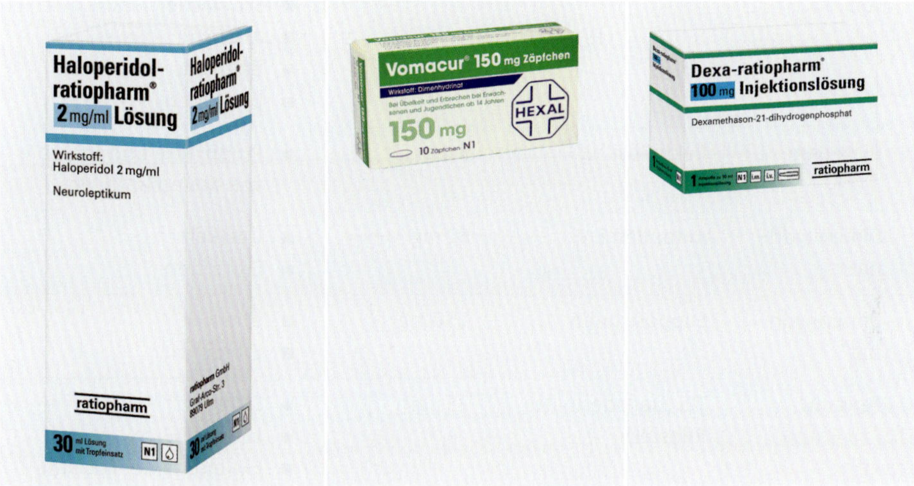

Da die palliativmedizinische Betreuung zu einem großen Teil im ambulanten Bereich erfolgt, müssen für diese Patienten kurzfristig auch die entsprechenden Arzneimittel (u. a. auch Betäubungsmittel) in Apotheken verfügbar sein. Bei Palliativpatienten kann es immer zu Krisensituationen kommen, in denen Arzneimittel kurzfristig benötigt werden. Zu diesem Zweck haben die Ärztekammern, die Apothekerkammern, der Hausärzteverbände und die Akademie für Palliativmedizin und Hospizarbeit Listen von Arzneimitteln erstellt, die in den Apotheken vorrätig gehalten werden sollten. Als Beispiel wird die gemeinsame Empfehlung von Apotheker- und Ärztekammer Nordrhein aufgeführt (◘ Tab. 18.5).

◘ **Tab. 18.5** Notfallbevorratung für ambulante Palliativpatienten in den Apotheken (alphabetisch)

Wirkstoff	Darreichungsform	Wirkstärke	Indikation (Beispiele)
Adrenalin	Injektionslösung	1 mg/ml	▪ Sickerblutung bei exulzerierenden Tumoren
Butylscopolamin	Injektionslösung	20 mg/ml	▪ Spasmen der glatten Muskulatur ▪ terminale Rasselatmung

18

Tab. 18.5 Notfallbevorratung für ambulante Palliativpatienten in den Apotheken (alphabetisch, Fortsetzung)

Wirkstoff	Darreichungsform	Wirkstärke	Indikation (Beispiele)
Dexamethason	Injektionslösung	8 mg/2 ml	▪ Hirndruck ▪ Schwäche ▪ Anorexie ▪ Übelkeit ▪ Erbrechen
Diazepam	Rektallösung	5 mg	▪ Prophylaxe und Therapie von Krampfanfällen
Dimenhydrinat	Ampullen i. v.	62 mg	▪ Übelkeit ▪ Erbrechen
Dimenhydrinat	Suppositorien	150 mg	▪ Übelkeit ▪ Erbrechen
Fentanyl	TTS (transdermales Pflaster)	25 µg/h	▪ Schmerz ▪ Luftnot ▪ Einleitung der Basistherapie ▪ v. a. bei Schluck- oder Resorptionsstörungen
Fentanyl	transmucosal	N1 kleinste Wirkstärke	▪ Durchbruchschmerzen bei Tumorpatienten unter Basistherapie mit Opioiden ▪ Luftnot ▪ v. a. bei Schluck- oder Resorptionsstörungen
Haloperidol	Tropfen	2 mg/ml	▪ Übelkeit ▪ Erbrechen ▪ Verwirrtheit
Haloperidol	Injektionslösung	5 mg/ml	▪ Übelkeit ▪ Erbrechen
Lorazepam	Plättchen (Expidet®)	1 mg	▪ Sedierung ▪ Anxiolyse
Midazolam	Injektionslösung	5 mg/1 ml	▪ steuerbare Sedierung
Morphin	Injektionslösung	10 mg/ml	▪ Akuttherapie Schmerz ▪ Luftnot ▪ parenterale Gabe

Tab. 18.5 Notfallbevorratung für ambulante Palliativpatienten in den Apotheken (alphabetisch, Fortsetzung)

Wirkstoff	Darreichungsform	Wirkstärke	Indikation (Beispiele)
Morphin	Tropfen	20 mg/ml	▪ Akuttherapie Schmerz ▪ Luftnot ▪ enterale Gabe
Morphin	Retardtabletten	10 mg (evtl. zusätzlich 30 mg)	▪ Schmerz ▪ Luftnot ▪ Einleitung der Basistherapie
NaCl 0,9 %	Infusionslösung	10 × 250 ml	▪ Trägerlösung ▪ Volumensubstitution
Außer Arzneimitteln sind noch vorrätig zu halten: Injektions- und Infusionszubehör, Systeme zur subkutanen Gabe von Arzneimitteln, Butterfly-Kanülen, Verbandmaterial, Infusionsbestecke.			

Literatur

Braun R. Haffner/Schultz Normdosen gebräuchlicher Arzneistoffe und Drogen. 27. Aufl., Wissenschaftliche Verlagsgesellschaft, Stuttgart 2022

Deutsche Schmerzgesellschaft e. V. Leitlinien zur Schmerzbehandlung (LONTS). Praxiswerkzeug: Opioidrotation. www.schmerzgesellschaft.de/topnavi/patienteninformationen/leitlinien-zur-schmerzbehandlung (Zugriff 09/2022)

Fahr A. Voigt Pharmazeutische Technologie. 13. Aufl., Deutscher Apotheker Verlag, Stuttgart 2021

Friedland J. Arzneiformenlehre für pharmazeutisch-technische Assistenten. 7. Aufl., Wissenschaftliche Verlagsgesellschaft, Stuttgart 2013

Fries R. Krankheits- und Medikamentenlehre für die Altenpflege. 8. Aufl., Elsevier, München 2022

Geisslinger G, Menzel S, Gudermann T et al. Mutschler Arzneimittelwirkungen. 11. Aufl., Wissenschaftliche Verlagsgesellschaft, Stuttgart 2020

Gelbe Liste identa: Medizinische Medien Informations GmbH, Neu Isenburg, www.gelbe-liste.de/identa

Gerlach U, Wagner H, Wirth W. Innere Medizin für Pflegeberufe. 8. Aufl., Thieme Verlag, Stuttgart 2015

Haas U. Physik. 7. Aufl., Wissenschaftliche Verlagsgesellschaft, Stuttgart 2012

Hamacher H, Wahl MA (Hrsg). Selbstmedikation. Arzneimittelinformation und Beratung in der Apotheke. 2. Aufl. inkl. 4. Akt.lfg., Deutscher Apotheker Verlag, Stuttgart 2020

Hein L, Fischer JW, Lüllmann H, Mohr K. Taschenatlas der Pharmakologie. 8. Aufl., Thieme Verlag, Stuttgart 2019

Hügel H, Mecking B, Kohm B. Pharmazeutische Gesetzeskunde. 35. Aufl., Deutscher Apotheker Verlag, Stuttgart 2013

Hunnius C, Ammon HPT, Schubert-Zsilavecz M (Hrsg). Hunnius Pharmazeutisches Wörterbuch. 11. Aufl., Walter de Gruyter, Berlin 2014

Jäckle R. Hexal Taschenlexikon der Medizin. 2. Aufl., Urban & Fischer, München 2000

Jelinek A. Arzneimittellehre für Pflegeberufe. 3. Aufl., Urban & Fischer, München 2019

Kerckhoff A. Mikrolatinum für Heilberufe. 3. Aufl., Wissenschaftliche Verlagsgesellschaft, Stuttgart 2010

Kircher W. Arzneiformen richtig anwenden. 4. Aufl., Deutscher Apotheker Verlag, Stuttgart 2015

Koolman J, Röhm KH. Taschenatlas der Biochemie. 5. Aufl., Thieme Verlag, Stuttgart 2019

Krauß J, Müller P, Unterreitmeier D. Arzneimitteleinnahme. Wann – Wie viel – Womit? 3. Aufl., Wissenschaftliche Verlagsgesellschaft, Stuttgart 2014

Lennecke K, Hagel K, Przondziono K. Selbstmedikation für die Kitteltasche. 7. Aufl., Deutscher Apotheker Verlag, Stuttgart 2021

Mäder K, Weidenauer U (Hrsg). Innovative Arzneiformen. Wissenschaftliche Verlagsgesellschaft, Stuttgart 2009

Piening A (Hrsg). Prüfungstrainer Pharmazeutische Praxis und Recht. 6. Aufl., Deutscher Apotheker Verlag, Stuttgart 2022

Pschyrembel Klinisches Wörterbuch. 268. Aufl., Walter de Gruyter, Berlin 2020

Queckenberg M. Aporello Arzneistoffe in der Altenpflege. Wissenschaftliche Verlagsgesellschaft, Stuttgart 2016

Räth U, Kamann F. Medikamentenlehre für Altenpflegeberufe. 4. Aufl., Wissenschaftliche Verlagsgesellschaft, Stuttgart 2015

Romer M, Dittmar S, Famulla-Weber D, Huppertz C. Chemie für PTA. 10. Aufl., Deutscher Apotheker Verlag, Stuttgart 2021

Rote Liste 2022. Rote Liste Service GmbH, Frankfurt/Main, www.rote-liste.de

Roth-Brons M, Roth C. Demenz und Schmerz. 3. Aufl., Deutscher Palliativ Verlag, Fulda 2014

Sax M (Hrsg). Pharmazie für die Praxis. 7. Aufl., Deutscher Apotheker Verlag, Stuttgart 2022

Schäfer C, Liekweg A, Eisert A. Geriatrische Pharmazie. Deutscher Apotheker Verlag, Stuttgart 2015

Schmidt C, Werner D, Panzau A et al. Schmid Arzneimittellehre für Pflegeberufe. 11. Aufl., Wissenschaftliche Verlagsgesellschaft, Stuttgart 2020

Schöffling U, Grabs S. Arzneiformenlehre. 6. Aufl., Deutscher Apotheker Verlag, Stuttgart 2015

Taschenwissen Pflege Arzneimittel. 4. Aufl., Urban & Fischer in Elsevier, München 2021

USP DI. Advice for the patient. Drug Information in Lay Language. Vol II, 25. Edt. 2005

Vaupel P, Schaible HG, Mutschler E. Anatomie, Physiologie, Pathophysiologie des Menschen. 7. Aufl., Wissenschaftliche Verlagsgesellschaft, Stuttgart 2015

Bildnachweis

Arzneimittelfotos im Kasten „Beispielpackungen auf einen Blick"

Apopixx, Kehr Holdermann GmbH & Co.KG: Kap. 3.3.1, Kap. 3.3.2, Kap. 3.4.1 links und rechts, Kap. 3.5 rechts, Kap. 3.6, Kap. 3.7.1 Mitte und rechts, Kap. 3.8, Kap. 3.9 Mitte und links, Kap. 3.10, Kap. 4.2.1 links und Mitte, Kap. 4.2.3 links, Kap. 5.2.1, Kap. 5.2.4 unten links, Kap. 6.2.1, Kap. 6.2.3, Kap. 6.2.4, Kap. 8.1, Kap. 8.3.1 Mitte und rechts, Kap. 8.3.3 Mitte und rechts, Kap. 8.3.4, Kap. 8.3.5, Kap. 8.3.7, Kap. 8.3.8 Mitte und rechts, Kap. 9.3.4 oben und unten rechts, Kap. 10.4, Kap. 11.5 oben rechts und unten, Kap. 12.1, Kap. 13.2, Kap. 13.4 oben links und rechts, unten links, Kap. 13.6, Kap. 14.2 Mitte, Kap. 14.4 links, Kap. 14.5.3 oben links, Kap. 15.2.3 links, Kap. 15.3 Mitte und rechts, Kap. 15.4, Kap. 16.1 links, Kap. 16.2 links und rechts, Kap. 18.8 Mitte

Aristo Pharma GmbH: Kap. 5.2.4 unten Mitte, Kap. 11.5 oben links, Kap. 14.2 rechts

Bayer Vital GmbH: Kap. 3.7.1 links

betapharm Arzneimittel GmbH: Kap. 7.2.2 Diuretika Mitte, Kap. 17.4 links

Boehringer Ingelheim International GmbH: Kap. 7.2.4 unten

Cheplapharm Arzneimittel GmbH: Kap. 7.2.2 oben rechts

Chiesi GmbH: Kap. 3.5 links und Mitte, Kap. 3.9 links, Kap. 5.2.4 oben links und unten rechts, Kap. 16.2 Mitte

Fresenius Kabi Deutschland GmbH: Kap. 9.3.4 unten links und Mitte

Galen Pharma: Kap. 14.5.2 Mitte und rechts, Kap. 14.5.3 oben Mitte oben links und unten

Heumann Pharma GmbH: Kap. 7.2.2 Diuretika rechts

Dr. Kade Pharmazeutische Fabrik GmbH: Kap. 8.3.1 links, Kap. 8.3.8 links, Kap. 11.5 oben Mitte

Klinge Pharma GmbH: Kap. 8.3.3 links

kohlpharma GmbH: Kap. 13.4 oben Mitte, unten Mitte und rechts, Kap. 14.4 rechts, Kap. 17.4 rechts

MSD Sharp & Dohme GmbH: Kap. 9.4.2 Diabetes Typ 2 Mitte

Mylan Healthcare GmbH: Kap. 7.2.2 links und Mitte

Novo Nordisk Pharma GmbH: Kap. 9.4.2

Panpharma GmbH: Kap. 14.4 Mitte

G. Pohl-Boskamp GmbH: Kap. 7.2.1 oben links und Mitte

ratiopharm GmbH: Kap. 3.10.2, Kap. 4.2.1 rechts, Kap. 4.2.2,, Kap. 4.2.3 Mitte und rechts, Kap. 4.2.4, Kap. 4.3.1, Kap. 4.3.2, Kap. 4.3.4, Kap. 5.2.4 oben Mitte und rechts, Kap. 6.2.2, Kap. 7.2.1 unten, Kap. 7.2.2 oben links und Mitte, unten Mitte und rechts, Kap. 7.2.2 Diuretika links, Kap. 7.2.3 rechts, Kap. 7.2.4 oben, Kap. 9.2.1, Kap. 9.4.2 Diabetes Typ 2 links und rechts, Kap. 11.2, Kap. 11.4, Kap. 14.2 links, Kap. 14.5.2 links, Kap. 15.2.3 Mitte und rechts, Kap. 15.3 links, Kap. 17.4 Mitte, Kap. 18.8 links und rechts

Santen GmbH: Kap. 16.1 Mitte und rechts

Serumwerk Bernburg Vertriebs GmbH: Kap. 3.4.1 Mitte

Stadapharm GmbH: Kap. 7.2.1 oben rechts, Kap. 7.2.2 unten links

Fotos Kapiteleinstieg: Kap. 1 Claudia Paulussen/stock.adobe.com, Kap. 2 alexskopje/istock.photo.com, Kap. 3 jchizhe/stock.adobe.com, Kap. 4 Maksim/stock.adobe.com, Kap. 5 Koldunova_Anna/istock.photo.com, Kap. 6 toa 555/stock.adobe.com, Kap. 7 Olga Zarytska/stock.adobe.com, Kap. 8 appledesign/stock.adobe.com, Kap. 9 kieferpix/stock.adobe.com, Kap. 10 Romolo Tavani/stock.adobe.com, Kap. 11 Konstantin Yuganova/stock.adobe.com, Kap. 12 Superingo/stock.adobe.com, Kap. 13 Alyona Shu/stock.adobe.com, Kap. 14 dmpalino/stock.adobe.com, Kap. 15 Ocskay Mark/stock.adobe.com, Kap. 16 ilolab/stock.adobe.com, Kap. 17 davemhuntphotography/istock.photo.com, Kap. 18 bilderstoeckchen/stock.adobe.com

Kapitel 1: Abb. 1.1 Bundesinstitut für Arzneimittel und Medizinprodukte (BfArM); Abb. 1.2 A: ratiopharm GmbH, Ulm, B: Fresenius Kabi Deutschland GmbH; Abb. 1.3 nach Vorlage aus unbekannter Quelle; Abb. 1.4 nach Vorlage aus unbekannter Quelle; Abb. 1.5 nach Räth U, Kamann F, Medikamentenlehre für Altenpflegeberufe, 4. Aufl., Abb. 7.1; Abb. 1.6 nach Vorlage quizlet.com; Abb. 1.7 Derendorf et al. Arneimittelkunde für PTA, 9. Aufl., Abb. 5.1, Deutscher Apotheker Verlag 2019; Abb. 1.8 nach Räth U, Kamann F, Medikamentenlehre für Altenpflegeberufe, 4. Aufl, Abb.7.3; Abb. 1.9 A: Photocreo Bednarek stock.adobe.com, B: Bakulov/stock.adobe.com; Abb. 1.10 nach Vorlage Dr. Räth; Abb. 1.11 A: Rote Liste® Service GmbH , B: Gelbe Liste Pharmindex; Abb. 1.12 nach Vorlage Dr. Räth, Foto: apopixx; Abb. 1.13 nach Vorlage aus unbekannter Quelle; Abb. 1.14 Gorodenkoff/stock.adobe.com; Abb. 1.15 nach Nordmark-Pharma GmbH; Abb. 1.16 Mike Mareen/stock.adobe.com; Abb. 1.17 NOWEDA Apothekergenossenschaft eG; Abb. 1.18 ABDA – Bundesvereinigung Deutscher Apothekerverbände e. V.; Abb. 1.19 Sax M, Pharmazie für die Praxis, 7. Aufl. Abb. 4.2 ©Gerd Sauerbrey, Deutscher Apotheker Verlag 2022; Abb. 1.20 benjaminnolte/stock.adobe.com; Abb. 1.21 Thoma K, Daniels R. Apothekenrezeptur und -defektur, 9. Akt.lfg., Deutscher Apotheker Verlag 2021; Abb. 1.22 Dan Race/stock.adobe.com; Abb. 1.23 nach CEGLA Medizintechnik GmbH Co. KG; Abb. 1.24 vanillaechoes/stock.adobe.com

Kapitel 2: Abb. 2.1 securPharm e. V. Frankfurt am Main; Abb. 2.2 Shidlovski/istockphoto.com; Abb. 2.3 nach Kantelhardt P, Picksak G. Fehlermanagement in der Apotheke, Abb. 1.1, Deutscher Apotheker Verlag 2017; Abb. 2.4 Henrik Dolle/stock.adobe.com; Abb. 2.5 Robert Kneschke/stock.adobe.com; Abb. 2.6 Ingo Bartussek/stock.adobe.com; Abb. 2.7 Neukirchen R, Pharmazeutische Gesetzeskunde, 8. Aufl., Abb. 1.3, Deutscher Apotheker Verlag 2020; Abb. 2.8 Kassenärztliche Bundesvereinigung Berlin; Abb. 2.9 Neukirchen R, Pharmazeutische Gesetzeskunde, 8. Aufl., Abb. 4.5, Deutscher Apotheker Verlag 2020; Abb. 2.10 Bundesinstitut für Arzneimittel und Medizinprodukte (BfArM); Abb. 2.11 Häußermann K, Böhmer P, Betäubungsmittel in der Apothekenpraxis, 3. Aufl. Vorlage: Dr. Klaus Häußermann, Deutscher Apotheker Verlag 2019; Abb. 2.12 Bundesinstitut für Arzneimittel und Medizinprodukte (BfArM)

Kapitel 3: Abb. 3.1 Vorlage Deutsche Apotheker Zeitung; Abb. 3.2 nach Vorlage aus unbekannter Quelle; Abb. 3.3 GraphicsRF/stock.adobe.com; Abb. 3.4 nach Vorlage aus unbekannter Quelle; Abb. 3.5 nach Beipackzettel Amoxicillin-Micro Labs 125 mg/5 ml Pulver zur Herstellung einer Suspension; Abb. 3.6 Dominique VERNIER/stock.adobe.com; Abb. 3.7 areeya_ann/stock.adobe.com; Abb. 3.8 monropic/stock.adobe.com; Abb. 3.9 S.Kobold/stock.adobe.com; Abb. 3.10 mdbildes/stock.adobe.com; Abb. 3.11 New Africa/stock.adobe.com; Abb. 3.2 nach Kircher W, Arzneiformen richtig anwenden, 4. Aufl., Abb. 6.4, Deutscher Apotheker Verlag 2016; Abb. 3.13 Lilli/stock.adobe.com; Abb. 3.14 nach Vorlage aus unbekannter Quelle; Abb. 3.15 drubig-photo/stock.adobe.com; Abb. 3.16 Alexander Raths/stock.adobe.com; Abb. 3.17 nach Vorlage aus unbekannter Quelle; Abb. 3.18 John Takai/stock.adobe.com; Abb. 3.19 A: blinova/stock.adobe.com, B: shidlovski/stock.adobe.com, C piggu/stock.adobe.com; Abb. 3.20 PTAheute-Redaktion, Christiane Weber, Doris Köhl, GlaxoSmithKline, aus PTAheute Handbuch 2. Aufl, Abb. 2.1, Deutscher Apotheker Verlag 2019; Abb. 3.21 nach Räth U, Kamann F, Medikamentenlehre für Altenpflegeberufe, 4. Aufl., Abb. 4.28; Abb. 3.22 AstraZeneca GmbH; Abb. 3.23 A: Pari GmbH, B: nach Vorlage aus unbekannter Quelle; Abb. 3.24 nach Kircher W, Arzneiformen richtig anwenden, 4. Aufl., Deutscher Apotheker Verlag 2016; Abb. 3.25 nach Vorlage Dr. Räth; Abb. 3.26 ag visuell/stock.adobe.com; Abb. 3.27 nach Vorlage aus unbekannter Quelle

Kapitel 4: Abb. 4.1 frender/stock.adobe.com; Abb. 4.2 anitnov/istockphoto.com; Abb. 4.3 nach Deutsches Epilepsiemuseum Kehl-Kork; Abb. 4.4 Zerbor/stock.adobe.com; Abb. 4.5 freshidea/stock.adobe.com; Abb. 4.6 nach Vorlage aus unbekannter Quelle; Abb. 4.7 Derendorf et al. Arneimittelkunde für PTA, 9. Aufl., Abb. 7.13, Deutscher Apotheker Verlag 2019; Abb. 4.8 nach Vorlage Dr. Räth; Abb. 4.9 robsonphoto/stock.adobe.com; Abb. 4.10 nach Vorlage aus unbekannter Quelle; Abb. 4.11 Andrii/stock.adobe.com; Abb. 4.12 https://de.wikipedia.org/wiki/Bipolare_Störung; Abb. 4.13 Melica/stock.adobe.com

Kapitel 5: Abb. 5.1 nach Sotufaktor GmbH; Abb. 5.2 Inna Kharlamova/istockphoto.com; Abb. 5.3 Derendorf et al. Arneimittelkunde für PTA, 9. Aufl., Abb. 6.4, Deutscher Apotheker Verlag 2019; Abb. 5.4 Vorlage: MicroOne/stock.adobe.com; Abb. 5.5 vovito/stock.adobe.com; Abb. 5.6 nach Nationale VersorgunsLeitlinie Asthma; Abb. 5.7 photomim/stock.adobe.com

Kapitel 6: Abb. 6.1 leopictures/stock.adobe.com; Abb. 6.2 nach Räth U, Kamann F, Medikamentenlehre für Altenpflegeberufe, 4. Aufl., Abb. 8.2; Abb. 6.3 Blamb/shutterstock.com; Abb. 6.4 Knut/stock.adobe.com; Abb. 6.5 nach Räth U, Kamann F Medikamentenlehre für Altenpflegeberufe, 4. Aufl., Abb. 8.5; Abb. 6.6 Ingo Bartussek/stock.adobe.com; Abb. 6.7 Nach Deutsche Krebsgesellschaft e. V.; Abb. 6.8 Nach WHO, Stufenschema der Schmerztherapie; Abb. 6.9 chatuphot/stock.adobe.com; Abb. 6.10 ThamKC/stock.adobe.com; Abb. 6.11 peterschreiber.media/stock.adobe.com

Kapitel 7: Abb. 7.1 cgtea/stock.adobe.com; Abb. 7.2 Alexander Vasilyev/stock.adobe.com; Abb. 7.3 Blamb/shutterstock.com; Abb. 7.4 Samo Trebizan/stock.adobe.com; Abb. 7.5 UGREEN 3S/shutterstock.com; Abb. 7.6 HSB-Cartoon/stock.adobe.com; Abb. 7.7 nach Vorlage aus unbekannter Quelle; Abb. 7.8 nach Vorlage aus unbekannter Quelle; Abb. 7.9 viperagp/stock.adobe.com; Abb. 7.10 nach Vorlage Dr. Räth; Abb. 7.11 Kzenon/stock.adobe.com; Abb. 7.12 Kircher P et al., Arzeimittellehre für Hebammen, Abb. 10.2, ©Elisabeth Remplik, Wissenschaftliche Verlagsgesellschaft, Stuttgart 2022; Abb. 7.13 Kircher P et al., Arzeimittellehre für Hebammen, Abb. 10.3 ,©Elisabeth Remplik, Wissenschaftliche Verlagsgesellschaft, Stuttgart 2022; Abb. 7.14 nach Schmid Arzneimittellehre für Pflegeberufe, 11. Aufl., Abb. 17.1., Wissenschaftliche Verlagsgesellschaft, Stuttgart 2020; Abb. 7.15 Igor Sokolov/stock. jepg; Abb. 7.16 nach Vorlage aus unbekannter Quelle; Abb. 7.17 nach Vorlage aus unbekannter Quelle; Abb. 7.18 nach ESC/ESH Hypertonie Leitlinien

Kapitel 8: Abb. 8.1 Solarseven/istockphoto.com; Abb. 8.2 Alex/stock.adobe.com; Abb. 8.3 Derendorf et al. Arneimittelkunde für PTA, 9. Aufl., Abb. 2.1, Deutscher Apotheker Verlag 2019; Abb. 8.4 ScenaStudio/stock.adobe.com; Abb. 8.5 A: Dieter Kenz/stock.adobe.com, B: arletta cwalina/EyeEm/stock.adobe.com, C photocrew; Abb. 8.6 A: wendeliu/stock.adobe.com, B; Heike Rau/stock.adobe.com, C hjschneider/stock.adobe.com

Kapitel 9: Abb. 9.1 Dee-sign/stock.adobe.com; Abb. 9.2 guukaa/stock.adobe.com; Abb. 9.3 Dreamy Girl/stock.adobe.com; Abb. 9.4 nach Vorlage aus unbekannter Quelle; Abb. 9.5 ajr_images/stock.adobe.com; Abb. 9.6 VectorMine/stock.adobe.com; Abb. 9.7 Nr. Ivan/stock.adobe.com; Abb. 9.8 Ascensia Diabetes Care Deutschland GmbH; Abb. 9.9 A: manusapon/stock.adobe.com, B: imageBROKER/stock.adobe.com; Abb. 9.10 nach AIKa5012/istockphoto.com; Abb. 9.11 Derendorf et al. Arneimittelkunde für PTA, 9. Aufl., Abb. 10.7, Deutscher Apotheker Verlag 2019; Abb. 9.12 Novo Nordisk Pharma GmbH

Kapitel 10: Abb. 10.1 eranicle/stock.adobe.com

Kapitel 11: Abb. 11.1 andriano_cz/stock.adobe.com; Abb. 11.2 nach Räth U, Kamann F, Medikamentenlehre für Altenpflegeberufe, 4. Aufl., Abb. 18.1; Abb. 11.3 nach Vorlage aus unbekannter Quelle; Abb. 11.4 nach Hexal AG; Abb. 11.5 nach Räth U, Kamann F,

Medikamentenlehre für Altenpflegeberufe, 4. Aufl., Abb. 18.2; Abb. 11.6 Octavian/stock.adobe.com; Abb. 11.7 David A Litman/stock.adobe.com

Kapitel 12: Abb. 12.1 Olga/stock.adobe.com; Abb. 12.2 nach PHV – Der Dialysepartner, Homburg; Abb. 12.3 airborne77/stock.adobe.com; Abb. 12.4 rob3000 stock.adobe.com

Kapitel 13: Abb. 13.1 nach Dr. August Wolff GmbH & Co. KG; Abb. 13.2 photophonie/stock.adobe.com; Abb. 13.3 irina_g/stock.adobe.com; Abb. 13.4 A: SciePro/stock.adobe.com, B: pridannikov/stock.adobe.com

Kapitel 14: Abb. 14.1 nach Vorlage aus unbekannter Quelle; Abb. 14.2 Stepan Popov/stock.adobe.com; Abb. 14.3 nach Vorlage aus unbekannter Quelle ; Abb. 14.4 Artemida-psy/stock.adobe.com; Abb. 14.5 reineg/stock.adobe.com; Abb. 14.6 nach Besins Healthcare Germany GmbH

Kapitel 15: Abb. 15.1 nach Vorlage Dr. Räth; Abb. 15.2 Henrie/stock.adobe.com; Abb. 15.3 nach https://scienceblog.at; Abb. 15.4 nach CSL Behring GmbH; Abb. 15.5 Roche Diagnostics Deutschland GmbH; Abb. 15.6 hkama/stock.adobe.com; Abb. 15.7 Vector Tradition/stock.adobe.com

Kapitel 16: Abb. 16.1 nach Weber C, Rezepte für die Beratung, 2. Aufl., Abb. 8.1, Deutscher Apotheker Verlag 2016; Abb. 16.2 Derendorf et al. Arneimittelkunde für PTA, 9. Aufl., Abb. 5.1, Deutscher Apotheker Verlag 2019

Kapitel 17: Abb. 17.1 Vorlage: leremy/stock.adobe.com; Abb. 17.2 irene1601/stock.adobe.com; Abb. 17.3 A: klyaksun/stock.adobe.com, B: B.Braun SE, Melsungen

Kapitel 18: Abb. 18.1 John/stock.adobe.com

Sachregister

A

B

D

F

I

L

N

O

Q

R

S

W

X

Y

Z

Die Autoren

Dr. Ulrich Räth

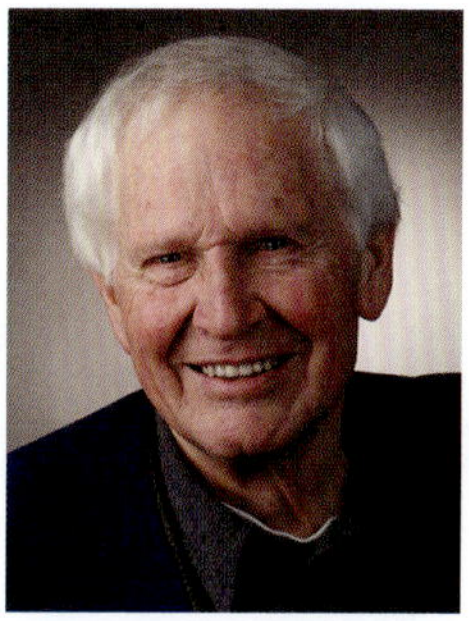

Apotheker, viele Jahre Fachdozent für Arzneimittellehre an der Fachschule für Altenpflege sowie an der Schule für Gesundheits- und Krankenpflege der Ubbo-Emmius-Klinik gGmbH Aurich-Norden. Er war krankenhausversorgender Apotheker für Inselkrankenhäuser und belieferte Senioren- und Behinderteneinrichtungen mit Arzneimitteln. Autor von Fachbüchern zur Heimversorgung und zur Arzneimittellehre für Altenpflegeberufe

Friedhelm Kamann

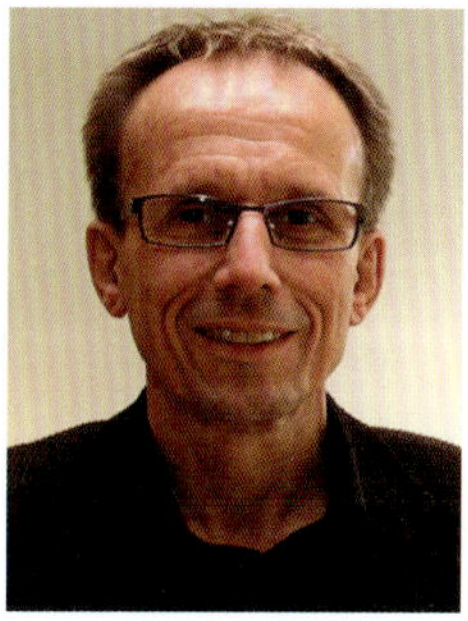

Ausbildung zum Gesundheits- und Krankenpfleger in Siegen, Weiterbildung zum Lehrer für Pflegeberufe in Darmstadt, bis 2021 stellvertretender Schulleiter der Schule für Gesundheits- und Krankenpflege der Ubbo-Emmius-Klinik gGmbH Aurich-Norden. Seit vielen Jahren als Dozent am Institut zur Weiterbildung von Pflegefachkräften (IWP) des Landkreises Aurich tätig, zudem Fachdozent bei der Ausbildung von Pflegeassistenten. Autor eines Fachbuchs zur Arzneimittellehre für Altenpflegeberufe